FACHBÜCHER FÜR ÄRZTE · BAND II

PRAKTISCHE UNFALL- UND INVALIDENBEGUTACHTUNG

BEI SOZIALER UND PRIVATER VERSICHERUNG MILITÄR-VERSORGUNG UND HAFTPFLICHTFÄLLEN

FÜR ÄRZTE UND STUDIERENDE

VON

DR. MED. PAUL HORN

PRIVATDOZENT FÜR VERSICHERUNGSMEDIZIN AN DER UNIVERSITÄT BONN

ZWEITE, UMGEARBEITETE UND
ERWEITERTE AUFLAGE

Springer-Verlag Berlin Heidelberg GmbH
1922

Softcover reprint of the hardcover 2nd edition 1922

ISBN 978-3-662-26845-2 ISBN 978-3-662-28311-0 (eBook)
DOI 10.1007/978-3-662-28311-0

Vorwort zur ersten Auflage.

Der ärztlichen Unfall- und Invalidenbegutachtung stehen bereits eine Reihe ausgezeichneter Lehr- und Handbücher zum Selbststudium und als Nachschlagewerke zur Verfügung, ebenso einige kleinere Schriften, die über die wichtigsten Grundlagen kurz unterrichten. Insofern erscheint es zunächst befremdend, einen neuen Leitfaden der Unfall- und Invalidenbegutachtung herauszugeben. Wenn ich, der Aufforderung des Verlages folgend, es dennoch unternommen habe, zu obigen Hilfsmitteln einen weiteren Beitrag hinzuzufügen, so leitet mich der Gedanke, ein kurzes Lehrbuch zu schaffen, das, etwa in der Mitte zwischen den größeren Handbüchern und den kleinen, z. T. mehr allgemein gehaltenen Kompendien stehend, in systematischer und dabei möglichst knapper Form einen Überblick über die verschiedensten Gebiete der Unfall- und Invalidenbegutachtung gewährt, das die rechtlichen Verhältnisse ebenso wie die wichtigsten allgemeinen und speziellen Gesichtspunkte klinischer Art berücksichtigt und das vor allem den Bedürfnissen der Praxis möglichst Rechnung trägt. Dementsprechend ist der Leitfaden auch in erster Linie für praktische Ärzte gedacht. Aber auch der Krankenhausarzt, der Kliniker und Spezialist, vor allem der Internist und Neurologe, wird, wie ich hoffe, einzelne Gebiete für seine praktischen Zwecke ausreichend finden, wenn auch selbstredend viele speziellen Fragen ausführlicheren Werken überlassen bleiben müssen.

Minder Wichtiges habe ich in den Hintergrund gestellt oder vollkommen weggelassen, dagegen diejenigen Gesichtspunkte scharf herauszuheben versucht, die sich mir in ausgedehnter Gutachtertätigkeit als praktisch ganz besonders beachtenswert erwiesen haben. Wichtig erschien mir vor allem unter gleichzeitiger Erläuterung medizinisch-begutachtungstechnischer Fragen eine eingehende Berücksichtigung der Rechtsverhältnisse, sowohl der Entscheidungen des Reichsversicherungsamtes und des Reichsgerichts, als auch der übrigen gesetzlichen Grundlagen, soweit sie überhaupt im Rahmen eines Leitfadens Aufnahme finden konnten. Weiterhin glaubte ich eine Reihe besonders wichtiger Untersuchungsmethoden etwas genauer darstellen und unter kurzer systematischer Behandlung der speziellen Erkrankungsformen diejenigen Kriterien möglichst klar herausheben zu müssen, die einerseits bei der Unfallbegutachtung die Beurteilung der ursächlichen Zusammenhänge zu erleichtern geeignet sind und die andererseits bei der Invalidenbegutachtung den rechtlichen Grundlagen des Versicherungsanspruchs hinreichend Rechnung tragen. Auch die verschiedenen Formen der Unfall- und Invalidenbegutachtung, die meines Erachtens trotz ihrer zum Teil erheblichen Unterschiede keine genügend scharfe Trennung vielfach zu erfahren pflegen, habe ich möglichst übersichtlich nebeneinander darzustellen versucht. So wurden neben der sozialen Unfall- und Invalidenversicherung (Reichsversicherungsordnung), die selbstredend den Schwerpunkt der ganzen Gutachtertätigkeit bildet, auch die Haftpflichtfälle, die private Unfallversicherung, die Angestelltenversicherung, die Beamten- und private Pensionierung in den Bereich der Darlegung gezogen, um auf diese Weise, wenn auch in gedrängter Form, das Gesamtgebiet der ärztlichen Unfall- und Invalidenbegutachtung zusammenzufassen; denn wenn auch dieselben oder ähnliche Gesichtspunkte vielfach wiederkehren, so weichen die einzelnen Rechtsgrundlagen in mancher Beziehung doch so erheblich voneinander ab (z. B. soziale Unfallversicherung und bürgerliches Recht bzw. Reichshaftpflichtgesetz), daß auch für die ärztliche Beurteilung jeweils besondere, abweichende Richtlinien zu beachten sind.

Im ganzen bin ich davon ausgegangen, keine spezielleren Kenntnisse der ärztlichen Sachverständigentätigkeit und ihrer Besonderheiten vorauszusetzen und habe daher auch Dinge, die manchen Lesern vertraut sein werden, nicht einfach unerwähnt gelassen; denn der Leitfaden soll in erster Linie als Einführung dienen, dann aber auch ein Ratgeber in solchen Fällen sein, wo der praktische Arzt über die rechtlichen Grundlagen und die jetzigen Anschauungen der medizinischen Wissenschaft, die ich in weitestem Maße zu berücksichtigen mich bemühte, sich unterrichten will. Daß auch einzelne Grenzgebiete, insbesondere Gewerbekrankheiten und Beamtenpensionierung kurze Erwähnung fanden, dürfte vielleicht nicht unzweckmäßig sein. Ebenso scheinen mir die Hinweise auf Gebührenordnung, auf Rechte und Pflichten des ärztlichen Gutachters, sowie auf Form und Inhalt der Gutachten eine notwendige Ergänzung zu bilden; denn gerade diese Fragen sind selbstredend in praktischer Beziehung für jeden als Gutachter tätigen Arzt von Interesse und Wichtigkeit.

Sehr zustatten kamen mir bei der Abfassung die vielen Anregungen und Winke, die mir die jahrelange Zusammenarbeit mit dem verdienstvollen Mitbegründer der wissenschaftlichen Versicherungsmedizin, Herrn Geheimrat Prof. Dr. Rumpf erbrachte. Ebenso bin ich für manche wertvollen Hinweise auf chirurgischem Gebiete Herrn Dr. Brinck, dem Chefarzt der chirurgischen Abteilung des Brüderkrankenhauses, sowie für solche auf augenärztlichem Gebiete meinem verehrten Freunde Herrn Prof. Dr. Reis zu besonderem Danke verbunden.

Vorwort zur zweiten Auflage.

Der Umstand, daß die 1. Auflage bereits nach wenigen Jahren vergriffen, bestärkt mich in der Auffassung, daß gerade für den Praktiker, aber auch für den Studierenden, ein nicht zu umfangreicher, kurz gefaßter, aber alle wesentlichen Punkte enthaltender Leitfaden der Versicherungsmedizin einem Bedürfnisse entspricht.

Ich bin bei der Neuauflage meinen früher gegebenen Richtlinien treu geblieben und habe versucht, erschöpfende Darstellung alles praktisch Wichtigen mit möglichster Kürze in Form und Ausdruck zu vereinen. Die meisten Kapitel erfuhren, soweit der jetzige Stand der Wissenschaft es erforderlich machte, eine durchgreifende Neubearbeitung bzw. Ergänzung. Wesentlich ergänzt wurden auch die Entscheidungen des Reichsversicherungsamts, deren Kenntnis für den ärztlichen Gutachter notwendig ist. Neu eingefügt habe ich einen größeren Hauptabschnitt über die Begutachtung von Kriegsbeschädigten (Militärversorgung), die sowohl in rechtlicher wie begutachtungstechnischer Hinsicht eine Reihe praktisch wichtiger Besonderheiten zeigt.

Wie in meinen Vorlesungen möchte ich auch hier nachdrücklichst betonen, daß für den ärztlichen Gutachter genaue Kenntnis der einschlägigen Gesetzesbestimmungen und Rechtsentscheidungen ebenso unerläßlich ist wie die Beherrschung der rein medizinischen Fragen und Besonderheiten der ärztlichen Sachverständigentätigkeit; nur dann ist es möglich, sich den oft schwierigen und verwickelten Aufgaben, die den Gutachter erwarten, in praktischer Hinsicht gewachsen zu zeigen.

Bonn a. Rh., 10. Oktober 1922.

P. Horn.

Abkürzungen.

A.N.	= Amtliche Nachrichten des Reichsversicherungsamts.
B.G.	= Berufsgenossenschaft.
B.G.B.	= Bürgerliches Gesetzbuch.
D.B.	= Dienstbeschädigung.
E.B.	= Erwerbsbeschränkung.
E.M.	= Erwerbsminderung.
G.O.	= Gebührenordnung.
L.V.A.	= Landesversicherungsanstalt.
O.V.A.	= Oberversicherungsamt.
R.E.	= Rekursentscheidung des Reichsversicherungsamts.
Rev.E.	= Revisionsentscheidung des Reichsversicherungsamts.
R.G.	= Reichsgericht.
R.G.E.	= Reichsgerichtsentscheidung.
R.H.G.	= Reichshaftpflichtgesetz.
R.V.A.	= Reichsversicherungsamt.
R.V.G.	= Reichsversorgungsgesetz.
R.V.O.	= Reichsversicherungsordnung.
Str.G.B.	= Strafgesetzbuch.
Str.P.O.	= Strafprozeßordnung.
V.A.	= Versicherungsamt.
Z.P.O.	= Zivilprozeßordnung.

Inhaltsverzeichnis.

Seite

Einleitung: Der Arzt als Gutachter, seine Pflichten und Rechte. Rechtliche Bedeutung der ärztlichen Gutachten 1 — Tätigkeit vor Gericht 3 — Gebührenfrage 5 1

A. Unfallbegutachtung.

Aufgaben der Unfallbegutachtung 11
Form und Inhalt des Gutachtens 12

I. Allgemeiner Begutachtungsteil und Rechtsgrundlagen 14

1. Unfallbegutachtung bei sozialer Versicherung (Reichsversicherungsordnung III. Buch und Entscheidungen der Versicherungsspruchbehörden) 14
   Rententabellen 40
2. Unfallbegutachtung bei Haftpflichtfällen (Haftpflichtgesetze und Entscheidungen der ordentlichen Gerichte) 45
3. Unfallbegutachtung bei Privatversicherung (Versicherungsbedingungen und Entscheidungen der ordentlichen Gerichte) . . . 56
4. Begutachtung bei Militärversorgung (Reichsversorgungsgesetz) 62
5. Untersuchungsmethoden 72
   Simulation 98

II. Spezieller Begutachtungsteil 105

1. Unfallschädigungen allgemeinerer Art 105
   a) Infektionen 105
      Wundinfektionen 105
      Akute und chronische Infektionskrankheiten 108
   b) Intoxikationen 112
   c) Geschwülste 114
      Gutartige Geschwülste 114
      Bösartige Geschwülste 115
   d) Elektrische Unfälle 118
      Telephonunfälle 118
      Starkstrom und Blitzschlag 119
   e) Thermische Unfälle 122
      Sonnenstich, Wärme- und Hitzschlag 122
      Erkältungen 123
      Verbrennung und Erfrierung 124
2. Haut, Weichteile und Bewegungsapparat 125
   a) Haut 125
   b) Muskulatur 126

Seite

c) Sehnen und Sehnenscheiden 127
d) Schleimbeutel 127
e) Knochengerüst 128
Knochenbrüche 128
Spontanfrakturen 143
Posttraumatische Knochenerkrankungen 143
f) Gelenke 144
Posttraumatische Gelenkleiden 144
Verrenkungen 146
g) Traumatischer Platt-, Knick- und Spitzfuß 150

3. Zirkulationssystem 151
a) Herz 151
Seelische Einwirkungen 151
Mechanische Einwirkungen 153
Toxisch-infektiöse Einwirkungen 158
Praktische Beurteilung posttraumatischer Herzleiden 160
b) Blutgefäße 161
Arteriosklerose 161
Aneurysmen 164
Venengebiet 165

4. Respirationssystem 166
a) Obere Luftwege 166
b) Untere Luftwege 167
c) Lunge 168
Lungenwunden 168
Lungenquetschung 169
Lungenentzündung 169
Lungenabszeß u. Lungengangrän 172
Lungentuberkulose 172
Lungenerweiterung 175
d) Rippenfell 175
e) Zwerchfell 177

5. Digestionssystem 177
a) Zähne 177
b) Mund und Rachen 177
c) Speiseröhre 178
d) Magen 178
Magenruptur 179
Magenquetschung und Magenwunden 179
Magengeschwür 179
Magenkrebs 180
Magenneurosen 181
Magenkatarrh 181
Magensenkung und -erweiterung 181
Achlorhydrie 181
e) Darm 182
Zwölffingerdarm 182
Dünn- und Dickdarm 182
Wurmfortsatz 184
Mastdarm 185
f) Leber und Gallenwege 185
g) Bauchspeicheldrüse 187
h) Milz 187
i) Bauchfell 187

Seite

k) Eingeweidebrüche . . . 188
Leistenbrüche . . . 188
Schenkelbrüche . . . 190
Nabel-, Bauch- und Narbenbrüche . . . 190

6. Urogenitalsystem . . . 190
a) Niere . . . 190
Mechanische Nierenverletzungen . . . 191
Nierenleiden nach toxisch-infektiösen Schädlichkeiten . . . 195
Nierenleiden nach Kälteschädigungen . . . 195
Hydronephrose . . . 195
Wanderniere . . . 195
Nierenverlust . . . 196
Traumatische Apoplexie bei Nierenleiden . . . 196
Nierensteine . . . 197
b) Harnblase . . . 197
c) Harnröhre . . . 198
d) Männliche Geschlechtsorgane . . . 198
Wasserbruch . . . 198
Blutbruch . . . 199
Hoden- und Nebenhodenentzündung . . . 199
Hoden- und Penisverlust . . . 199
e) Weibliche Geschlechtsorgane . . . 199
Scheide und äußere Teile . . . 199
Gebärmutter . . . 200
Eileiter und Eierstöcke . . . 200
Fehl- und Frühgeburt . . . 201

7. Nervensystem . . . 202
a) Organische Leiden des Nervensystems . . . 202
Gehirn . . . 202
Rückenmark . . . 209
Periphere Nerven . . . 213
b) Neurosen . . . 217
Primäre Unfallneurosen . . . 221
Sekundäre Unfallneurosen (Entschädigungskampf- bzw. Begehrungsneurosen) . . . 225
Praktische Beurteilung der Unfallneurosen . . . 225
c) Geisteskrankheiten . . . 229
Schreckpsychosen . . . 230
Kommotionspsychosen und posttraumatische Demenz . . . 231
Querulantenwahn . . . 232
Endogene Psychosen . . . 233
Metaluetische Psychosen . . . 234
Alkoholistische Psychosen . . . 235
Toxische Psychosen nichtalkoholistischer Art . . . 236
d) Sinnesorgane . . . 236
Geruch und Geschmack . . . 236
Sehorgan . . . 237
Hör- und Gleichgewichtsorgan . . . 241

8. Stoffwechsel, Blut und endokrine Drüsen . . . 243
a) Glykosurie und Diabetes mellitus . . . 243
b) Diabetes insipidus . . . 244
c) Akromegalie, Myxödem, M. Basedow und M. Addison . . . 245
d) Perniziöse Anämie . . . 245
e) Leukämie . . . 245

Anhang: Gewerbekrankheiten . . . 246

B. Invalidenbegutachtung.

Seite

Aufgaben der Invalidenbegutachtung 250

I. **Allgemeiner Begutachtungsteil und Rechtsgrundlagen** 251

1. Invalidenbegutachtung bei sozialer Versicherung (Reichsversicherungsordnung IV. Buch und Entscheidungen der Versicherungsspruchbehörden) 251
2. Angestelltenversicherung 257
3. Private Invalidenversorgung 259
4. Beamtenversorgung 261

II. **Spezieller Begutachtungsteil** 262

1. Leiden allgemeiner Art 262
2. Haut, Weichteile und Bewegungsapparat 263
3. Zirkulationssystem 264
   a) Herz 264
      Organische Leiden 264
      Funktionelle Leiden 264
   b) Blutgefäße 265
      Arteriosklerose 265
      Aortenaneurysma 265
      Venenerweiterungen 266
4. Respirationssystem 266
   a) Obere Luftwege 266
   b) Untere Luftwege und Lunge 266
5. Digestionssystem 268
   a) Magen 269
   b) Darm 269
   c) Gallensteinleiden 269
   d) Eingeweidebrüche 269
6. Urogenitalsystem 270
   a) Niere und Nierenbecken 270
   b) Harnblase 270
   c) Vorsteherdrüse 270
   d) Weibliche Geschlechtsorgane 270
   e) Geschlechtskrankheiten 271
7. Nervensystem 271
   a) Organische Leiden 271
      Hirn- und Rückenmarksleiden 271
      Peripherische Nervenleiden 271
   b) Neurosen 271
      Psychoneurosen 271
      Epilepsie 273
   c) Geisteskrankheiten 273
   d) Sinnesorgane 273
8. Stoffwechsel, Blut und endokrine Drüsen 274
      Zuckerkrankheit 274
      Gicht 274
      Fettsucht 274
      Bösartige Blutkrankheiten 274
      Blutarmut 274
      M. Basedow, M. Addison und Akromegalie 274

Sachverzeichnis 275

Einleitung.

Der Arzt als Gutachter, seine Pflichten und Rechte.

Rechtliche Bedeutung der ärztlichen Gutachten

Die ärztlichen Gutachten, sowohl im Unfall- wie Invalidenverfahren, sind Urkunden und haben den Zweck, in Rechtsverhältnissen verschiedenster Art als Beweisgrundlagen zu dienen, mögen die Rechtsverhältnisse, wie bei der sozialen Unfall- und Invalidenversicherung oder dem Angestelltengesetz, öffentlich-rechtlichen oder wie bei der privaten Unfallversicherung und dem Haftpflichtgesetz, bzw. dem B.G.B., privatrechtlichen Charakter tragen. Der Arzt ist selbst kein Richter, aber sein sachverständiges Urteil ist zur Klärung rechtlicher Fragen, bei denen über Gesundheit oder Krankheit eines Menschen, über Unfallfolgen, Invalidität, Berufs- oder Dienstunfähigkeit, Erwerbsbeschränkung, Heilverfahren, Rente usw. entschieden werden soll, unerläßliche Voraussetzung. Damit ergibt sich als oberster Grundsatz der gesamten Gutachtertätigkeit, daß jedes Gutachten, wie überhaupt jedes ärztliche Zeugnis, auf strengster Objektivität und Unparteilichkeit beruhen muß; denn nur eine gewissenhafte Zeugniserstattung gewährleistet die Findung des Rechts und eine gerechte Durchführung der allgemeinen und sozialen Gesetze. Fürsorge und Wohlwollen, sonst im ärztlichen Leben die vornehmsten Rechte eines humanen Arztes, dürfen in der Gutachtertätigkeit, die auf anderen Voraussetzungen beruht und anders gearteten Zwecken dient, nicht einseitig in den Vordergrund treten.

Wissentlich falsche Gutachten

Stets sei daran gedacht, daß wissentlich falsch erstattete Gutachten nicht nur das ärztliche Ansehen entwürdigen, sondern, sofern sie für Behörden oder Versicherungsgesellschaften bestimmt, auch strafrechtliche Folgen nach sich ziehen können.

§ 278 St.G.B.: „Ärzte und andere approbierte Medizinalpersonen, welche ein unrichtiges Zeugnis über den Gesundheitszustand eines Menschen zum Gebrauche bei einer Behörde oder Versicherungsgesellschaft wider besseres Wissen ausstellen, werden mit Gefängnis von einem Monat bis zu 2 Jahren bestraft."

Insbesondere ist vor der Ausstellung sog. „Gefälligkeitsatteste", die vor allem bei der Unfallbegutachtung zuweilen eine unheilvolle Rolle spielen, auch im Interesse des Kranken dringend zu warnen. Sie bestärken seine „Begehrungsvorstellungen", geben Anlaß zu Entschädigungskämpfen und verzögern die Wiederherstellung, sowohl in medizinischer wie wirtschaftlicher Beziehung.

Fahrlässig falsche Gutachten

Fahrlässig falsche Gutachten sind zwar nach dem Str.G.B. straffrei, können aber im ehrengerichtlichen Verfahren geahndet werden.

Ebenso ist der Gutachter zivilrechtlich für die etwaigen Folgen einer wissentlich oder fahrlässig falschen Zeugniserstattung haftbar.

Da selbst dem gewissenhaftesten Arzte u. U. eine Fahrlässigkeit bei der Untersuchung oder Gutachtenerstattung unterlaufen oder von böswilligen Kranken unterschoben werden kann, ist Versicherung gegen Haftpflicht jedem als Gutachter tätigen Arzte — d. h. also eigentlich allen Ärzten — dringend anzuraten.

Zeugnisse für Privatpersonen

Große Vorsicht und Zurückhaltung erfordern überhaupt alle Zeugnisse für Private, sofern aktenmäßige Unterlagen fehlen oder die Zuverlässigkeit des Patienten nicht außer Zweifel steht. Gutachten oder Atteste an Personen, die zum erstenmal die Sprechstunde besuchen und die bisher dem Arzte unbekannt, sollten nur dann und auch nur in vorsichtiger Form gegeben werden, wenn der Untersuchungsbefund die Angaben des Kranken durchaus glaubhaft erscheinen läßt. Zweckmäßiger ist es, bei Streitverfahren sich vorher Akten oder beglaubigte Aktenauszüge vorlegen zu lassen, oder auch dem Patienten zu raten, das Gutachten durch die betr. Behörde (Gericht, Oberversicherungsamt usw.) einziehen zu lassen. Vereinzelt kommt es auch vor, daß Personen unter falschem Namen sich Atteste zu verschaffen suchen oder daß eine dritte Person vorgeschoben wird — daher Vorsicht bezüglich der Identität (Paß, Personalausweis, Militärpapiere usw.!). In medizinisch irgendwie zweifelhaften Fällen sind Gutachten für Private erst nach wiederholter Untersuchung und Beobachtung des Falles, wenn möglich in einem Krankenhause, zu erstatten. Manche Erkrankungen, z. B. Zuckerkrankheit und Nierenleiden, bei denen eine Reihe von Tagen hindurch der Urinbefund zu prüfen ist, erfordern ohnehin schon eine mehrfache Untersuchung. Auch bei Kranken, die über psychisch-nervöse Störungen nach Unfall klagen, dringe man stets auf längere Beobachtungszeit. Gerade bei Unfallneurosen mit ihrem oft wechselnden Krankheitsverlaufe kann einmalige Sprechstundenuntersuchung ein völlig falsches Bild ergeben. Ausschlaggebend für die Erstattung des Gutachtens seien in erster Linie die eigenen objektiven Feststellungen. Die subjektiven Angaben des Kranken sind im Gutachten, auch äußerlich erkennbar, scharf davon zu trennen! Vor allem darf nie etwas als tatsächlich vorhanden bescheinigt werden, was sich dem objektiven Nachweise entzieht. Jede bescheinigte Tatsache muß auf eigener Wissenschaft und Wahrnehmung beruhen. Bezüglich weiterer Einzelheiten, insbesondere über Form und Inhalt der ärztlichen Gutachten vgl. S. 12.

Pflicht zur Gutachtenerstattung

Eine Pflicht zur Erstattung von Gutachten besteht gegenüber allen ordentlichen Gerichten, Verwaltungsgerichten, Landrat, Kreisausschuß und Regierungspräsident, sowie gegenüber den Spruchbehörden und den Trägern der sozialen Versicherung, einschließlich der Versicherungsanstalt für Angestellte. Dagegen ist die Erstattung von Gutachten an Private, Versicherungsgesellschaften, Straßenbahnen, sowie an haftpflichtige Behörden (Privatpersonen gegenüber), z. B. an Eisenbahndirektionen und Postverwaltungen, in das freie Ermessen des Arztes gestellt. Die Träger der sozialen Versicherung sollen die Einholung von Gutachten bei den Vertrauensärzten der Schiedsgerichte (jetzt: Oberversicherungsämter) vermeiden (Bescheid vom 21. X. 1907).

Vor Gericht kann der Arzt vernommen werden:

Tätigkeit vor Gericht

1. als Zeuge, sofern es sich um nicht berufliche Dinge oder um Wahrnehmungen handelt, zu denen eine Beurteilung auf Grund von Fachkenntnissen nicht verlangt wird, **Zeuge**
2. als sachverständiger Zeuge, sofern zur Bekundung vergangener oder gegenwärtiger Tatsachen oder Zustände eine besondere Sachkenntnis erforderlich ist, **sachverständiger Zeuge**
3. als Sachverständiger, „sobald er über Fragen vernommen wird, die sich nicht nur auf vergangene oder gegenwärtige Tatsachen oder Zustände beziehen, sondern eine Meinungsäußerung über streitige Behauptungen, künftige Gestaltungen oder Wahrscheinlichkeiten erfordern" (Joachim und Korn), also ein Urteil auf Grund seiner medizinischen Kenntnisse, d. h. ein Gutachten, mag es mündlich oder schriftlich erfolgen. **Sachverständiger**

Die Würdigung der Beweiskraft des ärztlichen Gutachtens ist Sache des Richters, wie auch aus folgender Entscheidung des Reichsgerichts hervorgeht (Urteil vom 3. Mai 1916): Eine Partei hat nicht das Recht, zum Gegenbeweise gegen ein Gutachten von Sachverständigen die Vernehmung anderer Sachverständiger zu verlangen, da, abgesehen von dem Falle der Einigung der Parteien auf einen bestimmten Sachverständigen, die Auswahl des Gutachters dem Gerichte zusteht, das auch darüber zu befinden hat, ob eine neue Begutachtung erfolgen soll (Ebermayer).

Verweigerung von Zeugenaussagen und Gutachten

Verweigerung der Zeugenaussage ohne hinreichenden gesetzlichen Grund wird mit Geldstrafe und im Wiederholungsfalle mit Haft bestraft. Unbegründete Verweigerung eines Gutachtens Verpflichteten gegenüber wird zwar nicht mit Haft bestraft, kann aber sowohl von den ordentlichen Gerichten, als den Versicherungsämtern mit Geldstrafe geahndet werden (§ 77 Str.Pr.B., bzw. § 1577 R.V.O.); an sich kann jeder approbierte Arzt behördlicherseits als Sachverständiger zugezogen werden. Als Zeuge geladen oder zum Sachverständigen ernannt, gilt für den Arzt als hinreichender Grund zur Verweigerung des Erscheinens oder der Aussage bzw. der Gutachtenerstattung nahe Verwandtschaft, Verlöbnis, sowie die Berufung auf die ärztliche Schweigepflicht.

Berufsgeheimnis

Eine Verletzung der ärztlichen Schweigepflicht (§ 300 St.G.B.) kommt nicht in Frage, wenn die Offenbarung des anvertrauten Wissens eine befugte ist. Sie ist befugt, d. h. das ärztliche Berufsgeheimnis, das den Ärzten die unbefugte Offenbarung von Privatgeheimnissen, die ihnen kraft ihres Gewerbes anvertraut sind, bei Geld- oder Gefängnisstrafe verbietet, braucht nicht gewahrt zu werden, wenn der Patient ausdrücklich der Mitteilung an Dritte zustimmt. Auch eine stillschweigende Genehmigung entbindet nach allgemeiner Rechtsauffassung bei der Erstattung von Gutachten an Behörden, Versicherungsgesellschaften und die Träger der sozialen Versicherung von der ärztlichen Schweigepflicht. Eine stillschweigende Genehmigung darf aber in der Regel angenommen werden, wenn der zu Untersuchende an Dritte irgendwelche Ansprüche erhebt und sich zwecks Erstattung des Zeugnisses dem Gutachter zur Verfügung stellt. Immerhin ist besonders in solchen Fällen, wo die Verletzung der Schweigepflicht, z. B. bei Geschlechtskrankheiten, unter Umständen soziale Schädigungen des Kranken nach sich ziehen kann, es ratsam, sich stets die ausdrückliche Einwilligung des Untersuchten zur Mitteilung des Befundes geben zu lassen. Wird die Zustimmung verweigert und damit eine sachgemäße Begutachtung vereitelt, so fallen selbstredend die etwaigen zivilrechtlichen Folgen dem Kranken zur Last.

Bekanntgabe des Gutachtens

Beachtenswert ist auch der Umstand, daß in der sozialen Versicherung nach § 1607 R.V.O. dem Berechtigten „auf seinen Antrag Abschriften der Niederschriften über die Vernehmung von Zeugen und Sachverständigen sowie der ärztlichen Gutachten zu erteilen" sind, daß also die Gutachten zur Kenntnis des Kranken gelangen. Ebenso müssen die Gründe für eine Rentenänderung dem Verletzten genau mitgeteilt werden (R.-E. v. 26. 9. 1887). Auch in Haftpflichtfällen sowie bei Privatversicherten erhält der Kranke meist Kenntnis von dem ärztlichen Urteil, oft in allen seinen Einzelheiten. Eine gewisse Vorsicht der Ausdrucksweise, besonders hinsichtlich der Heilungsaussichten und etwaiger Simulationsversuche, ist, wie auch das Reichsversicherungsamt gelegentlich hervorgehoben hat, daher wohl anzuraten und auch durchführbar, ohne daß die Zuverlässigkeit und Objektivität des Urteils darunter leidet.

Der in Gutachten gebrauchte Ausdruck „Simulation" pflegt als straffällige „Beleidigung" von Gerichten nicht betrachtet zu werden, da der Gutachter eine objektive, wahrheitsgemäße Darlegung zu geben hat und daher stets in Wahrung berechtigter Interessen handelt.

Verweigerung von Anstaltsbeobachtung

Unfallverletzte, die auf Entschädigung Anspruch machen, sind in der Regel verpflichtet, sich notwendig werdenden ärztlichen Untersuchungen, auch Anstaltsbeobachtungen zu unterwerfen. Es gilt dies in erster Linie für die Sozialversicherten, die zudem nur Anspruch auf Unterbringung in der 3. Pflegeklasse haben; Verweigerung einer Beobachtung in 3. Klasse ist als schuldhaftes Verhalten anzusehen, da zur Feststellung von Unfallfolgen ein gewisses Maß von Mitwirkung der Verletzten unerläßlich ist, sofern nichts Unbilliges von ihnen verlangt wird (R.-E. vom 24. Nov. 1920). Bei Privatversicherten kann ebenfalls Anstaltsbeobachtung gemäß den Versicherungsbedingungen meist nicht verweigert werden, während bei Haftpflichtfällen im Falle der Weigerung Rechtsnachteile nach § 254 B.G.B. nur dann entstehen können, wenn durch die Weigerung der Verlauf der Unfallschädigung ungünstig beeinflußt wurde. Bei Fällen letzterer Art wird die Wahl der Pflegeklasse in der Regel von der sozialen Stellung des Verletzten abhängig gemacht. Bei Kriegsbeschädigten, die einen Anstaltsaufenthalt ohne hinreichenden Grund verweigern, kann nach dem R.V.G. die Rente ganz oder teilweise entzogen werden.

Verzögerung der Gutachtenerstattung

Weiterhin sollte es sich der Arzt zur Regel machen, jedes Gutachten sobald wie möglich zu erstatten. Übermäßige Verzögerung der Gutachtenerstattung kann als standesunwürdig zu ehrengerichtlicher Bestrafung führen (Entsch. d. preuß. Ehrengerichtshofes für Ärzte vom 5. Mai 1903).

Gebühren-frage

Bei der Gebührenfrage ist zu beachten, daß die nachstehenden Gebührensätze je nach der Markbewertung sich ändern können und nur den gegenwärtigen Verhältnissen entsprechen. Im übrigen ist zu unterscheiden, ob das Gutachten erstattet wird

1. zufolge nichtgerichtlicher Aufforderung, also für Private, Versicherungsgesellschaften, Träger der sozialen Versicherung (Krankenkassen, Berufsgenossenschaften, Landesversicherungs- und Sonderanstalten), Postverwaltungen, Straßenbahnen, Eisenbahndirektionen, oder
2. zufolge gerichtlicher (oder gesetzlich ihr gleich erachteter) Aufforderung für ordentliche Gerichte (Amtsgericht, Landgericht, Oberlandesgericht, Reichsgericht), Verwaltungsgerichte und Verwaltungsspruchbehörden (Versicherungsamt, Oberversicherungsamt, Reichsversicherungsamt, Behörden der Angestelltenversicherung), sowie für Landrat, Kreisausschuß und Regierungspräsident.

Gebühren bei nichtgerichtlichem Auftrag

Preußische G.-O.

Bei nichtgerichtlicher Auftragserteilung (vgl. 1) sind die für die einzelnen Bundesstaaten erlassenen ärztlichen Gebührenordnungen zugrunde zu legen, als deren Vorbild die „Preußische Gebührenordnung für approbierte Ärzte und Zahnärzte“ vom 15. März 1922 gelten kann. Danach sind einstweilen zu berechnen zuzüglich 45 % Teuerungszuschlag ab 1. 7. 22:

Pos. 15	a) Kurze Bescheinigung über Krankheit oder Gesundheit, kurzer Krankheitsbericht . . . . (Attest, Krankenschein oder dgl. ohne weitere Begründung).	8—80 Mk.
	b) Ausführlicher Krankheitsbericht . . . . (Bericht über den Verlauf eines Krankheitsfalles oder einer Verletzung).	20—200 „
	c) Befundbericht mit Gutachten	30—300 „
	d) Krankheits- und Befundbericht mit Gutachten . . .	40—400 „
	e) Sektionsbericht mit Gutachten	50—500 „
	f) Ausführliches, wissenschaftlich begründetes Gutachten, d. h. ein auf Grund der Vorgeschichte, der Angaben und des Befundes durch wissenschaftliche Äußerungen gestütztes und zugleich die wissenschaftlichen Erwägungen erläuterndes Gutachten	100—1000 „
	g) Brief im Interesse des Kranken	15—115 „

Außerdem sind Portoauslagen stets, Schreibgebühren in angemessener Höhe bei den Verrichtungen zu b—f einschließlich zu vergüten.

18.	Abwarten eines polizeilichen oder sonstigen außergerichtlichen Termins bis zu zwei Stunden als Sachverständiger oder sachverständiger Zeuge	60 Mk.
	Für jede weitere angefangene Stunde	20 „
	Bei Terminen außerhalb des Wohnsitzes des Arztes und mehr als 1 km von seiner Wohnung entfernt sind die Kosten für die Reise und Zeitversäumnis außerhalb des Termins nach den Mindestsätzen dieser Gebührenordnung zu vergüten.	

Nimmt der Arzt an dem Termin ohne behördliche Ladung auf Veranlassung einer Privatperson Teil, so stehen ihm höhere Sätze zu.

In jeder gutachtlichen Leistung ist die *gewöhnliche Untersuchung*, einschließlich der qualitativen Harnuntersuchung auf Eiweiß und Zucker einbegriffen. Dagegen können, sofern erforderlich, u. a. folgende, „*besondere ärztliche Verrichtungen*“ nach der G.O. besonders berechnet werden, wobei allerdings zu beachten ist, daß bei Vornahme *mehrerer* besonderer Untersuchungsmethoden nur die höchstbewertete oder bei gleichbewerteten die für die erste Verrichtung voll, die übrigen jedoch nur zu $^2/_3$ zu berechnen sind:

19.		Eingehende, das gewöhnliche Maß übersteigende, physikalische Untersuchung der Brust- und Bauchorgane	20—200 Mk.
20.		Mikroskopische, chemische, bakteriologische, serologische und ähnliche Untersuchungen:	
	a)	1. Mikroskopische Untersuchung von Körperflüssigkeiten und Ausscheidungen usw.	20—200 „
		2. Dasselbe mit Anwendung von Färbeverfahren oder Dunkelfeld	40—400 „
	c)	Chemische Untersuchungen von Körperflüssigkeiten und Ausscheidungen:	
		1. qualitativ (ausgenommen Harnuntersuchung auf Zucker und Eiweiß)	20—200 „
		2. quantitativ für jede Bestimmung	30—300 „
		3. auf Gifte	60—600 „
		4. Hämoglobinbestimmung	20—200 „
	d)	Physikalische Untersuchung von Körperflüssigkeiten und Ausscheidungen	20—200 „
	e)	Serologische Untersuchung (Wassermann usw.)	25—250 „
21.	a)	Eingehende neurologische oder psychiatrische Untersuchung	40—400 „
	b)	Eingehende elektrische Untersuchung	40—600 „
	d)	Ärztliche Tätigkeit bei der Anwendung des Röntgenapparates jedesmal	50—750 „
		Die Unkosten und direkten Auslagen sind besonders zu vergüten.	
26.	b)	Diagnostische Impfungen (von Pirquet usw.)	15—150 „
27.	f)	Ausheberung des Magens nach Probefrühstück mit nachfolgender chemischer und mikroskopischer Untersuchung	80—800 „

Bei *gemeinschaftlichem Gutachten* mehrerer Ärzte steht jedem derselben der volle Gebührensatz zu (*Pistor*).

Die *Mindestsätze* gelangen zur Anwendung, wenn nachweislich Unbemittelte oder Armenverbände die Verpflichteten sind. Sie finden ferner Anwendung, wenn die Zahlungen aus Reichs- oder Staatsfonds, aus den Mitteln einer milden Stiftung oder einer Krankenkasse, knappschaftlichen Krankenkasse, Ersatzkasse oder Gemeinde zu leisten sind, soweit nicht besondere Schwierigkeiten der ärztlichen Leistung oder das Mehr des Zeitaufwandes einen höheren Satz rechtfertigen (§ 2 der Allg. Bestimmungen).

Wenn die Träger der *Unfallversicherung*, der *Invaliden- und Hinterbliebenenversicherung* oder der *Angestelltenversicherung* die Zahlungspflichtigen sind, so kommt als *Höchstsatz* das *Dreifache des Mindestsatzes* in Betracht (§ 3).

Im übrigen ist die Höhe der Gebühren innerhalb der festgesetzten Grenzen nach den besonderen Umständen des einzelnen Falles, insbesondere nach der Beschaffenheit und Schwierigkeit der Leistung, der Vermögenslage der Zahlungspflichtigen, den örtlichen Verhältnissen usw., zu bemessen (§ 4).

Mit Landesversicherungsanstalten, gewerblichen Berufsgenossenschaften und Lebensversicherungsgesellschaften haben die ärztlichen Standesvertretungen feste Sätze vereinbart: Vereinbarte Gebühren

I. Die Landesversicherungsanstalt Rheinprovinz zahlt z. B. ab 1. Januar 1922 (mit weiteren Änderungen ist zu rechnen!):

Für ein Gutachten über Invalidität ein Zuschußhonorar von	40 Mk.
„ „ „ „ Heilverfahren ein „ „	25 „
„ „ „ „ Nachuntersuchung durch den Vertrauensarzt ein Honorar von . . .	40 „
Für ein Vorstationsgutachten mit Krankenhausbeobachtung .	50 „

II. Der Verband der gewerblichen Berufsgenossenschaften bewilligt ab 1. April 1922 einstweilen folgende Gebühren:

Verdopplung der Mindestsätze der Preuß. Geb. O. vom 15. 3. 1922 für sämtliche ärztlichen Leistungen, für die keine besondere Vereinbarung getroffen. Unabhängig von den Sätzen der G.O. werden berechnet:

Beratung in der Wohnung des Arztes . . .	20 M.
Besuch des Arztes bei dem Kranken	40 „

(Bei Auswärtigen auch Fuhrkosten und Zeitversäumnis).

Formulargutachten:	bei Vordruck 1—5 (außer Portoersatz) . . .	20 M.
	„ „ 6 u. 7 (auß. Porto u. Schreibgebühr)	30 „
	„ „ 8 „ „	35 „
	„ „ 9a „ „	80 „
	„ „ 9b „ „	65 „
	„ „ 10 „ „	100 „
	„ „ 11 „ „	65 „
	„ „ 12 „ „	80 „
Mitteilungen nach I. 8 u. IV 1.		20 „
Eingehend begründete wissenschaftliche Gutachten je nach Schwierigkeit, Umfang usw.		200—500 „

In den Gutachtengebühren ist die zum Zwecke der Begutachtung vorgenommene Untersuchung eingeschlossen. Sind wiederholte Untersuchungen oder Beobachtung erforderlich, so wird hierfür ein fester Zuschlag von 60 Mk. gezahlt.

III. Bei Begutachtungen für Lebensversicherungsgesellschaften gelten auf Grund einer zwischen dem Verbande deutscher Lebensversicherungsgesellschaften und dem L. V. getroffenen Vereinbarung vom 1. April 1922 ab einstweilen folgende Honorarsätze:

Kurzes vertrauensärztliches Zeugnis	bis 10000 Mk. Versicherungssumme	30 Mk.
„ „ „	(mit Urinuntersuchung)	40 „
Großes „ „	bis 25000 Mk.	60 „
„ „ „	bis 50000 „	90 „
„ „ „	bis 100000 „	120 „
„ „ „	bis 500000 „	200 „
„ „ „	über 500000 „	300 „
Besuch am Wohnort		40 „
Zeitversäumnis bei auswärtigen Besuchen, für jede angefangene halbe Stunde neben Ersatz der verauslagten oder ortsüblichen Fahrtkosten		20 „

Nachträgliche Untersuchung einzelner Organe und Sekrete durch denselben Arzt auf besonderen Wunsch der Gesellschaft . . .	30 Mk.
Hausärztlicher Bericht	30 „
„ „ bei besonderem Zeitaufwand	40 „

Gebühren bei gerichtlichem Auftrag Erfolgt die Gutachtenerstattung in gerichtlichem Auftrage (vgl. 2), so kommt für den beamteten Arzt (Kreisärzte) einzig und allein die in dem jeweiligen Bundesstaat geltende Gebührenordnung für Medizinalbeamte in Betracht, während der amtlich beauftragte Privatarzt wählen kann, ob er Vergütung für seine Leistungen nach der Gebührenordnung für Medizinalbeamte oder nach den Vorschriften der Reichsgebührenordnung für Zeugen und Sachverständige vom 10. Juni 1914 beanspruchen will.

Gebührengesetz für Medizinalbeamte Das Preußische Gesetz, betr. die Gebühren der Medizinalbeamten vom 14. 7. 1904 sieht, einschl. des ab 1. 3. 1922 gültigen Teuerungszuschlages von durchweg 900 %, u. a. folgende Gebührensätze bis auf weiteres vor:

A. I.	1.	Abwartung eines Termins bis zur Dauer von 2 Stunden, einschl. der während des Termins ausgeführten Untersuchungen und erstatteten mündlichen Gutachten	60 Mk.
	3.	Untersuchung behufs Vorbereitung eines in einem Termin zu erstattenden Gutachtens:	
		a) wenn die Untersuchung in der Wohnung des Kreisarztes oder, falls dieser Anstaltsarzt ist, in der Anstalt stattfindet	30 „
		b) wenn die Untersuchung außerhalb der Wohnung oder Anstalt stattfindet . . .	50 „
		(Für vergeblichen Besuch	30 „)
		Mehr als 3 Untersuchungen dürfen nur mit Zustimmung der ersuchenden Behörde berechnet werden!	
A. III.	11.	Ausfüllung eines Befundscheines oder Erteilung einer schriftlichen Auskunft ohne nähere gutachtliche Äußerung	30 „
	12.	Befundattest mit näherer gutachtlicher Äußerung	50 „
	13.	Schriftliches, ausführliches, wissenschaftlich begründetes Gutachten, insbesondere über den körperlichen und geistigen Zustand einer Person oder über eine Sache	100—300 „
	15.	Untersuchung, mikroskopische, physikalische, einschließlich einer kurzen gutachtlichen Äußerung und des verbrauchten Materials an Farbstoffen u. dgl.	60—200 „
A. IV.	18.	Schreibgebühren (bei fremder Hilfe) für jede Seite	2 „

Erfordert ein schriftliches, ausführliches, wissenschaftlich begründetes Gutachten eine Untersuchung der in 15 bezeichneten Art oder wird in den Fällen zu 15 nachträglich ein schriftliches, ausführliches und wissenschaftlich begründetes Gutachten erforderlich, so kommen die Gebühren zu 13 sowie zu 15 nebenbei in Ansatz.

Erläuternd hat das Reichsversicherungsamt (A. N. 1910, S. 450) der Ansicht Ausdruck gegeben, daß in der Gebühr zu A. III. 13. zwar die Vergütung für Akteneinsicht einbegriffen sei, „nicht dagegen die Gebühr für empfangene oder gemachte Vorbesuche; vielmehr dürfen für jede Untersuchung in der Wohnung des Arztes oder, falls dieser Anstaltsarzt ist, in der Anstalt 3 Mk. (jetzt: 30 Mk.) und für jede Untersuchung außerhalb der Anstalt 5 Mk.

(jetzt 50 Mk.) besonders berechnet werden", eine Auffassung, der sich auch ein Erlaß des Ministers des Innern vom 16. Mai 1913 für die ordentlichen Gerichte und Verwaltungsgerichte angeschlossen hat. „Die Höhe der Gebühr ist, sofern der Tarif einen Mindest- oder Höchstbetrag vorsieht, innerhalb der festgesetzten Grenzen nach den besonderen Umständen des eingetretenen Falles, insbesondere nach der Beschaffenheit und Schwierigkeit der Leistung, sowie dem Zeitaufwande zu berechnen."

Überschreitung der Höchstgebühr bei ausnahmsweise schwierigen und umfangreichen Verrichtungen bedarf der vorherigen Zustimmung des Regierungspräsidenten bzw. des Polizeipräsidenten in Berlin.

Reichsgebührenordnung

Entscheidet sich der gerichtlich beauftragte Privatarzt für Honorierung nach der Reichsgebührenordnung für Zeugen und Sachverständige vom 10. Juni 1914, so kommt folgendes in Betracht:

Der als Zeuge oder sachverständige Zeuge vernommene Arzt erhält als Entschädigung für Zeitversäumnis bis zu 15 Mk. pro Stunde und leistet im Gegensatz zum Sachverständigen nicht den Sachverständigeneid, sondern den Zeugeneid.

„Stundengebühr"

Der Sachverständige, der nach der Reichsgebührenordnung liquidieren will, kann weiterhin wählen zwischen „Stundengebühr" und „üblichem Preis". Die „Stundengebühr" beträgt bis zu 20 Mk. und bei besonders schwierigen Leistungen bis zu 30 Mk. für jede angefangene Stunde, woneben noch die auf die Vorbereitung des Gutachtens verwendeten Kosten sowie die für eine Untersuchung verbrauchten Stoffe und Werkzeuge besonders zu vergüten sind (§ 3). Die Höchstaufwandsgebühr für den Tag bei auswärtigen Verrichtungen beträgt 50 Mk., die Höchst-Übernachtungsgebühr 30 Mk.

Dazu bemerkt erläuternd ein Erlaß des preußischen Justizministers vom 24. November 1915, daß dem Sachverständigen auch die zur Vorbereitung des Gutachtens aufgewendeten Auslagen für Hilfskräfte zu erstatten sind (bei den ärztlichen Gutachten also die Kosten für notwendig gewordene Spezialgutachten, Blutuntersuchung nach Wassermann, Röntgenuntersuchung, Auslagen für ärztliche Assistenz, Schreibhilfe u. dgl.). „Wenn die Angaben des Sachverständigen über die Höhe des von ihm aufgewendeten Betrages glaubhaft erscheinen, ist von Beibringung einer Bescheinigung über Auszahlung an die Hilfspersonen abzusehen." Zur Vermeidung von Rückfragen ist aber dennoch Beifügung von Belegen zu empfehlen. Dasselbe gilt für Fahrgeld und Reisekosten.

„Üblicher Preis"

Bei Honorierung nach dem „üblichen Preis" (§ 4) ist für Ärzte im allgemeinen die Gebührenordnung des jeweiligen Bundesstaates (z. B. Preuß. Gebührenordnung für Ärzte und Zahnärzte vom 15. März 1922) maßgebend (vgl. S. 5). Daneben kann für Teilnahme an dem Termin bis zu 20 Mk. pro Stunde berechnet werden.

Vereinbartes Honorar

Endlich können sich nach § 4a der Reichsgebührenordnung beide Parteien dem Gerichte gegenüber mit einem bestimmten, von dem Sachverständigen, etwa einer Autorität, vorher geforderten, die gesetzlichen Gebühren übersteigenden Honorar einverstanden erklären. Das Gericht fordert dann den bewilligten Betrag von den Parteien zur Hinterlegung ein und zahlt ihn nach erstattetem Gutachten an den Sachverständigen aus. Gelegentlich leistet auch die eine oder andere Partei direkt an den Gutachter einen Garantievorschuß.

Wahl der Berechnungsart

Für einen *gerichtlich beauftragten Privatarzt* gibt es also im Grunde genommen *vier verschiedene Möglichkeiten der Berechnung*. In manchen Fällen wird die Vergütung nach der Medizinaltaxe (auf die die Medizinalbeamten einzig und allein angewiesen sind), in anderen Fällen die nach der Reichsgebührenordnung („Stundengebühr“ oder „üblicher Preis“ oder vereinbartes Honorar) eine höhere sein. Stets ist klar zum Ausdruck zu bringen, in welcher Weise man Bezahlung fordert. Berechnung für verschiedene Verrichtungen *derselben* Begutachtung teils nach der Taxe für Medizinalbeamte, teils nach der Reichsgebührenordnung ist unzulässig. Stets muß für die Gesamtbegutachtung eine bestimmte Wahl getroffen werden.

Erlöschen des Gebührenanspruchs

Im übrigen sei noch bemerkt, daß alle Gebühren der Zeugen und Sachverständigen nur *auf Verlangen* zu gewähren sind, und daß der *Anspruch erlischt*, wenn er nicht binnen 3 Monaten nach Beendigung der Zuziehung oder Abgabe des Gutachtens bei dem zuständigen Gerichte gestellt wird. *Beifügung der Liquidation zu dem Gutachten* ist daher empfehlenswert.

Behandlungsgebühr bei Unfallverletzten

Ärztliche Honorarforderungen für die *Behandlung* von Unfallverletzten der *sozialen Versicherung* sind, falls die Behandlung ohne Auftrag der Berufsgenossenschaft erfolgt, von dieser zu begleichen, sofern die Behandlung notwendig und die Honorarforderung angemessen ist.

Bei *Haftpflichtfällen* und *Privatversicherten* empfiehlt sich stets sofortige Einholung der Behandlungsgenehmigung, um späteren Honorarstreitigkeiten vorzubeugen.

A. Unfallbegutachtung.

Aufgaben der Unfallbegutachtung.

Im Entschädigungsverfahren aller Unfallsachen ist ärztliche Mitwirkung unerläßlich, denn nur der Arzt kann über Art und Bedeutung von Unfallfolgen ein sachgemäßes Urteil erstatten. Aus der großen Reihe von Fragen, die nur durch sachverständige Mitwirkung von Ärzten zu lösen sind, seien als besonders wichtig beispielsweise erwähnt:

1. Liegt überhaupt ein Unfall vor?
2. Welche krankhaften Erscheinungen sind bei dem Unfallverletzten vorhanden?
3. Hängen die Krankheitserscheinungen direkt oder indirekt mit dem Unfall zusammen?
4. Sind sie älterer Natur oder nachträglich aus anderen Ursachen entstanden?
5. Sind die Klagen des Verletzten begründet?
6. Finden sich Anhaltspunkte für Simulation?
7. Wie hoch ist die gegenwärtige Erwerbsbeschränkung (ev. in Prozenten ausgedrückt) zu schätzen und zu welchen Verrichtungen körperlicher oder geistiger Art erscheint der Verletzte noch imstande?
8. Ist ein Heilverfahren am Platze und welches?
9. Wie sind die Heilungsaussichten zu betrachten?
10. Welches Entschädigungsverfahren ist zu empfehlen, Abfindung oder Rente?
11. Für welchen Zeitpunkt kommt Nachuntersuchung in Betracht?
12. Ist seit der letzten Rentenfestsetzung eine wesentliche Änderung eingetreten?
13. Worin besteht die Änderung: Besserung oder Gewöhnung an Unfallfolgen oder Verschlimmerung?

Schon aus dieser gedrängten Übersicht mannigfachster Fragen, die teils ins rein medizinische, teils ins soziale, wirtschaftliche Gebiet gehören, ergibt sich die Forderung, die Beurteilung jedes Unfallpatienten in weitestem Maße zu individualisieren. Jeder Fall erfordert sein eigenes Studium, zumal die Gesamtbeurteilung auf die jeweilig in Frage kommenden Rechtsverhältnisse Rücksicht nehmen muß; denn erst die Betrachtung der ärztlich festgestellten Unfallfolgen unter rechtlichen und sozialen Gesichtspunkten, die mit zu den Hauptaufgaben des ärztlichen Gutachters gehört, ermöglicht ein sicher begründetes Urteil über Art, Umfang und praktische Tragweite des Unfallschadens. An sich sind aber die rechtlichen Grundlagen des Entschädigungsanspruchs eines Unfallverletzten ganz verschieden, je nachdem es sich handelt um einen zur sozialen Versicherung gehörigen Arbeiter, um eine unfallverletzte Privatperson mit Haftpflichtanspruch, einen privatversicherten Unfallverletzten oder um einen Kriegsbeschädigten.

Demzufolge wird auch die Begutachtung, sowohl nach der medizinischen wie wirtschaftlichen Seite hin, stets zu prüfen haben, welche rechtlichen Grundlagen im Einzelfalle in Betracht zu ziehen sind, und zwar erfordern nicht nur die gesetzlichen Normen (R.V.O., Reichsversorgungsgesetz, Reichshaftpflichtgesetz, Kraftfahrzeuggesetz und B.G.B., Versicherungsvertrag usw.), sondern auch die Praxis der Rechtsprechung (Versicherungs- und Versorgungs-Spruchbehörden, sowie ordentliche Gerichte) spezielle Berücksichtigung. Der ärztliche Gutachter hat also die Aufgabe, neben medizinisch-sozialen auch juristischen Gesichtspunkten notwendigerweise Rechnung zu tragen. Erst dann werden auch Form und Inhalt der Gutachten den Anforderungen der Praxis Genüge leisten, und die allgemeinen wie speziellen Methoden der rein ärztlichen Untersuchung von Unfallverletzten werden von vornherein auf die Erkennung und Auswertung bestimmter, praktisch wichtiger Ergebnisse hingelenkt.

Form und Inhalt des Unfallgutachtens.

Bei Form und Inhalt der Gutachten ist vor allem zu beachten, daß sie in erster Linie für Nichtmediziner (Verwaltungsbeamte und Juristen) bestimmt sind, wenn auch selbstredend ärztliche Nachgutachter meist noch in Tätigkeit treten. Dementsprechend sind medizinische Fachausdrücke möglichst durch deutsche, auch dem Laien verständliche, aber stets eindeutige Bezeichnungen zu ersetzen; ebenso muß die ganze Schilderung der Vorgeschichte und des objektiven Befundes sowie die Beweisführung nicht nur dem Mediziner, sondern auch dem Laien ein klares Bild des Falles gestatten.

Jedes ausführliche Gutachten, mag es nach einem Formular oder in freier Form abgegeben werden, ist leserlich zu schreiben, soll nie ohne Zurückbehaltung einer Abschrift aus der Hand gegeben werden und muß enthalten:

1. Genaue Personalien (Vor- und Zuname, Alter, Beruf und Wohnort des Patienten; Ort, Tag und Zweck der Untersuchung).

2. Vorgeschichte bis zum Unfall (Angaben des Patienten über erbliche Belastung und Erkrankungen in der Familie — Tuberkulose, Lues, Alkoholismus, Nervenleiden, Diabetes, Fehlgeburten usw. —, über eigene Erkrankungen, Lebensgewohnheiten [Alkohol- und Tabakmißbrauch], Gebrechen oder frühere Verletzungen, Schul- und Militärdienstzeit, Erwerbsverhältnisse und Arbeitsstelle sowie ihre etwaige Gesundheitsschädlichkeit).

3. Angaben über den Unfall und seine Folgen:

a) Angaben des Patienten (Tag, Art und Begleitumstände des Unfalles, Zeugen, erste Verletzungsfolgen, ärztliche Hilfe, weiterer Verlauf der Krankheitserscheinungen und Rückwirkung auf die Erwerbsverhältnisse, jetzige Beschwerden).

b) Aktenangaben (Unfallanzeige, Unfalluntersuchungsverhandlung mit Zeugenaussagen, ärztliche Befundberichte, weiterer Verlauf nach Angaben von Zeugen und ärztlichen Gutachten, Auskunft des Arbeitgebers über Verhalten bei der Arbeit und Verdienst — oft erhebliche Widersprüche zu 3a).

4. Objektiver Befund (Allgemeinzustand, Aussehen, Körpergewicht im Verhältnis zu Größe und Brustumfang, Bewegungsapparat, ev. mit Umfangsmaßen, Beschwielung der Hände, Ergebnis der Kraftprüfung, Urin, Blutdruck, Brust-, Bauch- und Unterleibsorgane, Nervensystem, Geisteszustand usw., ev. spezialistische Befunde und Röntgenuntersuchung — Abzug beilegen! —, vor allem aber genaue Schilderung der verletzten oder angeblich kranken Körperteile, sowie Ergebnis der Zuverlässigkeitsprüfung). Nicht nur die Erwähnung positiver Krankheitsbefunde, sondern auch die Betonung negativer Ergebnisse ist bei allen Untersuchungen von größter Wichtigkeit, um für etwa später auftauchende neue Ansprüche eine Vergleichsgrundlage zu besitzen.

5. Beurteilung:

a) Stellung der Diagnose (Zusammenfassung der objektiven Krankheitssymptome und klinische Bewertung der subjektiven Beschwerden; Betonung etwaiger Simulation).

b) Prüfung der Zusammenhangsfrage (Feststellung der direkten und indirekten Unfallfolgen und Abtrennung von sonstigen komplizierenden Leiden, Alterserscheinungen und Gebrechen).

c) Vergleich mit Vorgutachten (Besserung, keine Änderung, Verschlimmerung).

d) Praktische Bewertung der Unfallfolgen (Erwerbsbeschränkung, Angaben über Verwendungsfähigkeit).

e) Beurteilung des weiteren Verlaufs (Heilungsaussichten, Vorschläge für die Wahl des Entschädigungsverfahrens — Abfindung, Rente, Vermeidung von Prozessen — und für etwaige Heilbehandlung, Arbeitskontrolle und spätere Nachuntersuchung).

Selbstredend können im Einzelfalle noch andere Fragen, z. B. bei Begutachtung von Unfalltodesfällen, bei der Beurteilung von erhöhten Bedürfnissen, bei Bewertung von Dienstunfähigkeit u. a. hinzutreten, während andererseits je nach Lage des Falles einzelne Gesichtspunkte obigen Schemas in Wegfall kommen oder ein nur kürzeres Eingehen erfordern können.

Stets hat aber der ärztliche Unfallgutachter als Hauptaufgabe zu betrachten, einwandfreie, objektiv begründete Gutachten zu erstatten, die den jeweiligen Rechtsgrundlagen in weitestem Maße Rechnung tragen und zu klaren, verständlichen und praktisch brauchbaren Ergebnissen gelangen.

I. Allgemeiner Begutachtungsteil und Rechtsgrundlagen.

1. Unfallbegutachtung bei sozialer Versicherung (R.V.O. III. Buch und Entscheidungen der Versicherungsspruchbehörden).

Versicherungsträger

Die soziale Unfallversicherung der R.V.O. vom 19. Juli 1911 umfaßt die gewerbliche, die landwirtschaftliche und die See-Unfallversicherung, als deren Träger zu betrachten sind:

1. die Berufsgenossenschaften (Unternehmer gleichartiger versicherter Betriebe),
2. das Reich oder der Bundesstaat, falls der Betrieb (z. B. Post-, Telegraphen-, Marine- und Heeresverwaltungen, Eisenbahnen) für seine Rechnung geht,
3. Gemeinden, Gemeindeverbände oder andere öffentliche Körperschaften für solche Bauarbeiten und Tätigkeiten, die das gewerbsmäßige Halten von Reittieren oder Fahrzeugen in anderen als Eisenbahnbetrieben nicht erfordern.

Versicherte Personen

In diesen Betrieben gelten als unfallversichert:

1. alle Arbeiter, Gehilfen, Gesellen, Lehrlinge,
2. Betriebsbeamte, Werkmeister und Techniker,
3. die Schiffsbesatzungen deutscher Seefahrzeuge und eine Reihe anderer Arbeiter und Hilfsmannschaften im Schiffahrtsdienst.

Außerdem kann die Versicherungspflicht erstreckt werden auf Betriebsunternehmer, die regelmäßig keine oder höchstens zwei Versicherungspflichtige gegen Entgelt beschäftigen, auf Hausgewerbetreibende und auf Betriebsbeamte mit höherem Einkommen. Endlich sind Unternehmer sowie Binnenlotsen auch zur Selbstversicherung zugelassen.

Versicherungsfreie Personen

Versicherungsfrei sind:

1. Militärpersonen sowie ehemalige Heeresangehörige, für die das Reichs-Versorgungsgesetz besteht,
2. die anderen Personen, die § 1 des Unfallfürsorgegesetzes für Beamte usw. vom 18. Juni 1901 bezeichnet,
3. Beamte, die mit festem Gehalt und Anspruch auf Ruhegeld in Betriebsverwaltungen eines Bundesstaats, eines Gemeindeverbandes oder einer Gemeinde angestellt sind,
4. andere Beamte eines Bundesstaats, eines Gemeindeverbandes oder einer Gemeinde, wenn für sie Fürsorge nach § 14 des vorbezeichneten Unfallfürsorgegesetzes getroffen ist.

Versicherungsbehörden

Als Aufsichts- und Spruchbehörden der sozialen Versicherung walten in aufsteigendem Instanzenzug:

1. die den unteren Verwaltungsbehörden angegliederten Versicherungsämter (für Vorbereitungs- und Einspruchsverfahren),
2. die Oberversicherungsämter (für Berufungsverfahren),
3. als oberste Behörde das Reichsversicherungsamt mit seinen

Spruchsenaten (für Entscheidungen im Rekursverfahren), Beschlußsenaten (für Entscheidungen verwaltungsrechtlicher Art) und seinem Großen Senat (für Entscheidungen von grundsätzlicher Bedeutung),

sämtlich unter Mitwirkung paritätisch von Arbeitgebern und Arbeitnehmern gewählter Laien.

Die Spruchbehörden, insbesondere auch die Oberversicherungsämter sind an die Schlußfolgerungen ärztlicher Gutachten nicht gebunden, wenn sie ihnen in ihren auf dem Grundsatz der freien Beweiswürdigung beruhenden Entscheidungen auch meist zu folgen pflegen, sofern die Gutachten hinreichend begründet erscheinen. In manchen Fällen ist die Inaugenscheinnahme des Verletzten bei der Sitzung von gewisser Bedeutung. Gelangt hierbei das O.V.A. zu einem vom ärztlichen Befund abweichenden Ergebnisse, so hat es seine Feststellungen im Protokoll oder Urteil eingehend niederzulegen (Rev.-E. des R.V.A. vom 19. X. 1908). Es ist aber zu beachten, daß einer Person gegenüber, die zur Übertreibung neigt, das auf Grund einer Krankenhausbeobachtung erstattete Gutachten besonderen Wert beanspruchen kann (Rev.-E. vom 20. IV. 1909).

Versicherungsleistungen.

Der Versicherungsschutz der sozialen Unfallversicherung besteht in „Ersatz des Schadens, der durch Körperverletzung oder Tötung entsteht“ (§ 555), sofern der Unfall nicht vorsätzlich oder beim Begehen einer strafbaren Handlung herbeigeführt wurde, und zwar hat der Versicherungsträger (Berufsgenossenschaft usw.) zu gewähren:

1. bei tödlichem Ausgange:
   ein Sterbegeld sowie eine laufende Hinterbliebenenrente,
2. bei nicht tödlichem Ausgange:
   vom Beginn der 14. Woche nach Eintritt des Unfalles ab freie ärztliche Behandlung, Arznei und sonstige Heil- und Hilfsmittel, ferner für die Dauer der Erwerbsunfähigkeit bzw. Erwerbsbeschränkung eine Unfallrente, die dem Grade der durch die Unfallfolgen bedingten Erwerbsbeschränkung entspricht. „Schmerzensgeld“ kommt nicht in Frage.

Feststellung der Leistungen

Feststellung der Leistungen erfolgt „von Amts wegen“ und ist zu beschleunigen. Zunächst hat Anmeldung des Unfalles bei der Ortspolizeibehörde des Unfallortes, sowie bei dem Versicherungsträger durch den Betriebsunternehmer schriftlich oder mündlich binnen drei Tagen stattzufinden, worauf die Begleitumstände des Unfalles durch die Ortspolizeibehörde festzustellen sind, die den Verletzten sowohl wie etwaige Zeugen über Ursache und Hergang des Unfalles sowie über die erlittenen Beschädigungen vernimmt und über die Ermittlungen ein möglichst genaues Protokoll aufstellt (Unfalluntersuchungsverhandlung). Der Versicherungsträger, der bei ungeklärten Fällen noch weitere Ermittlungen, ev. auch eidliche Zeugenvernehmungen vor dem

Versicherungsamt in die Wege leiten kann, hat dann auf Grund der gesetzlichen Vorschriften im Falle berechtigter Ansprüche die Versicherungsleistungen zu gewähren. Dabei dienen als Hauptgrundlage zur Beurteilung des Entschädigungsanspruches ärztliche Gutachten. Soll auf Grund eines ärztlichen Gutachtens die Entschädigung abgelehnt oder nur eine Teilrente gewährt werden, so ist vorher der behandelnde Arzt zu hören, wenn er nicht schon ein ausreichendes Gutachten erstattet hat. Von mehreren behandelnden Ärzten ist derjenige zu hören, der den Verletzten hauptsächlich behandelt hat (R.-E. vom 13. II. 1912). Steht der behandelnde Arzt zu dem Versicherungsträger in einem nicht nur vorübergehenden Vertragsverhältnis, so ist auf Antrag ein anderer Arzt zu hören (§ 1582 R.V.O.). Von Wichtigkeit ist, daß die Anerkennung eines Unfallzusammenhangs seitens der Berufsgenossenschaft selbst dann bindende Kraft behält, wenn die Anerkennung irrtümlich, infolge unrichtiger ärztlicher Beurteilung erfolgte (R.-E. vom 3. XI. 1899); daher größte Sorgfalt bei Beurteilung der Zusammenhangsfrage dringend notwendig!

Unfallbegriff Zunächst erhebt sich die Frage, liegt überhaupt ein entschädigungspflichtiger Unfall vor? Denn nicht jede während der Berufsarbeit entstandene oder aufgetretene Erkrankung ist ein „Betriebsunfall“, sondern nach ständiger Rechtsprechung des R.V.A. ist ein entschädigungspflichtiger Betriebsunfall nur dann anzunehmen, wenn der Geschädigte unabhängig von seinem Willen durch ein „zeitlich bestimmbares, in einen verhältnismäßig kurzen Zeitraum eingeschlossenes Ereignis“ (R.E. vom 5. Juni 1893) eine „Störung der körperlichen oder geistigen Gesundheit“ bei der Betriebstätigkeit erleidet. Als Betriebsunfälle sind aber nicht nur äußere Ereignisse des Betriebes, also meist ohne weiteres als solche erkennbare „Unglücksfälle“, sondern auch solche Verrichtungen von zeitlich eng begrenzter Dauer anzusehen, die in den Rahmen der üblichen Betriebstätigkeit hineingehören oder ihn überschreiten, sofern sie eine Gesundheitsschädigung zur Folge haben. Beachtenswert ist dabei, daß nur Unfälle, die während der Betriebstätigkeit und in ursächlicher Beziehung zu dieser sich ereignen, entschädigt werden, nicht etwa z. B. Unfälle auf dem Wege von Wohnung zur Arbeitsstätte oder auf dem Nachhausewege. Nicht als Betriebsunfall anerkannt hat das R.V.A. auch beispielsweise Verletzungen durch Schüsse, Handgranaten und dgl. bei Demonstrationszügen streikender Bergleute.

Im übrigen ist es für die Entschädigungspflicht belanglos, ob die Gesundheitsstörung durch ein körperliches (Fall, Quetschung, Stoß, Zerreißung usw.) oder durch ein seelisches Ereignis (Schreck) entsteht, ob sie sofort oder erst allmählich in Erscheinung tritt, ob der „Unfall“ alleinige oder wesentlich mitwirkende Teilursache der Erkrankung bildet oder ob krankhafte Veranlagungen und ältere Leiden bestehen oder nicht. Notwendig ist aber stets eine zeitlich begrenzte schädliche Einwirkung des Betriebes, worunter auch diejenigen Fälle zu rechnen sind, bei denen die bloße Anstrengung bei der üblichen Betriebsarbeit während eines verhältnismäßig kurzen Zeitraums eine solche Steigerung erfährt, daß hierdurch eine Gesundheitsstörung verursacht wird. Dementsprechend sind „Berufs“- oder „Gewerbekrankheiten“, die stets auf chronisch einwirkenden Schädlichkeiten der Betriebsarbeit beruhen, nicht als entschädigungspflichtige Unfallfolgen zu betrachten.

Wenn auch der Begriff des „plötzlichen Ereignisses“ nach der Rechtsprechung des R.V.A. nicht allzueng gefaßt werden soll, so darf in der Regel doch im äußersten Fall die schädliche Einwirkung, um noch als „Betriebsunfall“ anerkannt zu werden, den Zeitraum von einer Arbeitsschicht nicht übersteigen. Letzteres kommt insbesondere bei Gifteinwirkungen (Einatmung schädlicher Gase und Dämpfe) in Frage. Nur in seltenen Ausnahmefällen ist vom R.V.A. auch eine mehrere Tage lang, jedoch jedesmal nur kurze Zeit andauernde Gifteinwirkung als Betriebsunfall anerkannt worden (R.-E. vom 30. IX. 1905).

Erkrankungen während der Betriebsarbeit

Aus anderen Ursachen oder aus Gefahren des gewöhnlichen Lebens entstehende Gesundheitsstörungen, die während der üblichen Arbeit, aber ohne daß irgend eine Betriebseinwirkung stattgefunden, sich entwickeln oder zum Ausbruch kommen, gelten nicht als entschädigungspflichtiger Unfall. In der Entscheidung des großen Senats des R.V.A. vom 26. 2. 1914 wird dargelegt: „Ein Betriebsunfall ist gegeben, wenn der Verletzte der Gefahr, der er erlegen ist, durch die Betriebsbeschäftigung ausgesetzt war. Damit scheiden für die Haftung der Berufsgenossenschaften im allgemeinen aus: plötzliche Gesundheitsschädigungen während der Betriebsbeschäftigung, die lediglich auf körperlicher Veranlagung beruhen und deshalb regelmäßig nicht als Unfälle gelten können, ferner Unfälle von Versicherten, wenn diese durch ihr Verhalten die Beziehungen zum Betriebe gelöst hatten oder eigenwirtschaftlich tätig waren“. So pflegt z. B. nicht entschädigt zu werden, sofern keine Betriebseinwirkung vorliegt: ein während der üblichen Betriebsarbeit erfolgter Durchbruch eines Magen- oder Darmgeschwürs, ein Schlaganfall bei Arteriosklerose oder Schrumpfniere, eine Lungenblutung bei Lungentuberkulose oder Hervortreten eines Leistenbruchs bei vorhandener Bruchanlage.

Betriebsunfall infolge Erkrankung

Zuweilen kommt es auch vor, daß erst infolge einer Erkrankung sich ein Betriebsunfall ereignet, z. B. bei Epileptikern. Sofern hierdurch die Art der Erkrankung eine erhöhte Betriebsgefahr besteht und die Verletzung nur infolgedessen sich ereignet, ist ein entschädigungspflichtiger Unfall anzunehmen.

Erhöhte Betriebsgefahr

„Erhöhte Betriebsgefahr“ kommt auch bei denjenigen Fällen mitunter in Frage, wo Erkältung infolge plötzlicher Abkühlung, Durchnässung oder Zugluft, strahlende Hitze, Sonnenstich, Wärme- und Hitzschlag, Erfrierung oder Einatmung giftiger Gase als zeitlich begrenzte Ursache einer Gesundheitsstörung in Anspruch genommen werden. Sie wäre dann z. B. gegeben, wenn ein von der Betriebsarbeit erhitzter Flammofenarbeiter plötzlich in starke Zugluft gerät oder stark durchnäßt wird und sich eine Erkältungskrankheit zuzieht. Stets wird aber zu prüfen sein, ob wirklich die Art der

Betriebsarbeit oder die Beschaffenheit der Betriebsstätte wesentlich dazu beitrug, Gesundheitsstörungen auszulösen, oder ob nur eine „Gefahr des gemeinen Lebens“ oder eine den Gewerbekrankheiten gleichzusetzende Berufsschädlichkeit chronischer Natur bestand. Nur bei „erhöhter Betriebsgefahr“ ist die Gesundheitsstörung einem entschädigungspflichtigen Unfalle gleichzusetzen und auch nur dann, wenn es sich um eine Einwirkung von zeitlich eng begrenzter Dauer handelt. Blitzschlag und elektrische Einwirkung sind als zeitlich begrenzte Ereignisse stets entschädigungspflichtig. Ebenso werden als „Betriebsunfall“ nach der Rechtsprechung des R.V.A. angesehen Blutvergiftungen durch Insektenstiche, soweit sie bei „erhöhter Betriebsgefahr“ zustande kommen (z. B. Arbeiten in der Nähe von Orten, die besonders günstige Bedingungen für die Ansammlung von Insekten und Übertragung von Krankheitserregern bieten, oder durch die Arbeit behinderte Abwehr von Insekten), sowie Gesundheitsstörungen durch Biß von Tieren (Hunde, Pferde, Katzen). Auch Malaria ist ein Betriebsunfall, wenn ein von seinem Arbeitgeber im Betriebsinteresse ins Ausland entsandter versicherungspflichtiger Arbeiter von einer Anopheles-Mücke gestochen wird, gleichgültig ob der Verletzte den Stich bei der Betriebsarbeit oder außerhalb dieser erhält. Das R.V.A. hat angenommen, daß während der ganzen Dauer eines derartigen Auslandsaufenthaltes eine erhöhte Betriebsgefahr besteht. Im übrigen bedarf es stets zur Annahme eines Betriebsunfalles auch des ursächlichen Zusammenhangs zwischen dem Betrieb und dem schädigenden Ereignis.

Selbstverschuldeter Unfall

Eigene Schuld am Unfalle ist für die Entschädigungsberechtigung nicht immer ein Ausschließungsgrund, insbesondere dann nicht, wenn der Unfall durch Nichtbeachtung der Unfallverhütungsvorschriften hervorgerufen wurde. Dagegen gelten Unfälle durch Vorsatz oder Spielereien regelmäßig nicht als Betriebsunfälle (R.-E. vom 5. IV. 1913). Auch durch Trunkenheit bedingte Unfälle sind nicht entschädigungspflichtig, da es sich hierbei um eine mit dem Betriebe ursächlich nicht zusammenhängende, selbst geschaffene Gefahr handelt, für die die B.-G. nicht aufzukommen hat (R.-E. vom 16. V. 1914). Ebenso ist eine Erkrankung, die ein Versicherter sich bei einem Selbstmordversuch zuzieht, als vorsätzlich herbeigeführt und nicht als entschädigungspflichtig zu betrachten. Eine Ausnahme hiervon machen nur diejenigen Fälle, in denen der Selbstmordversuch im Zustande der Unzurechnungsfähigkeit begangen wurde, sofern diese Unzurechnungsfähigkeit auf einen Betriebsunfall oder ein diesem gleichstehendes Ereignis zurückzuführen ist. So pflegt die Seeberufsgenossenschaft bei Heizern, die in tropischen Gegenden plötzlich geisteskrank werden und ins Meer sich stürzen, einen entschädigungspflichtigen Unfall anzuerkennen. (Vgl. auch S. 26.)

Fahrlässige Behandlung von Unfallfolgen

Wird infolge fahrlässigen Verhaltens bei der Behandlung eine zunächst unbedeutende Betriebsverletzung verschlimmert (z. B. Karbolgangrän nach Fingerwunde), so sind auch die Folgen dieser Fahrlässigkeit seitens der B.-G. zu entschädigen. Überhaupt hat ein

Unfallverletzter grundsätzlich Anspruch auf Entschädigung für ein Leiden, das dadurch herbeigeführt wurde, daß er sich aus eigener Entschließung einer Heilbehandlung unterzog.

Erblindung infolge Behandlung mit Farnkrautextrakt bei einem Wurmkranken wurde dagegen aus dem Grunde als nicht entschädigungspflichtig erklärt, weil

1. die Wurmkrankheit zu den Gewerbekrankheiten gehört (R.V.A.) und
2. die 6 Tage dauernde Wurmbehandlung mit ihren wiederholten, in ihrer Wirkung nicht voneinander abzugrenzenden Gaben des Farnextraktes kein zeitlich so eng begrenztes Ereignis sei, daß sie den Begriff des „Betriebsunfalles" erfüllte.

Unfallarten

Als Unfallarten kommen in Frage:

1. seelische Einwirkungen (Angst, Schreck oder sonstige seelische Erregungen),
2. körperliche Einwirkungen,
   a) mechanischer Art (Fall, Schlag, Stoß, Hieb, Stich, Pressung, Überfahrung, Verschüttung, Absturz, Maschinenverletzung, Verheben, Überanstrengung usw.),
   b) thermischer Art (Verbrennung, strahlende Hitze, Erkältung, Erfrierung),
   c) toxisch-infektiöser Art (bakterielle Infektionen, akute Vergiftungen, u. U. auch Tierbiß und Insektenstich, Operations- und Narkoseschädigung),
   d) elektrischer Art (Starkstrom, Blitzschlag).

Schreckeinwirkung

Schreckeinwirkung kann, sofern sie erheblich ist (vgl. S. 22), bedingen:

1. Schreckneurosen oder -psychosen,

2. Auslösung und Verschlimmerung in der Anlage bzw. offenkundig bestehender funktioneller und organischer Nervenleiden (z. B. Basedowsche Krankheit, Paralysis agitans, Epilepsie, neurogener Diabetes),

3. Verschlimmerung (durch psychogene Blutdruckschwankungen) von Leiden des Zirkulationssystems, insbesondere durch Hervorrufung von Hirnblutungen bei Gehirnarteriosklerose, sowie plötzlichen Herztod bei organischen Herzleiden.

Gerade bei Schreckeinwirkungen ist die jeweils vorliegende Individualdisposition für das entstehende Krankheitsbild von ausschlaggebender Bedeutung.

Stumpfe mechanische Traumen

Besondere Beachtung erfordern die mechanischen stumpfen Traumen (Fall, Schlag, Stoß, Pressung usw.), weil sie nicht nur zu oberflächlichen, sondern bei genügender Erheblichkeit auch vielfach zu subkutanen Schädigungen (Erschütterung und Quetschung) der inneren Organe, des Nervensystems und subkutaner Weichteile führen können, damit aber auch weiterhin

1. zur Entwicklung akuter oder chronisch-infektiöser Krankheitsprozesse am Ort der Gewalteinwirkung — locus minoris resistentiae — (z. B. Kontusionspneumonie, Knochen- oder Gelenktuberkulose, osteomyelitischer oder luetischer Prozesse usw.),

2. zur Verschlimmerung bereits bestehender Leiden (z. B. Magenkrebs, Lungentuberkulose, Herzklappenfehler),

3. zur Entfaltung latent vorhandener Krankheitsanlagen (z. B. Geschwülste, Leiden des Zentralnervensystems, Zuckerkrankheit).

Überanstrengung Unter den oft unklaren Begriff der „körperlichen Überanstrengung" sind unterzuordnen:

1. unvorhergesehene Zufälle bei gewohnter Tätigkeit, wodurch eine plötzliche Mehrbelastung entsteht (wenn z. B. beim Tragen einer Eisenplatte ein Arbeiter ausgleitet und die ganze Last von dem Mitarbeiter zu halten ist),

2. relative Überbelastung bei ungewohnter Tätigkeit (wenn z. B. ein Aufseher ungewohnterweise beim Ein- oder Ausladen schwerer Lasten hilft),

3. Überanstrengung durch längerdauernde, außergewöhnlich schwere Arbeit bei sonst Arbeitsgewohnten.

Außer zu Muskelzerrungen, -überdehnungen, -einrissen und -zerreißungen kann es zu entsprechenden Nervenläsionen bei Überanstrengung von Gliedmaßen sowie zu sekundären Schädigungen innerer Organe als Folge plötzlicher Blutdrucksteigerung mit Platzen kranker Blutgefäße kommen (Hirnschlag, Lungen- und Magenblutungen usw.). Insbesondere spielt bei Fällen letzterer Art das sogenannte „Verheben", wobei durch gleichzeitige Anspannung von Zwerchfell und Bauchmuskulatur der Innendruck plötzlich beträchtlich erhöht wird, eine große Rolle. Bei all diesen Fällen ganz besonders sorgfältig darauf achten, ob tatsächlich ein „Unfall" vorgelegen!

Bezüglich weiterer Einzelheiten vgl. speziellen Teil. Kombinationen verschiedener Unfallarten sind an der Tagesordnung.

Unfallwirkungen Die Unfallwirkungen sind zu unterscheiden:

1. in solche unmittelbarer und mittelbarer Art,

2. in solche körperlicher und seelischer Art.

direkte Unfallfolgen Unmittelbare (direkte) Unfallfolgen treten meist sofort oder bald nach dem Unfall als Störungen auf körperlichem oder geistigem Gebiete hervor und hängen direkt mit der primären Unfalleinwirkung zusammen.

indirekte Unfallfolgen Mittelbare (indirekte) Unfallfolgen entstehen nicht durch die primäre Unfalleinwirkung als solche, sondern durch sonstige, mit dem Unfall nur in mehr oder weniger lockerem Zusammenhang stehende Schädlichkeiten, die sekundär im weiteren Verlaufe erst hinzutreten, sei es allmählich oder plötzlich. Vor allem kommen in Betracht:

1. Gesundheitsschädigungen durch seelische Einflüsse sekundärer Natur (z. B. durch Prozeßaufregungen);

2. durch solche interkurrente Erkrankungen, die infolge eines Unfallheilverfahrens oder einer Begutachtung in ihrer Entstehung begünstigt werden (z. B. von einem Unfallpatienten im Krankenhaus durch Infektion erworbene Angina mit folgendem Klappenfehler);

3. die im Gefolge von Operationen oder Narkosen auftretenden Schädigungen, die ein Unfallverletzter bei operativer Behandlung

der Unfallfolgen erleiden kann, z. B. Narkosetod, postoperative Infektionen, Psychosen, Pneumonien, Herzschwächezustände usw.;

4. diejenigen Gesundheitsschädigungen, die durch primäre Unfallfolgen in ihrer sekundären Entwicklung begünstigt werden, z. B. Ausbruch einer Lungentuberkulose bei langwierigen posttraumatischen Eiterungen infolge Schwächung der Abwehrkräfte des Körpers.

Rechtliche Anforderungen an den Zusammenhangsnachweis

Anerkennung von Krankheitserscheinungen als Unfallfolgen erfordert stets den Nachweis einer überwiegenden Wahrscheinlichkeit. Die bloße „Möglichkeit" eines Zusammenhangs zwischen Gesundheitsstörung und Unfall berechtigt nicht zum Entschädigungsanspruch (R.-E. vom 17. XI. 1908). Jedes ärztliche Gutachten muß zum Ziele haben, unter kritischer Würdigung aller Tatumstände über die Wahrscheinlichkeitsfrage zu irgend einem rechtlich verwertbaren Ergebnisse, sei es in bejahendem oder verneinendem Sinne, zu kommen, und zwar muß die Wahrscheinlichkeit nachgewiesen werden (R.-E. vom 3. XII. 1900). Manche Fälle sind sogar „mit an Sicherheit grenzender Wahrscheinlichkeit" oder mit „Sicherheit" als entschädigungspflichtig anzuerkennen oder abzulehnen, was aber nach geltender Rechtsprechung des R.V.A. keine größere Bedeutung hat als die Feststellung einer „überwiegenden" (mehr als 50 %) Wahrscheinlichkeit. Im übrigen liegt die Beweispflicht, daß eine Erwerbsbeschränkung mit einem Betriebsunfall ursächlich zusammenhängt, nicht dem Versicherungsträger, sondern dem Kläger ob (R.-E. vom 19. IX. 1902).

Verschlimmerung älterer Leiden

Auch angebliche Verschlimmerung eines älteren Leidens durch ein Unfallereignis erfordert den Nachweis überwiegender Wahrscheinlichkeit.

Entschädigungspflichtig ist Verschlimmerung nur dann, wenn die Einwirkung des Unfalls bei der Weiterentwicklung des älteren Leidens und der Zunahme der Erwerbsbeschränkung eine „wesentliche" ist, d. h. „eine von mehreren mitwirkenden Ursachen" bildet, die „als solche ins Gewicht fällt" (R.-E. vom 4. II. 1887). Von einschneidender Bedeutung ist dabei die R.-E. vom 27. IV. 1906, daß der Entschädigungspflichtige nicht nur denjenigen Grad der Erwerbsbeschränkung zu entschädigen hat, um den der Verletzte nach dem Unfall mehr beschädigt war als vorher, sondern vielmehr die gesamte Erwerbsunfähigkeit, die auf das durch den Unfall verschlimmerte Leiden zurückzuführen ist (Beispiel: Erwerbsbeschränkung vor dem Unfall 25 %, erhöht durch den Unfall um 25 %, also auf 50 %; Entschädigungspflicht nicht etwa 25, sondern 50 %!).

Ein älteres Leiden ist dagegen nicht zu entschädigen, wenn der Fall es nur unwesentlich verschlimmert hat. „Es ist jedesmal zu prüfen, wieweit das bestehende Leiden bereits vorgeschritten war, als der Unfall sich ereignete, und ob der Unfall an sich geeignet war, die demnächst in die Erscheinung getretene Verschlimmerung auszulösen" (R.-E. vom 18. V. 1912). Ist Verschlimmerung eines älteren Leidens durch einen Unfall anerkannt, so hört der ursächliche Zusammenhang nicht etwa zu dem Zeitpunkt auf, wo auch ohne das Hinzutreten des

Unfalles das ältere Leiden in seiner weiteren Entwicklung voraussichtlich denselben Stand erreicht haben würde (R.-E. vom 26. I. 1891).

Medizinische Prüfung der Zusammenhangsfrage

Vom rein medizinischen Standpunkte aus betrachtet, ist bei Prüfung der Zusammenhangsfrage in erster Linie zu erwägen:

1. War das Unfallereignis zur Hervorbringung von Krankheitserscheinungen und insbesondere der vorliegenden Krankheitserscheinungen ursächlich geeignet und erheblich genug?
2. Ist der zeitliche Zusammenhang gewahrt, evtl. durch Brückensymptome?
3. Sind andere Ursachen für die Erkrankung nachzuweisen?

Eignung und Erheblichkeit des Unfalles

ad. 1. Zunächst ist mit aller Bestimmtheit zu betonen, daß es eine ganze Reihe von Erkrankungen gibt, die nur ausnahmsweise durch einen Unfall beeinflußt werden und zumeist aus anderen Ursachen entstehen. So ist z. B. bei den meisten Fällen von Arteriosklerose, Klappenfehlern, Lungenerweiterung, Nierenleiden, Tuberkulose, Lues, Geschwülsten, Konstitutionskrankheiten, nach wissenschaftlich kritischer Prüfung eine „wesentliche“ Unfalleinwirkung in der Regel auszuschließen und höchstens ausnahmsweise einmal anzunehmen. Auch bei Erkrankungen des Nervensystems, vor allem bei solchen organischer Art, ist eine traumatische Beeinflussung nur in besonders charakterisierten Fällen (Geeignetsein und Erheblichkeit des Traumas, auffallender Fortschritt des Leidens unter Wahrung des zeitlichen Zusammenhangs) anzuerkennen.

Im übrigen ist es — wenn auch mehr aus theoretischen Gründen — wichtig zu unterscheiden, ob ein Unfall zur „Entstehung“, zur „Auslösung“ (auf vorhandener Anlage) oder zur Verschlimmerung eines Leidens führte. Allen diesen drei Möglichkeiten ist aber das gemeinsam, daß bei angeblichen Unfallfolgen unbedingt eine gewisse Erheblichkeit des Traumas gefordert werden muß, mag es sich um eine körperliche oder eine seelische Einwirkung oder um beides gehandelt haben. Der Begriff „erheblich“ ist natürlich sehr stark dehnbar; stets sind die Verhältnisse und Begleitumstände des Einzelfalls sowie Art und zeitliches Auftreten der ersten Folgen in Rücksicht zu ziehen. Schreckereignis ist z. B. nur dann als „Unfall“ anzuerkennen, wenn es ein ungewöhnliches Ereignis ist und eine Körperschädigung unmittelbar nach sich zieht. So hat das R.V.A. bei einem Bergmann, der infolge Anblicks von Leichenteilen eines verunglückten Kameraden einen „Nervenschock“ (Schreckneurose) erlitt, das Nervenleiden als entschädigungspflichtige Unfallfolge anerkannt (R.-E. vom 18. XII. 1911). Auch eine örtliche Übereinstimmung von Verletzungsstelle und Sitz der auftretenden Erkrankung ist meistenteils zu verlangen (z. B. bei einseitiger posttraumatischer Lungenentzündung), wenngleich auch Fernwirkung oder indirekte Unfalleinwirkung mitunter in Frage kommt (z. B. bei endokardialen Blutungen infolge Allgemeinerschütterung).

Zeitlicher Zusammenhang

ad 2. Ferner ist ein gewisser zeitlicher Zusammenhang zwischen Unfall und Auftreten der Krankheitserscheinungen in der Regel unerläßliche Bedingung, sei es, daß die Unfallfolgen sofort in voller Stärke sich entwickeln, sei es, daß sie sich erst allmählich bemerkbar machen. In Fällen letzterer Art müssen in der Regel „Brückensymptome" vorhanden sein, d. h. Symptome, die vom Unfallereignis zum späteren Krankheitsbilde hinüberleiten und die selbst natürlich auf dem Unfall beruhen müssen. Fehlen derartige „Brückensymptome" vollkommen oder treten die ersten Erscheinungen erst nach mehreren Monaten ein, so ist ein Unfallzusammenhang fast stets sehr zweifelhaft. Auch das Maß der Erwerbsfähigkeit vor und nach dem Unfall (Bericht der Arbeitgeber, Zeugenaussagen, Lohnlisten) gibt zuweilen wichtige Anhaltspunkte, ob eine gesundheitliche Schädigung stattgefunden oder nicht.

Für die Beurteilung ist natürlich ausschlaggebend, nicht, ob eine der angegebenen Voraussetzungen zutrifft, sondern ob sowohl Art der Entstehung wie zeitliche Entwicklung einen Unfallzusammenhang wahrscheinlich machen. Es gibt manche Fälle, wo zwar der Unfall erheblich und auch geeignet war, wo aber erst nach vielen Jahren eine Erkrankung auftritt, oder andere Fälle, wo sich in zufälligem zeitlichem Anschluß an einen belanglosen Unfall Krankheitserscheinungen zeigen. In all derartigen Fällen pflegt ein Unfallzusammenhang nicht vorzuliegen, er ist nur ein scheinbarer.

ad 3. Weiterhin ist stets zu prüfen, ob nicht andere Ursachen für die Erkrankung bestehen oder sonstige Schädigungen und Leiden festzustellen sind. So erfordern vor allem die Psychoneurosen nach Unfall unter Berücksichtigung von Vorgeschichte, Art und Schwere des Unfalls sowie des Krankheitsverlaufs stets eine genaue Erwägung, ob nicht lediglich eine Renten- oder Prozeßneurose, wie sie im Anschluß an Verletzungen jeglicher Art unter dem Einfluß übertriebener Begehrungsvorstellungen sekundär sich oft entwickelt, vorliegt. In solchen Fällen, wo eigenes Verschulden des Patienten im Entschädigungskampf zur Krankheit führte, wo ihre Ursache nicht in dem Unfalle, sondern „in der Person des Verletzten selbst und in der Verkehrtheit seiner subjektiven Auffassung" bezüglich seiner Entschädigungsberechtigung zu erblicken ist (R.E. vom 17. VI. 1902), und wo „im wesentlichen nur der eingebildete, einer rechtlichen Grundlage entbehrende Anspruch des Klägers auf eine Rente die Ursache für die Entstehung und Entwicklung der Hysterie" abgibt (R.E. vom 20. X. 1902), da „ist ein Rentenanspruch nicht begründet", bzw. da „liegt ein ursächlicher Zusammenhang mit dem Unfalle nicht vor". Voraussetzung für die Ablehnung ist aber stets, daß der Rentenkampf ein unberechtigter war und der Entschädigungspflichtige hinreichendes Entgegenkommen zeigte (R.E. vom 23. III. 1903). Ebenso sind andere, schon früher vorhandene oder sekundär zu Unfallfolgen hinzugetretene Leiden, z. B. Nierenleiden nach interkurrenter Angina, durch sorgfältige Prüfung der Vorgeschichte von den Unfallfolgen abzutrennen, um so mehr, da erfahrungsgemäß die meisten Unfallpatienten versuchen, jedwede Erkrankung, mag sie völlig unabhängig von dem Unfalle vorher oder nachher entstanden sein, auf den Unfall ursächlich zurückzuführen. Vor allen Dingen aber ist stets genau zu

Sonstige Schädlichkeiten

prüfen, ob die vorgebrachten Beschwerden nicht teilweise oder gar einzig und allein auf sonstigen Leiden, Berufschädlichkeiten, Alterserscheinungen, schädlichen Gewohnheiten (Alkohol- und Nikotinmißbrauch) oder medikamentösen Einwirkungen (Morphium, Opium, Schlafmittel, Exzitantien) beruhen.

Vorbedingung für die Ablehnung komplizierender Leiden ist natürlich der Umstand, daß sie in keinerlei, auch nicht in einem mittelbaren, indirekten Zusammenhang mit einem Unfall und seinen Folgen stehen. Erwirbt z. B. ein Unfallverletzter eine postanginöse Nephritis bei sich zu Hause, so wird sie in der Regel nicht mit den Unfallfolgen zusammenhängen; erwirbt er sie aber durch Infektion im Krankenhaus, wohin er zur Behandlung der Unfallfolgen entsandt war, so liegt eine entschädigungspflichtige, mittelbare Unfallfolge vor. U. a. wurde Tod an Cholera, die im Krankenhause erworben wurde, als mittelbare Unfallfolge vom R.V.A. anerkannt (R.E. vom 16. X. 1893.) Bei Grippe ist nur dann ein Entschädigungsanspruch gegeben, wenn nachweislich der Unfallverletzte im Krankenhause erhöhter Ansteckungsgefahr ausgesetzt war. Auch die Rentenkampfneurosen in ihrer reinsten Form sind mittelbare Unfallfolgen, aber nicht entschädigungspflichtig. Verbrennungen bei Röntgenaufnahmen, die von Berufsgenossenschaften zum Zwecke der Klarstellung von Unfallfolgen veranlaßt worden sind, sind als mittelbare Unfallschädigungen zu betrachten und entschädigungspflichtig (R.E. vom 20. IV. 1920).

Verschleppte Fälle

Begutachtungstechnisch wichtig sind verschleppte oder verspätet gemeldete Fälle, die erst nach vielen Monaten oder gar erst nach Jahren das Bestehen von Unfallfolgen behaupten. In der Regel ist jeder Entschädigungsanspruch zur Vermeidung des Ausschlusses spätestens 2 Jahre nach dem Unfalle bei dem Versicherungsträger anzumelden (§ 1546 R.V.O.). Es tritt jedoch eine Verjährung dann nicht ein, d. h. der Anspruch ist auch nach Ablauf der zweijährigen Frist mit Erfolg noch geltend zu machen, wenn

1. eine neue Folge des Unfalles, die einen Entschädigungsanspruch begründet, erst später, oder eine innerhalb der Frist eingetretene Folge erst nach Ablauf der Frist in wesentlich höherem Maße, wenn auch in allmählicher, gleichmäßiger Entwicklung des Leidens, bemerkbar geworden ist; bei rechtzeitiger Anmeldung neu hervorgetretener Folgen eines Unfalls ist für den ganzen Unfallschaden, auch soweit der Anspruch verjährt war, zu entschädigen, aber nicht für die ganze Vergangenheit, sondern bei Verschlimmerung erst von deren Beginn ab und, wenn dieser nicht festzustellen, von der Anmeldung des neuen Anspruchs ab (R.-E. vom 7. X. 1912);

2. der Berechtigte an der Anmeldung durch Verhältnisse verhindert worden ist, die außerhalb seines Willens liegen (§ 1547 R.V.O.). So hebt z. B. unrichtige Belehrung über den etwaigen Unfallzusammenhang eines Leidens durch den behandelnden Arzt die Verjährung des Entschädigungsanspruchs auf (R.-E. vom 5. III. 1891). Die Rechte der Geschädigten sind also trotz Verjährungsfrist weitgehend gewahrt. Auch

eine Erklärung des Verletzten bei der Unfalluntersuchung, er behalte sich, da noch Unfallfolgen beständen, Ansprüche vor, schließt die Verjährung aus (R.-E. vom 8. V. 1912).

Für den ärztlichen Gutachter machen gerade diese spät zur Anmeldung kommenden Fälle eine ganz besonders gründliche Prüfung der Zusammenhangsfrage sowie der Vorgeschichte (Fahndung auf andere Ursachen) notwendig, wobei vor allem auch Zeugenaussagen und Aktenberichte heranzuziehen sind (Verhalten angeblich Geschädigter bei der Arbeit vor und nach dem Unfalle, Arbeitsleistungen, Lohnliste, subjektive Klagen, Gesamteindruck, auffällige Symptome). Dabei ist unter strengster Berücksichtigung der Ereignisse und Tatsachen des jeweiligen Falles stets die allgemeine ärztliche Erfahrung über Entstehung und Verlauf von Krankheitserscheinungen gleicher Natur in Rücksicht zu ziehen. So widerspricht es jeder Erfahrung, daß etwa eine luetisch bedingte progressive Paralyse erst mehrere Jahre nach einer schweren Kopfverletzung zur Auslösung kommt oder daß eine kruppöse Pneumonie sich erst viele Monate nach einer Brustkorbquetschung entwickelt.

Unfalltodesfälle

Ebenso schwierig liegen die Verhältnisse oft bei der Beurteilung von Unfalltodesfällen. Wenn auch die meisten der sofort oder in den ersten Tagen oder auch Wochen zum Tode führenden Unfallschädigungen bei erwiesenem Unfall ohne Bedenken als entschädigungspflichtig anzuerkennen sind, so gibt es doch manche Fälle mit unklarem „Unfallereignis", wo erst die Obduktion, auf deren Vornahme dringend hinzuwirken ist (eine gesetzliche Verpflichtung zur Gestattung der Leichenöffnung ist allerdings für die Hinterbliebenen nicht gegeben), einen Anhalt gewährt, ob wirklich lebenswichtige Organe traumatisch geschädigt wurden (Blutungen z. B. in Herzklappen, Herzbeutel, Lungen usw., Zerreißungen, frische Verwachsungen, narbige Veränderungen usw.) oder überhaupt irgendwelche traumatische Einwirkung von nennenswerter Bedeutung stattfand (Rippenbrüche, Splitterungen der Tabula interna, Sprünge der Schädelkapsel usw.), oder ob beim Fehlen von pathologisch-anatomisch festzustellenden Schädigungen traumatischer Art sonstige Veränderungen der inneren Organe bestehen, z. B. arteriosklerotische Herzmuskelentartung, Aneurysmen, alte Klappenfehler, Schrumpfniere, Hirngeschwülste, apoplektische Herde im Gehirn, die mit überwiegender Wahrscheinlichkeit vom Unfall unabhängig und älteren Datums sind, die aber als Todesursachen bei der ganzen sonstigen Lage des Falles zwanglos betrachtet werden können. Ebenso spricht in sonst unklaren Fällen eine bei der Obduktion festgestellte Gehirnblutung an typischer Stelle (z. B. Arteria fossae Sylviae) gegen eine Unfallschädigung, eine Blutung an atypischer Stelle für eine traumatische Einwirkung. Auch bei Todesfällen, die erst Monate oder Jahre nach dem Unfalle sich ereignen und wegen derer Unfallhinterbliebenenrente (= $1/5$ des Jahresarbeitsverdienstes für die Witwe und für jedes Kind bis zum vollendeten 15. Lebensjahre) beansprucht wird, ist Obduktion am Platze. In den meisten dieser

Fälle wird von den Hinterbliebenen ein Unfallzusammenhang fälschlicherweise angenommen. Oft liegt ein vom Unfall völlig unabhängiges Leiden vor! Im übrigen ist nach allen Erfahrungen daran festzuhalten, daß ein einmaliges Trauma, sofern es nicht von vornherein zu ernsteren organischen Schädigungen führt, sich in seiner Einwirkung erschöpft und Spätfolgen nur in Ausnahmefällen zeitigt, z. B. durch späteren Hinzutritt von Infektionserregern.

So wurde gelegentlich vom O.V.A. eine Apoplexie als Unfallfolge unter besonderen Umständen anerkannt, nicht aber der nach einigen Jahren an erneuten Schlaganfällen erfolgte Tod; denn Ursache des Todes sei einzig und allein die zugrunde liegende fortschreitende Arteriosklerose als solche, nicht aber der in seinen Wirkungen zeitlich beschränkte, 8 Jahre zurückliegende Unfall!

Entschädigungspflichtig sind natürlich diejenigen Fälle, wo beispielsweise ein später zum Tode führender Herzklappenfehler, eine eitrige Pyelonephritis oder ein schweres Lungenleiden als Unfallfolge entstand, oder wo eine ernstere organische Erkrankung durch die Unfalleinwirkung wesentlich verschlimmert und in ihrem tödlichen Verlaufe erheblich beschleunigt wurde. Eine Entschädigungspflicht ist früher gelegentlich dann schon angenommen worden, wenn der Tod infolge des Unfalles schätzungsweise 3 Monate früher eintrat, als ohne den Unfall zu erwarten war. Neuerdings hat sich das R.V.A. auf den Standpunkt gestellt, daß ein um höchstens 6 Monate verfrühter Eintritt des Todes infolge Unfalles nicht so wesentlich erscheine, als daß hieraus ein Anspruch auf Hinterbliebenenrente hergeleitet werden könne (R.-E. vom 2. III. 1920). Die Beurteilung wird natürlich von den Besonderheiten und Begleitumständen des Einzelfalles abhängig sein und daher wechseln müssen, so daß starre Grenzen nicht festzusetzen sind. Stets hat sich das ärztliche Gutachten bei Hinterbliebenenansprüchen darin schlüssig zu werden, ob der tödliche Ausgang, bzw. eine Beschleunigung des Todes mit überwiegender Wahrscheinlichkeit eine Unfallfolge darstellt oder nicht, mag der Unfall im bejahenden Falle die alleinige oder eine wesentlich mitwirkende Rolle spielen; ferner, ob die Beschleunigung des Todes eine „wesentliche" war.

Selbstmord Unfallverletzter

Daß Selbstmord unter Umständen (bei Geistesstörung infolge erhöhter Betriebsgefahr u. dgl.) einen Unfall darstellen kann, wurde S. 18 erwähnt. Schwierig liegen oft diejenigen Fälle, wo Selbstmord eines Unfallverletzten erst später erfolgt. Es erhebt sich dann die Frage, ob der Selbstmord etwa eine mittelbare Unfallfolge darstellt oder nicht. Ersteres wäre dann der Fall, wenn er im Zustande krankhafter Störung der Geistestätigkeit begangen wurde, der die freie Willensbestimmung aufhob, und wenn diese Geistesstörung sich unter dem Einflusse der Unfallfolgen herausgebildet hatte. Dagegen hat das R.V.A. Selbstmord durch Erhängen angeblich aus Gram über die Kürzung der Unfallrente nicht als entschädigungspflichtig anerkannt (R.-E. vom 16. X. 1914).

Erwerbsbeschränkung und Rente

Jedem entschädigungsberechtigten Unfallpatienten ist nach § 558 R.V.O. eine „Rente für die Dauer der Erwerbsunfähigkeit" zu zahlen (nicht aber etwa für die Dauer der Krankheit, bzw. der medizinischen Unfallfolgen!). Rechtsprechung wie ärztliche Begutachtung haben dieser grundlegenden Bestimmung Rechnung zu tragen. Dementsprechend wird bei Bewertung der subjektiven und objektiven Krankheitssymptome vor allem ihre praktische Tragweite für die Erwerbsfähigkeit auf dem allgemeinen Arbeitsmarkte ausschlaggebend sein. Alle Symptome sind nach ihrer praktischen Bedeutung hin kritisch zu untersuchen, sowohl einzeln als in ihrer Gesamtheit. Viele Erscheinungen sind zwar rein medizinisch noch als Unfallfolgen zu betrachten, aber praktisch ganz belanglos (z. B. eine leichte Fazialisschwäche nach Schädelgrundbruch mit sonst abgeklungenen Beschwerden) und berechtigen nicht zum Rentenbezug, da nur ein Ausfall am Rechtsgut der Erwerbsfähigkeit, d. h. die Erwerbsbeschränkung entschädigt wird. Die R.-E. vom 9. XI. 1911 besagt: Nicht jede Verletzung bedingt eine Rente, sondern nur eine solche, durch die die Erwerbsfähigkeit des Beschädigten meßbar herabgesetzt wird.

Weiterhin ist zu beachten, daß „Arbeitsfähigkeit" und „Erwerbsfähigkeit" nicht identisch sind.

So hat das R.V.A. die Frage, ob ein völlig blinder 63jähriger Landwirt bereits als völlig erwerbsunfähig zu betrachten sei, so daß ihm bei einem Unfalle, den er beim Füttern seines Viehs erleidet, eine Unfallrente nicht zusteht, bejaht, da zwar eine gewisse „Arbeitsfähigkeit", „nicht aber auch eine für die wirtschaftliche Lage des Klägers erhebliche Erwerbsfähigkeit, d. h. die Fähigkeit, noch einen irgendwie nennenswerten Verdienst zu erlangen", vorhanden gewesen sei (R.-E. vom 5. IV. 1897).

Stets ist im übrigen davon auszugehen, daß zwar zur Vermeidung unbilliger Härten den Besonderheiten des Einzelfalles Rechnung zu tragen ist, insbesondere der jeweiligen Ausbildung, Fertigkeit und Berufsstellung des Verletzten (was vor allem für gelernte Arbeiter in Betracht kommt), daß aber in der Hauptsache nicht die „Berufsinvalidität" bzw. die „zufälligen, augenblicklichen günstigen oder ungünstigen Arbeitsbedingungen in einem einzelnen Betriebe", sondern „die nach dem ganzen geistigen und körperlichen Zustand eingetretene Beeinträchtigung auf dem gesamten Gebiete des wirtschaftlichen Lebens als maßgebend anzusehen ist" (R.E. vom 27. II. 1903). Manche Unfallverletzte, z. B. mit teilweisem Gliedmaßenverlust, sind zwar zu anstrengender körperlicher Arbeit oft nicht mehr imstande, können aber eine Schreiberstelle oder einen sonstigen Posten, bei dem es mehr auf eine geistige Tätigkeit ankommt (Verkäufer, Reisender, Aufseher usw.) sehr wohl noch versehen, sofern sie sich ihrer Vorbildung nach grundsätzlich dazu eignen. Jedenfalls besagt die R.E. vom 16. IX. 1911, daß die Fähigkeit eines Verletzten, geistige Arbeit zu leisten, bei Bemessung der Erwerbsfähigkeit auf dem allgemeinen Arbeitsmarkt infolge eines körperlichen Schadens mit zu berücksichtigen ist. Beinamputierte sind vielfach als Handarbeiter zu gebrauchen, z. B. in der Tabak- und Textilindustrie. Nervöse Unfallpatienten, oft untauglich zur Arbeit in geräuschvollen Fabrik- oder Bergwerksbetrieben, eignen sich noch zur Landwirtschaft, zu Garten-, Weinbergs- und Forstarbeit, vielfach auch zu Hilfsarbeiten in industriellen und gewerblichen Betrieben oder zur Heimarbeit. Patienten mit posttraumatischer Epilepsie müssen von solchen Berufen ausgeschlossen werden, die durch maschinelle und Feuerungsanlagen, Gerüste usw. den Kranken besonders gefährden, wie überhaupt bei der Wiederbeschäftigung von Unfallverletzten die *Frage des Unfallschutzes*, d. h. der *Verhütung neuer Unfälle*, *stets zu berücksichtigen* ist; Epileptiker sind aber in Land- und Forstwirtschaft zumeist noch gute Arbeitskräfte. Bezüglich weiterer Einzelheiten vgl. speziellen Teil. Hier sei nur erwähnt, daß in ärztlichen Gutachten nicht nur die für die Rentenberechnung unerläßliche *prozentuale Abschätzung der Erwerbsbeschränkung auf dem allgemeinen Arbeitsmarkte* anzugeben ist, sondern daß zweckmäßigerweise auch ganz bestimmte *Vorschläge* aufzunehmen sind, ob und in welcher Weise die noch vorhandene Arbeitskraft auf körperlichem oder geistigem Gebiete *noch nutzbar gemacht werden kann*, ob ein Berufswechsel erforderlich oder ob Beibehaltung des seitherigen Berufes, mit oder ohne Betriebserleichterung, möglich und zweckmäßig ist. Gleichzeitig empfiehlt sich für den Arzt, auch wenn er lediglich Gutachter ist, durch *Berufsberatung* auf den Unfallverletzten in gleichem Sinne einzuwirken. Daß ungünstige Suggestionen durch unvorsichtige Redewendungen („Unheilbarkeit" bei besserungsfähigen Leiden u. dgl.) zu vermeiden sind, ist selbstverständlich, können doch selbst Schwerverletzte bei gutem Willen noch brauchbare Arbeitskräfte werden.

Im übrigen ist zu beachten, daß jeder Fall auch bei genau denselben Unfallsfolgen *je nach seiner Eigenart zu beurteilen* ist; die Erwerbsfähigkeit, für deren völligen oder teilweisen Verlust Entschädigung beansprucht werden kann, ist nicht die Erwerbsfähigkeit eines normalen Arbeiters an sich, sondern die jeweilige Erwerbsfähigkeit des Verunglückten (R.-E. vom 10. X. 1892).

Jahresarbeitsverdienst

Wie die Hinterbliebenenrente (vgl. S. 25), so berechnet sich auch die dem Unfallverletzten unter Berücksichtigung des ärztlich festgestellten Erwerbsbeschränkungsgrades zu gewährende Unfallrente nach dem *Jahresarbeitsverdienst*, d. h. im allgemeinen nach dem 300fachen Betrage des durchschnittlichen Verdienstes für den vollen Arbeitstag, mit der Einschränkung, daß der einen bestimmten Betrag *übersteigende Teil* des Jahresarbeitsverdienstes nur mit $^1/_3$ anzurechnen ist.

Rentenberechnung bei teilweiser Erwerbsbeschränkung vor dem Unfall

Jede Unfallrente ist nach dem „Maße der durch den Unfall herbeigeführten Einbuße an Erwerbsfähigkeit" zu berechnen. Dementsprechend ist bei bereits vorher Erwerbsbeschränkten derjenige Teil abzuschätzen, den der Unfallverletzte *von der zur Zeit des Unfalles noch vorhandenen Erwerbsfähigkeit* (zu 100% gerechnet), gleichgültig, ob diese eine hohe oder niedrige war, verloren hat.

Vollrente

Vollrente wird gewährt bei *völliger Erwerbsunfähigkeit* (100%) und entspricht $^2/_3$ des Jahresarbeitsverdienstes. (Beispiel: Jahresarbeitsverdienst 30000 Mk., Vollrente 20000 Mk).

Teilrente

Bei *teilweiser Erwerbsunfähigkeit* wird nur ein *Teil der Vollrente* gewährt (*Teilrente*), der dem prozentualen Grad der Erwerbsbeschränkung entspricht. (Beispiel: Jahresarbeitsverdienst 30000 Mk., 50%ige Teilrente = 50% der Vollrente = 10000 Mk.); doch ist bei unverschuldeter Arbeitslosigkeit Erhöhung bis zur Vollrente durch den Versicherungsträger zulässig. Übliche Prozentsätze bei Teilrenten: 10, 15, 20, 25, 30, $33^1/_3$, 35, 40, 45, 50, 55, 60, 65, $66^2/_3$, 70, 75, 80, 85, 90%. $33^1/_3$% = Verlust von $^1/_3$, $66^2/_3$% = Verlust von $^2/_3$ der vollen Arbeitskraft. Niedrigste Teilrente = 10%.

Solange der Verletzte infolge des Unfalles so hilflos ist, daß er nicht ohne fremde Wartung und Pflege bestehen kann, ist die Rente entsprechend, jedoch höchstens bis zum vollen Jahresarbeitsverdienst, zu erhöhen (Hilflosenrente). Hilflosenrente

Wichtig für den Gutachter ist folgende Erläuterung des Begriffs der Hilflosigkeit (R.E. vom 19. IX. 1901):

„Derart hilflos, daß er ohne fremde Wartung und Pflege nicht bestehen kann, ist nicht schon derjenige, welcher für gewisse einzelne Verrichtungen, wenn auch regelmäßig, auf fremde Hilfe angewiesen ist, sofern sich diese Hilfeleistungen ohne beträchtliche Schwierigkeiten und Aufwendungen beschaffen lassen, sondern nur der, für dessen Pflege dauernd eine fremde Arbeitskraft ganz oder doch in erheblichem Umfange in Anspruch genommen werden muß, weil er zu den meisten Verrichtungen der gewöhnlichen Lebenshaltung aus eigener Kraft nicht mehr imstande ist."

Sofern nicht von vornherein, wie z. B. oft bei glattem Verlust einer Gliedmaße, eine „Dauerrente" in üblich gewordener Höhe zugesprochen wird, pflegt in den ersten beiden Jahren nach einem Unfall nur eine „vorläufige Rente" gezahlt zu werden, die innerhalb dieser Frist bei „Änderung im Zustande des Verletzten" jederzeit erhöht oder erniedrigt werden kann. Maßgebend für diese „neue Feststellung" der vorläufigen Rente ist der Umstand, daß in den Verhältnissen, die für die Feststellung der bisherigen Entschädigung maßgebend waren, eine wesentliche Änderung eingetreten. Nach Ablauf von 2 Jahren wird nach nochmaliger ärztlicher Untersuchung statt der vorläufigen Rente „Dauerrente" festgesetzt und erneute „Feststellungen" der Rente dürfen von nun an nur in Zwischenräumen von mindestens einem Jahre vorgenommen oder beantragt werden. „Dauerrente" im Sinne der R.V.O. ist also nicht ohne weiteres Rente auf Lebenszeit! Bei Neufestsetzung einer „Dauerrente" wegen Änderung der Verhältnisse ist eine ärztliche Untersuchung des Verletzten zwar nicht unbedingt erforderlich, falls der Versicherungsträger nach Lage der Sache der Ansicht sein kann, daß die Einholung eines ärztlichen Gutachtens für die Entscheidung ohne Bedeutung ist (R.-E. vom 7. VII. 1921), doch wird in der Regel zuvor eine ärztliche Nachuntersuchung und Begutachtung vorgenommen. Renten unter 10% sind nicht zulässig, da sie im praktischen Leben nicht als meßbarer Schaden zum Ausdruck kommen. Vorläufige Renten und Dauerrenten

Eine Sonderform der „vorläufigen" Renten sind die sog. „Schonungsrenten", in der Regel Teilrenten geringer oder mittlerer Höhe (meist 10—20%), die den Unfallverletzten die allmähliche Wiedereinarbeitung, den Übergang in die Berufstätigkeit materiell erleichtern sollen. Sie sind zwar nur als „zeitlich begrenzte" Renten, etwa für $^1/_4$—$^1/_2$ Jahr gedacht, können aber nur nach erneuter „Feststellung" „Schonungsrenten" und beim Nachweis voller Erwerbsfähigkeit entzogen werden, da die R.V.O. eine zeitliche Rentenbegrenzung nicht kennt und auch das R.V.A. die zeitliche Begrenzung der Rente mit einem erst in der Zukunft liegenden Endtermin als unzulässig erklärt (R.-E. vom 28. XI. 1911). Nichtsdestoweniger sind die Bezeichnungen „Schonungs"-, „Übergangs"- oder „Gewöhnungsrenten" praktisch zweckmäßig, vor allem in solchen Fällen, wo beim Fehlen nachweisbarer oder meßbarer Unfallfolgen eine Rente vorgeschlagen wird unter der Annahme, daß der Verletzte trotz anscheinend voller Erwerbsfähigkeit noch einige Zeit zur Wiedereinarbeitung in seine Berufstätigkeit benötige und wo aus diesem Grunde eine höhere als die nach dem objektiven Befunde an sich gebotene Rente gewährt wird (R.-E. vom 21. X. 1904).

Durchschnittsrente

Bei Unfallfolgen, die in Auftreten und Stärke wechseln, z. B. bei nervösen Beschwerden der verschiedensten Art, die keine gleichmäßige, sondern in kürzeren Abständen bald eine höhere, bald eine geringere Erwerbsbeschränkung bedingen, sind dem wechselnden Zustand entsprechende Durchschnittsrenten zu gewähren (vgl. auch R.-E. vom 10. III. 1911).

Rente bei mehrfachen Unfällen

Beim Vorliegen mehrerer Unfälle, selbst wenn sie denselben Körperteil betreffen und dieselbe Berufsgenossenschaft für sämtliche Unfälle aufzukommen hat, hat die Berechnung und Feststellung der Rente für jeden Unfall getrennt zu erfolgen. Eine einheitliche Gesamtrente für alle Unfälle ist unzulässig (R.-E. vom 12. III. 1898, 1. IV. 1898 und 25. VI. 1902).

Ärztliche Nachuntersuchung

Jeder neuen Rentenfeststellung pflegt eine ärztliche Nachuntersuchung des Unfallverletzten vorauszugehen, für die in einfacheren Fällen eine ein- oder eine mehrmalige Sprechstundenuntersuchung genügt, während für kompliziertere Fälle, die Röntgen-, Auswurf- oder Blutuntersuchungen, ständige Urinkontrolle, Beobachtung auf einzelne Krankheitssymptome (besonders auf „Anfälle" jeglicher Art), sowie auf etwaige Simulation erfordern, vielfach ein Krankenhausaufenthalt sich empfiehlt. Die Kosten der Untersuchung übernimmt der Versicherungsträger. Ist aber der Unfallverletzte mit dem Ausfall der Begutachtung bzw. dem ihm danach schriftlich zugegangenen „Bescheid" des Versicherungsträgers nicht zufrieden und erhebt er, wie es rechtlich zulässig, Einspruch bei dem Versicherungsamt, so kann er bei Vorauszahlung der Kosten einen von ihm bezeichneten Arzt als Gutachter in Vorschlag bringen. Dabei entscheidet das Versicherungsamt, wieweit dem neuen Gutachter die vorhandenen ärztlichen Gutachten mitzuteilen sind; Einsicht in die übrigen Vorverhandlungen ist ihm auf Verlangen zu geben. Ist der Unfallverletzte auch mit dem nach Anhörung der Ärzte, der Zeugen usw. erstatteten Gutachten des Versicherungsamtes nicht zufrieden, bzw. legt er gegen den „Endbescheid" des Versicherungsträgers Berufung bei dem Oberversicherungsamte ein, so kann er auch hier bei Tragung der Kosten einen Arzt seiner Wahl zum Gutachter bestellen. Die Kosten werden ganz oder teilweise zurückerstattet, falls die neue Begutachtung zum Vorteile des Versicherten ausfällt. Verweigerung der ärztlichen Nachuntersuchung oder Verhinderung durch ungehöriges, widerspenstiges Verhalten kann ebenso wie unberechtigte Weigerung, bis zum Abschluß des Heilverfahrens im Krankenhause zu bleiben oder schuldhafte Vereitelung der Durchführung eines notwendigen Heilverfahrens Rentenkürzung oder Entziehung im Gefolge haben. Ist Erwerbsunfähigkeit Folge von unberechtigtem Verlassen des Krankenhauses nach Wiederaufnahme des Heilverfahrens, so ist der Unfall nicht hierfür verantwortlich zu machen (R.-E. vom 2. VI. 1890). Im übrigen sei noch erwähnt, daß eine Beeidigung der Zeugen und Sachverständigen im Streitverfahren auf Grund der Unfallversicherungsgesetze nicht vorgeschrieben ist.

Die ärztliche Nachuntersuchung kann bezüglich der Rente, abgesehen von Weitergewährung der bisherigen Rente, zu folgenden Vorschlägen kommen, denen der Versicherungsträger, sofern sie hinreichend begründet sind, in seinen „Bescheiden" meist zu folgen pflegt: Rentenänderung

1. Kürzung oder Entziehung der Rente,
2. Erhöhung der Rente.

Dabei hat der ärztliche Gutachter zu berücksichtigen, daß bei jeder beabsichtigten Rentenänderung diejenigen Verhältnisse zum Vergleich heranzuziehen sind, die für die Festsetzung der bisherigen Rente maßgebend waren, und daß eine „wesentliche Veränderung der Verhältnisse" nur dann als vorliegend zu betrachten ist, wenn die Veränderung, sei es Besserung oder Verschlimmerung, in dem durch den Unfall herbeigeführten Zustand (also nicht etwa in sonstigen Krankheitserscheinungen) eingetreten ist und wenn sie mit den Folgen des Unfalles in ursächlicher Verbindung steht.

Ist z. B. ein Auge durch einen Betriebsunfall verletzt, so liegt bei einer vom Unfall unabhängigen Verschlechterung des anderen Auges eine Veränderung der bei der Rentenfestsetzung maßgebend gewesenen Verhältnisse nicht vor und die Rente ist nicht zu erhöhen (Breithaupt).

Ebenso ist praktisch außerordentlich bedeutungsvoll, daß lediglich eine andere ärztliche Beurteilung eines an sich unverändert gebliebenen Zustandes und eine andere Einschätzung der Erwerbsbeschränkung ohne Beibringung von Tatsachen, die eine wesentliche Änderung des bisherigen Zustandes begründen können, zur Rentenänderung nicht genügt, und daß ferner ein selbst irrtümlicherweise als Unfallfolge rechtskräftig anerkanntes Leiden stets auch als Unfallfolge bei den späteren Nachuntersuchungen behandelt werden muß. Rentenänderungen um nur 5% sind im allgemeinen unzulässig.

ad 1. Kürzung oder Entziehung der Rente. Rentenkürzung oder Entziehung

Eine wesentliche Änderung im Zustande des Verletzten, die zur Rentenkürzung oder Entziehung berechtigt, ist nur dann gegeben, wenn die bisher gewährte Rente für den nach Eintritt der Besserung vorliegenden Zustand eine zu hohe Entschädigung bilden würde (R.E. vom 22. II. 1909). Im Einzelfalle kann die Besserung bestehen in:

a) Nachlassen oder Schwinden von subjektiven Beschwerden,
b) Nachlassen oder Schwinden von objektiven Symptomen,
c) Gewöhnung an Unfallfolgen,
d) Hebung der Arbeits- und Lohnverhältnisse.

Subjektive Beschwerden

Aus freien Stücken pflegt Besserung des subjektiven Befindens nur von der Minderzahl der Unfallverletzten zugegeben zu werden. Wichtig ist daher sorgsame Berücksichtigung von in den Unfallakten vorhandenen, oder ev. noch einzuholenden Auskünften des Arbeitgebers, der Arbeitskollegen und sonstiger Zeugen über das Verhalten des Verletzten während der Berufstätigkeit, sowie auch außerhalb derselben. Auch Schädlichkeiten, die vielfach für angebliche Unfallfolgen verantwortlich zu machen sind, sind oft erst durch Aktenauskünfte und Zeugenaussagen festzustellen, vor allem Alkoholismus, Nikotinmißbrauch, familiäre Zwistigkeiten und Sorgen. Häufig ergibt sich erst dann ein richtiges Bild über die praktische Tragweite etwaiger Unfallfolgen. Oft gewährt auch der Ausfall der Zuverlässigkeitsproben (siehe dort) wenigstens einen gewissen Anhalt, ob die Angaben des Verletzten Glauben verdienen oder nicht. Viele Unfallpatienten suchen eine eingetretene Besserung durch Vortäuschung oder Übertreibung von Krankheitssymptomen zu überdecken.

Objektive Symptome

Auch das Fortbestehen objektiver Krankheitssymptome, z. B. Zittern, Schwanken bei Augenfußschluß, Reflexerhöhung, wird durch Simulationsversuche vielfach glaubhaft zu machen versucht. Kenntnis der gebräuchlichsten Entlarvungsmethoden ist daher für jeden Arzt dringend erforderlich. Rückgang einzelner Symptome ist nur dann im Sinne einer „wesentlichen Besserung des objektiven Befundes" zu deuten, wenn wirklich bei kritisch medizinischer Betrachtung und unter Berücksichtigung sonstiger Begleitumstände (subjektive Beschwerden, geistige Fähigkeiten, Erwerbsverhältnisse, Schwere des Unfalls) eine erhöhte Arbeitsleistung dem Verletzten zugemutet werden kann.

Ist Besserung des Unfall-Leidens nachweisbar, gleichzeitig aber Zunahme einer vom Unfall unabhängigen Erkrankung, so ist dennoch die Rente herabzusetzen. So entschied das R.V.A., daß Minderung der Sehschärfe des anderen Auges nicht die Herabsetzung der Rente wegen Besserung der Sehschärfe des verletzten Auges hindere (R.E. vom 2. XII. 1910), wie überhaupt eine Veränderung im Gesundheitszustande des Verletzten, welche unabhängig von dem Unfall durch besondere, mit diesem nicht in Zusammenhang stehende Verhältnisse eingetreten, für die Höhe der Unfallrente unberücksichtigt bleibt (R.E. vom 13. III. 1912).

Gewöhnung an Unfallfolgen

Gewöhnung an Unfallfolgen ist nach verheilter Verletzung stets ein Umstand, dem besondere Beachtung gebührt. Mancher Unfallverletzte, bei dem ein sogen. „glatter Schaden" oder ein ähnlicher Dauerzustand eingetreten, ist nach einiger Gewöhnung gar nicht mehr oder nur noch unwesentlich daran behindert, ebensolche Arbeit zu leisten wie ein völlig Normaler. So ist Verlust einzelner Fingerglieder oder auch ganzer Finger (mit Ausnahme des Daumens) nach kurzer

Zeit der Gewöhnung praktisch ganz belanglos. Bei Unfallschädigungen innerer Organe, z. B. einer Niere, können unverletzte Teile (die andere Niere) in gewissem Grade als Ersatz eintreten. Gleiches gilt für Verletzungen der Gelenke und Muskulatur. Bei Unfallverletzungen des Gehirns mit psychischen Ausfallssymptomen kann nach den Erfahrungen bei Kriegsverletzten (Kopfschüssen) durch Übung („Gehirnorthopädie") weitgehende Wiederherstellung erfolgen. Jedenfalls ist die funktionelle Anpassungsfähigkeit des menschlichen Organismus eine außerordentlich große. Bei vielen Unfallverletzten fehlt nur der Wille zur Arbeit! Ein bequemer Posten wird selbst bei geringer Bezahlung, solange die Rente den Ausfall deckt, einer anstrengenderen Tätigkeit vorgezogen. Unfallrechtlich kann „Gewöhnung an Unfallfolgen" bei ausreichender Dauer der Gewöhnungszeit als „wesentliche Änderung der Verhältnisse" betrachtet werden, wobei „im Einzelfalle sowohl der Befund, als auch der Einfluß der Unfallfolgen auf die wirtschaftliche Stellung des Verletzten zu berücksichtigen" sind (R.E, vom 11. V. 1912). Gleiches gilt für „die Erwerbung neuer Fertigkeiten", z. B. nach Ausbildung in einem anderen Berufe (R.E. vom 9. XII. 1903).

So wurde bei einem Bergmann, der infolge Explosion auf dem rechten Auge erblindete und bei dem die Sehschärfe links bis auf $1/4$ herabgesetzt wurde, die anfängliche Vollrente trotz weiterer Abnahme des Sehvermögens um 20% gekürzt, weil bei dem jetzt als Gewerkschaftsredner tätigen Patienten zweifellos eine gewisse Anpassung an die Unfallfolgen und praktische Verwertung der noch vorhandenen geistigen Fähigkeiten stattgefunden habe (R.E. vom 3. IV. 1912).

Sehr wichtig sind ferner diejenigen Fälle, bei denen der objektive Befund schon von der ersten Rentenfestsetzung an ein völlig negativer ist, so daß hier eine „Besserung im objektiven Befund" an sich niemals nachzuweisen wäre. Gerade in solchen Fällen, wo schon das Fehlen von objektiven Symptomen oft auf eine weniger ernste, nur vorübergehende Schädigung hinweist, ist mit vollem Recht zumeist allmähliche Gewöhnung an die Unfallfolgen anzunehmen. Es gilt dies vor allem für viele „nervöse" Unfallbeschwerden ohne objektiven Befund. Die Rentenentziehung unter Annahme von „Gewöhnung" kann schrittweise erfolgen, z. B. von 60% auf 40, 20, 0%. Eine anfängliche Gewöhnung kann nach weiteren Jahren „noch vollkommener" werden (R.E. vom 20. X. 1911).

Arbeits- und Lohnverhältnisse

Häufig weist schon die von dem Verletzten tatsächlich geleistete Arbeit, deren Wert nach den Lohn- und Arbeitsauskünften sowie im Vergleich zu den Leistungen gleichartiger Nichtverletzter zu beurteilen ist, darauf hin, daß selbst bei unverändertem Befund die Unfallfolgen ihre praktische Tragweite mehr oder weniger eingebüßt haben. Auch in solchen Fällen ist wesentliche Besserung, und zwar durch Gewöhnung an die Unfallfolgen anzunehmen (R.E. vom 15. X. 1910). Die Angaben der Verletzten, sie würden von ihren Arbeitskollegen „mit durchgeschleppt", nur aus „Wohlwollen" gut bezahlt od. dgl. halten vielfach objektiver Nachprüfung nicht stand und sind mit Vorsicht entgegenzunehmen, ebenso die Angaben über vereinzelte Feierschichten. Erschwert wird das Urteil natürlich dann, wenn der Verletzte nicht Akkord-, sondern Tariflohn erhält. Mitunter geben Auskünfte von Krankenkassen über Krankmeldungen wichtige Anhaltspunkte für die Beurteilung der tatsächlichen Arbeitsfähigkeit.

Am überzeugendsten ist natürlich wesentliche Besserung der Unfallfolgen dann anzunehmen, wenn Nachlassen der subjektiven Beschwerden zugegeben wird, die objektiven Krankheitserscheinungen sich verringert und gleichzeitig die Arbeits- und Lohnverhältnisse sich gehoben haben.

Die Rentenverminderung muß in der Regel mehr als 5% betragen. Nur ausnahmsweise ist Minderung um nur 5% erlaubt, und zwar dann, wenn es sich um einen voraussichtlichen Dauerschaden handelt, bei dem eine weitere Kürzung nicht mehr zu erwarten ist (wichtig bei Herabsetzung der Rente von 15 auf 10%).

Rentenerhöhung

ad 2. Erhöhung der Rente.

Erhöhung der Rente knüpft sich an den Nachweis der Verschlimmerung, sei es der direkten oder der indirekten entschädigungspflichtigen Unfallfolgen. Sie liegt nur dann vor, wenn die Veränderung in dem durch den Unfall herbeigeführten Zustand eintritt und auf den Unfall ursächlich zurückzuführen ist. „Tritt dagegen die Veränderung unabhängig von dem Unfalle durch ein mit diesem nicht in Zusammenhang stehendes selbständiges Ereignis ein, so ist die dadurch etwa bedingte Steigerung der Erwerbsunfähigkeit nicht mehr herbeigeführt durch den Unfall, sondern sie ist eine Folge dieses anderweiten Ereignisses und daher ohne Einfluß auf den auf den Unfall gegründeten Entschädigungsanspruch des Verletzten. Hierbei macht es keinen Unterschied, ob jenes Ereignis zur Zeit der ersten Rentenfestsetzung bereits zu erwarten war, wie das vom Unfall unabhängige Fortschreiten einer damals schon bestehenden Krankheit, oder ob es unvorhergesehen eingetreten ist, wie eine mit dem Unfall nicht in Zusammenhang stehende, neu entstandene Krankheit. Denn für die Bemessung der Entschädigung gibt lediglich der zur Zeit des Unfalles bestehende Zustand des Verletzten den ein für allemal feststehenden Vergleichspunkt mit dem durch den Unfall geschaffenen Zustand ab“ (R.E. vom 28. VI. 1902).

Verschlimmerung ist von dem Verletzten glaubhaft zu machen, ehe zu dem Rentenerhöhungsantrag Stellung genommen zu werden braucht (R.E. vom 4. II. 1907), und muß durch den Unfall bedingt sein. Höhere Einschätzung der Erwerbsbeschränkung durch einen anderen Gutachter bei nicht begründeter Verschlimmerung ist unzureichend (R.E. vom 4. XI. 1904). Vielfach wird von Unfallverletzten Verschlimmerung behauptet, ohne daß sie nachzuweisen ist, oder sie bezieht sich, wie es oft der Fall, auf komplizierende, nicht zu entschädigende Leiden! So ist bei traumatischer Erblindung des einen Auges z. B. nachträgliche Verschlimmerung des anderen vom Unfall nicht betroffenen Auges kein Grund zur Rentenerhöhung (R.E. vom 4. III. 1897). Dementsprechend wurde nachträglich plötzliche Erblindung durch Verstopfung der Netzhautarterie auch des vom Unfall nicht betroffenen

Auges nicht als entschädigungspflichtig anerkannt (R.E. vom 6. VI. 1908). Eine wesentliche Veränderung der Verhältnisse liegt auch dann nicht vor, wenn beispielsweise ein durch einen Betriebsunfall beschädigtes Glied durch einen späteren Unfall gänzlich verloren geht (R.E. vom 6. VI. 1907). Ebenso kann Verschlimmerung eines rechtskräftig, aber irrtümlich als Unfallfolge anerkannten Leidens keine Rentenerhöhung bedingen (R.E. vom 3. X. 1910).

Heilmaßnahmen

Jeder Unfallverletzte ist verpflichtet, bei der Heilbehandlung mitzuwirken, doch wird eine Pflicht zur Duldung von Operationen, die in den Bestand oder die Unversehrtheit des Körpers eingreifen, vom R.V.A. im allgemeinen verneint. Insbesondere verliert kein Unfallverletzter seinen Entschädigungsanspruch, wenn er eine Allgemeinnarkose ablehnt. Nur insofern ist der Verletzte bei Vermeidung wesentlicher Nachteile zur Mitwirkung bei der Beseitigung von Unfallfolgen verpflichtet, als er Wunduntersuchung und -pflege, oberflächliche Inzisionen zur Öffnung von Abszessen, Punktion einer Hydrocele u. dgl. erdulden muß, auch Magenausspülungen (Rev.-E. vom 3. VII. 1897). Dagegen berechtigt z. B. Weigerung zur Entfernung eines Augenstumpfes (R.E. vom 14. XI. 1898), zur Vornahme der Nachstaroperation (R.E. vom 25. XI. 1892), zur Anlegung einer künstlichen Pupille (Iridektomie), zur Exzision einer schmerzhaften Narbe (R.E. vom 28. XI. 1892), zur Beseitigung eines Fingerstumpfes (R.E. vom 11. XII. 1903), nicht zur Rentenkürzung (R.E. vom 6. VII. 1908). Auch die Weigerung eines Handverletzten, einen ihm zur Erhöhung der Erwerbsfähigkeit gelieferten Arbeitsstulpen zu tragen, rechtfertigt nicht die Herabsetzung der Rente, sondern bei ungünstiger Beeinflussung der Erwerbsfähigkeit nur ihre zeitweilige Versagung. Vgl. bezüglich der Operationspflicht den abweichenden Standpunkt des Reichsgerichts (bei Haftpflichtfällen) S. 53.

Leitsätze für das Heilverfahren während der Wartezeit

Für das Heilverfahren während der Wartezeit hat das Reichsversicherungsamt in seinem Rundschreiben vom 14. XII. 1911 eine Reihe von Leitsätzen aufgestellt, von denen folgende hier erwähnt seien:

1. Im Interesse der Unfallverletzten und der Berufsgenossenschaften muß schon in der Wartezeit, d. i. in den ersten dreizehn Wochen nach dem Unfall, alles Geeignete veranlaßt werden, um den Eintritt einer wesentlichen Beeinträchtigung der Erwerbsfähigkeit über die 13. Woche hinaus zu verhindern oder wenigstens eine Beschränkung der Erwerbsfähigkeit auf das geringste Maß zurückzuführen.

2. Hierzu ist erforderlich, daß ein nicht nur auf anatomische Heilung, sondern auch auf Wiederherstellung der Gebrauchsfähigkeit des Körpers gerichtetes Heilverfahren rechtzeitig angewendet wird.

3. Die Fürsorge für das Heilverfahren in der Wartezeit ist unter Berücksichtigung der besonderen Verhältnisse der einzelnen Berufsgenossenschaften zu treffen.

4. Die Berufsgenossenschaft hat sich, nachdem sie von dem Unfalle Kenntnis erhalten, unverzüglich davon zu überzeugen, ob ein der Ziffer 2 entsprechendes Heilverfahren durch die Krankenkasse eingeleitet ist. Anderenfalls soll sie selbst alsbald ein möglichst wirksames Heilverfahren einleiten. Vorher soll sie tunlichst, insbesondere soweit es ohne Nachteil für den Verletzten möglich ist, dem behandelnden Arzte Gelegenheit zur Äußerung geben.

5. Unter der in Ziffer 4 angegebenen Voraussetzung ist eine Fürsorge für die Verletzten durch die Berufsgenossenschaften in der Regel geboten:

bei allen offenen Knochenbrüchen, bei den einfachen Brüchen großer Röhrenknochen, besonders derjenigen in der Nähe großer Gelenke, also bei Oberarm- und Vorderarm-, Oberschenkel- und Unterschenkelbrüchen, ausgenommen bei Brüchen des Wadenbeins und bei Brüchen eines Knöchels,
bei den Brüchen der Hand- und Fußwurzelknochen,
bei Brüchen der Grundgliedknochen der Finger und bei Brüchen mehrerer Mittelhand- und Mittelfußknochen,
bei Wirbelsäulen- und Beckenbrüchen,
bei Ausrenkungen, Verstauchungen und Quetschungen großer Gelenke,
bei allen Verletzungen mit Beteiligung innerer Organe oder wichtiger Nervenstämme und Sehnen,
bei allen schweren infektiösen Vorgängen, besonders an Hand und Fingern,
bei ausgedehnten oder tiefgehenden Brandverletzungen,
bei Augenverletzungen, auch wenn sie anscheinend geringfügig sind,
bei Verdacht der Übertragung von Milzbrand,
bei Auftreten nervöser Erscheinungen, die die Entwicklung eines Nervenleidens befürchten lassen.

6. Als Fürsorgemaßregeln kommen in Betracht:
a) Sicherstellung der Diagnose, nötigenfalls durch Röntgenuntersuchung,
b) Beteiligung eines erfahrenen Facharztes an der Behandlung,
c) Übernahme des Heilverfahrens durch Gewährung ambulanter Behandlung,
d) Übernahme des Heilverfahrens durch Überweisung in eine geeignete Heilanstalt.

7. Eine Sicherstellung der Diagnose durch Röntgenuntersuchung ist besonders geboten bei Verletzungen an oder in der Nähe von Gelenken (sogenannten Verstauchungen und Quetschungen).

8. Ambulante Behandlung ist zulässig, wenn Dauer und Ergebnis des Heilverfahrens durch eine solche Behandlung nicht nachteilig beeinflußt werden.

9. Die Übernahme des Heilverfahrens durch Überweisung in eine geeignete Heilanstalt ist geboten insbesondere bei allen offenen Knochenbrüchen, bei den einfachen Brüchen großer Röhrenknochen, besonders denjenigen in der Nähe großer Gelenke, bei Wirbelsäulen- und Beckenbrüchen, bei Verrenkungen, die nicht sofort eingerenkt worden sind, bei Verletzungen wichtiger Nervenstämme und Sehnen, bei allen schweren infektiösen Vorgängen, bei ausgedehnten oder tiefgehenden Brandverletzungen, bei schweren Augenverletzungen, bei Auftreten nervöser Erscheinungen, die die Entwickelung eines Nervenleidens befürchten lassen, und bei Verdacht der Übertragung von Milzbrand.

10. Geeignete Heilanstalten im Sinne von Ziffer 9 sind solche Anstalten, welche hygienisch einwandfrei sind und wenigstens über einen neuzeitlich eingerichteten Operationsraum, einen Röntgenapparat, Vorrichtungen zur Behandlung von Knochenbrüchen und Streckverbänden, Heißluftbäder, über die notwendigsten Bewegungsvorrichtungen, geschultes Massagepersonal und fachlich vorgebildete und in der Behandlung Verletzter erfahrene Ärzte verfügen.

11. Bei Ausrenkungen großer Gelenke, Sehnenverletzungen, Augenverletzungen, bei infektiösen Vorgängen, insbesondere bei Verdacht auf Milzbrand, bei ausgedehnten Brandwunden und tunlichst auch bei den Verletzungen innerer Organe ist das Heilverfahren möglichst sofort, bei den übrigen in Ziffer 5 aufgeführten Verletzungen möglichst binnen 10 Tagen nach dem Unfalle zu übernehmen.

12. Schon der erste, für den weiteren Verlauf entscheidende ärztliche Eingriff (Einrenkung, Amputation, Resektion usw.) soll möglichst durch den Facharzt (in der Heilanstalt) erfolgen. Nur im Notfalle ist er dem Arzte, welcher die erste Hilfe leistet (dem Kassenarzt) zu überlassen. [Bei Inanspruchnahme aller zur Verfügung stehenden Hilfsmittel (Krankenwagen, Krankenautomobil,

Eisenbahnkrankenwagen, Eisenbahngüterwagen, Tragbahren, die nötigenfalls auf eilige Bestellung von der nächsten Eisenbahnstation beschafft und leihweise überlassen werden; Eisenbahnsonderabteil für den Verletzten und seine Begleiter; sachverständige Begleitung; Ruhigstellung der verletzten Körperteile durch großen, dem Kassenarzt angemessen zu vergütenden Überführungsgipsverband; Benutzung der Einrichtung für erste Hilfe, Rettungs- und Samariterwesen) ist die Überführung immer sofort ausführbar.]

13. Die Heilung des frischen Falles muß sachgemäß erfolgen, so daß Verwachsungen, Verknöcherungen, Schiefstellung von Knochenenden u. dgl. vermieden werden. Zu diesem Zwecke ist darüber zu wachen, daß das zur Wiederherstellung der Beweglichkeit beteiligter oder zur Verhütung der Versteifung zunächst unbeteiligter Gelenke Erforderliche durch den Arzt so früh wie möglich schon während der ersten Behandlung, sei es auch nur gelegentlich des Verbandwechsels, geschieht.

14. Auf den erstbehandelnden (Kassen-) Arzt, dessen Behandlung der Verletzte entzogen werden soll, ist jede Rücksicht zu nehmen, die mit dem Ziele einer möglichst schleunigen und vollkommenen Heilung und Herstellung vereinbar ist. Insbesondere ist folgendes zu beachten:

a) Dem erstbehandelnden (Kassen-) Arzte ist in jedem einzelnen Falle der Übernahme des Heilverfahrens, soweit sie nicht auf Grund allgemeiner Abmachungen mit der beteiligten Krankenkasse erfolgt, so rechtzeitig von der Übernahme Mitteilung zu machen, daß er nicht später als der Verletzte von ihr Kenntnis erhält.

b) Es ist darauf zu dringen, daß der Facharzt den Verletzten in die Behandlung des erstbehandelnden (Kassen-) Arztes zurückverweist, sobald dies nach Lage des Falles angängig ist, nötigenfalls sogleich nach der ersten Untersuchung, sofern diese die Notwendigkeit fachärztlicher Behandlung nicht ergibt.

c) Der erstbehandelnde (Kassen-) Arzt ist auf seinen Wunsch über den Verlauf des Heilverfahrens in dem seiner Behandlung entzogenen Falle nach Möglichkeit zu unterrichten.

15. Krankheitsberichte oder sonstige ärztliche Auskünfte sollen in der Regel einem ärztlichen Berater zur Äußerung vorgelegt werden. Dieser hat geeignetenfalls sofort oder später die Stellung weiterer Fragen an den behandelnden Arzt, Durchleuchtung mit Röntgenstrahlen, Zuziehung eines zweiten Arztes oder Untersuchung durch einen Facharzt, die Überweisung in eine Fachheilanstalt oder sonstige Maßnahmen vorzuschlagen.

Zur Ergänzung entnehme ich dem Rundschreiben der Knappschaftsberufsgenossenschaft, Sektion I, vom 16. Mai 1914 noch folgende Leitsätze für das Heilverfahren:

Als oberster Gesichtspunkt beim Heilverfahren muß die Erhaltung der Funktion des Gliedes obwalten. Kosmetische Rücksichten können in den Hintergrund treten. Nicht anatomische Heilung, sondern Wiederherstellung der Gebrauchsfähigkeit des verletzten Gliedes muß das Ziel des Heilverfahrens sein.

Ein mit Aufhebung von Beuge- und Streckfähigkeit in Winkelstellung seiner Gelenke verheilter, in die Hand ragender Finger schädigt deren Gebrauchsfähigkeit um etwa 20%, ein in völliger Streckstellung versteifter um 10%. Der glatte Verlust desselben Fingers bedingt nach einer kurzen Gewöhnungszeit überhaupt keine Schädigung der Arbeitskraft mehr.

Daraus ergibt sich, daß man bei den 4 langen Fingern (Zeige- bis Kleinfinger) gebrochene oder gequetschte Teile erforderlichenfalls wegnehmen soll, damit die Greiffähigkeit der Hand nicht leidet. Erfahrungsgemäß ist auch der Erfolg der Sehnennaht, besonders in gequetschtem Gewebe, für die Funktion des Fingers meist zweifelhaft.

Anders liegt das Verhältnis beim Daumen. Der Daumen ist der einzige Finger, der den anderen gegenübergestellt werden kann. Hier verdient so viel wie möglich die konservative Methode den Vorzug, wenn sie mit guter Stumpfbildung und nicht allzu fehlerhafter Stellung der Gelenke sich vereinigen läßt.

Auch empfiehlt es sich bei Entfernung ganzer Finger von Handkraftarbeitern, die Köpfchen der Mittelhandknochen zu erhalten, weil andernfalls eine Reihe von Bändern der inneren Hand zerstört, das Gefüge der Hand gelockert und dadurch die Gebrauchsfähigkeit derselben vermindert wird.

Bei Entfernung der beiden vorderen Glieder des Mittelfingers ist die Wegnahme des Köpfchens des Grundgliedes zu empfehlen, weil dieses andernfalls bei gebeugter Hand über die Ebene der sonstigen Finger hervorragt und Schädigungen durch Anstoßen ausgesetzt ist.

Gips- und andere der Ruhigstellung dienende Verbände müssen im allgemeinen wegen der Gefahr der Gelenkversteifung wenigstens alle 8 Tage gewechselt werden. Am besten kommt der abnehmbare Schalengipsverband zur Anwendung.

Von besonderer Wichtigkeit ist es bei Vorderarmbrüchen, daß sie nicht zu lange im Verband fixiert werden, damit das Handgelenk und die Finger nicht versteifen. Bei eingekeilten Frakturen am vorderen Speichenende ist der Verband unter Umständen ganz entbehrlich. Jedenfalls ist bei Art und Dauer der Verbandwirkung auf die Erhaltung der Fingerbeweglichkeit besonderer Wert zu legen.

Auch bei Ausrenkungen im Schultergelenk und bei den meisten Verletzungen im Bereiche des Schultergürtels sind fixierende Verbände in der Regel nicht erforderlich. Namentlich bei älteren Personen entstehen infolge der Ruhestellung durch den Verband meist nicht wieder zu beseitigende Versteifungen, während sofort eingeleitete Bewegungen niemals Schaden zu bringen pflegen.

Bei Knieaffektionen ist möglichst von Anfang an der Inaktivitätsatrophie der Streckmuskulatur des Oberschenkels durch Massage vorzubeugen. Bei Gelenkergüssen kann nach Punktion der Verletzte alsbald umhergehen und dadurch die Muskulatur in Tätigkeit erhalten.

Bei frischen Blutergüssen in die Gelenke oder ihre Umgebung ist der Versuch, sie durch feuchte Schwammkompressen zu beseitigen, vielfach von überraschendem Erfolg begleitet.

Bei allen Amputationen ist Wert auf Herstellung guter Stümpfe zu legen. Die Beinstümpfe müssen tragfähig sein. Deshalb verdient beispielsweise vor der Chopartschen Operation bei mangelhafter Weichteilbedeckung diejenige nach Pirogoff, bei der durch die Anheilung des Fersenbeins ein sehr tragfähiger Stumpf erzielt wird, den Vorzug, um so mehr, als bei der Chopartschen Methode leicht Spitzfußstellung eintritt, die den Verletzten in seiner Gehfähigkeit sehr behindert.

Zu bedenken ist auch, daß zu früh verordnete Prothesen einen guten Stumpf wieder schädigen können.

Bei Fingerstümpfen ist die Lage (möglichst auf der Streckseite) und die Beschaffenheit der Narbe von großer Bedeutung.

Bei der Behandlung jeder Fuß- und Unterschenkelverletzung, wie überhaupt bei jeder Ruhigstellung des Beines, ist mit besonderer Sorgfalt darauf zu achten, daß keine Spitz-, Platt- oder Klumpfußstellungen entstehen. So ist z. B. empfehlenswert, bei Knöchelbrüchen, die mit Vorliebe Plattfußstellung hinterlassen, die Ruhigstellung im rechten Winkel und in mäßiger Adduktionsstellung des Fußes stattfinden zu lassen.

Der nächste Gesichtspunkt ist die Erhaltung der Beweglichkeit. Es muß also nach Möglichkeit früh, wenn irgend angängig schon während der Wundbehandlung, mit Maßnahmen zur Erhaltung oder Wiederherstellung der Beweglichkeit begonnen werden. Sowohl auf den Begriff der rechtzeitigen, wie denjenigen der sachgemäßen Massage legen wir besonderen Wert. Denn ein tüchtiger Masseur kann sehr viel nutzen, während untüchtige schaden.

Der Heilerfolg, besonders mit Rücksicht auf die Funktionsfähigkeit der Gelenke, muß gesichert werden, d. h. der Patient darf nicht zu früh entlassen werden, sondern er darf die Heilanstalt erst dann verlassen, wenn er auch wirklich imstande ist, körperliche Arbeit — wenn auch zunächst nur leichte — vorzunehmen.

Jeder Unfallverletzte, welcher an wirklichen oder vermeintlichen Unfallfolgen wieder erkrankt ist, muß sofort in das Krankenhaus zurückverwiesen werden. Das gleiche gilt, wenn ein Unfallverletzter nach der Entlassung zur Arbeit keine Arbeit aufnimmt.

Wenn während des Heilverfahrens im Krankenhaus oder im Revier Komplikationen eintreten, wie beispielsweise Lungenentzündung, Brand, Metastase oder ein neuer Unfall, so muß die Berufsgenossenschaft sofort durch den betreffenden Arzt schriftlich benachrichtigt werden.

Kapitalabfindung

Beträgt bei Inländern die Unfallrente $^1/_5$ der Vollrente (20%) oder weniger, so kann die B.G. den Verletzten auf seinen Antrag und nach Anhören des V.A. mit einem dem Werte seiner Jahresrente entsprechenden Kapital abfinden. Vorher ist der Verletzte darüber zu belehren, „daß er nach der Abfindung auch in dem Falle keinerlei Anspruch auf Rente mehr habe, wenn sein Zustand sich erheblich verschlechtern würde". Ob sie dem Abfindungsantrage stattgeben will oder nicht, liegt im freien Ermessen der BG. Nach der Bestimmung des Bundesrats vom 21. Dez. 1912 beträgt der Kapitalwert bei Abfindung im Laufe des ersten Jahres, vom Unfalltage an gerechnet, das Vierfache der Jahresrente. Erfolgt die Abfindung später, so richtet sich das Abfindungskapital nach dem inzwischen erreichten Alter des Verletzten und der seit dem Unfalltage verflossenen Zeit und wird ermittelt durch Multiplikation der betreffenden Jahresrente mit folgenden festgesetzten Zahlen:

Bei einem Alter des Verletzten zur Zeit der Abfindung	Seit dem Tage des Unfalles verflossene Zeit:			
	ein Jahr	zwei Jahre	drei Jahre	vier Jahre
bis zu 25 Jahren . . .	6,20	7,50	7,90	8,20
von 25 bis zu 30 Jahren	6,10	7,40	7,80	8,10
von 30 bis zu 35 Jahren	6,00	7,20	7,70	8,00
von 35 bis zu 40 Jahren	6,00	7,00	7,60	7,90
von 40 bis zu 45 Jahren	5,90	6,80	7,50	7,80
von 45 bis zu 50 Jahren	5,90	6,70	7,20	7,60
von 50 bis zu 55 Jahren	5,80	6,60	7,00	7,20
über 55 Jahre	5,70	6,20	6,40	6,50

Abfindung ohne Rücksicht auf die Rentenhöhe (bis zur Voll- und Hilflosenrente) ist nur bei Ausländern, die außerhalb Deutschlands leben, möglich, und zwar beträgt bei Zustimmung des Verletzten die Abfindungssumme das Vierfache der jeweiligen Jahresrente; bei Abfindung ohne Zustimmung des Verletzten entspricht das Kapital dem Werte der Rente (vgl. Tabelle).

Zur Abfindung zu raten ist in allen solchen Fällen, wo keine wesentliche Änderung mehr zu erwarten ist, also bei „abgeschlossenen" Fällen (z. B. bei glattem Fingerverlust), sowie in solchen Fällen, wo Gewährung einer laufenden Rente die Heilung übermäßig verzögert (z. B. bei Unfallneurosen). Bei letzteren tritt in der Regel nach erfolgter Abfindung eine überraschend schnelle „Gewöhnung" an Unfallfolgen, bzw. völlige Erwerbsfähigkeit wieder ein. Dagegen sind ernstere organische Leiden zur Abfindung ungeeignet.

Rententabellen.

Unterschied gegenüber Privatversicherung

Für gewisse Verletzungsarten, vor allem für sog. „glatte Schäden“, haben sich bestimmte Rentensätze eingebürgert, wie sie die Oberversicherungsämter und das R.V.A. zuzuerkennen pflegen und die von dem Invaliditätstarif der privaten Unfallversicherungsgesellschaften teilweise nicht unerheblich verschieden sind. So liegt ein wichtiger Unterschied schon darin, daß bei den Berufsgenossenschaften Schäden unter 10% Erwerbsbeschränkung überhaupt nicht entschädigt werden, während die Versicherungsgesellschaften auch für geringere Schäden nach Maßgabe der Versicherungsbedingungen aufzukommen haben (vgl. S. 61).

Richtlinien

Wichtig ist ferner, daß die in der sozialen Unfallversicherung üblichen Rentensätze keine starren Normen bilden, sondern nur allgemeine Richtlinien, von denen der einzelne Fall mehr oder weniger abweichen kann. Viele Fälle, bei denen kein „glatter“ Verlust stattgefunden, können sich zunehmend bessern. Ferner pflegt bei manchen Unfallfolgen nach einer gewissen Übergangszeit geringere oder stärkere Gewöhnung einzutreten, so daß die Rente früher oder später erniedrigt oder in Wegfall kommen kann, z. B. bei Verlust einzelner Finger oder Zehen. Glatter Verlust des rechten Zeigefingers (R.-E. vom 25. VI. 1912), desgl. des rechten Mittelfingers (R.-E. vom 26. VI. 1912), desgl. des linken Zeigefingers (R.-E. vom 7. XI. 1911) bedingt nach Gewöhnung keine meßbare Erwerbsbeschränkung. Zuweilen tritt die Anpassung, z. B. bei Verlust von Nagelgliedern schon in den ersten dreizehn Wochen nach dem Unfall ein, so daß eine Rente überhaupt nicht in Frage kommt. In anderen Fällen, z. B. bei Verlust beider Arme, bei Erblindung, bei unheilbaren Psychosen usw., bleibt der für die „Gewöhnungs“- oder „Anfangsrente“ geltende Prozentsatz dauernd bestehen. Hiernach seien die folgenden Angaben, die zunächst nur für „Anfangsrenten“ („Gewöhnungs-, Schonungs- oder Übergangsrenten“ nach Abschluß des Heilverfahrens) einen Anhalt geben sollen und die weiterhin je nach Lage und Verlauf des Falles noch geändert werden können, zu bewerten. Bezüglich weiterer Einzelheiten vgl. speziellen Teil. Strengste Individualisierung, vor allem bei inneren und Nervenleiden, die stets Berücksichtigung des Allgemeinzustandes erfordern, ist dringend geboten, Schematisierung ist zu vermeiden! Überhaupt können bei inneren und Nervenleiden im folgenden nur ungefähre Richtlinien gezeichnet werden, die in keiner Weise bindend sind.

I. Gliedmaßen.

1. Obere Gliedmaßen:

	rechts	links
Verlust beider Arme oder beider Hände	100%	
„ des Armes je nach Länge des Stumpfes	60—80%	50—70%
„ der Hand	60—70%	50—60%
Völlige Versteifung des Schultergelenks	50%	40%

	rechts	links
Bewegungsbeschränkung im Schultergelenk bis zur Horizontalen	30%	20%
Stumpf- oder rechtwinkelige Versteifung des Ellenbogengelenks	30%	20%
Spitzwinkelige Versteifung des Ellenbogengelenks	40–50%	30–40%
Versteifung des Handgelenks in überstreckter oder gerader Stellung	25%	15–20%
Versteifung des Handgelenks in gebeugter Stellung	30–40%	20–30%
Völlige Versteifung des Daumens (bei erhaltenem Mittelhandgelenk)	15–20%	10–15%
Völlige Versteifung des Daumens (bei ebenfalls versteiftem Mittelhandgelenk)	30–35%	25–30%
Versteifung eines anderen Fingers		
(in Beugestellung)	15–20%	10–15%
(in völliger Streckstellung)	10–15%	10%
Verlust des Daumens und Mittelhandknochens	30–35%	25–30%
„ des Daumens bei erhaltenem Mittelhandknochen	25%	20% } nach Gewöhnung 0%
„ des Zeigefingers	15%	10% } nach Gewöhnung 0%
„ des Mittel-, Ring- oder Kleinfingers	10%	10%
„ einzelner Nagelglieder	0 od. 10%	0 od. 10%
„ von Daumen und Zeigefinger	40%	30%
„ von Zeige- und Mittelfinger	30%	20%
„ von Mittel- und Ringfinger	20%	15%
„ von Ring- und Kleinfinger	20%	15%
„ von Mittel-, Ring- und Kleinfinger	40%	30%
„ von Zeige-, Mittel-, Ring- und Kleinfinger	50%	40%
„ von Daumen, Zeige- und Mittelfinger	50%	40%
Bei Gebrauchsbehinderung des Armes bzw. der Hand durch organische Nervenlähmung:		
Nervus ulnaris (je nach Funktionsausfall) }	25–40%	15–30%
„ radialis „ „ „ }	25–40%	15–30%
„ medianus „ „ „	30–50%	20–40%
Nervus axillaris [M. deltoideus] (je nach Funktionsausfall)	30–50%	20–40%
„ thorac. long. [M. serrat. ant. m.] (je nach Funktionsausfall	30–40%	20–30%
Völlige Plexuslähmung	60–80%	50–70%
Obere Plexuslähmung (Erb) (je nach Funktionsausfall)	30–50%	20–40%
Untere Plexuslähmung (Klumpke) (je nach Funktionsausfall)	40–60%	30–50%

2. Untere Gliedmaßen:

Verlust beider Ober- und Unterschenkel	100%
„ eines Armes und eines Beines	100%
„ eines Beines (mit Verlust des Knies)	60—75%
„ eines Beines (mit Erhaltung des beweglichen Knies)	50—60%
„ eines Fußes	40—50%
Versteifung des Hüftgelenks in günstiger Stellung	30%
„ „ „ in ungünstiger Stellung	40—50%
„ beider Hüftgelenke	60—80%
„ des Kniegelenks in Streckstellung	25—40%
„ „ „ in stärkerer Beugestellung	50—75%
„ beider Kniegelenke	70—90%
„ des Fußgelenks in rechtwinkliger Stellung	20—25%
„ „ „ in Spitz- oder Hackenfußstellung	40—50%
Beinverkürzung unter 4 cm	0%
Verlust der großen oder einer anderen Zehe	0%
„ mehrerer Zehen	10%
„ sämtlicher Zehen	15—20%
„ des Vorderfußes	30—40%
Traumatischer Plattfuß je nach subjektiven Beschwerden	0—30%
Krampfadergeschwüre je nach Ausdehnung	0—30%
Lähmung von Nerv. femoralis oder „ „ glut. sup. u. inf. „ „ „ ischiadicus „ „ „ peroneus „ „ „ tibialis je nach Schwere des Funktionsausfalles	30—50%

II. Kopf.

1. Sehorgan:

Völlige Erblindung (ev. Hilflosigkeit)	100%
Einseitige Erblindung, Verlust eines Auges oder hochgradige Schwachsichtigkeit (nur Handbewegungen erkennbar)	25—33⅓%
Linsenlosigkeit auf einem Auge	15—20%
Herabsetzung der Sehschärfe bis auf $^1/_{10}$ (einseitig) je nach Sehschärfe des unverletzten Auges	0—10%
Herabsetzung der Sehschärfe unter $^1/_{10}$ herab (einseitig)	10—20%
„ „ „ bis auf $^1/_{10}$ (beiderseitig)	0—50%
„ „ „ unter $^1/_{10}$ herab (beiderseitig)	50—100%
Hysterische Gesichtsfeldeinschränkung (allein)	0%
Homonyme Hemianopsie (Halbseitenblindheit)	20—40%
Heteronyme „ (binasal)	10—30%
„ „ (bitemporal)	10—30%
Starke Ptosis eines Auges	20%
Geringe „ „ „	0—10%

Andere Augenmuskellähmungen (je nach Art und Grad des Doppelsehens)	0–25%
Chronischer Bindehautkatarrh mit Tränen der Augen usw.	10–15%
Verlegung der Tränenwege	10–15%
Nervöse Sehstörungen (Asthenopie)	0–15%

2. Hörorgan:

	einseitig	doppelseitig
Völlige Ertaubung	15–25%	50–75%
Hochgradige Schwerhörigkeit (Flüstersprache unter 2 m)	10–15%	40–60%
Mäßige Schwerhörigkeit (Flüstersprache 2–4 m)	0–10%	10–30%
Leichte Schwerhörigkeit (Flüstersprache 4–6 m)	0%	0–10%
Chronische Mittelohreiterung (ohne Komplikationen)	10–30%	

3. Geruchs- und Geschmacksorgan:

Verlust der Geruchs- und Geschmacksempfindung (allein)	0%

4. Zähne:

Verlust eines einzelnen Zahnes	0%
„ mehrerer Zähne (bis zu künstlichem Zahnersatz)	0–20%
Kiefersperre je nach Erheblichkeit etwaiger Ernährungsstörungen oder Magenleiden	10–40%

5. Schädelskelett und Gehirn:

Kopfkontusion mit nervösen Folgezuständen	10–40%
Zerebrale Kommotionsneurose ohne stärkere Labyrinthläsion	20–50%
Zerebrale Kommotionsneurose mit stärkerer Labyrinthläsion (besonders vestibulärem Schwindel)	30–60%
Zerebrale Kommotionsneurose mit Schädeldach- oder Basisbruch	40–100%
Posttraumatischer Schwachsinn (ev. Hilflosigkeit)	50–100%
Posttraumatische Epilepsie	50–100%
Ausgesprochene Psychose (progr. Paralyse usw.) (ev. Hilflosigkeit)	100%
Schreckneurose	20–50%

III. Wirbelsäule und Rückenmark.

Wirbelbruch mit Schmerzhaftigkeit und Bewegungsbehinderung der Wirbelsäule	30–50%
Wirbelbruch mit Rückenmarksschädigung (je nach Schwere) (ev. Hilflosigkeit)	50–100%
Rückenmarksschädigung mit Lähmung der Beine (Krücken!)	80–100%
„ „ „ „ „ und Blasen- und Mastdarmstörung (ev. Hilflosigkeit)	100%

Rückenmarksschädigung, Blasen- und Mastdarmstörung allein (bei Tragen von Urinal)	20—50%

IV. Brust:

Einfacher Rippenbruch ohne Lungenkomplikation . . .	10—30%
Mehrfacher „ „ „ . . .	20—40%
„ „ mit „ (je nach Art und Schwere)	30—100%
Brustbeinbruch (ohne Beteiligung innerer Organe) . .	10—30%
Lungenquetschung mit subjektiven Beschwerden (Stiche usw.)	10—30%
„ mit zeitweisem Blutspucken, je nach Allgemeinzustand	30—70%
Lungenquetschung mit stärkeren Blutungen	70—100%
„ mit nichttuberkulösem Katarrh, je nach Ausdehnung	30—50%
Offene Lungentuberkulose	60—100%
Pleuritische Verwachsungen (je nach subjektiven Beschwerden)	0—30%
Pleuritische Schwarten und Luftröhrenkatarrh	10—50%
Ausgeglichene posttraumatische Herzklappenfehler . . .	10—30%
Verminderte Leistungsfähigkeit des Herzens (Atemnot bei anstrengender Arbeit)	30—60%
Herzleiden mit Störung des Kreislaufs (Cyanose, Leberschwellung, Ödeme usw.)	100%
Herzneurosen	20—40%
Aortenaneurysma	70—100%
Arteriosklerose ohne stärkere Beteiligung von Herz, Nieren oder Gehirn und ohne Blutdrucksteigerung . . .	0—50%
Arteriosklerose mit stärkerer Beteiligung von Herz, Nieren usw. (in vorgeschrittenen Fällen)	50—100%

V. Bauch und Unterleib.

Eingeweidebrüche, durch Bruchband gut zurückgehalten, einseitig (falls Unfallfolge)	10%
Eingeweidebrüche, durch Bruchband gut zurückgehalten, doppelseitig (falls Unfallfolge)	15—20%
Narbenbrüche (je nach Größe)	0—30%
Bauchfellverwachsungen (je nach Darmfunktions-Beschwerden)	0—30%
Nierenkontusion mit Albuminurie und Schmerzen, beides geringeren Grades	20—40%
Nierenkontusion mit zeitweiligem Blutharnen	30—60%
„ „ nephritischen Symptomen . . .	50—100%
Blasenkatarrh leichten Grades	10—30%
„ stärkeren Grades	30—60%
Nervöse Blasenschwäche	0—20%

Verlust eines oder beider Hoden oder des Penis (bei Fehlen sekundärer psychisch-nervöser Symptome)	0%
Lageveränderung der Gebärmutter (ohne Komplikation) .	10—30%
Senkung von Scheidenwand oder Gebärmutter	0—10%
Vorfall „ „ „ „	10—30%

2. Unfallbegutachtung bei Haftpflichtfällen (Haftpflichtgesetze und Entscheidungen der ordentlichen Gerichte).

Unterschiede gegenüber sozialer Unfallversicherung

Im Gegensatz zur sozialen Unfallversicherung ist den Haftpflichtgesetzen der Begriff des „Betriebsunfalles" unbekannt. Sie sprechen nur von einem „Schaden" infolge Tötung, Verletzung des Körpers oder der Gesundheit, wenn auch das schädigende Ereignis in der Regel einen „Unfall" darstellt. Der Kürze halber wird auch im folgenden zumeist die Bezeichnung „Unfall" gebraucht. Schon die allgemeine Fassung des Begriffes „Schaden" weist auf eine unbeschränktere Haftung des Entschädigungspflichtigen hin. Vor allem ist von weitgehendster Bedeutung, daß bei völliger Erwerbsunfähigkeit der unfallverletzte Arbeiter nach der R.V.O. nur $66^2/_3$% des Jahresarbeitsverdienstes (= Vollrente) erhält, ein erwerbsunfähiger Verletzter mit Haftpflichtansprüchen dagegen den vollen Verdienstausfall, daneben noch Entschädigung bei etwaiger Vermehrung der Bedürfnisse. (Die Kosten des Heilverfahrens werden auch bei sozialer Unfallversicherung von dem Ersatzpflichtigen getragen.) Ebenso kann unter besonderen Voraussetzungen (bei „unerlaubten Handlungen") in Haftpflichtfällen ein „Schmerzensgeld" oder eine Geldleistung an Dritte noch in Frage kommen — Bestimmungen, die der R.V.O. fremd sind. Ferner sind Gang und Art des Entschädigungsverfahrens insofern anders, als die Haftpflichtfälle sowohl auf gerichtlichem wie nichtgerichtlichem Wege, durch Rente oder — bei Antrag des Unfallverletzten und beim Vorliegen eines wichtigen Grundes — auch durch Abfindung, und zwar ohne Begrenzung durch den Grad der Erwerbsbeschränkung, mit ihren Ansprüchen erledigt werden können (bei sozialer Unfallversicherung ist Abfindung nur bis zu 20%igen Teilrenten zulässig). Milder und weitherziger ist die soziale Versicherung bei Entschädigungen älterer, vom Unfall nur verschlimmerter Leiden sowie hinsichtlich der rechtlichen Beurteilung der Operationsverweigerung, während die Praxis der Haftpflichtgesetze hier einen strengeren Maßstab anlegt. Aber auch die verschiedenen Haftpflichtbestimmungen und Sondergesetze weisen unter sich wieder Abweichungen auf, je nach dem Rechtsverhältnisse des Ersatzpflichtigen zur Einzelperson, wie ja auch die ganze soziale Versicherung als eine öffentlichrechtliche Einrichtung einen anderen Charakter trägt als die auf privatrechtlichen Grundsätzen ruhende Haftpflichtgesetzgebung.

Haftpflichtgesetze

Als Haftpflichtgesetze, auf die der Anspruch Unfallverletzter im bürgerlichen Rechtsverfahren sich stützen kann und deren Sonderbestimmungen auch bei der ärztlichen Begutachtung von Bedeutung sind, kommen vor allem in Betracht:

1. das Reichshaftpflichtgesetz vom 7. Juni 1871 mit den durch das Einführungsgesetz zum B.G.B. (Artikel 42) bedingten Änderungen — gültig für Betriebsunternehmer einer Eisenbahn (Voll-, Neben- und Straßenbahnen),
2. das Kraftfahrzeuggesetz vom Jahre 1909, gültig für Besitzer von Kraftfahrzeugen,
3. das Bürgerliche Gesetzbuch, soweit es Bestimmungen über Haftpflicht und Schadenersatz enthält — gültig für natürliche und juristische Personen jeder Art.

Haftpflicht der Eisen- und Straßenbahnen

Die Unternehmer von Eisenbahnen haften aber nicht nur nach dem Reichshaftpflichtgesetz vom 7. Juni 1871, sondern außerdem noch nach den Bestimmungen über den Beförderungsvertrag (wonach der Eisenbahnunternehmer verpflichtet ist, für die Sicherheit der beförderten Personen zu sorgen und zwar nicht nur während der eigentlichen Reise, sondern auch bei Benutzung der Ausgänge beim Verlassen des Zuges und des Bahnhofes, sowie der Zugänge, falls ein Beförderungsvertrag durch Lösung der Fahrkarte bereits geschlossen), ferner nach den Bestimmungen des B.G.B. über unerlaubte Handlungen (§ 823ff.), falls der Eisenbahnunternehmer oder seine Organe das Leben, den Körper oder die Gesundheit eines anderen vorsätzlich oder fahrlässig verletzen (vgl. S. 47).

Reichshaftpflichtgesetz

Am wichtigsten für die Haftpflicht der Voll-, Neben- und Straßenbahnen ist das Reichshaftpflichtgesetz vom 7. Juni 1871, dessen Hauptbestimmungen lauten:

§ 1. „Wenn bei dem Betriebe einer Eisenbahn ein Mensch getötet oder körperlich verletzt wird, so haftet der Betriebsunternehmer für den dadurch entstandenen Schaden, sofern er nicht nachweist, daß der Unfall durch höhere Gewalt oder eigenes Verschulden des Getöteten oder Verletzten verursacht ist."

§ 3a. „Im Falle einer Körperverletzung ist der Schadenersatz durch Ersatz der Heilungskosten sowie des Vermögensnachteils zu leisten, den der Verletzte dadurch erleidet, daß infolge der Verletzung zeitweise oder dauernd seine Erwerbsfähigkeit aufgehoben oder gemindert oder eine Vermehrung seiner Bedürfnisse eingetreten ist."

§ 7. „Der Schadenersatz wegen Aufhebung oder Minderung der Erwerbsfähigkeit und wegen Vermehrung der Bedürfnisse des Verletzten sowie der nach § 3, Abs. 2 einem Dritten zu gewährende Schadenersatz ist für die Zukunft durch Entrichtung einer Geldrente zu leisten."

„Höhere Gewalt" liegt nach der Rechtsprechung nur vor, wenn das Ereignis durch die Wucht seines Auftretens das Gewöhnliche übersteigt. Ereignisse, die mit einer gewissen Häufigkeit eintreten, sollen den Einwand, weil sie mit dem Betriebe unvermeidlich verbunden seien, nicht begründen, da der Unternehmer damit rechnen müsse. Die Haftungsbefreiung durch „höhere Gewalt" wird damit praktisch nahezu hinfällig.

Zu dem Begriff „eigenes Verschulden" gibt Zimmermann folgende Erläuterung:

„Wenn bei dem Betrieb einer Eisenbahn ein Mensch getötet oder körperlich verletzt wird, so haftet der Betriebsunternehmer für den dadurch entstandenen Schaden. Liegt ein Verschulden des Verletzten oder Getöteten vor, so ist § 254 B.G.B. anzuwenden." „Durch Anwendung des § 254 B.G.B. (mitwirkendes Verschulden) wird jedoch die Betriebsgefahr, die schon durch die Tatsache, daß Haftung ohne Verschulden eintritt, und daß die Beweislast zugunsten des Verletzten umgedreht ist, abgegolten ist, doppelt gegen dies Verschulden abgewogen. Es tritt also in den seltensten Fällen Haftpflichtbefreiung ein, da es für den Verletzten ungemein schwierig ist, sich so töricht anzustellen, daß er nichts erhält."

Nach der Frage, ob überhaupt ein Haftpflichtgrund gegeben — was Gegenstand der sog. „Feststellungsklagen" bildet —, kommt in zweiter Linie erst die Frage nach Art, Umfang und Höhe des Schadens, und zwar liegt die Beweispflicht in dieser Hinsicht stets auf Seiten des Geschädigten bzw. Klägers. Dieser hat also, was praktisch außerordentlich wichtig ist und doch von den Verletzten und ihren Beratern zu wenig beachtet wird, nachzuweisen, in welchem Umfang er geschädigt ist; er muß auch logischerweise seine Ersatzansprüche durch Vorlage von Steuerzetteln, Bilanzen, Geschäftsbüchern usw. zahlenmäßig glaubhaft machen.

Nach dem Einführungsgesetz zum B.G.B. kann statt der Rente nach § 843, Abs. 3 B.G.B. „der Verletzte eine Abfindung in Kapital verlangen, wenn ein wichtiger Grund vorliegt" (vgl. S. 54). Dagegen kann ein „Schmerzensgeld", das in der Vorstellung vieler Unfallverletzten eine große Rolle spielt, auf Grund des R.H.G. ebensowenig gefordert werden wie nach der R.V.O. oder dem R.V.G.; es kommt bei Haftpflichtfällen nur dann in Frage, wenn die Unfallschädigung vom Eisenbahnunternehmer oder seinen Vertretern (höhere Beamte) durch Vorsatz oder Fahrlässigkeit herbeigeführt wurde (vgl. unerlaubte Handlungen, § 823ff. B.G.B.), da in diesem Falle „der Verletzte auch wegen des Schadens, der nicht Vermögensschaden ist, eine billige Entschädigung in Geld verlangen" kann (nach § 847 B.G.B.). Ein Anspruch auf Schmerzensgeld ist aber nicht gegeben, wenn ein Verschulden oder eine Fahrlässigkeit eines niederen Eisenbahnbediensteten (Zug- oder Lokomotivführer, Schaffner, Weichensteller usw.) vorliegt und die Eisenbahnverwaltung bei der Auswahl und Kontrolle dieses Bediensteten die erforderliche Sorgfalt beobachtet hatte und den diesbezüglichen Entlastungsbeweis (nach § 831 B.G.B.) führen kann. Im übrigen steht also den auf Eisen- und Straßenbahnen Verletzten zu:

1. Ersatz der Heilungskosten,
2. Schadenersatz für aufgehobene oder verminderte Erwerbsfähigkeit,
3. Schadenersatz für vermehrte Bedürfnisse (Mehraufwendungen).

Feststellung des Schadens

Sachgemäße Beantwortung dieser drei Fragen, die in fast allen Beweisbeschlüssen der Gerichte anzutreffen sind, die aber auch bei den außergerichtlich erledigten Fällen regelmäßig auftauchen, kann natürlich nur unter Mitwirkung des ärztlichen Gutachters erfolgen, wenn auch die Gesamthöhe des erlittenen Schadens sich erst unter Berücksichtigung aller wirtschaftlichen Nachteile, die der Verletzte durch Vorlage von Bilanzen oder durch sonstige Belege, durch Zeugen oder kaufmännische Sachverständige glaubhaft machen muß, ermitteln läßt. Selbstredend ist dies nicht Sache des Arztes; aber der ärztliche Gutachter muß das Ergebnis dieser Ermittelungen in Rechnung ziehen. Erst dann wird er die an ihn gestellten Fragen so beantworten können, daß sich ein richtiges Bild über die praktische Tragweite der Unfallfolgen ergibt. Im übrigen muß sich der ärztliche Gutachter stützen auf:

1. die Angaben des Verletzten,
2. den objektiven Befund,
3. die Angaben der behandelnden Ärzte und früheren Gutachter, sowie auf etwaige in den Akten enthaltene Zeugenaussagen.

Wichtig ist in erster Linie, durch genaue Erhebung der Vorgeschichte und unter Berücksichtigung des etwa vorliegenden Akteninhalts klarzustellen: Art und Hergang des Unfalles, Entstehung und Art der erlittenen Gesundheitsstörung, bisherigen Verlauf der Krankheitserscheinungen sowie praktische Rückwirkung auf Beruf und Gewohnheiten des Verletzten. Dabei wird es zum Teil von dem Ausfall der „Zuverlässigkeitsproben" und dem mit allen Hilfsmitteln der praktischen Untersuchungstechnik erhobenen objektiven Befunde abhängen, ob und in welchem Grade man dem Unfallverletzten Glauben schenken kann. Gerade bei Haftpflichtfällen der Eisen- und Straßenbahnen, bei denen zuweilen hohe Entschädigungsansprüche in Frage kommen, ist erfahrungsgemäß das Vorkommen „teilweiser Simulation" außerordentlich häufig. Erhebung der Vorgeschichte und objektive Untersuchung haben sich auch auf die Ermittlung älterer, vom Unfall unabhängiger Leiden zu erstrecken. Vor allem muß auch der erst untersuchende Arzt (Bahnarzt usw.), soweit es Ort und Umstände gestatten, die Untersuchung möglichst gründlich gestalten und in einem genauen Befundberichte die eigentlichen Unfallfolgen von etwa komplizierenden Leiden trennen. Jedenfalls darf sich die Untersuchung nicht auf die jeweils vom Unfall betroffene Stelle beschränken, sondern hat den ganzen Menschen, auch sein psychisches Verhalten in Betracht zu ziehen. Vielfach werden bei oberflächlicher Untersuchung Nierenleiden, Zuckerkrankheit, Arteriosklerose, Herz- und Lungenleiden, funktionelle und organische Nervenleiden (Pupillenreaktion, Sehnenreflexe, Sensibilität!) usw. übersehen, die dann später vom Verletzten teils unwissend, teils berechnend als Unfallfolgen bezeichnet werden und die von den Nachgutachtern in ihrer genetischen Bedeutung oft schwierig zu beurteilen sind. Ist eine genauere Untersuchung am Unfallsort nicht möglich, so ist sie vom weiterbehandelnden Arzt oder in einem Krankenhause ungesäumt nachzuholen. Dabei sind Röntgenuntersuchungen (vor allem bei Kopftraumen, angeblichen Schädigungen innerer Organe oder des Bewegungsapparates) in der Regel unerläßlich, ebenso Untersuchungen von Urin, Blutdruck, Blut (Wassermann), Auswurf usw. Eine sorgfältige Erstuntersuchung ist vielfach ausschlaggebend für die ganze weitere Gestaltung des Falles, sie erleichtert die Beurteilung ursächlicher Zusammenhänge und beugt manchem langwierigen Haftpflichtprozesse vor! Schädliche Suggestionen müssen unter allen Umständen vermieden werden! Die meisten Eisen- und Straßenbahnunfälle haben keine ernsteren organischen Schädigungen, sondern rein funktionell nervöse Störungen im Gefolge (meist Schreckneurosen, „Nervenschock"), die beim Fehlen sonstiger komplizierender Schädlichkeiten durchweg eine gute Prognose bieten! Bei Nachuntersuchungen ist in schwieriger liegenden Fällen, besonders mit Simulationsverdacht, Krankenhausbeobachtung vielfach erforderlich, wobei dann der bisherige Gesamtverlauf mit zu berücksichtigen ist.

Bei Prüfung der Zusammenhangsfrage ist festzustellen: **Zusammenhangsfrage**

1. Hängen die Krankheitserscheinungen direkt oder indirekt mit dem Unfall zusammen?
2. Sind sie älterer Natur oder nachträglich aus anderen Ursachen entstanden?

Dabei kommen zunächst dieselben medizinischen Gesichtspunkte in Betracht, wie früher dargelegt (vgl. S. 22). Kernpunkt ist stets: Abtrennung aller solcher Krankheitserscheinungen, die rechtlich nicht zu entschädigen sind. In dieser Beziehung ist bei den Haftpflichtfällen bemerkenswert, daß bei traumatischer Verschlimmerung älterer Leiden im Gegensatz zur sozialen Unfallversicherung nicht die ganze, schließlich bestehende Erwerbsbeschränkung entschädigt wird, sondern nur derjenige Anteil, der durch das schädigende Ereignis bedingt war. Die Gerichte pflegen in Haftpflichtfällen stets zu erwägen und den ärztlichen Sachverständigen darüber zu hören, ob und in welcher Weise ein älteres Leiden oder eine krankhafte Anlage auch ohne das Hinzutreten einer Unfalleinwirkung sich voraussichtlich entwickelt hätte, um eben die „reine" Unfallschädigung möglichst scharf ermessen zu können. Auch sekundär, aus anderen Ursachen zu den Unfallfolgen hinzugetretene Leiden sind nicht entschädigungspflichtig.

Ebenso kann dann eine Entschädigungspflicht ganz oder teilweise abgelehnt werden, wenn Unfallfolgen, insbesondere solche nervöser Natur, durch eigenes mitwirkendes Verschulden (§ 254 B.G.B.) des Verletzten verschlimmert oder neue Störungen durch mitwirkendes Verschulden im Kampf um die Entschädigung hervorgerufen wurden. Mitwirkendes Verschulden des Verletzten wird dann angenommen, wenn bei hinreichendem Entgegenkommen des Haftpflichtigen der Verletzte maßlos übertriebene Forderungen stellt und damit eine Verständigung unmöglich macht. Bei solchen Fällen von „Begehrungs-, Prozeß- oder Rentenkampfneurosen" hat das Reichsgericht entschieden, daß sie nicht entschädigungspflichtig sind, sofern die Entstehung oder Verschlimmerung des Leidens im wesentlichen auf der Sucht des Verletzten beruht, eine unverdiente Rente zu erzwingen. Bleibt aber der Unfallverletzte mit seinen Forderungen in angemessenen Grenzen und wird er durch mangelndes Entgegenkommen des Haftpflichtigen zu einem Prozesse gezwungen, so sind auch die in diesem Prozesse etwa auftretenden nervösen Störungen entschädigungspflichtig. **Begehrungsneurosen**

Die so bedeutungsvoll gewordene R.G.E. vom 14. November 1910 besagt: Die Entschädigungspflicht für eine im Prozeß entstandene Neurose „kann aber nur gelten für den Fall, daß Beschädigter sich mit seinen Ansprüchen in den Grenzen hält, die durch seine Lebens- und Erwerbsverhältnisse vor dem Unfalle und durch die Einwirkung der Verletzung auf diese Verhältnisse gegeben sind. Wenn Verletzter über diese Verhältnisse hinaus seine Forderungen ins Maßlose steigert, so daß dem Ersatzpflichtigen überhaupt nicht zugemutet werden kann, sich mit ihm in von vornherein unfruchtbare Verhandlungen einzulassen, so entsteht, wie mit Recht geltend gemacht werden kann, die Frage, ob mitwirkendes Verschulden des Kranken nicht gemäß § 254, Abs. 2 B.G.B. in Betracht zu ziehen ist, das die Ersatzpflicht des Schädigers eventuell aufhebt (§ 254, 1 B.G.B.)".

Der ärztliche Gutachter wird in Fällen von „Entschädigungskampfneurosen" stets zu erwägen haben, ob nicht etwa der Unfall an sich schon zu nervösen Störungen führte, und muß an Hand der Akten, insbesondere durch Vergleich der zeitlich aufeinanderfolgenden ärztlichen Gutachten prüfen, ob das Auftreten neuer Störungen etwa in ursächlichem Zusammenhange mit Prozeßaufregungen steht. Dabei ist ferner zu beachten, ob das normale Abklingen posttraumatischer Störungen nervöser Natur etwa durch sekundäre Schädlichkeiten (Entschädigungskampf, wirtschaftliche Schwierigkeiten, familiäre Aufregungen, komplizierende Leiden, Alkoholismus usw.) verhindert wurde.

Heilungskosten Über Angemessenheit von Heilungskosten, sei es für die Vergangenheit oder für die Zukunft, ist nur dann ein sicheres Urteil abzugeben, wenn die Diagnose einigermaßen feststeht. Äußere Verletzungen, Knochenbrüche, Läsionen des Sehorgans und andere Verletzungen körperlicher Natur erfordern natürlich ein Heilverfahren, ebenso posttraumatische Erkrankungen innerer Organe, soweit, wie beispielsweise bei Lungenbluten nach Brustquetschung, eine Besserung oder Heilung durch ärztliche Behandlung erwartet werden kann. Dagegen führen bei der Mehrzahl aller Unfallneurosen Kurversuche jeglicher Art nur in einem kleinen Teil der Fälle zu wesentlicher und bleibender Besserung, zumal wenn hohe Entschädigungsforderungen im Spiele sind. Bei Simulationsversuchen ist überhaupt jede Behandlung zwecklos. Angebracht, mitunter dringend erforderlich, sind Heilmaßnahmen bei schwächlichen, blutarmen, sehr heruntergekommenen Kranken oder beim Vorliegen organischer Komplikationen, ebenso bei einigen schwereren Formen der Unfallneurosen (z. B. zerebralen Kommotionsneurosen), wie sie allerdings nach Eisen- und Straßenbahnunfällen nur vereinzelt angetroffen werden. Neben diesen medizinischen Indikationen ist die Angemessenheit von Heilungskosten zu beurteilen nach dem Rahmen der bisherigen wirtschaftlichen Verhältnisse des Verletzten. Aufenthalt in luxuriösen, kostspieligen Sanatorien ist für Minderbemittelte, die auf eigene Kosten Ähnliches nie sich leisten würden, nicht nur „unangemessen", sondern für ihren Krankheitszustand geradezu schädlich. Hang zum Wohlleben und Rentenbestrebungen werden geradezu gezüchtet. Dagegen kann bei wirklich Erholungsbedürftigen ein mehrwöchiger Landaufenthalt vielfach als zweckmäßig und erforderlich gelten. Im Einzelfalle hat der ärztliche Gutachter, der über „Heilungskosten" urteilen soll, die jeweiligen Besonderheiten, Art und Schwere der Krankheitssymptome, komplizierende Leiden, den bisherigen Krankheitsverlauf, vor allem auch den Erfolg bisheriger Kuren in Rücksicht zu ziehen.

Erwerbsbeschränkung

Aufgehoben ist die Erwerbsfähigkeit in der Regel bei schweren Verletzungen chirurgischer Art, allerdings nur für die Dauer der Krankenhausbehandlung oder der Bettlägerigkeit. Ähnliches gilt für Unfallschädigungen innerer Organe, wo nachgewiesenermaßen schwere posttraumatische Störungen in Erscheinung traten (Blutungen aus Lungen, Magen, Darm, Urogenitalapparat; Läsionen des Herzens, der Nieren, größerer Gefäße usw.). Wie lange im Einzelfalle völlige Erwerbsunfähigkeit besteht, muß der jeweilige Krankheitsverlauf ergeben. Auch bei Unfallneurosen ist zumeist in den ersten Tagen oder Wochen die Erwerbsfähigkeit in höherem Grade eingeschränkt, wenngleich nur bei schwereren Fällen mit starken Erregungszuständen, gehäuftem Auftreten von hysterischen Anfällen oder sonstigen Symptomen, die eine Berufstätigkeit zunächst unmöglich machen, völlige Erwerbsunfähigkeit vorhanden ist. Stets ist die jeweilige Sonderform der Unfallneurose (Schreckneurose, zerebrale und spinale Kommotionsneurose, Kontusions-, Intoxikations-, Elektro- und Thermoneurose) festzustellen, da die Heilungsaussichten nicht gleichartig sind. Die nach Eisen- und Straßenbahnunfällen zumeist vorkommende Schreckneurose („Nervenschock") ist, auch bezüglich der Arbeitsfähigkeit des Kranken, günstig zu bewerten. Gerade bei nervösen Störungen dieser Art liegt baldige Wiederaufnahme einer geregelten Tätigkeit im dringendsten Heilungsinteresse, damit das Unfallereignis mit seinen Nachwirkungen aus dem Vorstellungskreis verdrängt und das meist gesunkene Selbstvertrauen des Kranken wieder gehoben wird. Demgemäß ist bei der Begutachtung nervöser Eisenbahn-Unfallverletzten, von ernster liegenden Ausnahmefällen abgesehen, nach Ablauf der ersten Wochen nur mehr eine mäßige Erwerbsbeschränkung von etwa 30—60% für eine Reihe von Monaten anzunehmen, während für die Folgezeit beim Fehlen schwerer Komplikationen und nach endgültigem Abschluß des Entschädigungsverfahrens mit einem ziemlich raschen Abklingen der Unfallfolgen und dementsprechend mit baldiger weiterer Zunahme der Erwerbsfähigkeit zu rechnen ist (Einzelheiten vergleiche speziellen Teil).

Zukünftige Erwerbsbeschränkung

Auch über die voraussichtliche weitere Dauer der Erwerbsbeschränkung und die Gestaltung des Falles in der Zukunft hat der ärztliche Gutachter sehr oft ein Urteil abzugeben. In ernsteren chirurgischen Fällen, bei Verletzungen des Sehorgans oder des Gehörs, bei Schädigungen innerer Organe oder organischen Läsionen des Nervensystems, sowie beim Vorliegen sonstiger komplizierender Leiden organischer Natur wird dies nur in beschränktem Maße und nur über einen verhältnismäßig kurzen Zeitraum hinaus, etwa für die nächsten Wochen oder auch Monate, möglich sein, sofern der Fall medizinisch noch nicht abgeschlossen und seine weitere Gestaltung auf Jahre hin noch nicht zu überblicken ist. In solchen noch nicht übersehbaren Fällen (z. B. bei zahlreichen traumatisch bedingten Herz-, Nieren-, Lungen-, Gehirn- oder Rückenmarksleiden) ist abwartendes Verhalten am Platze und Nachuntersuchung zu empfehlen. Dagegen ist es möglich, beim Vorliegen eines Dauerzustandes (z. B. bei glattem Verlust von Gliedmaßen, Erblindung, Ertaubung, ausgeheiltem Lungenleiden, stationär gewordener Rückenmarksschädigung) die weitere Erwerbsbeschränkung auf Grund der üblichen Schätzungsgrundlagen (vgl. speziellen Teil) auch für die Zukunft mit einiger Sicherheit anzugeben. Auch bei den funktionell-nervösen Erkrankungen nach Unfall, die erfahrungsgemäß sehr günstige Heilungsaussichten haben und im allgemeinen längstens 2—3 Jahre nach Abschluß des Entschädigungsverfahrens praktisch jede Bedeutung verlieren (soziale Heilung), ist ein Urteil über die voraussichtliche Weitergestaltung des Falles gestattet. Eine Dauerschädigung ist in der Regel auszuschließen. So pflegen auch viele Gerichte seit einigen Jahren nur mehr eine voraussichtliche Erwerbsbeschränkung von zeitlich begrenzter Dauer bei Unfallneurosen anzunehmen, sofern das ärztliche Gutachten sich für eine vorübergehende Schädigung ausspricht. Dementsprechend wird, sofern es nicht zur Abfindung kommt, nicht Dauerrente, sondern eine meist fallende, zeitlich begrenzte Rente zuerkannt. (Beispiel: Erwerbsbeschränkung im 1. Halbjahr durchschnittlich 75%, im 2. Halbjahr 50%, im 3. Halbjahr 30%, im 4. Halbjahr 15% — dann automatisches Erlöschen der Rente).

Das Reichsgericht vertritt den Standpunkt: „Der künftige Verlauf einer Krankheit läßt sich niemals mit völliger Sicherheit im voraus feststellen, wohl aber das, was nach der allgemeinen Erfahrung einzutreten pflegt. Die daraus gewonnene Überzeugung, daß der Kläger nur einen zeitlich begrenzten Schaden erleidet, ist das Gericht nach § 287 Z.P.O. zu berücksichtigen gehalten" (R.G.E. v. 27. IX. 1909).

Ausnutzung erhaltener Erwerbsfähigkeit

Zu beachten ist weiterhin, daß in Haftpflichtfällen zwar nicht wie bei der sozialen Unfallversicherung die Verhältnisse des „allgemeinen Arbeitsmarktes" für die praktische Bewertung der Unfallfolgen maßgebend sind, daß aber der Unfallverletzte „mit jeder Tätigkeit vorlieb nehmen muß, die er erhalten und ausüben kann, sofern sie nur seiner Vorbildung und seinem Stande entspricht" (E. d. O.L.G. Hamm vom 16. I. 1912), und daß er mit dem Arbeitsbeginn nicht warten darf, bis er wieder genau dieselbe Stellung wie früher bekleiden kann. „Zu solchen Bemühungen ist er in seinem Rechtsverhältnis zum Beklagten verpflichtet." Diesem auch von anderen Oberlandesgerichten geteilten Standpunkt hat der ärztliche Gutachter insofern Rechnung zu tragen, als er bei Abschätzung der Erwerbsbeschränkung alle für den jeweiligen Fall in Frage kommenden Betätigungsmöglichkeiten kritisch erwägen muß.

Erwerbsbeschränkung durch nichtentschädigungspflichtige Leiden

Notwendig ist, im Gutachten klar hervorzuheben, ob die festgestellte Erwerbsbeschränkung lediglich durch Unfallfolgen oder teilweise durch sonstige, nicht entschädigungspflichtige Leiden bedingt ist. Vielfach haben vorgeschrittene Arteriosklerose oder sonstige vom Unfall unabhängige Leiden an sich schon die Arbeitskraft erheblich herabgesetzt. Dieser Prozentsatz ist in Abzug zu bringen (vgl. S. 49). Auch die durch „Rentenkampfneurose" bedingte

Erwerbsbeschränkung ist, sofern der Rentenkampf ein unberechtigter war (vgl. S. 49), nicht entschädigungspflichtig. Ebenso wird dann eine Erwerbsbeschränkung nicht entschädigt, wenn sie auf unberechtigter Operationsverweigerung beruht.

Operationsverweigerung Nachteilige rechtliche Folgen nach Operationsverweigerung können dann entstehen, wenn bei operativer Behandlung der Unfallfolgen 1. sichere Aussicht auf beträchtliche Hebung der Erwerbsfähigkeit bestand, 2. die Operation ohne Allgemeinnarkose auszuführen und gefahrlos war, 3. nennenswerte Schmerzen nicht entstanden wären, und 4. der Haftpflichtige zur Übernahme der Operationskosten sich bereit erklärte (R.G.E. vom 30. V. 1913). Das Reichsgericht betont: „Jenes freie Selbstbestimmungsrecht des Verletzten über seinen Körper muß seine Grenzen finden, wo sich seine Ausübung lediglich als Eigensinn oder als rücksichtslose, selbstsüchtige Ausnutzung der Haftung des Schadenersatzpflichtigen darstellt. Es darf nicht dazu gebraucht werden, um dem Verletzten, dessen Erwerbsfähigkeit durch eine gefahrlose und ohne nennenswerte Schmerzen auszuführende Operation wiederhergestellt werden würde, die Mittel zur Führung eines arbeitslosen Lebens zu sichern."

Vermehrte Bedürfnisse Vermehrung der Bedürfnisse (Mehraufwendung für Milch und sonstige Stärkungsmittel, besondere Wartung und Pflege) kann dann als berechtigt angesehen werden, wenn der Unfall schwerwiegendere Folgen hatte, insbesondere zu stärkeren Blutverlusten, langem Krankenlager, Eiterungen, eingreifenden Operationen oder zu erheblichem Gewichtsrückgang führte. Besondere Vorsicht ist am Platze bei Unfallneurotikern, die oft die übertriebensten Forderungen an bessere Verpflegung usw. stellen, ohne daß bei objektiver Betrachtung sich eine Notwendigkeit hierzu ergäbe. Im übrigen ist zu prüfen, ob etwaige Mehraufwendungen wirklich durch Unfallfolgen geboten, oder ob andere, aber nicht entschädigungspflichtige Ursachen (Unterernährung, Tuberkulose, Erkrankungen des Verdauungskanals oder sonstige komplizierende Leiden) dem Verlangen zugrunde liegen. Vielfach wird auch aus Bequemlichkeitsgründen fremde Wartung (Dienstboten) herangezogen und versucht, dem Haftpflichtigen unter Berufung auf die Unfallfolgen die Kosten aufzubürden.

Entschädigungsverfahren Das Entschädigungsverfahren in Haftpflichtfällen der Eisen- und Straßenbahnen ist in der Regel ein außergerichtliches, kann aber bei mangelnder Verständigung der Parteien ein gerichtliches werden und gehört dann vor die ordentlichen Gerichte. In beiden Fällen ist Mitwirkung von ärztlichen Sachverständigen erforderlich.

Vergleich Bei gütlichem Vergleich der Parteien können zur Beurteilung der praktischen Tragweite der Unfallfolgen und der zu zahlenden Entschädigung die Gutachten der behandelnden Ärzte als Richtschnur dienen. Vielfach werden aber noch Obergutachten eingeholt. Dabei können die Parteien sich rechtsverbindlich einigen entweder auf das Gutachten einer einzigen, unparteiischen Autorität oder auf das Gutachten einer mehrgliedrigen Ärztekommission, die sich in der Regel zusammensetzt aus je einem Vertrauensarzt der beiden Parteien und einem von diesen Vertrauensärzten gewählten ärztlichen Obmann. Meist hat die vergleichsweise Einigung der Parteien eine einmalige Kapitalabfindung zum Ziele, nur ausnahmsweise (bei noch nicht zu überblickenden Fällen) Rentenzahlung.

Haftpflichtprozeß

Dagegen lautet die Haftpflichtklage in der Regel auf Rentenzahlung, entsprechend den Vorschriften des § 7 R.H.G. Demgemäß wird in gerichtlichen Fällen der ärztliche Gutachter zumeist über die einer Rente zugrunde zu legenden Schätzungen ein sachverständiges Urteil abgeben müssen. Nur ausnahmsweise hat er über die medizinischen Grundlagen einer Kapitalabfindung sich zu äußern, und zwar dann, wenn der Verletzte unter Berufung auf einen „wichtigen Grund" (vgl. S. 47) Kapitalabfindung verlangt. Dabei ist es bemerkenswert, daß das R.G. als „wichtigen Grund" zur Umwandlung der Rentenforderung in Kapitalabfindung den aller Voraussicht nach günstigen Einfluß auf den Gesundheitszustand des Verletzten hat gelten lassen. Die Tatsache, daß gerade langwierige Haftpflichtprozesse mit ihren vielfachen Aufregungen, Sorgen und Verdrießlichkeiten außerordentlich oft zu nervösen Störungen führen, legt es übrigens in geeigneten Fällen auch nahe, daß der ärztliche Gutachter von medizinischen Gesichtspunkten aus zweckmäßigerweise in seinem für das Gericht erstatteten Gutachten zu einer vergleichsweisen Erledigung des Falles mit Kapitalabfindung rät.

Rente

Die Rentenhöhe in Haftpflichtfällen richtet sich nach dem Grade der festgestellten Erwerbsbeschränkung, bzw. nach der Höhe des Verdienstausfalles und der Vermehrung der Bedürfnisse. Es wird also im Gegensatz zur sozialen Unfallversicherung der volle Vermögensnachteil ersetzt. Nicht zu empfehlen ist aus medizinischen Gründen das Rentenverfahren bei funktionell-nervösen Störungen nach Unfall, weil es gerade bei derartigen Kranken die Heilung unterbindet oder doch ganz erheblich verzögert; dagegen ist es am Platze bei allen unklaren, noch nicht zu überblickenden Fällen (vgl. S. 51).

Kapitalabfindung

Kapitalabfindung ist aus medizinischen Gründen anzuraten bei allen funktionellen Neurosen, die erfahrungsgemäß nach endgültigem Abschluß des Entschädigungsverfahrens rasch zum Abklingen kommen, sofern keine schwerwiegenden Komplikationen bestehen; ferner ist Kapitalabfindung angängig bei medizinisch völlig zum Stillstand gelangten Fällen, bei denen eine spätere Verschlimmerung auszuschließen ist. Sie ist dagegen abzulehnen oder doch zu verschieben bei zweifelhaften, noch nicht übersehbaren Fällen. Die Höhe der Abfindungssumme richtet sich nach dem Grade der Erwerbsbeschränkung, der Höhe der Heilungskosten und der Vermehrung der Bedürfnisse für Vergangenheit, Gegenwart und Zukunft. Über Einzelheiten vgl. speziellen Teil.

Kraftfahrzeuggesetz und B.G.B.

Genau dieselben Gesichtspunkte wie bei dem R.H.G. sind für den ärztlichen Gutachter auch in solchen Fällen gegeben, wo die Haftpflichtansprüche sich stützen auf das Kraftfahrzeuggesetz oder die Haftpflichtbestimmungen des B.G.B. Nur ist die Haftung in letzteren Fällen eine beschränktere, sowohl hinsichtlich der Begründung des Anspruchs an sich (nur bei unerlaubten Handlungen) als auch (beim Kraftfahrzeuggesetz) hinsichtlich der Entschädigungshöhe.

§ 7 des Kraftfahrzeuggesetzes vom Jahre 1909: Kraftfahrzeuggesetz

„Wird bei dem Betriebe eines Kraftfahrzeuges ein Mensch getötet, der Körper oder die Gesundheit eines Menschen verletzt oder eine Sache beschädigt, so ist der Halter des Fahrzeuges verpflichtet, dem Verletzten den daraus entstandenen Schaden zu ersetzen. Die Ersatzpflicht ist ausgeschlossen bei höherer Gewalt oder bei schuldhaftem Verhalten des Verletzten oder eines Dritten."

§ 12. „Der Ersatzpflichtige haftet:

1. Im Falle der Tötung oder Verletzung eines Menschen nur bis zu einem Kapitalbetrage von 50000 Mk. oder bis zu einem Rentenbetrage von jährlich 3000 Mk.
2. Im Falle der Tötung oder Verletzung mehrerer Menschen durch dasselbe Ereignis, unbeschadet der in Nr. 1 bestimmten Grenze, nur bis zu einem Kapitalbetrage von insgesamt 150000 Mk. oder bis zu einem Rentenbetrage von insgesamt 9000 Mk."

Die Haftpflichtansprüche aus dem B.G.B. stützen sich auf die Bestimmungen über unerlaubte Handlungen (Fahrlässigkeit oder Vorsatz). Sie können sich erstrecken gegen Private, Behörden und juristische Personen jeder Art. So kommen z. B. häufig Unfälle zur ärztlichen Begutachtung, die auf vorschriftswidrig unbeleuchteten Treppen, Höfen oder Straßen, auf glatteisbedeckten, nicht gestreuten Wegen usw. sich ereigneten und auf sonstiges fahrlässiges Verhalten eines Dritten zurückzuführen sind. Das B.G.B. besagt: B.G.B.

§ 823. „Wer vorsätzlich oder fahrlässig das Leben, den Körper, die Gesundheit, die Freiheit, das Eigentum oder ein sonstiges Recht eines Anderen widerrechtlich verletzt, ist dem Anderen zum Ersatz des daraus entstehenden Schadens verpflichtet."

§ 831. „Wer einen Anderen zu einer Verrichtung bestellt, ist zum Ersatz des Schadens verpflichtet, den der Andere in Ausführung der Verrichtung einem Dritten widerrechtlich zufügt. Die Ersatzpflicht tritt nicht ein, wenn der Geschäftsherr bei der Auswahl der bestellten Person . . . die im Verkehr erforderliche Sorgfalt beobachtet oder wenn der Schaden auch bei Anwendung dieser Sorgfalt entstanden sein würde."

Der durch Haftpflichtversicherung oft gedeckte Schadenersatz richtet sich nach folgenden Bestimmungen des B.G.B.:

§ 843, Abs. 1. „Wird infolge der Verletzung des Körpers oder der Gesundheit die Erwerbsfähigkeit des Verletzten aufgehoben oder gemindert oder tritt eine Vermehrung seiner Bedürfnisse ein, so ist dem Verletzten durch Entrichtung einer Geldrente Schadenersatz zu leisten."

§ 843, Abs. 3. „Statt der Rente kann der Verletzte eine Abfindung in Kapital verlangen, wenn ein wichtiger Grund vorliegt."

§ 847, Abs. 1. „Im Falle der Verletzung des Körpers oder der Gesundheit sowie im Falle der Freiheitsentziehung kann der Verletzte auch wegen des Schadens, der nicht Vermögensschaden ist, eine billige Entschädigung in Geld verlangen."

Es ist also außer vollem Schadenersatz unter Umständen noch ein sog. „Schmerzensgeld" zu gewähren, das sowohl in der sozialen Unfallversicherung wie im Reichshaftpflichtgesetz für Eisenbahnen und Straßenbahnen nicht bekannt ist.

3. Unfallbegutachtung bei Privatversicherung.
(Versicherungsbedingungen und Entscheidungen der ordentlichen Gerichte.)

Versicherungsbedingungen

Im Gegensatz zur sozialen Unfallversicherung und den Haftpflichtfällen, wo allgemeine und öffentliche Gesetze für den Entschädigungsanspruch maßgebend sind, sind bei der Begutachtung von Privatversicherten zunächst einzig und allein die jeweiligen Versicherungsbedingungen, als Ausdruck eines privatrechtlichen Vertrags zwischen Versicherten und Versicherungsgesellschaft, für Art und Höhe der Unfallentschädigung ausschlaggebend. Der ärztliche Gutachter hat daher in allen solchen Fällen sich unbedingt mit den jeweils abgeschlossenen Vertragsbedingungen, die zwar in den wesentlichsten Punkten bei den meisten Gesellschaften die nämlichen sind, die aber im Einzelfalle doch bemerkenswerte Abweichungen zeigen, bekannt zu machen, zumal in der Regel der Entschädigungsanspruch nur unter gewissen Voraussetzungen und auch nur bis zu einer ganz bestimmten Höhe gegeben ist.

Auch den Gang des Entschädigungsverfahrens muß der ärztliche Gutachter kennen, um Mißverständnissen und Unstimmigkeiten vorzubeugen, sei es mit anderen Kollegen, mit dem Verletzten oder der Versicherungsgesellschaft.

Entschädigungspflicht

Nicht alle Unfälle sind von den Gesellschaften zu entschädigen; eine ganze Reihe von Gesundheitsstörungen, die in der sozialen Versicherung und bei den Haftpflichtfällen entschädigungspflichtig sind, pflegen bei den Versicherungsgesellschaften durch Vertrag von jedem Entschädigungsanspruch ausdrücklich ausgeschlossen zu werden.

Unfall

Die Gesellschaften sehen zwar im allgemeinen als „Unfall" solche ärztlich feststellbaren Körperbeschädigungen an, von denen der Versicherungsnehmer durch plötzliche äußere Einwirkungen unfreiwillig betroffen wird, leisten aber für eine Reihe äußerer Schädlichkeiten keinen Versicherungsschutz. Als entschädigungspflichtige Unfälle werden in der Regel ausgeschlossen:

Nichtversicherte Unfälle

a) die Folgen von Temperatureinflüssen, insbesondere Erkältung, Erfrieren, Sonnenstich, Hitzschlag,
b) Körperbeschädigungen, die der Versicherte beim Zweikampf, sowie bei Beteiligung an einer Schlägerei oder einem Raufhandel erleidet,
c) Folgen fortgesetzter Kraftleistungen und Anstrengungen,
d) gewöhnliche Krankheiten, insbesondere Infektions- und Invasionskrankheiten, mitunter auch Folgezustände innerer Vergiftungen.

Einzelne Gesellschaften pflegen auch Erkrankungen infolge psychischer Einwirkungen, also vor allem die Schreckneurosen, ausdrücklich nicht als entschädigungspflichtige Unfälle anzuerkennen! Schwierig liegt die Entscheidung zuweilen bei den „Telephonunfällen", die durch auftretende „Weck- und Knattergeräusche" zu nervösen Störungen führen. M. E. gehören sie, sofern eine Starkstromeinwirkung ausgeschlossen werden kann, sämtlich ins Gebiet der Schreckneurosen und sollten entsprechend den Versicherungsbedingungen nicht zu entschädigen sein. Allerdings nimmt das Reichsgericht einen entgegengesetzten Standpunkt ein, da solche Geräusche im Sinne der Versicherungsbedingungen „als ein von außen her plötzlich einwirkendes Ereignis" aufzufassen seien (R.G.E. vom 9. VI. 1914). Ebenso gelten in der Regel nicht als entschädigungspflichtig:

a) Schlag-, Krampf-, Schwindel-, Ohnmachts- und epileptische Anfälle, sowie Unterleibsbrüche und Erkrankungen des Blinddarms und seiner Anhänge mit ihren Folgen, und zwar auch dann, wenn es sich um Folgen von Unfällen handelt!
b) Unfälle infolge Geistes- oder Bewußtseinsstörung, es sei denn, daß diese Störung selbst durch einen Unfall herbeigeführt ist,
c) Operationen, die nicht durch einen Unfall veranlaßt sind oder die der Versicherungsnehmer an sich selbst vornimmt,
d) Unfälle durch besonders hohe Gefahren (Erdbeben, vulkanische Ausbrüche, Kriegsereignisse, bürgerliche Unruhen, Wasserfahrten, Schwimmen, Baden usw.), wobei allerdings gewisse Arten des Sports (Radfahren, Jagen, Reiten, Segeln, Fischen, Rodeln usw.) durch allgemeine oder Sonderbestimmungen mitversichert werden können.

Versicherte Unfälle

Dagegen sind in der Regel als entschädigungspflichtige Unfälle in die Versicherung ohne weiteres eingeschlossen:

Körperbeschädigungen, die der Versicherte bei rechtmäßiger Verteidigung (z. B. bei Mordüberfall) oder bei Bemühungen zur Rettung von Menschenleben und Eigentum erleidet (z. B. bei Feuersbrunst), ferner Muskelzerrungen, Zerreißungen und Verrenkungen, auch wenn sie lediglich die Folge einer plötzlichen Kraftanstrengung sind, Beschädigungen durch Verbrennen, Blitz- und elektrische Schläge, sowie durch ausströmende Gase oder Dämpfe, ferner Blutvergiftungen, die durch einen Unfall entstanden sind. In letzterer Beziehung ist von Bedeutung die von Ärzten besonders abzuschließende „Infektionsklausel", die allerdings bei den einzelnen Gesellschaften nicht völlig identisch ist. Schoenheimer hat folgende Fassung vorgeschlagen:

Infektionsklausel

„Als entschädigungspflichtige Unfälle gelten ferner allgemeine und lokale Infektionen, bei welchen aus der Krankheitsgeschichte, dem Befund oder der Natur der Erkrankung hervorgeht, daß die Krankheitserreger durch einen Defekt der äußeren Haut — der seinerseits nicht die Folge eines Unfalles zu sein braucht — eingedrungen sind, ferner das Einspritzen infektiöser Massen in Auge, Mund oder Nase, wofern die Infektion nach Lage des Falles ausschließlich als eine Berufsinfektion aufzufassen ist. Bei Infektionen an Armen und Beinen soll die Vermutung dafür sprechen, daß eine Berufsinfektion vorliegt."

Gelegentlich hat das Reichsgericht entschieden, daß Ansteckungen eines Arztes durch einen diphtheriekranken Patienten ein nach den Versicherungsbedingungen zu entschädigender Unfall sei, sofern der Infektionsstoff durch Tröpfchen des unter Husten ausgestoßenen Sekrets übertragen wurde (R.G.E. vom 3. III. 1914). Dagegen wurde Übertragung von Flecktyphus durch Läusebiß von autoritativer Seite nicht als entschädigungspflichtiger Unfall bezeichnet, m. E. nicht mit Recht, da die Übertragung durch einen „Defekt der äußeren Haut" (Läusebiß) bei Flecktyphus zu erfolgen pflegt.

Ausschluß von Kranken

Endlich ist von Wichtigkeit, daß die Aufnahme in eine Unfallversicherung in der Regel davon abhängt, ob der Versicherungsnehmer frei von ernsthafteren Krankheitserscheinungen ist, die das Gefahrenrisiko der Gesellschaft beträchtlich erhöhen könnten. So pflegen nicht aufgenommen zu werden: z. B. Rückenmarks-, Nieren-, Herz-, Lungenkranke, Diabetiker, Epileptiker und Geisteskranke. Wenn auch im Gegensatz zur Lebensversicherung ein Zwang zu vorheriger ärztlicher Untersuchung bei der privaten Unfallversicherung nicht besteht, so sind doch die Gesellschaften berechtigt, bei früher behandelnden Ärzten Auskünfte einzuziehen. Ferner erlischt der Versicherungsvertrag ohne weiteres, wenn der Versicherungsnehmer in Siechtum oder Geisteskrankheit verfällt, erblindet oder ertaubt, an Epilepsie, Schlagfluß oder schwerem Nervenleiden erkrankt oder Gliedmaßen verliert, deren Verlust mit einer Invalidität von 40% oder darüber einzuschätzen sein würde.

Unfallfolgen

Die Entscheidung, ob überhaupt ein entschädigungspflichtiger Unfall vorliegt, kann nur mit ärztlicher Hilfe, die nach den Versicherungsbedingungen ungesäumt vom Unfallverletzten aufzusuchen ist, geschehen. Sie hat zu erfolgen unter genauer Berücksichtigung der jeweils geltenden Versicherungsbedingungen nach sorgfältiger Feststellung von Vorgeschichte (besonders zu achten auf Bruchanlagen, Krampfadern, Plattfüße, chronische Lungen- oder Rückenmarksleiden, Gicht, Rheumatismus, Zuckerkrankheit, Nierenleiden, Blinddarmentzündung, Arteriosklerose und nervöse Leiden), Art und Begleitumstände des angeblichen Unfalles, sowie der aufgetretenen Krankheitserscheinungen, wobei subjektive Angaben des Verletzten über Art und Hergang des Unfalls, frühere Erkrankungen und jetzige Klagen, Schmerzen, Funktionsstörungen usw. scharf zu trennen sind vom objektiven Befund. Vor allem ist zu fahnden auf nachweisbare Verletzungsspuren (blutunterlaufene Stellen, Wunden, Knochenbrüche, Verrenkungen usw.). Urin- und Blutdruckuntersuchungen sind in allen Fällen vorzunehmen. Stets ist zu prüfen, ob nicht einzig und allein eine solche Erkrankung vorliegt (Epilepsie, Schlaganfall usw.), für die ein Versicherungsanspruch nicht besteht. Dabei sind die Angaben früher behandelnder Ärzte, die der Versicherungsnehmer von ihrer Schweigepflicht laut Vertrag entbinden muß, mit zu verwerten, ebenso etwaige Zeugenaussagen. Gründliche Allgemeinuntersuchung ist unerläßlich, Beschränkung der Untersuchung auf die verletzte Stelle unzureichend. Hinzuziehung von Spezialärzten, z. B. von Augen- und Ohrenärzten bei Kopfverletzten, ist zu empfehlen. In schwieriger liegenden Fällen ist zuweilen eine gemeinschaftliche Untersuchung durch den behandelnden Arzt und einen Gesellschaftsarzt am Platze, da der letztere aus seiner größeren Erfahrung heraus die Unfallfolgen sowie die sachdienlichsten Erfordernisse eines Heilverfahrens oft besser übersehen kann. Mitunter ist auch Krankenhausuntersuchung und -beobachtung erforderlich, zumal bei Simulationsverdacht sowie bei eingehenderen Untersuchungen verschiedenster Art (Röntgenaufnahmen, Beobachtung auf „Anfälle" jeder Art, Urinkontrolle, diätetische Verfahren usw.). Im übrigen kommen für die Zusammenhangsfrage zwischen Unfallfolgen und Unfallereignis dieselben Gesichtspunkte in Betracht, wie sie früher dargelegt wurden (vgl. S. 22).

Unfall-Todesfälle

Bei plötzlichen Todesfällen, bei denen ein „Unfallereignis" nicht einwandfrei bewiesen ist, kann in der Regel nur eine Obduktion, zu deren Gestattung die Rechtsnachfolger des Versicherungsnehmers gemäß den Versicherungsbedingungen verpflichtet sind, Aufschluß geben

1. ob einzig und allein eine Unfallschädigung vorliegt,
2. ob ein sonstiges Leiden zum plötzlichen Tode führte (Herzschlag, Apoplexie, Lungenembolie), oder ob
3. ein älteres Leiden durch einen Unfall plötzlich tödlich verschlimmert wurde (z. B. tödlicher Ausgang eines alten Herzleidens nach Brustkontusion).

Befund-, Zwischen- und Schlußbericht

Die erhobenen Feststellungen sind, soweit nicht besondere Umstände eine ausführlichere Begutachtung daneben noch erfordern, in einem Befundbericht, auf dessen baldige Erstattung (meist innerhalb 8—10 Tagen) die Versicherungsnehmer bedingungsgemäß hinzuwirken haben, vom Arzte niederzulegen und der Gesellschaft einzusenden. Ferner sind in regelmäßigen Zeitabschnitten, etwa alle 4 Wochen, Zwischenberichte über den weiteren Verlauf der Unfallfolgen zu erstatten. Nach Abschluß des Heilverfahrens ist ein Schlußbericht oder auch ein ausführlicheres Gutachten abzugeben.

Erwerbsbeschränkung

Die ärztliche Einschätzung der Erwerbsbeschränkung hat von der versicherten Beschäftigung oder Tätigkeit des Verletzten auszugehen. Volle Erwerbsunfähigkeit ist dann nur anzunehmen, wenn infolge der erlittenen Verletzung:

a) Versicherte, welche ihre Berufs- oder sonstige Tätigkeit zum größten Teil außer dem Hause ausüben, genötigt werden, dauernd das Bett zu hüten oder sich auch im Zimmer nicht beschäftigen können;
b) Versicherte, welche ihre Berufs- oder sonstige Tätigkeit für gewöhnlich ganz oder zum größten Teile im Zimmer auszuüben haben, zu jeder Beschäftigung unfähig sind.

Für die Tage, an welchen die Verletzten ihre gewöhnliche Beschäftigung zum Teil wieder ausüben konnten, ist nur teilweise Erwerbsbeschränkung anzunehmen. Der Grad derselben ist in Prozenten anzugeben und zu bemessen, wieviel Stunden des Tages der Verletzte seine Tätigkeit (Beaufsichtigung, mündliche oder schriftliche geschäftliche Dispositionen usw.) wieder aufnehmen konnte gegenüber der Zeit, welche er bei vollständiger Gesundheit auf die Ausübung der versicherten Tätigkeit verwandte.

Gleichzeitig ist in der Regel anzugeben, ob der Verletzte befähigt ist: auszugehen, zu reisen, schriftliche oder körperliche Arbeiten zu verrichten oder die Aufsicht in seinem Betriebe ganz oder teilweise auszuüben. Nur dann läßt sich die Unfallschädigung klar überblicken und zahlenmäßig abschätzen.

Versicherungsarten

Die Versicherungen können lauten:

1. auf Tagesentschädigung,
2. auf Invalidität,
3. auf den Todesfall.

Voraussetzung für jeglichen Entschädigungsanspruch ist der Umstand, daß die Unfallfolgen binnen Jahresfrist eingetreten sind. Anderenfalls gilt der Anspruch als verjährt.

Tagesentschädigung

ad 1. Unabhängig von der Entschädigung für dauernde Folgen, Tod oder Invalidität, wird als Entschädigung für Kurkosten und gänzliche vorübergehende Arbeits- bzw. Erwerbsunfähigkeit (Dienstunfähigkeit) während der Kurzeit, vom Tage der ärztlichen Behandlung ab, jedoch meist nur bis zur äußersten Dauer eines Jahres, eine dem jeweils versicherten Betrage entsprechende Tagesentschädigung gewährt, die bei nur verminderter Arbeits- bzw. Erwerbsfähigkeit entsprechend niedriger ist und die bei voll erhaltener Arbeits- oder Erwerbsfähigkeit den erforderlich gewesenen Kurkosten bis zur Höhe der versicherten Tagesentschädigung entspricht.

Invalidität

ad 2. Besteht außerdem eine Versicherung für den Invaliditätsfall und liegen nach einer bestimmten Zeit (etwa nach Ablauf eines Jahres) oder nach Abschluß des Heilverfahrens (Kurzeit) noch Unfallfolgen vor, so ist eine dem Grad der Erwerbsbeschränkung entsprechende Rente oder eine Kapitalabfindung, je nach Art der abgeschlossenen Versicherung, zu zahlen.

Invaliditätstabelle bei glatten Schäden

Die Feststellung des Grades der Invalidität hat der ärztliche Gutachter bei sog. „glatten" Schäden unter Berücksichtigung der in den Versicherungsbedingungen enthaltenen Tabelle, die rechtsverbindlich und auch für den Gutachter unbedingt maßgebend ist, vorzunehmen. Sie weicht zum Teil nicht unerheblich von den bei der sozialen Unfallversicherung üblichen Rentensätzen ab (vgl. S. 40). Völlige Invalidität (100%) wird in der Regel angenommen:

1. Bei gänzlicher Erblindung,
2. beim Verlust oder der vollständigen Gebrauchsbehinderung beider Arme oder Hände, beider Beine oder Füße,
3. beim Verlust oder der vollständigen Gebrauchsbehinderung eines Armes oder einer Hand und eines Beines oder eines Fußes,
4. bei unheilbarer Geistesstörung.

Bei Verlust oder völliger Gebrauchsbehinderung pflegt angenommen zu werden (im Einzelfalle sind stets die jeweiligen Versicherungsbedingungen anzusehen!):

60% für rechten Arm oder rechte Hand,
40—50 „ „ linken „ „ linke „
50 „ „ ein Bein oder einen Fuß,

60%	für	Gehör auf beiden Ohren,
15 „	„	„ „ einem Ohr,
30—33 „	„	Erblindung auf einem Auge,
25 „	„	Daumen der rechten Hand,
15—18 „	„	„ „ linken „
15 „	„	Zeigefinger der rechten Hand,
10 „	„	„ „ linken „
5—10 „	„	andere Finger rechts oder links,
8 „	„	die große Zehe eines Fußes,
3 „	„	andere Zehen.

Bei nur teilweisem Verlust, bzw. teilweiser Gebrauchsbehinderung ist ein entsprechend geringerer Prozentsatz bedingungsgemäß anzusetzen. Beim Verlust oder der Gebrauchsbehinderung mehrerer Teile werden die einzelnen Prozentsätze zusammengezählt; doch darf beim Verlust aller Finger einer Hand nicht mehr als für den Verlust der ganzen Hand gerechnet werden und niemals darf der Prozentsatz insgesamt über 100% betragen. Sind Körperteile schon vor dem Unfall ganz oder teilweise verloren, verkrüppelt, verstümmelt oder gebrauchsunfähig gewesen, so ist ein entsprechender Prozentsatz in Abzug zu bringen.

Invalidität bei sonstigen Leiden

Wichtig ist, daß viele Gesellschaften bei posttraumatischen Nervenleiden nur die Hälfte des festgesetzten Invaliditätsgrades der Entschädigung zugrunde legen! Sofern der Invaliditätsgrad nicht nach beigedruckter Tabelle ohne weiteres feststeht, wird er, wie z. B. bei allen inneren und Nervenleiden, von Fall zu Fall vom ärztlichen Gutachter ermittelt, und zwar unter Berücksichtigung der Arbeits- oder Erwerbsbeschränkung für die versicherte Beschäftigung oder Berufstätigkeit, bzw. den Stand der verletzten Person. Ist der Tod oder die Invalidität überwiegend durch Krankheiten oder Gebrechen herbeigeführt worden, die auch ohne den Unfall in naher Zeit den Tod oder eine erhebliche Verminderung der Erwerbsfähigkeit bewirkt hätten, so wird für den Todesfall eine Entschädigung nicht gezahlt, während bei Invalidität ein den Verhältnissen entsprechender Prozentsatz für die älteren Leiden abgezogen wird.

An sich kann die Versicherung für den Invaliditätsfall lauten:

1. auf Rentenzahlung,
2. auf Kapitalabfindung.

Rente

Bei Versicherung auf Rentenzahlung bestimmt sich die Rentenhöhe nach Lebensalter, Höhe der versicherten Summe und Grad der Erwerbsbeschränkung, entsprechend einer den Versicherungsbedingungen beigedruckten Tabelle. Die Rentenhöhe kann in der Regel in den ersten 5 Jahren nach Beginn der Rentenzahlung entsprechend einer etwaigen Verschlimmerung oder Besserung der Unfallfolgen, bzw. der Arbeitsfähigkeit, erhöht oder verringert werden; doch braucht sich ein Versicherter in jedem Jahr nur einmal der ärztlichen Begutachtung zu unterwerfen. Bei Nachuntersuchungen hat sich der ärztliche Gutachter meist auch darüber zu äußern, ob und wann eine Änderung des Zustandes noch erwartet werden kann. Nach Ablauf von 5 Jahren erfolgt die Rentenzahlung, sofern noch erwerbsbeschränkende Unfallfolgen bestehen, lebenslänglich in unveränderter Höhe weiter.

Kapitalabfindung

Lautet die Versicherung für den Invaliditätsfall auf Kapitalabfindung, so pflegt bei „glatten Schäden“, für die ein dauernd verbleibender Invaliditätsgrad feststeht, die Abfindung sogleich zu erfolgen. In allen anderen Fällen, wo noch eine Änderung der Unfallfolgen möglich ist, also in erster Linie bei Unfallschädigungen der inneren Organe und des Nervensystems, sind die Gesellschaften berechtigt, die Abfindung bis zu 3 Jahren hinauszuschieben, haben aber in der Zwischenzeit das dem jeweiligen Invaliditätsgrade entsprechende Kapital mit 6% zu verzinsen. Die Höhe der schließlich erfolgenden Kapitalabfindung richtet sich nach der versicherten Summe und dem ärztlich festgestellten Grade der Invalidität.

Unfalltodesfälle

ad 3. Bei Unfalltodesfällen, deren Klärung oft erst durch Obduktion ermöglicht wird (vgl. S. 59), ist die volle Versicherungssumme zu zahlen. Voraussetzung ist aber stets, daß der Tod infolge erlittener Körperverletzung innerhalb Jahresfrist erfolgt.

Begutachtung durch Ärztekommissionen

In strittigen Fällen, in denen der Versicherungsnehmer sich mit der festgestellten Bewertung der Unfallfolgen, mit Höhe der Tagesentschädigung, Rente oder Abfindung nicht zufrieden erklärt, wird eine dreigliedrige Ärztekommission, bestehend aus einem Vertrauensarzt beider Parteien und einem ärztlichen Obmann zur endgültigen Entscheidung zusammenberufen; nur die etwa strittige Rechtsfrage, ob überhaupt eine Entschädigungspflicht der Gesellschaft vorliegt, ist durch die ordentlichen Gerichte zu entscheiden.

4. Begutachtung bei Militärversorgung.

(Reichsversorgungsgesetz vom 12. Mai 1920 und Entscheidungen der Versorgungsgerichte).

Versorgungsbehörden

Nach dem Gesetz über das Verfahren in Versorgungssachen vom 10. Januar 1922 zerfallen die Versorgungsbehörden in

1. Verwaltungsbehörden: Versorgungsämter und Hauptversorgungsämter,

2. Spruchbehörden: Versorgungsgerichte und Reichsversorgungsgericht.

Die oberste Leitung des gesamten Versorgungswesens liegt in Händen des Reichsarbeitsministers. Die Versorgungsgerichte sind den Oberversicherungsämtern angegliedert; dagegen ist das Reichsversorgungsgericht vom Reichsversicherungsamt abgetrennt und im wesentlichen mit eignen Beamten besetzt (außer dem gemeinsamen Präsidenten). Die bei den Versorgungsgerichten tätigen ärztlichen Sachverständigen heißen „Gerichtsärzte“ (statt wie seither „Vertrauensärzte“); die bei den Verwaltungsbehörden der Reichsversorgung dauernd tätigen Ärzte dürfen nicht gleichzeitig „Gerichtsärzte“ sein.

Gang des Verfahrens

Im Verwaltungsverfahren wird die Entscheidung über Rentenansprüche von den Versorgungsämtern getroffen, gegen deren Entscheid Berufung an das Versorgungsgericht zulässig ist. Der Rechtsweg vor den ordentlichen Gerichten ist ausgeschlossen. Bei Rentenansprüchen über 40% ist gegen die Urteile des Versorgungsgerichts Rekurs zulässig an das Reichsversorgungsgericht. Das Verfahren ist gebührenfrei.

Versorgungsgesetze

Bei allen Versorgungsansprüchen von gegenwärtigen oder ehemaligen Angehörigen der deutschen Wehrmacht ist zu beachten, ob sich die Ansprüche auf eine nach dem 31. Juli 1914 oder auf eine vor dem 1. August 1914 beendete Dienstzeit gründen. Soweit sich Versorgungsansprüche auf eine vor dem 1. August 1914 beendete Dienstzeit gründen, bleiben die früher geltenden Vorschriften in Kraft, nämlich

1. für Mannschaften das Mannschaftsversorgungsgesetz,
2. für Offiziere oder Sanitätsoffiziere das Offizier-Pensionsgesetz.

Für alle Personen, seien es Mannschaften oder Offiziere, Sanitätsoffiziere oder Beamte, deren Ansprüche sich auf eine erst nach dem 31. Juli 1914 beendete Dienstzeit gründen, gilt das mit Wirkung ab 1. April 1920 in Kraft getretene Reichsversorgungsgesetz vom 12. Mai 1920; allerdings steht ehemaligen aktiven Offizieren, Deckoffizieren, Beamten und Kapitulanten, deren Anspruch sich auf eine nach dem 31. Juli 1914 und vor dem 1. April 1920 beendete Dienstleistung gründet, die Wahl zwischen Versorgung nach dem R.V.G. und den früheren Gesetzen frei.

Umanerkennung

Die Neufeststellung der nach früheren Militärversorgungsgesetzen bereits bewilligten Versorgungsgebührnisse (Umanerkennung) erfolgt ohne Antrag von Amts wegen, und zwar rückwirkend vom 1. April 1920 ab. Die erdrückende Mehrzahl aller jetzt zur Begutachtung kommenden Fälle bezieht sich auf Kriegsbeschädigte, auf die fast ausnahmslos das R.V.G. anzuwenden ist.

Die für den ärztlichen Gutachter wichtigsten Bestimmungen des R.V.G. lauten:

R.V.G. vom 12. V. 1920

§ 1. Frühere Angehörige der deutschen Wehrmacht und ihre Hinterbliebenen erhalten wegen der gesundheitlichen und wirtschaftlichen Folgen einer Dienstbeschädigung auf Antrag Versorgung.

§ 2. Dienstbeschädigung ist die gesundheitschädigende Einwirkung, die durch militärische Dienstverrichtungen oder durch einen während der Ausübung des Militärdienstes erlittenen Unfall oder durch die dem Militärdienst eigentümlichen Verhältnisse herbeigeführt worden ist.

Zur Anerkennung einer Gesundheitsstörung als Folge einer Dienstbeschädigung genügt die Wahrscheinlichkeit des ursächlichen Zusammenhangs.

Arbeiten, zu denen Angehörige der deutschen Wehrmacht in unverschuldeter Kriegsgefangenschaft verwendet werden, und die dieser Kriegsgefangenschaft eigentümlichen Verhältnisse werden dem Militärdienst und den diesem Dienste eigentümlichen Verhältnissen gleichgestellt. Die Angaben des Beschädigten, die sich auf Vorgänge bei der Gefangennahme und in der Kriegsgefangenschaft beziehen, sind der Entscheidung zugrunde zu legen, soweit nicht die Umstände des Falles entgegenstehen.

Eine vom Beschädigten absichtlich herbeigeführte gesundheitschädigende Einwirkung gilt nicht als Dienstbeschädigung.

§ 3. Die Versorgung umfaßt:

1. Heilbehandlung, Krankengeld und Hausgeld,
2. soziale Fürsorge,
3. Rente,
4. Beamtenschein,
5. Sterbegeld und Gebührnisse für das Sterbevierteljahr,
6. Hinterbliebenenrente.

§ 4. Heilbehandlung wird einem Beschädigten, dessen Anspruch auf Rente anerkannt worden ist, gewährt, um eine durch D.-B. verursachte und den Rentenanspruch begründende Gesundheitsstörung oder Beeinträchtigung der Erwerbsfähigkeit zu beseitigen oder wesentlich zu bessern, eine Verschlimmerung zu verhüten oder körperliche Beschwerden zu beheben.

Rechtfertigen die Folgen einer anerkannten Dienstbeschädigung den Bezug einer Rente nicht, so ist Heilbehandlung zu gewähren, wenn dadurch eine Verschlimmerung des durch die Dienstbeschädigung verursachten Leidens verhütet wird.

Die Heilbehandlung kann auch vor der Anerkennung des Rentenanspruchs gewährt werden.

§ 5. Die Heilbehandlung umfaßt ärztliche Behandlung, Versorgung mit Arznei und anderen Heilmitteln, sowie die Ausstattung mit Körperersatzstücken, orthopädischen und anderen Hilfsmitteln, die erforderlich sind, um den Erfolg der Heilbehandlung zu sichern oder die Folgen der Dienstbeschädigung zu erleichtern.

An Stelle der im Abs. 1 vorgesehenen ärztlichen Behandlung, Versorgung mit Arznei und anderen Heilmitteln können Kur und Verpflegung in einer Heilanstalt (Heilanstaltspflege) oder, wenn andere Behandlungsverfahren keinen genügenden Erfolg haben oder in absehbarer Zeit erwarten lassen, Kur und Verpflegung in einem Badeorte (Badekur) gewährt werden.

Blinde erhalten einen Führerhund.

§ 19 Abs. 1. Hat der Beschädigte eine die Heilbehandlung betreffende Anordnung ohne gesetzlichen oder sonst triftigen Grund nicht befolgt und wird dadurch seine Erwerbsfähigkeit ungünstig beeinflußt, so kann ihm die Rente auf Zeit ganz oder teilweise versagt werden, wenn er auf diese Folge schriftlich hingewiesen worden ist.

Abs. 2. Zur Duldung von Operationen, die einen erheblichen Eingriff in die körperliche Unversehrtheit bedeuten, kann der Beschädigte nicht gezwungen werden.

§ 21. Der Beschädigte hat Anspruch auf unentgeltliche berufliche Ausbildung zur Wiedergewinnung oder Erhöhung der Erwerbsfähigkeit, insoweit er durch die Dienstbeschädigung in der Ausübung seines Berufes oder in der Fortsetzung einer begonnenen Ausbildung wesentlich beeinträchtigt ist.

(Dauer dieser Art der sozialen Fürsorge in der Regel bis zu 1 Jahr).

§ 24. Der Beschädigte hat Anspruch auf Rente, solange infolge einer Dienstbeschädigung seine Erwerbsfähigkeit um wenigstens 15% gemindert oder seine körperliche Unversehrtheit schwer beeinträchtigt ist.

Bezüglich Verschlimmerung älterer Leiden gilt Folgendes: Steht einwandfrei fest, daß schon vor der Einziehung zum Militärdienst eine Erwerbsbeschränkung von mindestens 10% bestand, z. B. bei Unfallverletzten, so ist lediglich die infolge der D.-B. herbeigeführte Steigerung des Grades der Erwerbsunfähigkeit der Rentenbemessung zugrunde zu legen — (Entsch. d. Reichs-Mil.-Versorgungsgerichts vom 24. XI. 1920).

§ 25. Die Erwerbsfähigkeit gilt insoweit als gemindert, als der Beschädigte infolge der Beschädigung nicht mehr oder nur unter Aufwendung außergewöhnlicher Tatkraft fähig ist, sich Erwerb durch eine Arbeit zu verschaffen, die ihm unter Berücksichtigung seiner Lebensverhältnisse, Kenntnisse und Fähigkeiten billigerweise zugemutet werden kann.

Die Verdienstverhältnisse bilden keinen Maßstab.

Die schwere Beeinträchtigung der körperlichen Unversehrtheit wird einer Minderung der Erwerbsfähigkeit von 15 bis einschl. 50% gleich geachtet, wenn die Erwerbsfähigkeit nicht oder nur in geringerem Maße als um 50% gemindert ist.

Zu § 25, Abs. 3. Wer in seiner körperlichen Unversehrtheit schwer beeinträchtigt ist, erhält ohne Rücksicht auf den Grad der Minderung seiner Erwerbsfähigkeit eine Rente nach den nachstehenden Sätzen. Begründet die Minderung der Erwerbsfähigkeit eine höhere Rente, so erhält er diese höhere Rente; beim Zusammentreffen von Schädigungen der körperlichen Unversehrtheit und Minderung der Erwerbsfähigkeit wird die für den Beschädigten günstigere Rente gewährt.

Verlust eines Beines oder eines Armes . . .	50%
„ „ Unterschenkels oder Unterarmes	40%
„ „ Fußes	30%
„ von 3 oder mehr Fingern einer Hand einschl. des Daumens	30%
„ von 3 oder mehr Fingern einer Hand ausschl. des Daumens	20%
„ des Daumens allein	20%
„ der ganzen Kopfhaut (Skalpierung) . .	20%
„ eines Auges	20%
„ „ „ falls ein künstl. Auge nicht getragen werden kann . .	30%

Halbseitenblindheit (Hemianopsie)	40%
Verlust eines Kiefers oder des größeren Teiles eines Kiefers (mehr als $^1/_3$)	30%
„ des Gaumens	20%
„ aller Zähne	20%
„ beider Ohrmuscheln	20%
Erheblicher Gewebsverlust der Zunge mit schwerer Sprachstörung	30%
Verlust des Kehlkopfes	50%
Völliger Verlust der Nase	50%
Stinknase (Ozaena.)	30%
Abstoßend wirkende Entstellungen des Gesichts, die den Umgang mit Menschen erschweren	20—50%
Verlust beider Hoden, des männlichen Gliedes oder der Gebärmutter	30%
„ der Milz oder einer Niere	20%
Widernatürlicher After; Urin- oder Darmfistel	20%
Verlust des Afterschließmuskels; starker Mastdarmvorfall	30%

Andere Körperschäden, die den hier aufgezählten gleichzuachten sind, sind entsprechend zu berücksichtigen.

Die Beeinträchtigung der körperlichen Unversehrtheit allein wird nicht höher bewertet als eine Minderung der Erwerbsfähigkeit um 50%, auch wenn mehrere Schäden zusammentreffen.

Zu § 27. Die Minderung der Erwerbsfähigkeit ist grundsätzlich in Stufen von 10 zu 10% auszudrücken, die auch eine bis zu 5% geringere Minderung mit umfassen.

§ 29. Die Vollrente im Sinne dieses Gesetzes besteht aus der Grundrente, der Schwerbeschädigtenzulage (die zu allen Renten von 50% aufwärts hinzutritt) und der Ausgleichszulage, soweit sie einem Beschädigten bei Erwerbsunfähigkeit zu gewähren sind.

Blinde erhalten die Vollrente.

(Als „praktisch blind“ gilt derjenige, dessen Sehvermögen so gering ist, daß es wirtschaftlich wertlos ist, z. B. bei nur $^1/_{25}$ — $^1/_{50}$ der normalen Sehschärfe).

§ 31. Solange der Beschädigte infolge der D.-B. so hilflos ist, daß er nicht ohne fremde Wartung und Pflege bestehen kann, wird eine Pflegezulage gewährt.

§ 33. Versorgungsberechtigte, deren Erwerbsfähigkeit infolge D.-B. um mindestens 50% gemindert ist (Schwerbeschädigte) erhalten neben der Rente einen Beamtenschein. (Voraussetzung: Eignung zum Beamten, Unfähigkeit zu früherem oder ähnlichem Berufe infolge der Beschädigung).

§ 36. Ist der Tod die Folge einer D.-B., so wird Hinterbliebenenrente (Witwenrente, Waisenrente, Elternrente) gewährt.

§ 37. Die Witwe erhält 30% der Vollrente, die dem Verstorbenen im Falle der Erwerbsunfähigkeit bei Lebzeiten zustehen würde (Witwenrente).

Die Witwe erhält 50%, solange sie erwerbsunfähig oder wegen der Pflege und Erziehung von Kindern nicht in der Lage ist, einem Erwerbe nachzugehen, oder sobald sie das 50. Lebensjahr vollendet hat.

Als erwerbsunfähig gilt die Witwe, die infolge körperlicher oder geistiger Gebrechen nicht nur vorübergehend außerstande ist, durch eine Tätigkeit, die ihr unter Berücksichtigung ihrer Lebensverhältnisse, Kenntnisse und Fähigkeiten zugemutet werden kann, ein Drittel dessen zu erwerben, was gesunde Frauen derselben Art mit ähnlicher Ausbildung in derselben Gegend durch Arbeit zu verdienen pflegen.

§ 42. Die Waisenrente beträgt für jedes Kind, dessen Mutter noch lebt, 15%, für jedes Kind, dessen Mutter nicht mehr lebt, 25% der Vollrente des Verstorbenen.

§ 45. Die Elternrente wird gewährt für die Dauer der Bedürftigkeit, wenn der Verstorbene der Ernährer gewesen ist oder nach dem Ausscheiden aus dem Militärdienste geworden wäre.

Zum Erwerb oder zur wirtschaftlichen Stärkung eigenen Grundbesitzes können Beschädigte durch Zahlung eines Kapitals abgefunden werden (§ 72).

§ 73. Eine Kapitalabfindung kann bewilligt werden, wenn

1. die Versorgungsberechtigten das 21. Lebensjahr vollendet und das 55. Lebensjahr noch nicht zurückgelegt haben,
2. der Versorgungsanspruch anerkannt ist,
3. nach Art des Versorgungsgrundes nicht zu erwarten ist, daß später die Versorgungsgebührnisse ganz wegfallen,
4. für eine nützliche Verwendung des Geldes Gewähr besteht.

§ 74. Die Kapitalabfindung kann umfassen die für Beschädigte gemäß § 27 und 28 zuerkannte Rente bis zu einem Viertel des Betrages, der voraussichtlich dauernd zu zahlen bleibt.

(Die Berechnung der Abfindungssumme erfolgt unter Berücksichtigung des Lebensalters.)

Diejenigen Kriegsbeschädigten, die auf Grund des Mannschaftsversorgungsgesetzes vom 31. Mai 1906 eine Rente von 10% beziehen, werden mit dem 1. Januar 1921 von Amts wegen in Höhe des dreifachen Jahresbetrages dieser Rente einmalig abgefunden (§ 94).

Die wichtigsten Punkte bei der ärztlichen Begutachtung sind: **Aufgaben der Begutachtung**

1. Stellung der Diagnose,
2. Klärung der Dienstbeschädigungsfrage (D.-B.),
3. Feststellung der Erwerbsminderung (E.-M.).

Außerdem müssen die Gutachter je nach Lage des Falles sich äußern über Notwendigkeit und Art von Heilverfahren, Notwendigkeit von Berufswechsel oder Pflegschaft, Zeitpunkt der Nachuntersuchung.

Diagnose

Die Stellung der Diagnose zeigt insofern bei Kriegsbeschädigten Besonderheiten, als bei der Untersuchung vor allem auf spezifische Kriegsschädigungen zu achten ist, z. B. auf zurückgebliebene Geschoßteile, die bisher dem Nachweis entgangen (Röntgenbefund!), auf Rest- und Folgeerscheinungen von Kriegsepidemien (Ruhr, Typhus, Cholera), von Malaria oder Kampfgasvergiftung, auf Folgen schlechter Kriegskost oder auf Folgen durchgemachter Strapazen, Entbehrungen und seelischen Erregungen mehr oder weniger schwerer Art (Fliegerangriffe, Trommelfeuer usw.).

Dienstbeschädigungsfrage

Die Klärung der D.-B.-Frage ist verhältnismäßig leicht bei Folgen, die auf Verwundungen jeglicher Art, überhaupt auf Schädigungen chirurgischer Natur zurückgeführt werden; fast ausnahmslos ist in solchen Fällen D.-B. bereits vor Jahren anerkannt. Es gilt dies in erster Linie für Verletzungen der Gliedmaßen.

Schwieriger liegen schon diejenigen Fälle, wo sich nach einer Verwundung ein inneres Leiden entwickelt haben soll, z. B. eine Lungentuberkulose nach einem Brustschuß. In der Regel wird D.-B. dann anzunehmen sein, wenn

1. die Schußverletzung tatsächlich das betreffende Organ geschädigt hat und Verletzungserscheinungen festzustellen sind oder waren,
2. zwischen der Verletzung und dem Auftreten späterer Krankheitserscheinungen kein allzu langer Zeitraum liegt. Brückensymptome, z. B. bei Brustschüssen: häufiger Hustenreiz, zeitweiser Auswurf, Stiche und Schmerzen in der Brust, pflegen die Annahme einer D.-B. wesentlich zu stützen. Bei vorausgegangenen Bauchschüssen ist an die Bildung von Verwachsungserscheinungen zu denken.

Am schwierigsten zu beurteilen sind diejenigen Fälle, wo keine Verwundung vorausgegangen, sondern ein Leiden der inneren Organe oder des Nervensystems sich durch sonstige Schädlichkeiten des Militärdienstes entwickelt haben soll, z. B. durch anstrengenden Dienst, Gewaltmärsche, mangelnde Ruhe, unzureichende und unbekömmliche Kost, Liegen im Freien, in nassen Schützengräben oder feuchten Kellerräumen, Mißhandlungen in Kriegsgefangenschaft, seelische Einwirkungen verschiedenster Art, vor allem Schreckeinwirkungen bei Granatexplosion, Fliegerangriffen und Überfällen. Mitunter wird ein Einzelereignis angeschuldigt, in zahlreichen anderen Fällen werden die Gesamtstrapazen des Krieges mit seinen verschiedenartigen Schädlichkeiten verantwortlich gemacht.

Krankenblätter aus der Dienstzeit, Auszüge aus den Mannschaftsuntersuchungslisten, Paßeintragungen, Zeugnisse von behandelnden Ärzten, Auskünfte von Krankenkassen und Arbeitgebern sowie Zeugen aus der Vor-, Kriegs- und Nachkriegszeit können bei Beurteilung derartiger Fälle, bei denen im übrigen die Erfahrungen der Unfallbegutachtungspraxis oft vorteilhaft zu verwerten sind, die ärztliche Entscheidung, ob D.-B. mit Wahrscheinlichkeit anzunehmen ist oder nicht, mit positiven oder negativen Anhaltspunkten und Hinweisen unterstützen. Grundsätzlich ist bei Erkrankungen der inneren Organe oder des Nervensystems stets in Erwägung zu ziehen, ob das vorgefundene Leiden eine Vor-, Kriegs- oder Nachkriegsschädigung der Gesundheit darstellt. Auf Simulationsversuche der verschiedensten Art ist stets zu achten.

D.-B. bei Herzleiden

War ein Mann als K.v. eingestellt und mehrere Jahre an der Front in anstrengendem und aufregendem Dienst, so ist z. B. bei einer chronischen Herzmuskelerkrankung, auch ohne sonstige Unterlagen im Zweifelsfalle, sofern Nachkriegsschädigungen fehlen, eine D.-B. durch Gesamtstrapazen mit Wahrscheinlichkeit anzunehmen. Dasselbe gilt für Herzleiden sonstiger Art, z. B. Verschlimmerung von Klappenfehlern. Soll eine „einmalige Überanstrengung“ vorgelegen haben, so ist natürlich der Nachweis ungewöhnlicher Inanspruchnahme des Herzens, z. B. durch einen Gewaltmarsch, als Voraussetzung des D.-B.-Anerkenntnisses zu fordern. Wohl die meisten Herzbeschwerden, die von Rentenbewerbern vorgebracht werden, sind nervöser Natur und Teilerscheinung eines nervösen Allgemeinzustandes (vgl. D.-B. bei Neurosen). Zu beachten ist, daß nach Kampfgasvergiftung eine Beschleunigung und Labilität der Herztätigkeit oft lange zurückbleibt.

D.-B. bei Bronchial- u. Lungenleiden

Auch bei Erkrankungen der Atmungsorgane kommt Kampfgaseinwirkung als D.-B. in Frage; sie kann führen zu chronischer Bronchitis, Emphysem und asthmatischen Zuständen. Dagegen scheint Auslösung oder Verschlimmerung von Lungentuberkulose durch Kampfgaseinwirkung nicht häufig zu sein; jedenfalls kann ein ursächlicher Zusammenhang einer erst nach mehreren Jahren als D.-B. in Anspruch genommenen Lungentuberkulose mit Gasvergiftung in der Regel nur beim Vorliegen von Brückensymptomen (häufiger Hustenreiz, Neigung zu Katarrhen, Stiche auf der Brust usw.) mit Wahrscheinlichkeit anerkannt werden. Daß Erkältungen und Durchnässungen im Felde, Liegen in feuchten Schützengräben sowohl zu chronischen Luftröhrenleiden als auch zur Auslösung oder Verschlimmerung von Lungentuberkulose führen können, ist selbstverständlich. Auch Überanstrengung im Dienste und schlechte Ernährung können eine Lungentuberkulose auslösen oder verschlimmern. Nur bei 10% aller Brustschüsse entwickeln sich bei vorhandener Veranlagung tuberkulöse Prozesse. In der Regel kann bei einem Brststeck- oder Durchschuß nur dann eine Lungentuberkulose als D.-B. anerkannt werden, wenn sie sich auf der gleichen Lungenseite entwickelt. Bei allen tuberkulösen Lungenleiden, die erst nach Jahren zur Anmeldung kommen, ist zu beachten, daß die Tuberkulose infolge der schlechten Ernährungs- und Wohnungsverhältnisse gerade in der Nachkriegszeit ganz allgemein beträchtlich zugenommen hat. Stets ist zu prüfen, ob die Entwicklung des Lungenleidens während des Krieges oder in der Nachkriegszeit wirklich auf dienstlichen Schädigungen (D.-B.) beruhte oder ohne D.-B. im natürlichen Verlaufe der Erkrankung erfolgte, sowie ob eine eingetretene Verschlimmerung, wie es oft der Fall, nur vorübergehend war und inzwischen wieder beseitigt ist. Auch an berufliche Schädigungen der Atmungsorgane sowie an die wiederholten Grippeepidemien der Nachkriegszeit mit ihren vielfachen Schädigungen innerer Organe (Lungen, Bronchien, Rippenfell, Herz, Verdauungsapparat, Nervensystem) ist zu denken.

D.-B. bei Magen- darmleiden

D.-B. kommt bei Magen- und Darmleiden vor allem dann in Frage, wenn im Kriege infolge schlechter und unzureichender Kost, Ruhr- und Typhusepidemien Krankmeldungen vorgelegen. Bei vielen Fällen handelt es sich hingegen lediglich um Schädigungen der Nachkriegszeit oder ältere Leiden.

D.-B. bei Unterleibs- brüchen

Für die Beurteilung der D.-B.-Frage bei Unterleibsbrüchen ist folgende Entscheidung des Reichsversorgungsgerichts vom 1. April 1921 (M. Nr. 78 u. 522/19) als richtunggebend zu betrachten:

1. Soweit der Austritt eines Leistenbruches auf einen Unfall zurückgeführt wird, kommen die von dem Reichsversicherungsamt aufgestellten Grundsätze über die Ursächlichkeit bei Leistenbrüchen unverändert zur Anwendung.
2. Dienstbeschädigung ist auch anzuerkennen, wenn ein Bruch unter dem Einfluß dienstlicher Verrichtungen allmählich entstanden oder verschlimmert worden ist.

Im Einzelfall ist zu beachten:

a) der Umstand, daß ein Leistenbruch während einer dienstlichen Tätigkeit ausgetreten ist, die geeignet ist, die Bauchpresse erhöht in Anspruch zu nehmen, rechtfertigt nicht schon die Vermutung, daß der Bruch durch diese Tätigkeit herbeigeführt ist.

b) Vielmehr kann ein solcher Zusammenhang nur angenommen werden, wenn die Bruchbildung auf eine zeitlich hinlänglich genau bestimmte dienstliche Einwirkung zurückgeführt wird, die mit einer erheblich vermehrten Anspannung der Bauchpresse verbunden war, und nachweisbar im Anschluß daran wesentliche Beschwerden bemerkbar geworden sind.

D.-B. bei Nieren- u. Blasen- leiden

Nieren-, Nierenbecken- und Blasenleiden sind in der Regel nur dann als D.-B. anzuerkennen, wenn diesbezügliche Krankmeldung während der Dienstzeit erfolgte und eine militärdienstliche Schädigung vorlag. Bei zweifelhaften Fällen müssen zum mindesten Brückensymptome, die eine Entstehung des Leidens in der Militärzeit glaubhaft erscheinen lassen, bestehen, sofern erst nach einigen Jahren D.-B. (infolge Durchnässung im Felde u. dgl.) behauptet wird. In der Regel ist der Nachweis zu fordern, daß in der Zwischenzeit ärztliche Befunde erhoben wurden.

D.-B. bei Nerven- leiden

D.-B. bei Nervenleiden funktioneller oder organischer Art ist nur dann als wahrscheinlich anzunehmen, wenn die militärdienstliche Schädigung tatsächlich erheblich und zur Auslösung oder Verschlimmerung eines Nervenleidens überhaupt geeignet war. Oft wird unberechtigter Weise z. B. D.-B. für „Nervenschwäche“ behauptet, wenn nur wenige Wochen hindurch leichtester Garnisondienst (Schreibarbeit, Botendienst, Kartoffelschälen usw.) geleistet wurde. Viele angebliche „Kriegsneurosen“ entpuppen sich bei kritischer Prüfung als „Vor-“ oder „Nachkriegsneurosen"; andere sind auf neuropathischer Grundlage durch seelische Erregungen, Entbehrungen oder körperliche Strapazen zur Auslösung gekommen oder verschlimmert worden und dann als D.-B. anzuerkennen. Besonders häufig sind Schreckneurosen nach Fliegerangriffen und Granatexplosionen, oft mit stark hysterischem Einschlag. — Ähnliches gilt für Gehirn- und Geisteskrankheiten sowie Rückenmarksleiden.

Erwerbsminderung

Bezüglich des Grades der E.-M. bei „glatten" Schäden vgl. zunächst S. 65; diese für die „Versehrtheitsrente" aufgestellten Sätze stellen Mindestsätze dar, unter die nicht herabgegangen werden darf, selbst wenn keine E.-M. besteht; liegt eine E.-M. vor, so ist der Grad derselben oft ein höherer als für die Versehrtheitsrente angesetzt. Richtlinien bezüglich Einschätzung der E.-M. bei glatten Schäden sowie bei Schädigungen sonstiger Art ergeben sich aus dem Hauptabschnitte „Unfallbegutachtung".

Von den grundsätzlichen Entscheidungen, die das Reichsversorgungsgericht bezüglich Beurteilung der E.-M. bisher gefällt, seien folgende, besonders wichtige Entscheidungen angeführt:

1. Auch bei schweren Kriegsverletzungen (Verlust oder dauernde Gebrauchsunfähigkeit eines Armes oder Beines) ist die Annahme einer Anpassung oder Umlernung (sogenannte Gewöhnung) nicht auszuschließen. Es bedarf aber einer besonders sorgfältigen Prüfung aller Umstände des einzelnen Falles; Verallgemeinerungen sind unzulässig (R.E. vom 26. V. 1921).
2. Der Verlust des linken Armes ist bei einem Landarbeiter, der auf die Kraft beider Arme angewiesen ist, höher zu bewerten (etwa mit 75%) als bei einem Fabrikarbeiter, der nur eine Maschine bedient (durchschnittlich mit 65%).
3. Abweichungen in der Schätzung des Grades der Erwerbsunfähigkeit um 5% berechtigen die höhere Instanz im allgemeinen nicht, die im Bescheide getroffene Rentenfestsetzung abzuändern. Es müssen vielmehr überzeugende Gründe dafür beigebracht sein, daß ausnahmsweise eine solche Abweichung geboten ist (R.E. vom 23. I. 1920).
4. Verschlimmerung eines bereits bestehenden Augenleidens infolge D.-B. ist im Gegensatz zu der Rechtsprechung bei sonstigen Leiden, wo nur der Grad der Verschlimmerung entschädigt wird, in vollem Umfang der resultierenden Gesamterwerbsbeschränkung zu entschädigen, sofern trotz bestehenden Augenleidens vorher volle Erwerbsfähigkeit bestand.
5. Verlust eines bereits vor der militärischen Einziehung fast erblindeten Auges bedeutet nicht nur die Gefahr von Gesundheitsstörungen (gelegentliche Entzündung leerer Augenhöhlen durch schlechten Sitz des künstlichen Auges, Eindringen von Staub usw.), sondern auch eine unmittelbare Einbuße der Erwerbsfähigkeit (Untauglichkeit zu manchen Berufen, stärkere Entstellung).

5. Untersuchungsmethoden.

Bei einer Reihe von Untersuchungsmethoden, die bei Unfallverletzten zur Anwendung kommen, finden sich gegenüber der sonstigen Untersuchungsmethodik, von selteneren Fällen abgesehen, keine klinisch-technischen Besonderheiten, z. B. bei der Auskultation und Perkussion, der Untersuchung von Magen- oder Darminhalt (chemisch, makroskopisch und mikroskopisch), Blut (mikroskopisches Blutbild, Blutfarbstoffgehalt nach Sahli oder Tallquist, Wassermannsche Serumreaktion), Urin (24stündige Menge, spezifisches Gewicht, Eiweiß, Zucker, Gallenfarbstoff, Blut, mikroskopische Sendimentuntersuchung), Auswurf (makroskopisch und mikroskopisch, Blut, Tuberkelbazillen), Prüfung mit Tuberkulin (Hauptimpfung nach Pirquet oder subkutane Injektion nach Koch), während bei zahlreichen anderen Untersuchungsmethoden, durch die Eigenart der Unfallverletzung bedingt, nach der einen oder anderen Richtung hin oft besondere praktische Richtlinien und Regeln der Diagnostik beachtenswert sind. Diese vor allem seien hier kurz erwähnt; ferner sei vorausgeschickt, daß die Untersuchung sich nie auf den verletzten Körperteil beschränken darf, sondern möglichst auf alle Organe sowie den körperlichen und geistigen Gesamtzustand sich auszudehnen hat. Zunächst eine kurze Übersicht dessen, was bei den einzelnen Körperregionen zu beachten ist.

Kopftraumen

Bei Kopftraumen ist zu achten auf äußere Verletzungsspuren (Beulen, Schrammen, Abschürfungen, Wunden, Narben, Knochenvertiefungen), auf Symptome von Gehirnerschütterung (Bewußtlosigkeit, Erbrechen), Schädelbasisbruch (Blutungen aus Mund, Ohren oder Nase, Blutunterlaufungen, Verletzung von Gehirnnerven), Läsionen der Sinnesorgane (Pupillenstörungen, Veränderungen des Augenhintergrundes, Augenmuskelstörungen, Schwerhörigkeit und Schwindelerscheinungen, letzteres vor allem bei gleichzeitiger Labyrintherschütterung unter Mitbeteiligung des Vestibularapparates). Röntgenaufnahme bei allen Kopftraumen, selbst leichterer Art, unerläßlich, auch beim Fehlen äußerlich erkennbarer Knochenverletzung (mitunter Absplitterungen der inneren Tafel!). In Fällen mit Seh- und Hörstörungen oder bei Verdacht auf Nebenhöhlenerkrankung spezialistische Untersuchung notwendig.

Wirbelsäulentraumen

Auch bei Wirbelsäulentraumen Röntgenbild unerläßlich. In vielen anfangs unklaren Fällen von posttraumatischen Rückenschmerzen zeigt das Röntgenbild entweder arthritische Veränderungen, kariöse Prozesse, Knochenabsprengungen oder einen bisher übersehenen Kompressionsbruch von Wirbelkörpern. Sorgfältige Untersuchung des Nervensystems hinsichtlich etwaiger Rückenmarksschädigung oder funktionell-nervöser bzw. hysterischer Erscheinungen!

Brustkorbtraumen

Röntgenuntersuchung, sowohl Aufnahme wie Durchleuchtung, bei allen Brustkorbtraumen notwendig. Besonders zu achten auf komplizierende Rippen- oder Brustbeinbrüche, Rippenfellergüsse, Schwartenbildungen, Verdichtungsherde in den Lungen, Verschieblichkeit der Lungengrenzen (Zwerchfell), Größe, Form und Lagerung des Herzens (Orthodiagramm).

Bei Lungenkomplikation stets auf Tuberkulose fahnden: dreistündliche Temperaturmessung im Mastdarm, Prüfungen mit Tuberkulin, wiederholte Auswurfuntersuchung auf Tuberkelbazillen. Vergleich der Gewichtszahlen. Besondere Beachtung von Vorkrankheiten und familiärer Belastung.

Bei Herzbeschwerden außer den üblichen Untersuchungsmethoden Funktionsprüfungen notwendig. Traumatische Klappenfehler sind selten. Herzmuskelveränderungen beruhen zumeist auf Arteriosklerose oder toxischer Degeneration. Die von Traumatikern geklagten Herzbeschwerden sind, sofern sie nicht überhaupt auf älteren, vom Unfall unabhängigen Leiden beruhen, bei der überwiegenden Mehrzahl funktionell-nervöser Natur. Bezügl. Blutdruck, Puls und Funktionsprüfung des Herzens vgl. die einschlägigen Abschnitte.

Bauchtraumen

Auch bei Traumen des Leibes sind Röntgenaufnahmen und Durchleuchtungen zur Sicherung der Diagnose in allen Fällen notwendig (vgl. S. 76). Im übrigen ist besonders zu achten auf Störungen der Motilität und Sekretion (Probefrühstück, Probemahlzeit) sowie auf das Verhalten des Stuhlgangs. Bei abnormer Beschaffenheit des Stuhlgangs (flüssig, schleimig, breiig, unverdaute Speisereste) Schmidt-Strasburgersche Probekost mit folgender makroskopischer, mikroskopischer und chemischer Untersuchung (Blutspuren) notwendig. Oft besteht eine chronische Achylie, eine Gärungsdyspepsie oder ein sonstiges chronisches Magendarmleiden, das von dem Unfalle völlig unabhängig ist, vielfach vom Kranken selbst bis dahin unbeachtet war. Auch auf defekte und fehlende Zähne, Alkoholismus sowie ungeeignete Diät und Lebensweise hat die Aufmerksamkeit sich zu lenken!

Bei Blutungen aus der Harnröhre Cystoskopie, um Ort der Blutung festzustellen. Bei Nierenbecken- oder Nierenleiden Ureterenkatheterismus und Nierenfunktionsprüfung (Konzentrations- und Verdünnungsfähigkeit, Ausscheidungsvermögen für Stickstoff und Kochsalz); außerdem selbstredend regelmäßige quantitative und qualitative chemische sowie mikroskopische Urinuntersuchung. Öfters Herz und Blutdruck untersuchen!

Besichtigung

Was die Einzeluntersuchungsmethoden betrifft, so kann schon die Besichtigung von Unfallverletzten zu den wichtigsten Ergebnissen führen. Haltung, Bewegungen, Gang und Aussehen lassen vielfach sofort gewisse Rückschlüsse auf Art oder Schwere der Schädigung zu, wenn auch erfahrungsgemäß viele Unfallverletzte bei der ärztlichen Untersuchung durch hinfälliges Wesen, langsame Körperbewegungen, steifen oder schleppenden Gang mit Stöcken oder gar Krücken, sowie vor allem durch wehleidigen Gesichtsausdruck versuchen, ihren Zustand in einem möglichst ungünstigen Lichte erscheinen zu lassen. Hier kann nur ein durch längere Erfahrung geschärfter Blick, sowie möglichst unauffällige Beobachtung, sei es im Untersuchungszimmer, auf den Gängen oder auf der Straße, sei es durch Ablenkung der Aufmerksamkeit des Verletzten, zur richtigen Beurteilung führen. Auch Beschaffenheit von Fettpolster und Muskulatur können unter Umständen für die Begutachtung wichtig sein. Dabei sind Abmagerung und konstitutionelle Magerkeit streng zu unterscheiden. Stets ist ferner zu achten auf irgendwelche Verletzungsspuren, vor allem auf Wunden, Beulen, blutunterlaufene Stellen, Narben, Knochendepressionen oder Auftreibungen, Muskelabmagerungen, Schwellungen oder Verbiegungen, mögen sie von früheren oder dem in Frage kommenden Unfalle stammen. Sind sie nach Art, Sitz oder Ausdehnung besonders bemerkenswert oder für eine spätere Vergleichung voraussichtlich von Wichtigkeit, ist eine photographische Aufnahme zu empfehlen; in anderen Fällen genügt genaue Beschreibung, ev. unter Zuhilfenahme von Zeichnungen oder Eintragungen in vorgedruckte Schemata. Auch Mißbildungen oder sonstige Gebrechen und Anomalien, die für die Begutachtung von irgendwelcher Bedeutung werden können (z. B. Verkrümmungen der Wirbelsäule, Haltungsanomalien, Asymmetrie oder sonstige Mißbildung des Schädels, Geschwülste usw.) werden zweckmäßigerweise durch Zeichnung oder Photographie zur Anschauung gebracht. Ebenso sind Ausschläge, Ödeme und Tätowierungen bemerkenswert.

Am Kopf ist besonders zu achten auf Narben, Knochenvertiefungen und Verdickungen, Ausdruck und Farbe des Gesichtes, sowie Blutgehalt der sichtbaren Schleimhäute, ferner auf Spuren von Zungenbiß (bei der Differentialdiagnose von posttraumatischer Epilepsie und Hysterie). Haltungsanomalien des Kopfes beruhen zuweilen auf traumatischen Schädigungen der Halswirbelsäule (Röntgenbild!). Am Brustkorb sind vor allem bemerkenswert: Etwaige Deformierung infolge Rippen- oder Brustbeinbrüchen, Nachschleppen einer Brustkorbhälfte bei der Atmung (z. B. bei posttraumatischen Rippenfell- und Lungenaffektionen, sowie bei Deformierung des Brustkorbgerüstes), während die Besichtigung des Leibes besonders auf Eingeweide- und Wasserbrüche, die oft noch in späterer Zeit als Unfallfolgen fälschlicherweise bezeichnet werden, zu achten hat. Wichtig bei Besichtigung der Gliedmaßen sind in erster Linie Entwicklung der Muskulatur, Beschwielung von Handteller und Fußsohlen, Feststellung von etwaigen sekretorischen, trophischen und vasomotorischen Störungen (abnorme Schweißbildung oder Trockenheit der Hände, Glanzhaut, Geschwürsbildung und Veränderungen der Nägel, abnorme Blässe, Rötung oder Cyanose der Hände und Füße), von Krampfadern und Unterschenkelgeschwüren oder von Plattfußbildung, also von Anomalien, die vielfach von Unfalleinwirkungen völlig unabhängig sind, deren subjektive Folgeerscheinungen (z. B. Plattfußbeschwerden) aber allzu leicht als Unfallfolgen vom Verletzten angesehen werden. Besonders sorgfältig hat die Besichtigung bei Verletzungen der Wirbelsäule, des Rückenmarks oder der Gliedmaßen, auf Muskelabmagerung zu achten, sei es von ganzen Extremitäten (bei längerer Schonung durch Nichtgebrauch oder bei peripherischer Nervenlähmung durch degenerative Atrophie), sei es von einzelnen Muskelgruppen (z. B. degenerative Atrophie der kleinen Handmuskulatur bei posttraumatischer Schädigung des Halsmarks, oder teilweise Inaktivitätsatrophie des Schultergürtels oder der Beckenmuskulatur bei Schädigungen großer Gelenke). Bei Verletzungen der Wirbelsäule ist im übrigen stets auf ihre Konfiguration zu achten, wobei die normale „physiologische", leicht skoliotische Krümmung sowie der „runde Arbeitsrücken" wohl zu unterscheiden sind von ausgesprochener traumatisch oder anders bedingter Kyphose, Skoliose oder Lordose. Besonders hat sich das Augenmerk auf die etwaige Feststellung einer umschriebenen Verkrümmung wie bei tuberkulöser Spondylitis, bei Wirbelbruch oder beim sekundären Kümmellschen Gibbus zu richten.

Palpation

Bei der Palpation ist nicht zu vergessen, daß normale Resistenzen, Höcker, Einbuchtungen usw., z. B. an Knochen und Gelenken, leicht mit traumatisch bedingter Schwellung oder Deformierung verwechselt werden können, sofern man es unterläßt, die entsprechenden Stellen der Gegenseite bei der Palpation zum Vergleich heranzuziehen. Ganz außerordentlich häufig kommt es auch vor, daß bei Kopfverletzten der normale Hinterhauptshöcker (Spina occipitalis) für eine Beule oder gar für eine traumatische Knochenverdickung gehalten wird, obwohl eine sorgsame Palpation schon an der normalen Verschieblichkeit der Haut (bei Knochenverletzung Haut auf der Unterlage oft verwachsen) sowie an der Konsistenz (bei Beulen fluktuierend oder prall-elastisch), an Umgrenzung und Beschaffenheit der Oberfläche (bei traumatischer Verdickung oft deutliche und unregelmäßige Abgrenzung, zuweilen auch ungleichmäßige Oberfläche) gewisse diagnostische Anhaltspunkte ergibt (Röntgenbild!). Bei Knochenbrüchen der Gliedmaßen ist auf Krepitation und Verschiebung der Bruchenden zu fahnden, bei Schädigungen der Gelenke auf Ergüsse (Fluktuation, pralle oder elastische Konsistenz), auf Fremdkörper (abgesprengte Teile) und Deformierung (Röntgenbild!).

Röntgenuntersuchung

Röntgenuntersuchung ist bei der Mehrzahl aller Unfallverletzten unerläßlich, und zwar empfiehlt es sich stets, eine Röntgenphotographie der einfachen Durchleuchtung, die vielfach nur eine ungefähre Orientierung gestattet, vorzuziehen. Unerläßlich ist sie vor allem bei Verletzungen der Gliedmaßen, der Wirbelsäule, des Brustkorbes und des Beckens, wo auch nur ein entfernter Verdacht auf Schädigung von Knochen oder Gelenken besteht. Bei manchen Unfallverletzten mit posttraumatischen Rückenschmerzen zeigt das Röntgenbild eine Kompressionsfraktur, eine Absprengung von Knochenfortsätzen, eine Verknöcherung von Bandscheiben und Gelenkverbindungen u. a. Bei Verletzungen der Gliedmaßen, sei es der Knochen oder der Gelenke, ist Aufnahme in zwei Ebenen anzuraten, sowie in unklaren Fällen eine gleichzeitige Aufnahme der Gegenseite. Bei Brustkorb- und Beckenverletzungen hat die Röntgenaufnahme zweckmäßigerweise sowohl in ventrodorsaler als dorsoventraler Richtung stattzufinden. Vielfach ergibt das Röntgenbild bei unklaren Brustbeschwerden, daß ein einfacher oder mehrfacher Rippenbruch (Verdickung, Verschiebung) stattgefunden. Notwendig ist weiterhin eine Röntgenaufnahme (in zwei Ebenen) bei allen Kopfverletzten. Bei zahlreichen Fällen meiner Beobachtung, in denen frühere Untersucher die Diagnose auf einfache

Gehirnerschütterung gestellt, zeigte das Röntgenbild Absprengungen der inneren Tafel, deutliche Verdickung des Schädelknochens an der Verletzungsstelle (periostale Auflagerung nach Bluterguß), gelegentlich auch eine leichte Knocheneinsenkung, die beim Betasten des Kopfes sich dem Nachweis entzogen, ein Befund, der den subjektiven Beschwerden nunmehr eine hinreichende Unterlage gab. Fissuren des Schädeldaches, die oft ohne Kallusbildung heilen (v. Hansemann), entziehen sich dagegen leicht, besonders in älteren Fällen der objektiven Feststellung. Auch bei Brüchen des Schädelgrundes, von denen die Querbrüche der Felsenbeinpyramide zuweilen eine deutliche, wenn auch nicht starke Kallusbildung noch nach Jahren bei der Obduktion erkennen lassen, wird die Bruchlinie um so unklarer, je längere Zeit seit dem Unfalle verflossen. Ferner sind bei chronisch hirndrucksteigernden Prozessen (z. B. bei einzelnen Fällen von posttraumatischer Meningitis serosa oder Gehirngeschwulst) mitunter Schädelveränderungen (Usuren der Innenfläche, Wandveränderungen und Verdickungen, Veränderungen der venösen Gefäßfurchen und der Nähte) röntgenologisch zu diagnostizieren (Schüller). In einem von mir beobachteten Fall von „nervösen Beschwerden“ nach Kopfkontusion ergab das Röntgenbild eine posttraumatische Knochenzyste im linken Stirnbein. Endlich hat die Röntgenuntersuchung auch bei Unfallschädigungen der Brust- und Bauchorgane große Bedeutung. So sind vor allem festzustellen Verdichtungsherde in den Lungen (blutige Durchtränkung nach Brustkontusion, chronisch infiltrative Prozesse nach posttraumatischer Lungenentzündung oder bei Tuberkulose), Erweiterung der Lungen (posttraumatisches Emphysem, z. B. nach Einatmung ätzender Dämpfe), Rippenfellergüsse, Einschränkungen der Dehnungsfähigkeit (bei Erweiterung, bei narbigen Prozessen und Verwachsungen). Manche Klagen von Unfallverletzten über Stiche, Beklemmung und Atemnot finden gerade durch das Röntgenverfahren zuweilen ihre objektive Klärung (häufig Rippenfellschwarten und Verwachsungen von Pleura und Zwerchfell). Die Röntgenaufnahme des Herzens hat, um richtige Größenmaße des Herzens zu erhalten, in orthodiagraphischer Weise (Zweimeter-Aufnahme, Moritztisch) zu erfolgen. Sie ist nach Verletzungen (Kontusionen usw.), die die Herzgegend betroffen, nie zu unterlassen. Auch bei komplizierenden, wenn auch nicht traumatisch bedingten Herzleiden, bei Arteriosklerose, Schrumpfniere und Lues ist jeder Unfallverletzte zu röntgen (Herzgröße und Aorta), um ein Urteil über das für die Gesamtleistungsfähigkeit des Verletzten so wichtige Zentralorgan des Zirkulationssystems zu gewinnen. Röntgendurchleuchtung zur Feststellung von Lage, Form, Größe und Peristaltik des Magens sowie Magen- und Darmaufnahmen (nach Einnahme einer Mahlzeit von Bismutum carbonicum, Barium sulfuricum, Eubaryt oder Citobarium) empfehlen sich stets, wenn stärkere Kontusionen des Bauches mit nachfolgenden Magen- oder Darmblutungen, Schmerzzuständen oder Störungen der Verdauung (besonders hartnäckige Obstipation) stattgefunden. Strikturen organischer Art und Abknickungen durch Verwachsungsstränge sind oft gut erkenntlich, zuweilen auch nervös bedingte Reizzustände (spastische Obstipation mit kontrahiertem Darm). In einem meiner Fälle (innere Blutung nach Bauchquetschung) fand sich eine in teilweise Verkalkung übergegangene posttraumatische Hämatocele. Alle derartigen Untersuchungen sind natürlich nur in einem Krankenhause oder einem Röntgeninstitute durchzuführen, das in irgendwie unklaren Fällen stets in Anspruch zu nehmen ist, zumal eine einwandfreie Röntgendiagnose eine größere Erfahrung voraussetzt.

Lumbalpunktion

Auch die Lumbalpunktion ist nur im Krankenhause anzuwenden. Sie kommt bei Unfallverletzten als diagnostisches Hilfsmittel in Frage vor allem bei Kopfverletzten, bei denen ein Verdacht auf hirndrucksteigernde Prozesse besteht (Meningitis serosa, Hydrocephalie, posttraumatische Hirnabzesse, Gehirngeschwulst, Pseudotumor cerebri), also besonders in Fällen mit außergewöhnlich starken zerebralen Symptomen, wie anhaltendem Kopfschmerz, Kopfdruck und Benommenheit, hartnäckigen Schwindelerscheinungen, Schlaflosigkeit oder Schlafsucht, zumal wenn noch verdächtigere Symptome wie epileptiforme Krämpfe und Verwirrtheitszustände, zerebrales Erbrechen und zerebrale Pulsverlangsamung oder gar motorische oder sensible Reiz- und Ausfallserscheinungen, Störungen im Hör- und Sehvermögen (Stauungspapille) usw. in Erscheinung treten. Fälle letzterer Art sind allerdings nach traumatischer Einwirkung außerordentlich selten (vgl. speziellen Teil), während eine Meningitis serosa oder seröse Hypertonie gar nicht so selten nach Kopfverletzung auftritt, aber beim Unterlassen einer Lumbalpunktion allzu leicht übersehen wird. Differentialdiagnostisch ist im übrigen zu beachten, daß Liquordruckerhöhung (meist allerdings nur geringeren Grades) noch anzutreffen ist bei: Alkoholismus, Epilepsie, Anämie, Nephritis, Arteriosklerose, sowie bei nichttraumatischer Neurasthenie und Hysterie. Die Resultate der Druckmessung sind also nur mit Vorsicht und kritisch zu verwerten! Nur eine einigermaßen beträchtliche Steigerung, etwa über 150 mm bei horizontaler Lagerung hat wirkliche diagnostische Bedeutung, wenn auch in der Regel ein Druck von 50—120 mm als „normal" bezeichnet wird.

Das durch senkrechten Einstich zwischen drittem und viertem Lendenwirbel (Höhe des oberen Randes der Darmbeinschaufel) mittels Troikart gewonnene Lumbalpunktat ist normalerweise klar und wasserhell. Bei frischen Fällen von Kopfverletzung mit meningealer Zerreißung (u. a. auch bei Schädelgrundbruch) ist der Liquor blutig gefärbt, nimmt aber vielfach schon vom 2. oder 3. Tage an (Hosemann) eine gelbliche Färbung an (Xanthochromie), wenn auch gelegentlich noch nach einer Woche, bei meningealen Spätblutungen sogar noch später Blut im Liquor makroskopisch erkennbar ist. Bei etwas älteren Fällen findet sich neben Erhöhung des Druckes eine Vermehrung der Lymphozyten (Lymphozytose), die aber später wieder schwinden kann. Es bleibt dann lediglich die seröse Hypertonie (Druckerhöhung) noch für einige Zeit oder auch dauernd bestehen. Hoher Eiweißgehalt im Liquor (flockige Trübung) bei hohem Druck weist auf entzündlich-eitrige Prozesse hin (z. B. nach Trauma sekundär entstandene Meningitis purulenta oder Hirnabzeß).

Weiterhin kommt Lumbalpunktion bei luesverdächtigen Unfallverletzten in Frage, falls Serumreaktion des Blutes negativ. Das Lumbalpunktat ist serologisch nach Wassermann, chemisch nach Nonne-Apelt (Mischung gleicher Teile Liquor und gesättigter neutraler Ammoniumsulfatlösung im Reagenzglas; falls spätestens nach 3 Minuten Opaleszenz oder Trübung auftritt, positiver Ausfall der Globulinprobe — Anzeichen für organischen Prozeß des Zentralnervensystems) und mikroskopisch nach Nißl auf Lymphozytose (Dementia paralytica, Tabes, Lues cerebro-spinalis) zu untersuchen (zentrifugiertes Sediment auf Objektträger nach Lufttrockenheit mit Alkoholäther fixieren, abspülen, färben mit Unnas polychromem Methylenblau oder Ehrlichs Triacid).

Wägung

Eine genaue Feststellung des Körpergewichts ist bei Unfallverletzten deshalb von besonderer Bedeutung, weil ein Gleichbleiben, eine Zu- oder Abnahme des Gewichts gewisse Rückschlüsse auf das Allgemeinbefinden zuläßt. Dabei kann Abnahme des Körpergewichts 1. auf direkten oder indirekten Unfallfolgen (Eiterungen, Fieber oder erschöpfendem Blutverlust, Störungen der Verdauungstätigkeit, starker nervöser Unruhe und Erregbarkeit, besonders mit anhaltender Störung des Schlafes) beruhen, 2. auf komplizierenden Schädlichkeiten (chronischer Unterernährung, Tuberkulose, Krebs, bösartigen Geschwülsten, Zuckerkrankheit, Altersschwund). Starker Rückgang des Körpergewichts mahnt bei beabsichtigter Rentenkürzung stets zu gewisser Vorsicht, während Zunahme des Gewichtes vielfach auf eine Hebung des Allgemeinbefindens und der Arbeitskraft hinweist. Gleichbleiben oder gar Zunahme des Körpergewichts läßt Klagen über anhaltende, etwa „monatelange" Schlaflosigkeit infolge psychischer Unruhe oder Schmerzen oft als übertrieben erscheinen, da anderenfalls eine Gewichtsverminderung zu erwarten wäre, Allerdings ist stets zu bedenken, daß leichtere Schwankungen des Körpergewichts auch bei Gesunden unter dem Einflusse geistiger oder körperlicher Arbeit oder unzweckmäßiger Lebensweise oft zu beobachten sind, so daß bei Unfallverletzten jeder Rückschluß aus dem Körpergewicht sorgfältigster Erwägung und Berücksichtigung der übrigen Symptome bedarf. Bei Gewichtsangaben ist stets im Gutachten anzugeben, ob der nackte oder bekleidete Körper gewogen wurde. Nur so wird ein späterer Vergleich ermöglicht. Im übrigen ist das Körpergewicht nur im Verein mit Körpergröße, Brustumfang und Gesamtkonstitution verwertbar.

Der erwachsene Mensch soll ohne Kleidung normalerweise soviel Kilogramm wiegen, als die Körpergröße an Zentimetern 1 m übertrifft (also Normalgewicht bei 1,70 m Größe = 70 kg); doch liegen bei Männern Schwankungen bis zu 5 kg nach oben oder nach unten noch in normalen Grenzen (Beispiel: 65—75 kg bei 1,70 m Größe), bei Frauen Schwankungen bis zu 7 kg, entsprechend der von Fall zu Fall verschiedenen Körperveranlagung.

Längenmessung

Die Längenmessung eines verletzten Gliedes erfolgt mit dem Bandmaß und erfordert zwecks Feststellung eines Längenunterschiedes notwendigerweise auch die Messung des korrespondierenden Gliedes. Dabei sei Grundsatz, z. B. bei einem Bruch des Unterschenkels, nicht etwa nur die Längen des ganzen Beines anzugeben, sondern die Längen beider Unterschenkel zu vergleichen, da gleichzeitig eine Oberschenkelverkürzung oder -verbiegung (bei altem Bruch, Coxa vara, Coxa valga, alter Coxitis usw.) des einen oder anderen Beines bestehen kann, die leicht übersehbar und zu Irrtümern bei der Längenmessung des unfallverletzten Teiles Anlaß geben könnte. Angabe der Maß-Endpunkte ist daher bei allen Längenmaßen anzuraten. Man mißt z. B. die Länge des Oberschenkels vom oberen Rande des großen Rollhügels bis zum Kniegelenkspalt, die Länge des Unterschenkels vom Kniegelenkspalt zum inneren (oder äußeren) Knöchel, die Länge des ganzen Beines vom vorderen oberen Darmbeinstachel zum inneren (oder äußeren) Knöchel. Zu beachten ist vor allem, ob eine wirkliche oder nur eine scheinbare Verkürzung oder Verlängerung eines Beines vorliegt. Wirkliche Verkürzung eines Beines kann angeboren oder erworben sein (durch traumatische, rhachitische oder osteomalacische Verbiegung an Ober- oder Unterschenkel, durch Brüche des Schenkelhalses mit Verbiegung nach unten — Coxa vara traumatica —, durch Genu varum oder valgum, durch Pes varus oder valgus, sowie durch Luxationen im Knie- und Fußgelenk, sowie Beugekontrakturen des Kniegelenks). Scheinbare Beinverkürzung bei normaler Oberschenkellänge findet sich vielfach nach Verletzungen (Brüchen, Luxationen) und Erkrankungen des Beckens, der Hüftgelenkspfanne und der unteren Wirbelsäule, insbesondere bei Brüchen der Lendenwirbelsäule mit einseitiger Kontraktur, bei Brüchen einer Beckenhälfte mit Verschiebung der Pfanne, bei destruierenden Entzündungsprozessen der Pfanne, bei Luxation mit Einbruch des Pfannengrundes — Luxatio centralis —, bei Luxation des Oberschenkels nach oben — L. supracondyloidea —, nach vorn — L. suprapubica — und nach hinten — L. iliaca und ischiadica —, sowie bei Kontrakturen des Oberschenkels in Adduktion. Die betreffende Beckenhälfte steht dann meistens höher und täuscht eine Beinverkürzung vor. Zur genaueren Diagnose ist stets festzustellen, ob der obere Rand des großen Rollhügels sich in der Roser-Nélatonschen Linie (Verbindungslinie zwischen vorderem oberen Hüftbeinstachel und Sitzbeinknorren) befindet, oder ob er höher oder tiefer steht. Daneben sind selbstredend Röntgenaufnahmen unerläßlich. Wirkliche Verlängerung eines Beines kommt nur ausnahmsweise vor (bei Bruch des Oberschenkelhalses mit Verheilung in Valgusstellung — Coxa valga traumatica); scheinbare Verlängerung ist anzutreffen bei Abduktionskontrakturen im Hüftgelenk, sowie bei Luxation des Oberschenkelkopfes nach unten (Luxatio infracondyloidea) und nach vorn und unten (L. obturatoria).

Bei Längenmessungen der Arme sind der Rabenschnabelfortsatz, die Oberarmkondylen, das Olekranon und die distalen Enden von Speiche und Elle in der Regel als gegebene Meßpunkte anzunehmen. Praktisch hat eine Verkürzung von Ober- oder Vorderarm mitunter geringere Bedeutung als Beinverkürzung.

Die vergleichende Längenmessung der Wirbelsäule fällt zusammen mit der Bestimmung der vergleichenden Körpergröße und ist vor allem von Wichtigkeit bei Verletzungen, die im weiteren Verlaufe zu sekundärer Wirbelsäulenverbiegung (Kyphose, Lordose, Skoliose) führen können. Bezüglich der genaueren Messung von Wirbelsäulenverkrümmungen vgl. S. 81.

Endlich sind Längen- (und Flächen-) messungen bei Narben, Wunden, sowie bei Bestimmung der Herzgröße (nach orthodiagraphischer Röntgenaufnahme) an Unfallverletzten vorzunehmen, um die krankhaften Veränderungen möglichst genau zu fixieren und späterer Nachuntersuchung eine vergleichende Grundlage zu schaffen.

Tiefenmessungen sind röntgenologisch notwendig bei eingedrungenen Fremdkörpern (z. B. Lungensteckschuß).

Umfangsmessung

Bei der Umfangsmessung mit dem Bandmaß sind stets genaue Angaben über Höhe der gemessenen Stelle (Oberarmmitte, Vorderarmdicke usw.), sowie über Stellung und Haltung (Messung bei gebeugter oder gestreckter Stellung, im Liegen oder Stehen, bei Anspannung oder schlaffer Haltung) erforderlich. Zweckmäßigerweise mißt man unter Vergleich von rechter und linker Gliedmaße, sowohl bei Gelenk- wie Muskelmaßen.

a) Muskelmaße. Die gebräuchlichsten Muskelmaße sind:

1. Oberarmmitte (bei schlaff herabhängendem Arm),
2. dickste Stelle des Vorderarms (bei rechtwinkliger Beugung),
3. Handumfang (bei geöffnetem Handteller oberhalb des Daumenansatzes),
4. Umfang des Oberschenkels 10 cm und 20 cm oberhalb des oberen Kniescheibenrandes (im Liegen bei angespannter Muskulatur),
5. dickste Stelle des Unterschenkels (Wadenumfang, im Liegen bei angespannter Muskulatur).

Bei Rechtshändern bestehen auch normalerweise am rechten Arm größere Maße als links (Oberarmmitte 1—2 cm, Vorderarmdicke $1/2$—1 cm stärker als links); bei Linkshändern liegen die Verhältnisse umgekehrt. An den Beinen sind normalerweise die Muskelumfangsmaße gleich oder zeigen nur unbedeutende Differenzen (0,2—0,5 cm). Da bei der Umfangsmessung außer der Muskulatur auch Knochen (oft starke Verdickungen nach Schußverletzungen und Brüchen), Haut und Fettschicht mitgemessen werden, ist zur Vermeidung falscher Rückschlüsse auch die Beschaffenheit der Muskulatur (schlaff, kräftig, fest) sowie des Fettpolsters (reichlich, normal, dürftig) mitanzugeben.

Außer den „typischen" Stellen werden selbstredend je nach Besonderheit des Einzelfalles auch andere, etwa krankhaft verdickte Stellen stets gemessen.

b) Gelenkmaße: Wesentliche Unterschiede des Gelenkumfanges zwischen rechts und links sind normalerweise nicht vorhanden. Sie können aber beträchtlich sein bei allen deformierenden Gelenkprozessen (mit Knochen- oder Kapselverdickung), sowie bei Ergüssen mit oder ohne traumatische Ätiologie. Beachtenswert ist, daß auch verdickte Gelenke, sofern die entzündlichen oder sonstigen Reizprozesse (Erguß) zum Stillstand oder Abklingen gekommen, funktionell oft kaum geschädigt sind. Die Beschaffenheit der Muskulatur ober- und unterhalb des Gelenkes kann in derartig abgelaufenen Fällen mitunter wichtige Hinweise geben, ob die betr. Gliedmaße in normaler Weise gebraucht wird oder nicht.

c) Brustmaße: Messung des Brustumfanges (bei tiefster Einatmung und tiefster Ausatmung) erfolgt in Höhe der Brustwarzen und bei seitlich zur Horizontalen erhobenen Armen. Bei allen traumatischen Veränderungen am Brustkorb, an Rippenfell oder Lungen sei es Regel, außerdem noch die rechte und linke Brustkorbhälfte gesondert zu messen (von der Brustbeinmitte bis zum entsprechenden Dornfortsatz), und zwar sowohl bei Einatmung wie Ausatmung. Einseitige posttraumatische Schrumpfung oder Vorwölbung (Rippenfellerguß) ist hierdurch sicherer zu erkennen und die vitale Kapazität der geschädigten Seite, also die Atmungsfähigkeit, besser zu beurteilen.

Winkelmessung

Die Winkelmessung bei Beweglichkeitsbeschränkung von Gelenken soll nie auf bloße Schätzungen und unbestimmte Ausdrücke („etwas" behindert od. dgl.) sich beschränken, sondern unter Zuhilfenahme von Winkelmeßinstrumenten, wie sie in größerer Zahl angegeben sind, den bei stärkstem Bewegungsausschlag gebildeten Winkel angeben. Dabei ist je nach Lage des Falles genau zu sagen, wieviel Winkelgrade an vollkommener Beugung oder Streckung fehlen, bzw. um welchen Winkelgrad das Gelenk gebeugt oder gestreckt werden kann. Besonders wichtig bei Unfallverletzten, die auf körperliche Arbeit angewiesen, ist sorgsame Festellung von Störungen der Handschließung und -öffnung. Bei unvollständigem Faustschluß oder mangelhafter Öffnung der Hand gebe man den Abstand der einzelnen Fingerkuppen von der Hohlhand an; ferner ist darauf zu achten, ob und bis zu welchem Abstand die Daumenspitze den Fingerkuppen des zweiten bis fünften Fingers genähert werden kann (Oppositionsbewegung). Sehr praktisch und einfach ist auch die Methode, die Exkursionsbreite einer Fingerbewegung kartographisch darzustellen, indem man auf einem auf den Handteller senkrecht aufgesetzten und zwischen zwei Finger eingeklemmten weißen Kartenblatt die äußerste Exkursionsbreite des anliegenden Fingers einträgt und sie dann mit einem Winkelmaß von der Zeichnung des Kartenblattes abließt. Gleichzeitig hat man eine den Akten beizufügende genaue Zeichnung der Fingerkrümmung.

Messung von Wirbelsäulenverkrümmung

Bei Wirbelsäulenverkrümmungen ist neben der Photographie und der vergleichenden Bestimmung der Gesamtkörpergröße (vgl. S. 79) auch der jeweilige Verkrümmungsausschlag an der Wirbelsäule selbst zu messen, und zwar

1. mittels des Skoliosimeters nach v. Mikulicz oder des etwas komplizierteren Zanderschen Meßapparates oder
2. mittels der wesentlich einfacheren Methode des Bleidrahts, indem man einen biegsamen Bleidraht an der Wirbelsäule anlegt, ihn biegt, den Ausschlag auf einem weißen Blatte einträgt und mit dem Bandmaß abmißt.

Kraftmessung

Bei der Kraftmessung ist zu unterscheiden:

1. die Prüfung der Druckkraft der Hand mittels des Dynamometers,
2. die Prüfung der Hub- und Zugkraft der Hand oder einzelner Muskelguppen mittels einer Federwage oder eines mit Zuggriffen versehenen Dynamometers,

3. die Prüfung der Widerstandskraft von Arm-, Bein- und Rumpfmuskulatur.

ad 1. Bei Prüfung der Druckkraft der Hand mittels des Dynamometers ist zunächst die Kraft auf der gesunden, dann die auf der kranken Seite zu prüfen. Die absoluten Zahlen, die der Dynamometer anzeigt, sind bei der Ungleichheit der käuflichen Dynamometer und der nicht immer zuverlässigen Eichung allerdings nur mit Vorsicht zu verwerten (am brauchbarsten erwies sich uns der Dynamometer von Ulmann, Zürich). Sie beweisen zunächst nur wenig, vor allem deshalb, weil bei geringen Dynamometerwerten außer tatsächlich vorhandener motorischer Schwäche in sehr vielen Fällen gleichzeitig eine willkürliche Zurückhaltung in der vollen Druckkraft eine Rolle spielt. Leute mit derb beschwielten Händen und kräftiger Muskulatur, die in ihrem Berufe sicher schwere Arbeit leisten, drücken am Dynamometer oft geradezu lächerlich niedrige Werte, oft nur 2—5 kg, während jeder normale Erwachsene ohne große Mühe 30—50 kg zu drücken vermag. In welcher Weise der Dynamometerversuch bei der Entlarvung von Simulation bzw. bei der Zuverlässigkeitsprüfung nutzbar zu machen ist, vgl. dort.

ad 2. Bei Prüfung der Hub- und Zugkraft der Hand, die normalerweise etwas geringer als die Druckkraft ist (etwa 30—40 kg), kommt als Meßinstrument außer dem mit seitlichen Zuggriffen versehenen Ulmannschen Dynamometer vor allem die Federwage in Betracht, zumal sie absolute Werte ergibt. Durch Anhängen verschiedener Ansätze (Stiel, Ringe, Riemen, Bänder) lassen sich außer der Zugkraft der Hand auch die Einzelleistungen von Fuß- und Beinmuskeln, von Rumpf- und Nackenmuskulatur ohne weiteres messen. Ein brauchbares Instrument hat Löwenthal angegeben (Hersteller: L. & H. Loewenstein, Berlin NW, Ziegelstr.).

ad 3. Nur eine schätzungsweise Orientierung üher Druck-, Hub- und Zugkraft gestattet die Prüfung der Muskelkraft durch Widerstandsbewegungen. (Beispiel: bei Prüfung der groben Kraft der Oberarmbeuger hat der Kranke den antagonistisch gerichteten Streckungsversuchen durch den Untersucher dadurch Widerstand zu leisten, daß er seine Oberarmbeuger anspannt.) Vgl. Hößlinschen Versuch bei Simulation und Zuverlässigkeitsprüfung.

Bei allen Kraftprüfungen ist zur Gewinnung eines einwandfreien Rückschlusses stets die Beschaffenheit der Muskulatur (schlaff, abgemagert, kräftig, gespannt) zu beachten, unter genauem Vergleich des Umfangs beider Gliedmaßen. Ferner sind zu berücksichtigen etwaige Lähmungserscheinungen (elektrische Untersuchung!), Zittern und ataktische Störungen!

Blutdruckbestimmung

Die Blutdruckbestimmung, die an sich bei allen Kranken stets vorzunehmen ist, hat bei Unfallverletzten insofern besondere Bedeutung, als sie einerseits vom Willen des Untersuchten unabhängig, also nicht durch Simulation zu beeinflussen ist und andererseits die Aufmerksamkeit des Arztes auf etwa komplizierende Leiden, vor allem auf Arteriosklerose und Schrumpfniere (bei Erhöhung des systolischen

Blutdrucks) oder auf Herzschwächezustände (bei Tiefstand des systolischen Blutdrucks) hinlenkt. Aber auch nervöse Erregungszustände, mögen sie traumatisch (Unfallneurosen) oder nicht traumatisch (Neurasthenie, Hysterie usw.) bedingt sein, können zu zeitweisen Blutdrucksteigerungen führen, ebenso nervöse Erschöpfungszustände (z. B. nach andauernden Märschen, chronischer Übermüdung und Erschöpfung) zu abnormer Senkung.

Die brauchbarste Untersuchungsmethode ist nach meiner Erfahrung die Auskultationsmethode nach Korotkow (Aufsetzen eines binaurikulären Stethoskops auf die Brachialarterie in der Ellenbeuge; bei beginnender Kompression der Arterien durch die Recklinghausensche Oberarmmanschette ist ein klopfendes Geräusch zu hören — in diesem Augenblick Ablesen des „diastolischen" oder „Minimal"-druckes an der Quecksilberskala des Sphygmomanometers von Riva-Rocci —; bei stärkerer Kompression der Manschette hört das Geräusch schließlich wieder auf — Ablesen des „systolischen" oder „Maximal"-drucks); doch gibt auch die Palpationsmethode für den systolischen Blutdruck (bei Palpation der Radialarterie an typischer Stelle und gleichzeitiger Manschettenkompression des Oberarms Schwinden des Pulses, bzw. Wiederkehr bei Nachlassen der Kompression) brauchbare Werte.

Die Grenzen des „normalen" Blutdruckes sind nicht konstant und hängen in hohem Maße von körperlichen und seelischen Einflüssen ab. Treppensteigen, Bücken, An- und Auskleiden, ebenso seelische Erregung erhöhen sofort den Blutdruck. Man lasse daher den Kranken zur möglichsten Ruhe kommen! Untersuche erst $^1/_4$ Stunde nach Konsultationsbeginn den Blutdruck und beachte ferner, daß der unmittelbar nach Umlegen der Manschette ermittelte Blutdruckwert in der Regel 5—10, ja bis zu 20 mm Hg zu hoch ist und daß erst nach 2—3 Minuten des Zuwartens sich der richtige Wert ergibt. Oft sind auch die Druckmaxima am rechten Arm höher als am linken Arm; auch bei sehr starkem Armumfang wird der Blutdruck einige Millimeter höher gefunden als bei geringem Armumfang; bei jugendlichen Personen und bei Frauen sind die Werte durchschnittlich 10 mm Hg niedriger als bei Männern. Dementsprechend können abnorme Blutdruckwerte nur dann diagnostische Bedeutung beanspruchen, wenn die „normalen" Grenzen nicht zu eng gezogen sind. Werte von 60—90 mm Hg (nach Riva-Rocci) für den diastolischen Blutdruck, von 110—140 (bei Leuten über 40 Jahren bis zu 150) mm Hg für den systolischen Blutdruck und von 25—60 mm Hg für die Pulsdruckamplitude (= Differenz von systolischem und diastolischem Blutdruckwert) können im allgemeinen als krankhaft nicht bezeichnet werden.

Besondere Bedeutung hat die Blutdruckmessung bei Unfallneurosen, bei denen aber je nach der einzelnen Sondergruppe wieder merkliche Unterschiede bestehen können. Zeitweise erhöhte systolische und diastolische Blutdruckwerte, ebenso erhöhte Pulsdruckamplitude zeigen in erster Linie die Schreckneurosen, in zweiter Linie die Rentenkampfneurosen, bei denen ebenfalls psychische Erregungen eine erhebliche Rolle spielen. Dagegen finden sich bei den übrigen Unfallneurosen, den zerebralen und spinalen Kommotionsneurosen, den Neurosen nach sonstigen örtlichen Traumen, den Intoxikations-, Elektro- und Thermoneurosen, sofern stärkere Erregungserscheinungen oder Rentenkampfsymptome fehlen, nur in einer geringen Zahl von Fällen abnorme systolische und diastolische Werte bzw. Pulsdruckamplituden. Starke Abhängigkeit von seelischen und körperlichen Einwirkungen (leicht eintretende Druckerhöhung = Blutdrucklabilität) zeigen besonders die systolischen Blutdruckwerte, während der diastolische Blutdruck im allgemeinen ein konstanteres Verhalten aufweist. Praktisch ist bedeutungsvoll, daß Unfallneurotiker mit stärkerer Blutdrucklabilität zu schweren Arbeiten weniger geeignet erscheinen. Jedenfalls ist bei Begutachtung derartiger Fälle ein gewisses Schonungsbedürfnis anzuerkennen (Stursberg und Schmidt). Bei Komplikationen von Unfallneurosen mit Arteriosklerose, Nierenleiden oder Herzfehlern (die bei Stauungsinsuffizienz zuweilen Blutdruckerhöhung bewirken) müssen die jeweiligen Begleitsymptome, die mehr oder weniger starke Ausprägung sonstiger kardiovaskulärer Störungen, ihre vorhandene oder fehlende Labilität und Abhängigkeit von nervösen Einflüssen den Ausschlag geben, ob die Blutdruckanomalie als nervöse Erscheinung oder als Symptom der organischen Komponente des Gesamtzustandsbildes anzusehen ist. Auch ist zu beachten, daß bei organischer Ursache die Blutdrucksteigerung meist eine konstante, bei reinen Neurosen dagegen meist nur eine zeitweilige ist, die nur bei besonderem Anlaß (Erregungen, Anstrengungen usw.) sich zeigt.

Puls

Auch der Puls zeigt große Abhängigkeit von seelischen und körperlichen Einflüssen. Man lasse daher den Unfallverletzten, der bei Beginn der Untersuchung zumeist erregt ist, ruhiger werden, ehe man ein abschließendes Urteil fällt. Es ist aber, um einen Maßstab für die Erregbarkeit des Pulses und die Abhängigkeit einer etwa vorhandenen Pulsbeschleunigung von seelischen Einflüssen zu erhalten, zweckmäßig, auch die bei Beginn der Untersuchung gefundenen Werte zum Vergleich mit den späteren Pulszahlen heranzuziehen. Werte von 64—84 Schlägen in 1 Minute müssen bei Unfallverletzten stets noch als normal bezeichnet werden, wie überhaupt die individuellen Schwankungen der Pulszahl in Rücksicht zu ziehen sind (langsamer Puls von 64—68 bei ruhiger Lebensweise und im Alter, rascher Puls von etwa 80 bei Frauen, Kindern und Personen von asthenischem Typus). Verlangsamung der Pulsfrequenz, etwa um 5—10 Schläge pro Minute tritt ferner im Liegen und beim Bücken ein, während z. B. nach zehnmaligem Stuhlsteigen oder Kniebeugen sowie bei Treppensteigen der Puls auch normalerweise steigt. Beschleunigung des Pulses ist ferner vorhanden nach Kaffee- und Alkoholgenuß, sowie nach der Nahrungsaufnahme — Umstände, die bei der Untersuchung von Unfallverletzten ganz besonders zu beachten sind. Bei stärkeren Abweichungen, vor allem bei Tachykardie ist mehrtägige Beobachtung zuweilen unerläßlich, um diagnostische Irrtümer und Täuschungen auszuschließen. Man ordne im Krankenhause Bettruhe an sowie sorgfältige Pulskontrolle. Zur Prüfung der Labilität des Pulses bzw. der Leistungsfähigkeit des Herzens lasse man zehnmaliges Stuhlsteigen oder Kniebeugen ausführen. Steigt der Puls bei dieser „Funktionsprüfung“ auf über 25 in $^1/_4$ Minute an und bleibt er länger als 2 Minuten beschleunigt, so ist eine abnorme Erregbarkeit in der Regel anzunehmen.

Anomalien des Pulses, vor allem Tachykardie und abnorme Labilität, seltener Irregularität oder abnorme Pulsverlangsamung, finden sich vor allem bei Schreck- und Rentenkampfneurosen (entsprechend den Blutdruckanomalien, vgl. S. 83). Nach Gehirnerschütterung (zerebrale Kommotionsneurose) ist die Pulsfrequenz zumeist nur in den ersten Tagen verändert: häufiger verlangsamt, etwas seltener beschleunigt (mechanische Reizung der Vasomotoren-Zentren). Zunehmende Pulsverlangsamung nach Schädeltrauma weist in der Regel auf komplizierende Blutung hin, z. B. der Arteria meningea media, mit Hirnkompression. Bei Contusio cerebri kann der Puls wie bei Gehirnerschütterung verlangsamt oder beschleunigt oder auch normal sein. Bei anscheinend funktionell-nervösen Störungen der Herzaktion (Tachykardie, Irregularität, Bradykardie) nach Kontusion der Brust sei nie vergessen, daß posttraumatische Herzleiden organischer Art (Blutungen in Klappen, Sehnenfäden oder Myokard) in nicht ganz seltenen Fällen zunächst sich nur durch Anomalien des Pulses oder subjektive Herzbeschwerden äußern, um erst Wochen oder Monate später durch Auftreten von Geräuschen oder Herzerweiterung ihren wahren Charakter sicher erkennen zu lassen. Abnorme Pulsverlangsamung findet sich zuweilen als Anfangssymptom bei Verletzung der Leber (Reizerscheinung durch peritoneal resorbierte gallensaure Salze).

Natürlich ist bei allen Anomalien des Pulses auf etwaige komplizierende Leiden sonstiger Art zu fahnden: bei Verlangsamung und Unregelmäßigkeit auf Myodegeneration bzw. Koronarsklerose, bei Extrasystolen und gleichzeitigem Fehlen von Arteriosklerose oder Lues auf Nikotinmißbrauch, bei Tachykardie besonders auf Alkoholismus und Morbus Basedowii. Röntgenuntersuchung und Wassermannsche Reaktion sind vielfach zur Klärung des Falles unerläßlich. Wichtig ist es, ob die Pulsanomalien nicht mit sonstigen funktionellen Störungen im Zirkulationssystem in Verbindung stehen (objektiv: Erhöhung, Senkung, Labilität des Blutdrucks, abnormer Blutandrang zum Kopf bei kühlen, zyanotischen Händen und Füßen, Dermographie, urtikarielle Eruptionen, fleckige und streifige Rötung im Gesicht oder auch am übrigen Körper, Trockenheit der Haut oder abnormes Schwitzen; subjektiv: ständige oder anfallsweise Kopfschmerzen von migräneartigem Charakter, Neigung zu Schwindelgefühl, abwechselndes Hitze- und Frostgefühl usw.). Sind in Fällen dieser Art organische Störungen (besonders organische Herzleiden, Arteriosklerose, Nierenleiden) auszuschließen, so ist bei Unfallverletzten zunächst zu denken an vasomotorische Neurosen endogenen Ursprungs oder sonst erworbener Ätiologie (z. B. an unabhängig von dem Unfall überstandene Infektionen und Intoxikationen, Sorgen, Kummer, geschäftliche Aufregungen oder sonstige, speziell das vasomotorische System toxisch oder affektiv beeinflussende Schädlichkeiten). Erst wenn sich nach dieser Richtung hin keinerlei Anhaltspunkte finden, ist an „traumatische“ Einwirkungen direkter oder indirekter Art als ursächliches Moment zu denken, vor allem an Schreck- und Rentenkampfneurosen, bei denen erfahrungsgemäß, durch psychische Einflüsse bedingt, außerordentlich oft kardiovaskuläre Symptome in Erscheinung treten. Bezüglich der genaueren Differentialdiagnose vgl. speziellen Teil.

Bewegungsvermögen

Bei Prüfung der Motilität ist zu unterscheiden, ob motorische Reiz- oder Ausfallssymptome bestehen und ob diese Erscheinungen auf rein funktionell-nervöser oder auf organischer Grundlage verschiedenster Art, insbesondere auf einer Unfallschädigung oder Erkrankung des Zentralnervensystems, beruhen.

Organische Schwäche- und Lähmungserscheinungen der Gliedmaßen können bei Unfallverletzten bedingt sein durch traumatische Schädigung:

1. der Muskulatur und sonstiger Weichteile,
2. der Gelenke,
3. des Knochensystems,
4. von peripherischen Nerven,
5. von Gehirn oder Rückenmark.

Häufig bestehen Kombinationen, z. B. Oberarmbruch und Durchtrennung des Nervus radialis, Versteifung des Ellenbogengelenks und Narbeneinbettung des Nervus ulnaris, Zerreißung von Muskelbündeln oder Bewegungsbehinderung durch ausgedehntere Hautnarben und gleichzeitige Schädigung peripherer Nerven.

Bei allen Bewegungsstörungen, auch wenn anscheinend nur Weichteile, Gelenke oder Knochen durch den Unfall beteiligt waren, ist stets auf Schädigungen des Nervensystems besonderes Augenmerk zu richten. Bei Verletzung peripherer Nervengebiete ist zu achten auf fortschreitende Muskelabmagerung der betreffenden Teile, Störungen der Hautempfindung bei motorisch und sensibel „gemischten" Nerven, auf das Verhalten des Muskeltonus und der Reflexe (Schlaffheit der gelähmten oder geschwächten Glieder, zuweilen mit Herabsetzung der Reflexe an Armen oder Beinen), sowie auf das Verhalten der elektrischen Erregbarkeit von Nerven und Muskulatur.

Bei völliger Nervendurchtrennung findet sich „komplette Entartungsreaktion", d. h. galvanische und faradische Unerregbarkeit des Nerven, faradische Unerregbarkeit des Muskels und — unter Umkehrung des Zuckungsgesetzes (An S.Z. erfolgt jetzt früher als K.S.Z.) — wurmförmige träge Zuckungen des der Nerveninnervation beraubten Muskels bei Reizung mit dem galvanischen Strom (im Gegensatz zu der „blitzartigen" Zuckung bei intakten Nerven). Bei nur partiellen Schäden (teilweise Durchtrennung, Narbeneinbettung, Druck durch Knochenwucherung) — aber ohne anatomische Unterbrechung — ist die Nerven- und Muskelerregbarkeit in der Regel für den faradischen und galvanischen Strom nur herabgesetzt, träge Zuckung kann fehlen oder vorübergehend oder in geringem Grade bestehen.

Bei Unfallschädigungen oder Erkrankungen zentraler Nervengebiete, d. h. des Gehirns oder zentralwärts vom peripheren Neuron gelegener Partien des Rückenmarks besteht auf der gelähmten Seite in der Regel Steigerung der Sehnenreflexe, Fuß- und Kniescheibenzittern, Babinskischer Großzehenreflex und Muskelspannungen bei passiven Bewegungen, dagegen fehlen elektrische Entartungsreaktion und degenerative Muskelabmagerung (Abmagerung durch Nichtgebrauch ist oft vorhanden). Auch Reizerscheinungen, wie Krampfzustände in den Gliedmaßen, können durch organische Schädigungen bedingt sein (z. B. Jacksonsche Epilepsie bei Knochenabsplitterung der inneren Tafel, Knocheneindellung oder Narbenbildung an der motorischen Sphäre des Gehirns).

Bei funktionell-nervösen, speziell hysterisch bedingten Lähmungen, finden sich in der Regel noch sonstige Symptome typisch hysterischer Art, wie halbseitige oder manschettenförmige Anästhesien, Gesichtsfeldeinschränkungen, Fehlen der Schleimhautreflexe, hysterogene Druckpunkte, Kugelgefühl im Halse (Globus) oder Druck auf dem Scheitel (Clavus), sowie vor allem psychische Merkmale charakteristischer Art (Labilität der Stimmung, Launenhaftigkeit, Reizbarkeit, gesteigerte Suggestibilität). Außerdem pflegen bei diesen psychogen bedingten Lähmungen nicht bestimmte Einzelmuskelgruppen, wie z. B. bei Ulnarisparese, befallen zu sein, sondern bestimmte Bewegungsarten sind behindert oder unmöglich, z. B. Faustschluß. Dabei fehlen elektrische Entartungsreaktion, degenerative Muskelabmagerung und echte Steigerung der Sehnenreflexe vollkommen. Bei allen Lähmungserscheinungen muß selbstredend zunächst ein organisches Leiden durch eingehende Untersuchung ausgeschlossen werden, ehe die Diagnose Hysterie gestellt wird.

Gleiche Gesichtspunkte gelten für Gangstörungen, die sowohl auf echten organischen Nervenlähmungen, als auch auf funktionell-nervöser Störung beruhen können. Andere Gangstörungen hinwiederum sind durch Knochen-, Gelenk- oder Weichteilschädigungen ohne Nervenbeteiligung bedingt (Knieversteifung, Unterschenkelbrüche mit Beinverkürzung usw.).

Auf funktionell-nervöse Grundlage zurückzuführen sind auch die meisten Formen des Zitterns (Zittern der vorgestreckten und gespreizten Finger, Lidflattern, Zittern der Zunge, der Beine, des Kopfes, des ganzen Körpers, fibrilläres Wogen und faszikuläre Zuckungen der Muskulatur). Schwindet Händezittern bei Ablenkung der Aufmerksamkeit, so war das anfangs vorhandene Zittern entweder psychogen bedingt oder vorgetäuscht (vgl. Simulation).

Bei Kontrakturen Unfallverletzter ist zu untersuchen auf neurogene, myogene und arthrogene Ursachen; ferner können Kontrakturen durch Narbenzug bedingt sein. In der Regel nicht traumatischer Natur ist die Dupuytrensche Kontraktur einzelner Finger, die als Nebenbefund oft angetroffen wird. Die neurogenen Kontrakturen können ihrerseits wieder hysterisch, d. h. psychogen, oder durch organische Nervenläsion (Überwiegen der antagonistischen Muskulatur bei organischer Lähmung einer Muskelgruppe) hervorgerufen sein. In manchen unklaren Fällen kann Untersuchung in Narkose, wobei die hysterische Kontraktur in der Regel schwindet, die Diagnose sichern.

Bei Prüfung des Empfindungsvermögens Unfallverletzter ist zu unterscheiden: Haut- (Tast-, Schmerz-, Wärme-, Kälte-) und Tiefenempfindung (Lage- und Bewegungs-, Schwere- und stereognostische Empfindung), die entweder erhöht (z. B. bei Schmerz- und Temperatur- Empfindungsvermögen empfindung) oder herabgesetzt oder aufgehoben sein kann. Am einfachsten sind zu prüfen:

die Tastempfindung durch leises Bestreichen mit feinem Haarpinsel,
die Schmerzempfindung durch Kneifen, Nadelstiche oder den faradischen Pinsel,
die Wärme- und Kälteempfindung durch Anhauchen (warm) und Anblasen (kühl) oder durch Reagenzgläser, mit heißem und kaltem Wasser gefüllt,
die Lage- und Bewegungsempfindung durch passive Verlagerung einzelner Gliedmaßen,
die Schwereempfindung durch Differenzierung verschieden schwerer Gewichte (z. B. Säckchen mit Schrotkörnern oder Sand),
die stereognostische Empfindung durch Differenzierung von vorgehaltenen Gegenständen (bei geschlossenen Augen).

Von diesen Feststellungen (z. B. Hyper-, Hyp-, Analgesie, Thermanästhesie usw.) abzugrenzen sind subjektive Klagen über Parästhesien, d. h. sensible Störungen, wie Schmerzen, Stiche, Reißen, Brennen, Ameisenlaufen, Taubsein usw., die entweder bedingt sind durch Schädigungen sensibler Nerven (Reizerscheinungen), oder auf nervös-hysterischer Grundlage beruhen. Zur Klärung ist wichtig der sonstige Befund, sowie Entstehung und Verlauf der Beschwerden.

Wichtig, auch für die Unfallbegutachtung, ist die Unterscheidung zwischen organisch (zentral oder peripher) und funktionell bedingten Empfindungsstörungen. Bei ersteren ist die Lokalisation an die anatomischen Verteilungsbezirke der einzelnen Nerven und Rückenmarkssegmente gebunden, bei letzteren (Hysterie) sind die Störungen, z. B. Analgesien, atypisch, häufig zonenförmig oder halbseitig (Hemianalgesie) abgegrenzt ohne Rücksicht auf den anatomischen Nervenverlauf. Mitunter besteht bei Hysterie Analgesie am ganzen Körper.

„Die Prüfung auf Sensibilitätsausfälle soll erst geschehen, wenn man Reflexe, Augenhintergrund, Pupillen untersucht und man sich auch ein Bild von der Motilität gemacht hat. Hat man bei diesen Untersuchungen nichts gefunden, so kann man auf die Sensibilitätsuntersuchung beinahe verzichten (und tut es häufig, wenn nicht spezielle Beschwerden auf eine Beteiligung der sensiblen Sphäre hindeuten). Hat man bei den vorhergehenden Symptomen etwas gefunden, so lenkt das die Sensibilitätsuntersuchung in gewisse Bahnen“ (Lewandowsky).

Gerade bei Unfallverletzten liegt die Gefahr außerordentlich nahe, durch Suggestionen bei der Untersuchung Störungen hysterischer Art künstlich hervorzurufen, so daß Vorsicht stets geboten ist. Über die Objektivität von angegebenen Störungen der Schmerzempfindung, z. B. einer Analgesie, läßt sich durch Prüfung mit dem faradischen Strom volle Klarheit erzielen (vgl. Simulation). Im übrigen ist zu beachten, daß in vielen Fällen funktionell-nervöse Störungen sich mit organisch bedingten Symptomen kombinieren, und zwar sowohl auf sensiblem wie motorischem Gebiete!

Bei den Reflexen, von denen ich nur die wichtigsten nenne und ihre Prüfung als bekannt voraussetze, sind zu unterscheiden: Reflexe

1. Schleimhautreflexe (Bindehaut-, Hornhaut-, Gaumen- und Rachenreflex);
2. Hautreflexe (oberer, mittlerer, unterer Bauchdecken-, Kremaster-, Fußsohlen- und Vasomotorenreflex [= Dermographie]);
3. Tiefenreflexe (Biceps-, Triceps-, Radius-, Ulna-, Kniesehnen-, Tibia- und Achillessehnenreflex);
4. der Pupillarreflex.

Außerdem ist praktisch besonders wichtig Prüfung auf Fuß- und Kniescheibenzittern, sowie auf Babinskischen Großzehenreflex (Dorsalflexion der Großzehe bei Bestreichen der Fußsohle).

Für eine organische Unfallschädigung (z. B. nach Bruch der Wirbelsäule mit Läsion zentraler Teile des Rückenmarks) sprechen stets Vorhandensein von Babinski und ausgesprochenes Kniescheibenzittern, während Fußzittern in gewissem Grade (eine Reihe von Schlägen) auch bei funktionell-nervösen Zuständen vorkommt. Auch bei Kopfverletzungen, vor allem bei Brüchen des Schädeldaches oder bei Blutungen ins Gehirn, kommen zuweilen Babinski, Kniescheiben- und Fußzittern neben Steigerung der Sehnenreflexe vor. Dagegen ist bei Unfallneurosen ohne organische Hirn- und Rückenmarksschädigung niemals Babinski, Kniescheibenzittern oder echte Reflexsteigerung anzutreffen. Die Reflexe sind wohl in zahlreichen Fällen „lebhaft" oder „erhöht", aber nicht eigentlich „gesteigert". Steigerung der Kniesehnenreflexe liegt dann vor, wenn sie nicht nur bei Beklopfen der Sehnen, sondern auch der Kniescheibe oder des Schienbeinknorrens auszulösen sind; „Steigerung" der Achillessehnenreflexe ist mit Fußzittern meist verbunden. Nie zu vergessen ist genaue Vergleichung des Reflexausschlages an korrespondierenden Gliedern; gerade hierdurch (bei stärkerer Ungleichheit) kann oft eine einseitig lokalisierte Unfallschädigung sicher bestimmt werden.

Ferner ist beachtenswert, daß die Reflexe auch bei Normalen nicht ganz konstant und zudem individuellen Schwankungen unterworfen sind (z. B. etwas lebhafte Reflexe bei Kindern, Abschwächung bei alten Leuten; Lebhaftigkeit nach affektiver Erregung und bei Ermüdung). Die Armreflexe sollen nach Sahli auch bei Normalen nur in etwa der Hälfte der Fälle regelmäßig anzutreffen sein; selbst die sonst ziemlich konstanten Kniesehnenreflexe sollen in vereinzelten Fällen (bei 2%), die Achillessehnenreflexe bei etwa 40% fehlen, Angaben, die allerdings m. E. viel zu hoch gegriffen sind! Gelegentliches Fehlen bei Normalen kommt aber vor. Im übrigen ist Lebhaftigkeit einzelner Reflexe, z. B. der Kniesehnenreflexe, für sich allein ein ziemlich belangloses Symptom, das nur im Rahmen der übrigen Erscheinungen Bedeutung besitzt. Bei Leuten, die durch ihren Beruf Witterungseinflüssen vielfach ausgesetzt sind, fehlen oft die Bindehautreflexe, ohne daß Hysterie besteht. Auch hier gilt, wie überhaupt bei Unfallverletzten, stets aus dem Gesamtbefund ein Urteil sich zu bilden. Endlich ist es wichtig, daß Reflexerhöhung oft durch willkürliche Vor- und Nachzuckungen vorzutäuschen versucht wird.

Ein- oder doppelseitiges Fehlen des direkten Pupillarreflexes (bei Belichtung) findet sich sehr beachtenswerterweise nicht nur bei Tabes dorsalis, progressiver Paralyse und Lues cerebri (zuweilen als einziges Frühsymptom!), sondern auch in vereinzelten Fällen nach Schädeltraumen ohne luetische Komplikation. Dabei kann gleichzeitig die indirekte Reaktion (Pupillenverengerung beim Blick in die Nähe, d. h. bei Akkommodation) erhalten sein (wie bei Tabes und progressiver Paralyse) oder fehlen (wie bei Lues cerebri).

Bei einem von Wick beschriebenen Unfall (Hammerschlag auf den Kopf) trat bei einem bis dahin gesunden Mädchen u. a. eine echte isolierte reflektorische Pupillenstarre des einen Auges und reflektorische Pupillenträgheit des anderen Auges auf. Ich selbst habe ähnliche Fälle nach Kopfverletzungen wiederholt beobachtet; meist blieb die Pupillenstörung ein Dauerzustand, sofern sie nicht bereits nach wenigen Tagen wieder geschwunden.

Augen Bei allen direkten Verletzungen des Sehorgans ist spezialistische Untersuchung und Begutachtung erforderlich. Auch bei zahlreichen anderen Fällen, wo Störungen seitens der Augen als mehr oder weniger bedeutsame Begleitsymptome sich geltend machen und wo zunächst der behandelnde Arzt in Anspruch genommen wird, ist Zuziehung eines Spezialisten anzuraten, so vor allem bei den vielfachen Klagen Kopfverletzter über Nachlassen des Sehvermögens, Doppelsehen, Lichtempfindlichkeit usw. Meist liegen allerdings nur ältere Leiden vor, die bewußt oder unbewußt dem Unfall zugeschoben werden. Oft liegt der Fall auch so, daß z. B. eine Hypermetropie, ein Astigmatismus oder ein beginnender grauer Star früher vor dem Unfalle dem Bewußtsein des Trägers völlig entging, bis dann infolge des Unfallereignisses allen Funktionen des Körpers erhöhte Aufmerksamkeit zugewandt und dadurch die Anomalie auch subjektiv empfunden wurde. In anderen Fällen, besonders bei zerebralen Kommotionsneurosen, bestehen Erscheinungen von typischer Asthenopie (rasches Ermüden der Augen, besonders beim Lesen, Neigung zu Doppelsehen, Flimmern, Tränen, Stiche und andere abnorme Sensationen). Dabei ist der objektive Befund von seiten des Sehorgans zumeist ein völlig normaler, nur vereinzelt finden sich Krampfzustände im Akkommodationsapparat. Wichtig ist aber eine spezialistische Augenuntersuchung besonders deshalb, weil immerhin ab und zu ein Fall vorkommt, wo im Anschluß an ein Schädeltrauma, und zwar mit Vorliebe an einen Schädelgrundbruch, sich Degenerationsprozesse des Nervus opticus mit teilweisem oder völligem Sehnervenschwund entwickeln oder Ausfallserscheinungen (Hemianopsie) infolge Verletzungen der zentralen Sehbahnen bzw. des Sehzentrums sich finden. Prüfung der Sehschärfe mittels der Snellenschen Lesetafeln ist bei Augenbeschwerden nach Unfall nie zu unterlassen, ebensowenig eine Besichtigung der brechenden Medien und des Augenhintergrundes mittels der Linse und des Augenspiegels.

Aber schon die äußere Besichtigung des Auges kann bei Unfallverletzten wichtige Befunde ergeben: Lagophthalmus als Teilerscheinung einer Fazialislähmung (Klaffen der Lidspalte), Ptosis (Herabhängen des oberen Lides) bei Okulomotoriuslähmung nach Schädelgrundbruch oder bei Sympathikuslähmung, Schwellung und Blutunterlaufung der Lider (bei äußeren Kontusionen und bei Schädelgrundbruch), Enophthalmus (bei Narbenschrumpfung nach retrobulbären posttraumatischen Blutungen), Exophthalmus mit oder ohne Pulsation (pulsierender Exophthalmus, z. B. nach Schädelgrundbruch), Veränderungen der Gestalt des Bulbus, Verletzungsspuren oder Narben der Lider, der Sklera und der Hornhaut, sowie Schielstellung der Augen (bei Lähmung des Nervus oculomotorius, Nervus abducens oder Nervus trochlearis). Über Einzelheiten vgl. speziellen Teil.

Ohren

Auch eine spezialistische Ohrenuntersuchung ist bei Kopfverletzten stets zu empfehlen, sofern die eigene Untersuchung des Falles irgendwelche Zweifel übrig läßt, und zwar nicht nur beim offenkundigen Vorliegen eines Schädeldach- oder Basisbruches mit Blutung aus dem Gehörgang und stärkerer Schwerhörigkeit, sondern auch bei einfachen Kommotionen oder Kopfkontusionen; denn auch in Fällen letzterer Art sind zuweilen ernstere Schädigungen des inneren Ohres (Labyrintherschütterung) nachzuweisen. Die äußere Untersuchung hat sich zu erstrecken auf Besichtigung der Ohrmuschel, des äußeren Gehörganges und des Trommelfelles (Ohrenspiegel). Blutungen aus dem äußeren Gehörgang können als Ursache haben: Verletzungen des häutigen oder des knöchernen Gehörganges, des Trommelfells und des Mittelohres; zuweilen stammen sie auch aus dem Nasenrachenraum. Meist beruhen sie aber auf Bruch des Margo tympanicus mit Trommelfellriß (Walb) und sind für Verletzungen des Mittelohres oder gar des Labyrinths noch nicht beweisend, wenn auch die peripheren Felsenbeinbrüche sehr oft mit Labyrinthverletzung verbunden sind. Ferner ist darauf zu achten, ob etwaige Veränderungen des Trommelfells älterer oder frischer Herkunft sind; denn erfahrungsgemäß werden bei Unfallverletzten ganz außerordentlich häufig alte chronische Mittelohrleiden (alte Perforationen oder narbige Trübung)' ebenso Altersschwerhörigkeit (vielfach Kalkeinlagerung) fälschlicherweise auf einen Unfall bezogen.

Auch auf überstandene oder komplizierende Leiden, die erfahrungsgemäß oft das Ohr in Mitleidenschaft ziehen, ist stets zu fahnden, insbesondere auf Scharlach, Diphtherie, Typhus, Lues, Zuckerkrankheit und Arteriosklerose; ferner sind Schädlichkeiten des Berufes (Kesselschmiede, Steinklopfer usw.), sowie chronische Intoxikationen (Alkohol, Nikotin) zu beachten. Daher stets Allgemeinuntersuchung und genaue Erhebung der Vorgeschichte, auch bezüglich erblicher Belastung.

Die Hörschärfe ist, von feineren Methoden abgesehen, zunächst zu prüfen mit:

1. gewöhnlicher Umgangssprache (geringe Schwerhörigkeit),
2. Flüstersprache (mäßige Schwerhörigkeit),
3. Taschenuhr (starke Schwerhörigkeit).

Bei unzuverlässigen Patienten ist Prüfung bei verbundenen Augen zu empfehlen.

Anzuschließen hat sich, sofern Gehörsstörungen bestehen, eine eingehende Stimmgabeluntersuchung, die Bestimmung der oberen Hörgrenze mit dem Monochord (bei Kopftraumatikern oft erhebliche Einschränkung der oberen Grenze), die Prüfung der Knochenleitung mit aufgesetzter Stimmgabel auf den Warzenfortsatz (ebenfalls vielfach eingeschränkt nach Kopfverletzung), der Rinnesche und der Webersche Versuch.

Positiver Rinne: Schwingende Stimmgabel, die, auf den Warzenfortsatz aufgesetzt, nicht mehr gehört wird, wird, vor den Gehörgang gehalten, normalerweise und ebenso bei Labyrinth- und Akustikusleiden wieder gehört. Negativer Rinne: Bei Mittelohrleiden umgekehrtes Verhalten. Weberscher Versuch: Die auf den Scheitel gesetzte Stimmgabel wird bei einseitiger Schwerhörigkeit infolge Mittelohrleidens auf der kranken Seite, bei zentral bedingter Taubheit dagegen auf der anderen, gesunden Seite besser gehört.

Um einseitige Taubheit festzustellen, wird das Hörvermögen des anderen Ohres durch die Baranysche Lärmtrommel ausgeschaltet und gleichzeitig das zu prüfende Ohr Schalleindrücken (lautes Sprechen) ausgesetzt.

Von großer Wichtigkeit ist die Unterscheidung von organischer und psychogener (hysterischer) Schwerhörigkeit bzw. Taubheit. Oft findet sich bei Traumatikern auch Aufpfropfung einer psychogenen Hörstörung auf eine organische, z. B. bei manchen Kopfverletzten mit nervösen Begleitsymptomen. Unterscheidung von organischer und psychogener Hörstörung gelingt durch die Löwensteinsche Methode: Registrierung von Ausdrucksbewegungen (Kopf, Gliedmaßen) auf zugeflüsterte bzw. gesprochene psychische Reizworte hin, wodurch sich die Schwellwerte der „wahren Hörfähigkeit" feststellen lassen.

Bei Schädigung des Labyrinths kann sowohl der Ramus cochlearis (Hörnerv) als der Ramus vestibularis (Gleichgewichtsnerv) in Mitleidenschaft gezogen sein, und zwar durch Reiz- wie Ausfallssymptome. Die Funktionsprüfungen beider Nervenäste müssen einander ergänzen. Besonders wichtig ist die Untersuchung auf Schwindelgefühl, das oft bei Vestibularisschädigungen auftritt. An sich kann Schwindelgefühl sich finden:

1. als rein psychogen bedingtes Symptom,
2. bei Zirkulationsstörungen im Gehirn (Hyperämie, Anämie), meist bei gleichzeitig bestehenden Organ- oder Allgemeinleiden (Nierenleiden, Herzmuskelschwäche, Lungenemphysem, Arteriosklerose, Bluterkrankungen),
3. bei Hirndrucksteigerung (Gehirngeschwülste, seröse Hirnhautentzündung, Hydrocephalus, Hirnabszeß),
4. bei Vestibularisschädigungen (Labyrintherkrankungen oder -verletzungen einschl. rein funktioneller Störungen),
5. bei Stirn- oder Kleinhirnläsionen (Verletzungen, Geschwülsten, Herderkrankungen),
6. bei Augenmuskellähmung,
7. bei Störungen der Tiefensensibilität (Tabes dorsalis).

Praktisch am häufigsten kommt neben dem psychogen und vasomotorisch bedingten Schwindel der vestibuläre Schwindel nach Kopfverletzungen vor, der bald auf Änderungen der funktionellen Nervenerregbarkeit, bald (aber ungleich seltener!) auf ausgesprochenen anatomischen Verletzungen des Nervus vestibularis mit Nervendegeneration oder auf völliger Labyrinthzerstörung beruht. Eine scharfe klinische Trennung zwischen funktioneller und organischer Vestibularisläsion stößt oft auf große Schwierigkeit. Am häufigsten besteht nach Schädeltraumen funktionelle Übererregbarkeit des Vestibularis (Auftreten von Schwindel und Nystagmus), zuweilen als ebenfalls funktionelles Symptom auch Untererregbarkeit. Unerregbarkeit des Vestibularapparates beweist organische Schädigung.

Zur Prüfung, ob Über- oder Untererregbarkeit des Vestibularapparates, Ein- oder Doppelseitigkeit der Störung besteht, dienen folgende Methoden, die zum Teil auch von Nichtspezialisten ausführbar sind:

1. Der Rombergsche Versuch: Schwanken bei geschlossenen Augen und gleichzeitig zusammengestellten Füßen. Kommt in geringem Grade auch gelegentlich bei Gesunden und Neurasthenikern vor (psychogen), in starkem Grade bei Tabes dorsalis, Kleinhirn- und Labyrinthaffektionen sowie bei Polyneuritis mit Gefühlsstörung an den Beinen.

2. Der Baranysche Zeigeversuch: Man setzt sich dem Kranken, der die Hand der zu untersuchenden Seite auf sein Knie legt, gegenüber und fordert ihn auf, zunächst bei geöffneten Augen mit seinem vorgestreckten Zeigefinger die in Schulterhöhe gehaltene Hand des Untersuchers von unten zu berühren; dann hat derselbe Vorgang bei geschlossenen Augen zu erfolgen, wobei der Labyrinth- und ebenso der Kleinhirnkranke an der Hand des Untersuchers vorbeizeigt.

3. Prüfung auf spontanes Augenzittern: Der meist rotatorische oder horizontal-rotatorische Vestibularnystagmus ist als vestibuläres Reizsymptom zu erhalten bei Fixieren des vom Untersucher nach rechts und links bewegten Zeigefingers und läßt Klagen über Schwindelanfälle (als Vestibularsymptom) glaubhaft erscheinen.

4. Galvanische Vestibularreaktion nach Mann:

Aufsetzen der Anode auf den Warzenfortsatz (Kathode in die Hand der anderen Seite) ruft bei Übererregbarkeit des Vestibularis schon bei einer Stromstärke von $^1/_2$—$1^1/_2$ M.-A. (bei Ohrgesunden bei 2 bis 4 M.-A.) Schwindelerscheinungen und Neigung des Körpers nach der Kathodenseite hin hervor, während bei Untererregbarkeit zur Erhaltung derselben Wirkung höhere Stromstärken (5—12 M.-A.) erforderlich sind.

5. Drehmethode: Man beobachtet nach zehnmaligem Drehen um die eigene Achse des Verletzten (am besten auf dem Drehstuhl) das Verhalten des Augenzitterns. Normalerweise tritt nach Drehen rechtsherum Augenzittern beim Blick nach links und nach Drehen linksherum Augenzittern beim Blick nach rechts in Erscheinung. Bei Über- oder Untererregbarkeit bzw. Unerregbarkeit kann das normale Augenzittern erhöht oder abgeschwächt sein bzw. fehlen.

6. Kalorische Methode: Abgekühltes Wasser von etwa 25° C in den Gehörgang einer Seite (nicht bei Trommelfelldefekten!) mit Irrigator einlaufen lassen, nach $^1/_4$ bis $^1/_2$ Minute Blick nach der anderen Seite — bei Übererregbarkeit verstärktes Augenzittern, bei Unter- oder Un-

erregbarkeit Herabsetzung bzw. Fehlen des normalen, mäßig starken Augenzitterns; analoge Prüfung ergibt Aufschluß über das Verhalten des Labyrinths der Gegenseite.

Geruchsvermögen

Das Geruchsvermögen, das zuweilen bei Schädelbasisbrüchen verloren geht, wird geprüft durch Vorhalten scharf riechender Substanzen (vor jedes Nasenloch bei Verschluß des anderen): z. B. Tinct. asae foetidae, Pfefferminzöl, Moschus, Essig, Kölnisches Wasser, Liquor ammon. anisati, Senföl, Jodoform, Baldrian usw. Halbseitiger Geruchsausfall kann auch bei Hysterie bestehen. Zu achten ist auf Unlust- und Abwehrbewegungen sowie auf Tränen der Augen bei Verdacht auf Simulation!

Geschmacksvermögen

Das Geschmacksvermögen wir auf beiden Zungenhälften getrennt geprüft, indem man mit Wattebausch oder Glasstab nacheinander eine Zucker-, Kochsalz-, schwache Essigsäure- und Chininlösung aufträgt und den Verletzten jedesmal beauftragt, die vorher auf ein Blatt Papier geschriebenen Namen: „süß", „salzig", „sauer" und „bitter" mit dem Finger zu bezeichnen. Nach jeder Prüfung Mund spülen! Chinin wegen langanhaltenden Bittergeschmackes zuletzt prüfen! Bei Hysterie kann halbseitiger Ausfall der Geschmacksempfindung bestehen.

Das hintere Drittel der Zunge wird vom Nerv. glossopharyngeus, die vorderen zwei Drittel vom Nerv. lingualis des 3. Trigeminusastes, dem Fasern der Chorda tympani vom Nerv. facialis beigemischt sind, versorgt. Wichtig ist, daß bei Verlust des Geruchs auch der Geschmack von Speisen und Getränken, die normalerweise gleichzeitig durch Geruch einwirken, stark sich ändert.

Geisteszustand

Bei jedem Unfallverletzten seien, selbst wenn keine eigentliche Psychose vorliegt, im Gutachten zum wenigsten kurze Hinweise auf den Geisteszustand des Verletzten sowohl in intellektueller wie affektiver Beziehung (Gedächtnis, Merkfähigkeit, Urteilskraft; Stimmungsanomalien) gegeben. Bei eingehenderer Untersuchung, wie sie zumeist nur Anstaltsbeobachtung ermöglicht, hat sich die Prüfung vor allem zu erstrecken auf:

1. Stimmung und Affekte:
   a) Depression: traurig, ängstlich, entschlußlos, gereizt, mißtrauisch, ratlos.
   b) Exaltation: heiter, albern, zornig, erotisch.
   c) Apathie.
   d) Stimmungswechsel.
2. Motorisches Verhalten (Willenssphäre).
   a) Hemmung und Sperrung: Stupor. Negativismus. Mutismus.
   b) Erregung: Bewegungsdrang. Impulsive Handlungen. Redesucht.
   c) Manieren: Stereotypien. Grimassieren. Sprechmanieren.
3. Bewußtsein (Auffassung und Orientierung).
   a) Bewußtlosigkeitszustände: Koma. Sopor. Somnolenz.
   b) Bewußtseinstrübungen: Verwirrtheit, Delirium, Dämmerzustände, Bewußtseinseinengung. Petit mal.

4. Gedankenablauf (Ideenassoziation. Überlegen und Schließen).
   a) Formale Störungen: Denkhemmung. Ideenflucht. Inkohärenz.
   b) Inhaltliche Störungen: Sinnestäuschungen. Wahnideen. Zwangsvorstellungen.
5. Intellektuelle Fähigkeiten:
   Gedächtnis (inkl. Merkfähigkeit, Amnesien); Urteilsfähigkeit, ethische Begriffe (nach Raecke).

Praktisch ist auf geistige Anomalien Unfallverletzter vor allem zu achten bei:

1. Schreckneurosen,
2. zerebralen Kommotionsneurosen und sonstigen Folgen von Schädeltraumen,
3. Rentenkampfneurosen,

also bei Leiden, die entweder rein psychogen oder durch mechanische Schädigung des Gehirns bedingt sind (vgl. speziellen Teil). Daneben kommen selbstredend organische Leiden des Zentralnervensystems, wie progressive Paralyse, Lues cerebri, multiple Sklerose, sowie echte Psychosen (manisch-depressives Irresein, Paranoia, Dementia praecox, Alkoholpsychosen usw.) hin und wieder in Betracht. Gerade eine genauere Untersuchung des Geisteszustandes kann bei manchen Unfallverletzten auf ein in Entwicklung begriffenes organisches Leiden oder eine Psychose, oft ganz unabhängig von einem Trauma, die Aufmerksamkeit lenken. Ebenso sind angeborene oder erworbene geistige Schwäche- und Defektzustände (Imbezillität, Kretinismus, Moral insanity, epileptische Psychosen, senile Demenz, Gehirnarteriosklerose, Entartung) nicht zu übersehen; sie werden oft nur allzu leicht als „Unfallfolge" bezeichnet, während Vorgeschichte, Art des Traumas und genauer Befund einen Zusammenhang durchaus unwahrscheinlich machen.

Bei Stimmungsanomalien, besonders bei Depressionen, Wehleidigkeit und Neigung zu Hypochondrie ist zu beachten, daß viele Unfallverletzte nur in Gegenwart des Arztes ein gedrücktes Wesen zeigen, um ihre Unfallschädigung möglichst glaubhaft erscheinen zu lassen! Jedenfalls bescheinige man eine geistige Depression erst dann, wenn man sich durch längere Beobachtung des Kranken wirklich davon überzeugt hat.

Die Merkfähigkeit, d. h. die Fähigkeit, neue Sinneseindrücke aufzunehmen, aufzuzeichnen und zu reproduzieren, ist am einfachsten dadurch zu prüfen, daß man dem Kranken aufgibt, eine vorgesprochene vierstellige Zahl nach 1 Minute zu wiederholen, erst ohne, dann mit Ablenkung der Aufmerksamkeit durch Zwischenfragen.

Das Gedächtnis ist auf etwaige Ausfälle (z. B. antegrade oder retrograde Amnesie nach schwerer Gehirnerschütterung) zu prüfen durch Vergleich der Angaben des Verletzten mit dem Akteninhalt (Zeugenaussagen, Ärzteberichte usw.). Allerdings ist ein Rückschluß auf Gedächtnisstörungen nur dann erlaubt, wenn Simulationsversuche nicht in Frage kommen.

Auch die Prüfung der Intelligenz gibt gleichzeitig ein Bild von Gedächtnis und Merkfähigkeit, vor allem aber einen Anhalt für den geistigen Besitzstand (wichtig z. B. bei posttraumatischer Demenz und Pseudodemenz). Man prüft u. a.

1. Schulkenntnisse:
   a) Rechnen: Additions-, Subtraktions-, Multiplikations-, Divisionsaufgaben, zunächst kleines, dann großes Einmaleins.
   b) Geographie: Erdteile, Hauptstädte, Provinzen, Flüsse, Heimatsgebiet.
   c) Geschichte: Kriege, Staatsmänner, Herrscher, Feldherren.
   d) Zeitrechnuug: Monatsnamen, mit Zahl der Tage, Wochentage, Schaltjahre, Jahreszeiten.
2. Im praktischen Leben erworbene Kenntnisse:
   a) Kenntnisse des eigenen Berufs (Arbeitsverrichtung, Lohnverhältnisse).
   b) Kenntnisse im Militärwesen (Waffengattungen, Rangunterschiede.)
   c) Kenntnisse in Politik, Staats- und Wirtschaftsleben.
   d) Kenntnisse in sozialer Versicherung (Kranken-, Unfall-, Invaliden-, Angestelltenversicherung).

Wichtige Anhaltspunkte für die Beurteilung des Gedankenablaufs bietet die Assoziationsmethode (Assoziationsfähigkeit = Grad der Fähigkeit, Begriffe mit schon vorhandenen zu verknüpfen unter Berücksichtigung der hierzu erforderlichen Zeit), wobei die Reaktion des Untersuchten auf zugerufene „Reizworte“ beobachtet wird, d. h. Mienenspiel, Bewegungen und sprachliche Äußerungen. „Reizwort“ des Untersuchers und Antwort des Untersuchten sind niederzuschreiben unter Angabe der zur Reaktion gebrauchten Zeit.

Beispiele:

Reizwort	Antwort	Reaktionszeit
„Baum“	„Blätter“	2 Sekunden
„Brief“	„Tinte“	5 „
„Uhr“	„Zeit“	4 „
„Unfall“	„Rente“	2 „

Verlängert ist die Reaktionszeit bei psychischer Hemmung (z. B. bei posttraumatischer Demenz, mitunter auch schon bei einfacheren Fällen von Gehirnerschütterung); zuweilen besteht außerdem Zerfahrenheit, d. h. Mischung von richtigen und sinnlosen Reaktionen. Bei posttraumatischer Pseudodemenz (hysterische Dämmerzustände) findet sich als charakteristischer Symptomenkomplex Hemmung des Denkvermögens, traumhaftes Wesen und „Vorbeireden“, d. h. falsche Beantwortung der einfachsten Fragen oder „Vorbeihandeln“ im Gebrauch der einfachsten Dinge (Schlüssel, Streichholz usw.) [Ganserscher Symptomenkomplex]. Allerdings läßt mangelnde Übereinstimmung zwischen dem groben Ausfall an Wissen und Können bei daraufhin gerichteter Prüfung und dem allgemeinen Verhalten außerhalb der

Untersuchungszeit den Gedanken an Übertreibung bzw. Simulation vielfach berechtigt erscheinen. Im übrigen hüte man sich vor der Verwechslung mit echter traumatischer Demenz, also mit Fällen, in denen eine organische Schädigung des Gehirns zugrunde liegt! Stets untersuche man auf „hysterische Stigmata“ (Hemianästhesie, Gesichtsfeldeinschränkung, Ovarie, Paresen) und berücksichtige die Art des stattgefundenen Traumas (ob psychisches Trauma oder mechanische Hirnverletzung).

Sprache

Bei Prüfung von Sprachstörungen, die bei Kopftraumatikern und Hysterie, sowie bei Komplikation mit organischen Nervenleiden in der Gutachterpraxis zuweilen in Frage kommt, sind zu unterscheiden:

1. Störungen der Aussprache (Artikulation):

a) Stottern (Sprachmuskelkrampf — Hysterie).

b) Dys- und Anarthrie (Lähmung der Sprachmuskulatur infolge Erkrankung der Nervenkerne — Bulbärparalyse): Erschwerung der Zungenlaute (s, l, d, t, n), der Lippenlaute (p, b, m, f, w, o, u) und der Gaumenlaute (g, k, ch, r) unter gleichzeitiger Abmagerung der Sprachmuskulatur (undeutliche, verwaschene, schließlich lallende Sprache).

c) Skandieren (langsame, abgehackte Sprache — multiple Sklerose); Prüfung durch Nachsprechen mehrsilbiger Worte: Ne-bu-kad-ne-zar; Kon-stan-ti-no-pel.

d) Silbenstolpern (Koordinationsstörung der Sprachmuskulatur mit Stottern [Häsitieren], Auslassung, Verdoppelung und Umstellung von Buchstaben und Silben — progressive Paralyse).

Prüfung durch Nachsprechen mehrsilbiger Worte: Nebukunarere (statt Nebukadnezar), Konstanpullilolo (statt Konstantinopel) od. dgl.

e) Aphonie (tonlose Sprache — Stimmbandlähmung durch Läsion des Nervus recurrens vagi oder psychogen bei Hysterie).

f) Mutismus (Stummheit — Hysterie, Psychosen).

2. Störungen der Wortfindung (Aphasie):

a) Motorische Aphasie (Verlust der motorischen Sprachinnervation bei erhaltenem Sprachverständnis). Vorgesprochenes wird verstanden, kann aber nicht nachgesprochen werden — Läsion des Brocaschen Sprachzentrums der 3. linken Stirnwindung, zuweilen bei Schädelbrüchen und posttraumatischen Blutungen ins Gehirn.

b) Sensorische Aphasie (Verlust des Sprachverständnisses, der Wortklangbilder, bei erhaltener motorischer Sprachinnervation). Patient spricht, gebraucht aber falsche Bezeichnungen (Paraphasie), z. B. „Uhr“ statt „Schlüssel“, versteht das zu ihm Gesprochene gar nicht oder mangelhaft (wie völlig fremde Sprache) — Läsion der 1. linken Schläfenwindung, ebenfalls mitunter nach Schädeltraumen. Zuweilen kommen vor: Mischformen von motorischer und sensorischer Aphasie, ferner Verlust des Wortgedächtnisses (amnestische Aphasie), Unfähigkeit zum Schreiben (Agraphie), Unfähigkeit zum Lesen (Alexie) oder zur Benennung von optisch erkannten Gegenständen (optische Aphasie). Bei Schädeltraumen, die das Hinterhaupt und das in den Hinterhauptlappen gelegene Sehzentrum betroffen, kann Seelenblindheit entstehen, d. h. Unfähigkeit, irgendwelche Gegenstände optisch zu erkennen (Verlust des optischen Erinnerungsvermögens).

Simulation.

Häufigkeit

Simulation spielt bei Unfallverletzten eine außerordentlich große Rolle. Sie war in irgendwelcher Form bei über 40% unserer Fälle objektiv nachzuweisen. Unterschiede zwischen gut und schlechter situierten Verletzten waren nicht vorhanden. Nur fiel auf, daß die Haftpflichtfälle (Eisenbahnunfallverletzte) im Durchschnitt häufiger Simulationsversuche machten als Verletzte, die von Versicherungsgesellschaften oder Berufsgenossenschaften zur Begutachtung kamen, was zweifellos darauf beruht, daß bei erstgenannten die Entschädigungsforderungen vielfach außerordentlich hohe und dementsprechend auch die Begehrungsvorstellungen und das Bestreben, sich als möglichst schwer geschädigt hinzustellen, besonders stark entwickelt sind. Praktisch beachtenswert ist ferner, daß nach statistischen Untersuchungen die Simulationsversuche Unfallverletzter im Laufe der Jahre zunehmen, entsprechend dem Bestreben der Verletzten, die Rente trotz Rückgang der Unfallfolgen sich in gleicher Höhe zu erhalten. Bei älteren, wiederholt begutachteten Fällen ist daher besondere Vorsicht etwaigen Simulationsversuchen gegenüber dringend geboten, um so mehr, da viele derartiger Patienten durch eigene Erfahrung oder durch Dritte die von den Gutachtern angewandten „Entlarvungsmethoden“ kennen und ihr Verhalten danach einrichten.

Arten der Simulation

An sich kann Simulation Unfallverletzter sich beziehen:

1. auf den Unfall selbst, der völlig erdichtet, willkürlich herbeigeführt oder entstellt berichtet sein kann (behördliche Unfalluntersuchung, Zeugenvernehmung, Besichtigung der Unfallstelle!).
2. auf nichtentschädigungspflichtige Erkrankungen, die schon vor dem Unfall bestanden (z. B. Zuckerkrankheit, Nieren-, Herz-, Lungen-, Nervenleiden), als solche aber verheimlicht werden, oder die nach dem Unfall, unabhängig von diesem, sich entwickelten und die gleichfalls bewußt als „Unfallfolgen“ bezeichnet werden (Klarstellung der Vorgeschichte, Zusammenhangsprüfung!),
3. auf die eigentlichen Folgen des Unfalles.

Hinsichtlich der Krankheitserscheinungen selbst kann man unterscheiden:

1. unbewußte Übertreibung (vor allem bei geistig abnormen Personen, z. B. Hysterie),
2. bewußte Übertreibung = teilweise Simulation, die dann vorliegt, wenn zu einem bestehenden Krankheitsbild noch sonstige Erscheinungen irgendwelcher Art hinzusimuliert (z. B. Simulation von Zittererscheinungen bei bestehender zerebraler Kommotionsneurose) oder vorhandene Störungen bewußt übertrieben werden (z. B. willkürliche Verstärkung von Zittererscheinungen bei der Untersuchung) = Aggravation,

3. völlige Simulation, d. h. Vortäuschung eines ganzen Krankheitsbildes beim Fehlen tatsächlicher Krankheitssymptome subjektiver oder objektiver Art.

„Völlige" Simulation war nur bei 1% unserer Fälle festzustellen. Ihr Nachweis ist ganz außerordentlich schwer, da für jedes vorgebrachte Symptom der Gegenbeweis zu erbringen ist. Sie ist aber als wahrscheinlich anzunehmen, wenn selbst bei genauester Untersuchung und Beobachtung keinerlei Krankheitserscheinungen zu bemerken und andererseits mehr oder weniger zahlreiche Täuschungsversuche objektiv nachzuweisen sind. Aber auch dann ist noch zu erwägen, ob nach dem ganzen Unfallhergang nicht doch verborgene Krankheitsprozesse in Entwicklung begriffen. Erst bei Verneinung auch dieser Frage ist Annahme völliger Simulation berechtigt und Abweisung der Entschädigungsansprüche am Platze. Völlige Simulation

In einem mir bekannten Falle hatte ein Arbeiter sich mit einem Hammer die Hand verletzt und behauptete dann, gelegentlich eines am selben Tage stattgefundenen, von ihm zufällig mitangesehenen Eisenbahnunfalles verunglückt zu sein; er demonstrierte als „Myoklonie" gedeutete Zuckungen in Armen und Beinen, sowie in der Halsmuskulatur und wurde, auch von autoritativer Seite, als völlig erwerbsunfähig bezeichnet. Simulation wurde „als absolut unmöglich" erklärt. Erst kurz bevor der angebliche Kranke die mit dem Eisenbahnfiskus vereinbarte Abfindungssumme von 10000 Mk. ausgezahlt erhalten sollte, kam der wahre Sachverhalt ans Tageslicht.

Fälle von völliger Simulation sind auch die Selbstverletzungen bei Kriegsteilnehmern. Ein Teil derselben besteht aus Psychopathen, Minderwertigen und Hysterikern. Äußere Verletzungen überwiegen; außer den Schußverletzungen sind zu nennen: Verätzungen der Haut durch Säuren, Erzeugung von Abszessen und Phlegmonen durch eingetriebene Fremdkörper oder eingespritzte Flüssigkeiten, traumatisches Ödem des Handrückens durch Schläge mit dem Hammer, Hautödeme durch Abschürfungen, ferner Meteorismus durch Luftschlucken, Harnröhren- und Blasenleiden durch Einspritzungen.

Unvergleichlich häufiger ist die Zahl der „teilweisen" Simulanten (etwa 40%), bei denen also ein Gemisch von Krankheitserscheinungen und simulierten bzw. aggravierten Symptomen vorliegt und die sich durch das Kriterium der zweckbewußten Täuschung von „unbewußter Übertreibung" unterscheiden. Eine sichere Unterscheidung ist allerdings in manchen Fällen, besonders bei hysterischen Personen, außerordentlich schwer. Bei inneren und Nervenleiden ist wichtig, daß der echte Simulant meist keine charakteristischen Symptomenkomplexe, z. B. das typische Zustandsbild der zerebralen Kommotionsneurose, der Schreckneurose usw., simuliert, sondern sich auf einzelne, objektiv erkennbare Symptome, die ihm besonders wichtig erscheinen, z. B. starkes Schwanken bei Augenfußschluß, Zittern, Gehstörung, Kurzatmigkeit, beschränkt, oder unter Vermeidung von derartigen gröberen Täuschungsversuchen sich mit dem Vorbringen von schwer kontrollierbaren subjektiven Beschwerden begnügt. In Fällen letzterer Art, die ganz besonders schwierig zu beurteilen sind, müssen natürlich in erster Linie Art und Schwere des Unfalls, der bisherige Teilweise Simulation bzw. Aggravation

Krankheitsverlauf und der objektive Untersuchungsbefund bei der Bewertung der subjektiven Klagen herangezogen werden. Vielfach gelingt es, schon aus dem ganzen Gebaren des Verletzten, dem Gesichtsausdruck, den Bewegungen, der Haltung, der Sprache und aus dem Verhalten beim Bücken, beim Stuhlsteigen, beim An- und Auskleiden bestimmte Schlüsse zu ziehen sowie in unauffälliger Weise das eine oder andere Symptom schon vor der eigentlichen Untersuchung zu kontrollieren, z. B. angebliches Schwindelgefühl beim Bücken. Aber auch auf gröbere Symptome ist schon bei Beginn der Untersuchung zu achten, z. B. auf angebliche Steifigkeit der Wirbelsäule beim Auskleiden, auf das Verhalten zitternder Hände beim Lösen der Schuhbänder oder Aufknöpfen der Wäsche. Die eigentliche Untersuchung hat dann derart zu erfolgen, daß die Aufmerksamkeit des Untersuchten von den wirklich geprüften Symptomen möglichst abgelenkt und nach anderer Richtung hin beschäftigt wird. Hierauf beruhen die meisten Entlarvungsmethoden. Bei anderen Methoden, z. B. Nachprüfung der angeblich schmerzhaften Stellen, werden physiologische Reaktionen als Kontrollversuche benutzt. Der Wert all dieser Methoden besteht aber nicht nur darin, daß einzelne Symptome als übertrieben oder simuliert nachgewiesen werden, sondern daß man bei ihrer Prüfung gewisse Anhaltspunkte für die Glaubwürdigkeit des Verletzten im allgemeinen erhält. Wer starken Romberg simuliert, am Dynamometer in gröbster Weise übertreibt oder Zittererscheinungen vortäuscht, kann, zumal bei spärlichem objektiven Krankheitsbefund, vor allem bei wiederholtem positiven Ausfall der Prüfung auf Simulation, nicht verlangen, daß man ihm alle seine subjektiven Beschwerden ohne weiteres glaubt. Jedenfalls tut man gut, die Klagen solcher Patienten, die in irgendeiner Weise zu simulieren versuchen, nur mit einer gewissen Vorsicht entgegenzunehmen. Unter diesem Gesichtspunkte kann man bei einzelnen Methoden, die allgemeine Bedeutung haben, z. B. Prüfung der groben Kraft am Dynamometer oder nach Hößlin, geradezu von „Zuverlässigkeitsprüfungen" sprechen. Gerade bei der Unfallbegutachtung ist Kritik am Platze, Leichtgläubigkeit kann nur zu Fehlschlüssen führen.

Simulation von Blutungen

Man bescheinige niemals etwas als vorhanden, von dessen Tatsächlichkeit man sich nicht überzeugt hat, z. B. Blut in Auswurf, Stuhl oder in Urin. Man prüfe bei angeblichem Lungenbluten auch nach, ob das vorgezeigte Blut nicht etwa aus Zahnfleisch, Nase, Nasenrachenraum, Venen des Rachens oder der Epiglottis stammt, oder ob es gar nachträglich dem Auswurf zugesetzt ist. Rumpf berichtet, daß ein Simulant gelegentlich das Kopfkissen mit blutroter Farbe verunreinigte. Mikroskopische und chemische Nachweise (Teichmannsche Häminprobe), zuweilen — bei Verdacht auf Zusatz tierischen Blutes — auch biologische Methoden (Uhlenhuth), sind jedenfalls in zweifelhaften Fällen unerläßlich.

Simulation von Schmerzen

Schwer zu beurteilen ist oft das angebliche Bestehen subjektiver Schmerzen, wenn auch aus Gesamtverhalten bei unauffälliger Beobachtung, sowie aus objektivem Untersuchungsbefund, der stets den etwaigen Nachweis organischer Schädigungen zum Ziele haben muß (Schrumpfungsprozesse, Narben- und Kallusbildung in der Nähe sensibler Nervenäste, Knochensplitter, Wirbelkompressionen, Gelenkveränderungen und sonstige leicht übersehbare Verletzungsfolgen oder schleichend verlaufende Krankheitserscheinungen — Röntgenbild!), Anhaltspunkte sich ergeben.

Zunächst ist stets zu unterscheiden, ob über spontane Schmerzen oder nur über Schmerzen auf Druck, Beklopfen oder bei Berührung geklagt wird. Erstere pflegen, sofern sie einigermaßen beträchtlich sind, in Gesichtsausdruck, Haltung und Bewegung sich kundzugeben. Bei Schmerzen im Rücken, im Nacken, in Armen und Beinen können Zwangshaltungen bestehen; die Untersuchung hat nun festzustellen, ob diese Zwangshaltung bei abgelenkter Aufmerksamkeit, z. B. durch gleichzeitige Prüfung des Sehvermögens, der Intelligenz, der Merkfähigkeit oder der Hautempfindung, vom Untersuchten in genau derselben Weise wie zuvor beibehalten wird. Gute Beschwielung der Handteller sowie fehlende Muskelabmagerung legt bei Schmerzen und Zwangshaltung der Arme schon von vornherein den Verdacht der Übertreibung nahe.

Bei angeblich druckschmerzhaften Stellen (Narben, Knochenverdickungen, Schädelimpressionen, gequetschten Teilen, Nervenaustrittsstellen) ist zu empfehlen, sie während der Untersuchung gelegentlich unerwartet oder bei Ablenkung der Aufmerksamkeit durch andere Prüfungen zu reizen, d. h. sie mehr oder weniger kräftig zu berühren. Bleibt eine Abwehrreaktion des Untersuchten aus, ist Simulation mit großer Wahrscheinlichkeit anzunehmen.

Wichtig zur Beurteilung angeblich druckschmerzhafter Stellen ist das Mannkopff-Rumpfsche Zeichen, d. h. die Beeinflussung der Herztätigkeit von schmerzhaften Druckpunkten aus (meist Beschleunigung, seltener Verlangsamung, Kleinerwerden oder Unregelmäßigkeit des Pulses).

Der Versuch ist derart vorzunehmen, daß man unter Vermeidung störender Nebenumstände (Bewegungen des Patienten, Schreien, Pressen, Anhalten der Atmung) — also bei ruhigem Verhalten des Untersuchten — die angeblich druckschmerzhafte Stelle kräftig mit dem Fingerknöchel $^1/_4$ oder $^1/_2$ Minute reibt und während des Reibens (am besten durch eine dritte Person) das Verhalten des Pulses prüft; ferner ist das Verhalten des Pulses nach Aufhören des Reibens noch 1—2 Minuten zu beobachten. Tritt während des Reibens eine stärkere Pulsveränderung ein, so ist mit größter Wahrscheinlichkeit Simulation des angeblichen Druckschmerzes auszuschließen. Der Pulsversuch ist aber nur dann in positivem Sinne zu verwerten, wenn beim Reiben von angeblich nicht druckempfindlichen, korrespondierenden Kontrollstellen auch eine Pulsveränderung sich nicht einstellt. Ferner muß die Pulsveränderung beim Reiben der schmerzhaften Stelle eine gewisse Erheblichkeit besitzen (Beschleunigung oder Verlangsamung um mindestens 8 Schläge in 1 Minute).

So beweisend der positive Ausfall des Pulsversuches ist, so vorsichtig ist der negative Ausfall zu bewerten. Jedenfalls beweist er nicht das Fehlen von Druckschmerz, läßt allerdings die Angaben des Verletzten als fraglich erscheinen und erhärtet den Verdacht der Simulation, falls Patient auch bei anderen Methoden ein unzulässiges Verhalten zeigt.

Ähnliches gilt von dem Parrot'schen Zeichen: Pupillenerweiterung bei Druck auf Schmerzstellen; nur tritt letzteres, die „sympathische Schmerzreaktion" überhaupt nur bei einem verhältnismäßig kleinen Prozentsatz auf (nach Finkelnburg bei 5—6%).

Simulation von Empfindungsstörungen

Anscheinende Störungen der Sensibilität, vor allem bei Hyper-, Hyp- und Analgesie, sind entweder durch unerwartete Schmerzreize (plötzliches Stechen mit einer Nadel) auf ihren Wirklichkeitswert zu prüfen oder durch Anwendung der elektrokutanen Sensibilitätsprüfung mittels des faradischen Stromes.

Man prüft zunächst die elektrokutane Hautempfindung unter Notierung der ersten Reizempfindung und (bei weiterer Verstärkung des Stromes) der ersten Schmerzempfindung entprechend dem Rollenabstand (ausgedrückt in Millimeter), läßt dann den Patienten die Augen schließen und kontrolliert unter wechselnder Verschiebung der sekundären Spule (d. h. wechselnder Verstärkung und Abschwächung des Stromes) die jetzt erhaltenen Zahlen für erste Reize und erste Schmerzempfindung mit den anfänglich ermittelten beiden Zahlen.

Simulation von Schwächezuständen

Schwächezustände der Arme und Beine prüft man am besten nach der Methode von Hößlin, d. h, man fordert den Patienten zur Widerstandsbewegung auf (vgl. S. 82), läßt dann plötzlich den gefaßten Arm oder das Bein los und beobachtet, ob der normalerweise erfolgende Rückschlag auftritt oder fehlt. Der Rückschlag fehlt, falls Patient versucht, durch gleichzeitige Anspannung der antagonistischen Muskulatur eine Schwäche der zu prüfenden Muskeln vorzutäuschen. Der Versuch ist besonders beweisend, wenn auf der zugestandenermaßen gesunden Seite ein völlig einwandfreies Verhalten sich zeigt, während die angeblich geschwächte Seite Simulation erkennen läßt.

(Beispiel: Bei Prüfung der Oberarmbeuger wird der Simulant durch gleichzeitige Anspannung der Oberarmstrecker eine Schwäche der Beuger vorzutäuschen versuchen, was sich dadurch zeigt, daß bei plötzlichem Loslassen des im Ellbogengelenk gebeugten Armes keine verstärkte Beugung, sondern wegen der Tricepsanspannung eine leichte Streckung erfolgt.)

Es ist allerdings zu beachten, daß bei Kleinhirnleiden auch normalerweise der Rückschlag fehlt (infolge Hypotonie der Muskulatur); ferner ist bei ausgesprochener Hysterie eine vorsichtige Bewertung des Versuchs am Platze, da Hysterische oft fehlerhaft innervieren!

Auch der Dynamometerversuch (vgl. S. 82) kann Simulation von Schwächezuständen aufdecken. Da bekanntlich die Kraft eines Muskels proportional ist der Strecke, um die er sich verkürzt, prüft man bei Simulationsverdacht die am Dynamometer entwickelte Kraft einmal bei gebeugter Hand (also bei bereits verkürzten und nur noch wenig kontrahierbaren Beugemuskeln), dann bei gestreckter Hand (also bei unverkürzten, noch stark kontrahierbaren Beugemukeln). Normalerweise ist die entwickelte Kraft im ersten Falle geringer als im zweiten Falle. Läßt man den Händedruck bei gebeugter Hand durch Beugung des Ellenbogengelenks anscheinend verstärken, so pflegt der Simulant bei der folgenden Prüfung in Streckstellung gleiche oder geringere Werte zu drücken als zuvor.

Da ein großer Prozentsatz aller Unfallverletzten u. a. über „Schwäche" klagt, ist gerade diese Methode praktisch so außerordentlich wichtig, daß sie unbedingt in jedem Falle auszuprüfen ist. Unter den von uns beobachteten Fällen von teilweiser und völliger Simulation war Simulation beim Dynamometerversuch in 85,2% der Fälle nachweisbar. Zum Vergleich sei ferner bemerkt, daß Simulation sich fand beim Hößlinschen Versuch in 50% der Fälle, beim Rombergschen Versuch in 22,8% der Fälle, bei Prüfung auf Zittern in 16,2% der Fälle, bei Prüfung auf Sensibilitätstörung in 7,6% der Fälle.

Endlich wurde Simulation nachgewiesen bei der Seh- und Hörprüfung, bei der Prüfung auf Schwindel, Gangstörung, Reflexanomalien (willkürliche Vor- und Nachzuckungen), Schlaflosigeit (durch Kontrolluhr) oder sonstige Störungen sowie hinsichtlich der Angaben über Arbeitsleistung oder anderer anamnestischer Daten in 27,9% der Fälle.

Bei angeblicher Blasen- oder Mastdarmschwäche, die vielfach vorgegeben wird, kann nur Krankenhausbeobachtung etwaige Simulation aufdecken.

Simulation von Zittern

Von Zittererscheinungen wird am meisten Zittern der Hände vorgetäuscht. Von unwillkürlichem Zittern pflegt es sich dadurch zu unterscheiden, daß die Zitterbewegungen ungleichmäßiger sind, daß sie vor allem bei Betrachtung oder Betastung der Hand sich steigern, daß sie nach einigen Minuten infolge Ermüdung der Muskulatur immer gröber und unregelmäßiger werden und daß sie bei Ablenkung der Aufmerksamkeit oder bei unauffälliger Beobachtung (z. B. beim An- und Auskleiden, beim Knöpfen der Wäsche, Schnüren der Schuhe) ganz oder (bei vorheriger Aggravation) doch zum wesentlichsten Teil verschwinden.

Die Ablenkung kann erfolgen durch scheinbare Prüfung anderer Organe und Symptome (Augen, Ohren-, Hautempfindung, Geisteszustand usw.), während derer man die zitternde Hand weiter genau beobachtet. Ich selbst benutze vielfach folgende Methode, die sich mir bewährt hat: ich beobachte genau die Bewegung der herabhängenden Hände, während ich mich vorbeuge, um anscheinend Herzspitze oder untere Lungenpartien zu untersuchen, wobei ich den Untersuchten zwecks Ablenkung seiner Aufmerksamkeit auffordere, den Atem anzuhalten oder, umgekehrt, kräftig zu atmen. Sobald allerdings bei derartigen Ablenkungsmethoden der Untersuchte bemerkt, daß die Hand beobachtet wird, pflegt sich das Zittern sofort wieder einzustellen oder zu verstärken. Brauchbar ist auch die Fuchssche Methode, die darauf beruht, daß die gleichzeitige Ausführung rhythmisch ungleichartiger Bewegungen physiologisch sehr schwierig ist. Wird z. B. Zittern der rechten Hand simuliert, und läßt man nun mit dem linken Arm durch Rotation in der Schulter etwa einen Kreis beschreiben, so wird das simulierte Zittern der rechten Hand sofort verschwinden oder zum mindesten unregelmäßig oder geringer werden. In ähnlicher Weise kann man mit der einen Hand (unter Beobachtung der anderen Hand) Zeichnungen ausführen oder einige Sätze hinschreiben lassen.

Simulation von Schwindelerscheinungen

Um über das tatsächliche Bestehen von Schwindelerscheinungen Klarheit zu erhalten, hat zunächst sorgfältigste Untersuchung zu erfolgen auf Labyrinth-, sowie auf Stirnhirn-, Kleinhirn- und Rückenmarksleiden, auf vasomotorische Störungen und psychische Anomalien (Suggestibilität). Der psychogen bedingte, gelegentlich sowohl bei Neurasthenikern wie Gesunden vorkommende Schwindel hört in der Regel bei Ablenkung vollkommen auf, der bei vasomotorischen Störungen oft vorhandene Schwindel ist an entsprechenden Begleitsymptomen zu erkennen (Störungen der Herzfunktion, Blutandrang zum Kopfe, Blässe mit Neigung zu Ohnmachten oder Schweißausbruch), während

Schwindelerscheinungen bei entsprechenden Hirn- und Rückenmarksleiden in der Regel ohne weiteres glaubhaft erscheinen. Bei andersgearteten Fällen sind Klagen über Schwindelgefühl stets als simulationsverdächtig zu betrachten; aber auch der psychogen bedingte Schwindel ist nicht eigentlich als tatsächliche Krankheitserscheinung aufzufassen. Jedenfalls kann erst durch Kontrollprüfung entschieden werden, ob das Symptom praktische Bedeutung besitzt oder nicht. In den meisten Fällen ist wohl Simulation oder Übertreibung im Spiele.

Zunächst kann schon die unauffällige Beobachtung beim Aus- und Ankleiden (Bücken beim Aus- und Anziehen der Beinkleider, der Schuhe und Strümpfe usw.) Anhaltspunkte geben, ob wirklich beträchtliches Schwindelgefühl besteht oder nicht. Viele Unfallverletzte, die behaupten, sich bei der Arbeit auch nicht im mindesten bücken zu können, ohne von Schwindel befallen zu werden, zeigen ein völlig normales, ungestörtes Verhalten; auch auf rasche Bewegungen des Kopfes, nach oben, unten oder seitlich, sowie auf rasches Erheben nach längerer Rückenlage ist zu achten. Bei tatsächlichem Schwindelgefühl würde sich hier sicher Taumeln oder dgl. zeigen.

Weiterhin ist auf Simulation des Rombergschen Symptoms zu achten. Auch hier ist bei der Kontrollprüfung die Aufmerksamkeit des Untersuchten abzulenken. So kann man bei anscheinender Prüfung der Sensibilität der Gesichtshaut durch Schreiben von Zahlen auf die Haut gleichzeitig auch die Sensibilität der geschlossenen Augenlider prüfen und dabei unauffällig feststellen, ob Schwanken eintritt oder nicht (Rumpf); oder man kann durch Prüfung der Pupillenreaktion mittels Verdeckung durch die Handteller sich von Reellität oder etwaiger Simulation des Rombergschen Symptoms überzeugen. Freund und Sachs empfehlen Prüfung rascher Bewegungen bald bei offenen, bald bei geschlossenen Augen.

Bei unsicherem taumelndem Gang kann mitunter unauffällige Beoachtung auf der Straße oder im Krankenhause Simulation aufdecken.

Simulation von Sehstörungen

Bei Verdacht auf simulierte Sehstörung ist in der Regel spezialistische Untersuchung und Beobachtung am Platze. Einzelne Entlarvungsmethoden sind aber auch für den Nichtspezialisten brauchbar.

So hält man bei angeblich einseitiger Blindheit oder Schwachsichtigkeit ein starkes Konvexglas von 10 Dioptrien vor das gesunde Auge und läßt den Patienten mit beiden Augen lesen. Ist der Untersuchte hierzu imstande, so ist angebliche Blindheit sicher völlig simuliert bzw. die behauptete Schwachsichtigkeit in der Regel mindestens übertrieben, da das gesunde Auge durch das vorgesetzte Konvexglas vom Sehakt ausgeschaltet war.

Simulation von Hörstörungen

Auch Simulation von Hörstörungen muß zumeist durch spezialistische Untersuchung erwiesen werden; doch kann schon die Hörprüfung bei verbundenen Augen wichtige Hinweise geben, ja vielfach den Simulanten direkt überführen, sofern man sich möglichst unauffällig dem Untersuchten bei der Hörprüfung nähert oder sich von ihm entfernt. Auch Prüfung mit dem Phonendoskop, das hinter dem Patienten auf eine tickende Taschenuhr aufgesetzt wird und dessen Gummischläuche in die Ohren des Patienten einzulegen sind, kann wertvolle Hinweise geben, sofern man hinter dem Rücken des Untersuchten bald den einen, bald den anderen Gummischlauch oder auch beide mit der Hand zusammendrückt und damit die Schallquelle unbemerkt ständig wechselt (Placzek).

Simulation von Geistesstörung erfordert zu ihrer Entlarvung stets längere Anstaltsbeobachtung. Es ist auch zu beachten, daß Misch- und Übergangsformen sich finden, z. B. bei hysterischen Dämmerzuständen und Pseudodemenz, wo die Unterscheidung, ob Simulation oder Krankheit, selbst den Erfahrenen oft vor eine schwierige Aufgabe stellt. Simulation von Geistesstörung

II. Spezieller Begutachtungsteil.

1. Unfallschädigungen allgemeinerer Art.

a) Infektionen.

Die Infektionen, die bei Unfallfolgen von Wichtigkeit werden können, sind zu unterscheiden in:

1. Wundinfektionen,
2. akute und chronische Infektionskrankheiten.

1. Wundinfektionen.

Wundinfektionen entstehen durch Eintritt von pathogenen Mikroorganismen in traumatisch gesetzte Haut- oder Schleimhautdefekte (Wunden), und zwar handelt es sich in der Regel um mehr oder weniger virulente Streptokokken oder Staphylokokken. Der Eintritt der Entzündungserreger in die Wunde kann sogleich bei der Verletzung (primäre Infektion) oder nach einem kürzeren oder längeren Zwischenraum (Sekundärinfektion) erfolgen. Allerdings ist der Zusammenhang einer Infektion mit einem Unfallereignis um so schwieriger nachzuweisen, je längere Zeit seit dem Unfalle verflossen ist und je unscheinbarer die Wunde war. In manchen Fällen gelingt es überhaupt nicht, nachzuweisen, daß eine äußere Verletzung stattfand. Es ist aber zu beachten, daß gerade geringfügige Wunden, die wegen ihrer anscheinenden Harmlosigkeit unbeachtet bleiben, mitunter zu ernsteren Folgeerscheinungen führen, wobei die große Verbreitung der Infektionserreger auf Haut- und Schleimhäuten, sowie auf Gebrauchsgegenständen des täglichen Lebens zu berücksichtigen ist. Im übrigen läßt sich sagen, daß vorwiegend in ihrer Vitalität geschädigte oder abgestorbene Gewebe, sowie Blutergüsse Angriffspunkte von Bakterien werden, die entweder von außen oder mit dem Blutstrom (hämatogen) zur Verletzungsstelle gelangen. Sind die Wunden einmal verheilt, ist das Blut resorbiert und das abgestorbene Gewebe organisiert, so ist die Gefahr der Infektion vorüber. Schon nach Organisation der Thromben, also nach etwa 1 bis höchstens 2 Wochen, braucht man praktisch mit der Gefahr einer Vereiterung der Verletzungsstelle kaum mehr zu rechnen (Schepelmann).

Als wichtigste klinische Erscheinungen beginnender Wundinfektion sind die Galenschen Kardinalsymptome der Entzündung anzusehen: rubor, tumor, calor, dolor. Besonders das Fortbestehen von Wundschmerz bei kleineren Verletzungen, z. B. bei einem Stich oder Schnitt in den Finger, über eine Reihe von Stunden hinaus ist stets infektionsverdächtig. Vorhandensein derartiger „Brückensymptome“ bei nachgewiesenem Unfall lassen eine auftretende Infektion stets als direkte Unfallfolge erscheinen. Aber auch nachträgliche Infizierung einer verletzten Stelle, etwa erst nach einigen Tagen, schließt eine Entschädigungspflicht in der Regel nicht aus (indirekte Unfallfolge), ebenso wie das durch eine Betriebsarbeit verursachte Eindringen von Infektionserregern in eine schon bestehende, vom Unfalle unabhängige Wunde, als Betriebsunfall zu betrachten ist (vgl. ferner S. 16).

Arten von Wundinfektionen

Als Wundkrankheiten im engeren Sinne kommen in Frage:

1. lokale Entzündung oder Eiterung (z. B. Panaritium),
2. fortschreitende Zellgewebsentzündung eitriger Art (Phlegmone),
3. Entzündung der Lymphgefäße und Lymphdrüsen (Lymphangitis und Lymphadenitis),
4. Venenentzündung (Phlebitis und Thrombophlebitis),
5. Wundrose (Erysipel),
6. fortschreitende Sepsis; Pyämie und Septikopyämie.

Erysipel

Über den klinischen Verlauf der Wundinfektionen sind Besonderheiten nicht zu erwähnen. Nur bezüglich des Erysipels ist noch von Wert die Thiemsche Mitteilung, daß die Allgemeinerscheinungen, wie Fieber und Schüttelfrost, den örtlichen Erscheinungen, wie entzündliche Rötung, voranzugehen pflegen und sich schon wenige Stunden nach dem Eindringen der Infektionserreger zeigen können.

Folgekrankheiten

Weiterhin ist gerade bei akuten Wundinfektionen von besonderer Wichtigkeit das etwaige Auftreten sekundärer Folgeerscheinungen, wie Nephritis, Endokarditis, seltener Pleuritis, Meningitis, Peritonitis, Lungenabszeß. Untersuchung der inneren Organe, sowie des Urins ist bei Wundinfektionen nie zu versäumen! So zeigte sich bei einem von Frank mitgeteilten Fall nach Bruch des linken Mittelhandknochens eine Phlegmone und im Anschluß hieran ein Nierenleiden, das vom O.V.A. als Unfallfolge abgelehnt, vom R.V.A. aber anerkannt wurde. Auch bei meinen eigenen Untersuchungen über „Nierenleiden nach Unfall“ konnte ich mehrere Fälle erwähnen, bei denen nach posttraumatischem Erysipel oder nach Phlegmone eine als indirekte Unfallfolge anzuerkennende Nierenentzündung sich fand. Analoge Fälle kommen sehr häufig vor.

Wundinfektion und Furunkulose

„Furunkulosis und Unfall“ behandelt eine Arbeit von Levy.

Bei einem Schneidermeister bildete sich nach Gesichtsverletzung ein großer Entzündungsherd im Gesichte, der vom Arzte gespalten wurde. Drei Wochen hindurch schweres Krankenlager mit Herzschwäche und hohem Fieber, während dessen furunkulöser Abszeß am linken Fuß, dann allgemeine Furunkulose. Gutachten: Durch phlegmonöse Entzündung im Gesicht Blutverunreinigung, die zu Furunkeln geführt.

Die von der Gegenseite erfolgte Behauptung, eine Furunkulose sei stets Lokalinfektion durch Eindringen von Eitererregern in die Talgdrüsengänge, ist m. E. im vorliegenden Falle nicht aufrechtzuerhalten, da die ganze Krankheitsentwickelung bei dem bis dahin völlig gesunden Manne durchaus für eine postphlegmonöse Allgemeininfektion spricht und bei einer solchen sehr wohl furunkulöse Abszedierungen der Haut (auch beim Fehlen nachweisbarer Eiterherde in inneren Organen) vorkommen können.

Wund-infektion und Arterio-sklerose

Wichtig sind ferner die Beziehungen posttraumatischer Infektionen zur Entwickelung von Arteriosklerose. Mönckeberg fand bei der Obduktion von Kriegsteilnehmern im besten Mannesalter, daß 69% der arteriosklerotischen Fälle Reste früherer Infektionen aufzuweisen hatten. Bei allen ernsteren, schwereren Wundinfektionen ist jedenfalls stets auch auf das Verhalten der Blutgefäße zu achten, speziell auf die Beschaffenheit der Wandungen (zunehmende Schlängelung und Verhärtung) und etwaiges Steigen des Blutdruckes.

So sah ich bei einem 28jährigen Manne mit schwerer Verbrennung und fünfwöchigem schweren Erysipel innerhalb Jahresfrist das Aufreten einer Arteriosklerose. Leppmann sah im Anschluß an Hodenquetschung lokale Eiterung, dann schwere Furunkulose, sowie ein Gesichtserysipel, endlich 5 Monate nach dem Unfall beginnend, eine von anderer Seite auf Arteriosklerose oder Lues bezogene brandige Abstoßung von Fingern und Zehen, und betont daß im Anschluß an langwierige Eiterungen, wie sie nach Unfällen nicht so selten sind, das überaus schwere Krankheitsbild der symmetrischen Gangrän eintreten kann.

Über die Voraussetzungen, unter denen eine Arteriosklerose als Unfallfolge anerkannt werden kann vgl. dort.

Intoxikations-neurosen und -psychosen

Auch mannigfache Störungen auf psychisch-nervösem Gebiete können nach Wundinfektionen sich geltend machen und zu praktischer Bedeutung in der Unfallbegutachtung führen. Ebenso kommen nach sonstigen Intoxikationen, nach Verbrennungen und Verätzungen mit Hämoglobin- und Eiweißzerfall gleichartige Zustände neben gelegentlichen Organschädigungen (z. B. Nephritis, Myodegeneratio) vor.

Nach Verbrennung mit Röntgenstrahlen sah P. Krause Erregungszustände, Verwirrtheit, Desorientierung, Halluzinationen, Schlaflosigkeit, Appetitlosigkeit und schwere neurasthenische Erscheinungen, die als Autointoxikation durch abnorme Stoffwechselprodukte infolge traumatischen Gewebszerfalls aufzufassen waren. In anderen, von mir beobachteten Fällen mit vorausgegangener Verbrühung bzw. überstandener posttraumatischer Sepsis fielen vor allem auf: Abnahme des Intellekts, hypochondrisch-depressive Zustände, Schlaflosigkeit, Mattigkeit, Kopfschmerzen, Herzbeschwerden und Neuralgien.

Ähnliches kommt bei Gasvergiftung vor, z. B. nach Einatmung von Kohlenoxydgas, Kohlendioxyd, Schwefelwasserstoff, Nitrobenzol, Sprengstoff- und Kampfgasen. Die Anfangssymptome sind natürlich je nach Art des Giftes vielfach verschieden, dagegen zeigen die psychoneurotischen Folgeerscheinungen in den wichtigsten Symptomen nach Art, Entstehung und Verlauf eine gewisse Übereinstimmung Außer oft vorhandenen Blutveränderungen sind bei diesen „Intoxikationsneurosen bzw. -psychosen“ (vgl. Abschnitt: Unfallneurosen) als kennzeichnend trotz charakteristischer Einzelheiten im allgemeinen zu betrachten: 1. psychotische Zustände, 2. schwere neurastheniforme Symptomenkomplexe, 3. toxische Schädigungen peripherischer Nerven mit Neuralgien und Parästhesien.

Prognose verschieden je nach Art und Schwere der Gifteinwirkung; meist allerdings allmählicher Rückgang. Entweder handelt es sich um direkte „Nervengifte“ oder um Hämoglobin- und Eiweißzerfallstoxikosen mit indirekter Nervenschädigung, also stets um Schädigungen, die meist schwerer liegen als beispielsweise rein psychogen bedingte Neurosen und deshalb in der Regel auch länger andauernde und langsamer abklingende Folgezustände verursachen. Ausgang meist günstig. Bei Blutveränderung Eisen, Arsen, Chinin. Bezügl. Erwerbsbeschränkung vgl. Kapitel über Unfallneurosen.

Beurteilung der Komplikationen

Schon hieraus ergibt sich, daß bei allen posttraumatischen Infektionen nicht nur die direkten Entzündungs- und Eiterungsprozesse, sondern auch etwa entstehende Komplikationen und Nachkrankheiten (sekundäre Abzesse, Nephritis, Endokarditis, Pleuritis usw., Arteriosklerose, Gangrän, Psychoneurosen) in Rücksicht zu ziehen sind, denn sie verschlechtern die Heilungsaussichten in medizinischer wie wirtschaftlicher Beziehung, verzögern den Arbeitsbeginn, erfordern bei langwierigem Krankenlager mit Eiterfieber und Rückgang des Körpergewichts erhöhtes Pflege- und Ernährungsbedürfnis, und zwingen in der Regel auch weiterhin noch zu größerer Schonung und höherer Rentengewährung als bei fehlender Komplikation.

2. Akute und chronische Infektionskrankheiten.

Neben den Wundinfektionen im engeren Sinne spielen praktisch eine ebenfalls wichtige Rolle in der Unfallbegutachtung die Infektionskrankheiten. Allerdings sind die akuten von weit geringerer Bedeutung als die chronischen Infektionskrankheiten.

Scharlach

Scharlach als direkte Unfallfolge ist nur selten beschrieben, und zwar im Anschluß an äußere Verletzungen (Wundscharlach). Voraussetzung eines Unfallzusammenhangs: 1. Ausgang des Exanthems von der Verletzungsstelle, 2. Auftreten des Exanthems vor anderen Symptomen, 3. Wahrung des zeitlichen Zusammenhangs (Prüfung der Inkubationsdauer). Häufiger ist indirekter Unfallzusammenhang.

In einem von Korach mitgeteilten Falle direkter Art begann die Erkrankung 48 Stunden nach Verletzung und direkter Berührung mit dem Scharlachvirus als Lymphangitis scarlatinosa.

Tetanus

Erheblich häufiger kommt Wundstarrkrampf als Unfallfolge vor (Tetanus traumaticus), mit einer Inkubationszeit meist bis zu 4 Wochen, aber auch länger. Zu beachten ist, daß die Eintrittspforten des Tetanuserregers oft ganz minimal oder die Wunden bei Ausbruch des Tetanus schon längst verheilt sein können. Nachweis von Bazillen in der Wunde oder an eingedrungenen Fremdkörpern macht den Unfallzusammenhang wahrscheinlich.

Diphtherie und andere Infektionskrankheiten

Auch Diphtherie (vgl. S. 57), Influenza, Pocken, Ruhr, Cholera (vgl. S. 24), Typhus, Flecktyphus (vgl. S. 58), Malaria (vgl. S. 18), Pest und gelbes Fieber können als direkte oder indirekte Unfallfolge zuweilen betrachtet werden. Sie sind es beispielsweise dann, wenn ein Schiffer oder Flößer ins Wasser stürzt, das mit Typhus- oder Cholerabazillen verseucht ist (direkte Unfallfolgen) oder wenn ein Unfallverletzter in einem Krankenhause sich infiziert (indirekte Unfallfolge).

Praktisch besonders beachtenswert sind in letzterer Beziehung vor allem die Infektionen mit Angina. So begutachtete ich Fälle, wo eine postanginöse Nephritis und Endokarditis als sekundäre Unfallfolge anzuerkennen war. Angina

Seltener sind die Fälle von Milzbrand, Rotz und Aktinomykose nach Unfall. Milzbrand, Rotz, Aktinomykose

Als Voraussetzung eines Unfallzusammenhanges ist bei Milzbrand zu fordern, 1. daß die Inkubationszeit von etwa 2 Wochen nicht überschritten ist und 2. daß eine andere Infektionsquelle als die angeschuldigte nicht bestand, während der Modus der Infektion nach der Rechtsprechung des R.V.A. geringere Bedeutung hat.

Soll ein primärer Aktinomycesherd auf ein Trauma ursächlich bezogen werden, so muß nach Schepelmann letzteres so beschaffen sein, daß es etwa anwesenden Strahlenpilzen den Weg ins Körperinnere eröffnete. Inkubationszeit durchschnittlich 2 Monate, selten kürzere oder längere Zeit.

Lyssa als Unfallfolge kann nach Biß eines wutkranken Hundes entstehen. Bei sofortiger Schutzimpfung kann tödlicher Ausgang vermieden werden und die Lyssa entweder ausbleiben oder als abortive Form in Erscheinung treten (zwei Typen: „spinale" und „zerebrale" Form der abortiven Lyssa). Lyssa

In einem von mir beobachteten Fall von spinaler abortiver Lyssa waren $3^1/_2$ Jahre nach dem Unfall als Resterscheinungen ehemaliger Lähmungen noch vorhanden:

1. Veränderungen der galvanischen Erregbarkeit von Arm- und Beinnerven,
2. leichte Parese des Mund- und Augenfazialis (Ektropium),
3. Ungleichheit der Pupillen.

Akuter Gelenkrheumatismus kann als Unfallfolge in Frage kommen: Akuter Gelenkrheumatismus

1. Nach Erkältung oder Durchnässung, sofern wirklich ein „Unfall" oder ein ihm gleich zu erachtendes Geschehnis stattgefunden (z. B. Sturz in kaltes Wasser) und nicht bloß eine „Gefahr des gewöhnlichen Lebens" (Durchnässung bei Regen od. dgl.) vorgelegen.

2. Nach direkter mechanischer Gewalteinwirkung (meist stumpfer Natur) auf ein Gelenk, sofern die primäre Lokalisation der Entzündungserreger in dem beschädigten Gelenk hierdurch bestimmt wird.

Notwendig zur Anerkennung eines Unfallzusammenhanges in Fällen letzterer Art ist stets: 1. erstes Auftreten des Gelenkrheumatismus in dem betroffenen Gelenk, 2. Kontinuität der Krankheitserscheinungen (solange noch Verletzungsspuren nachweisbar, ist nach Kern auch eine Prädilektionsstelle für die Ansiedlung von Mikroben gegeben; im allgemeinen wird aber ein Zeitraum von etwa 2 Wochen als Höchstgrenze angesehen). Rezidive sind nach Thiem nur dann als Unfallfolge zu betrachten, wenn sie in der Rekonvaleszenz entstehen und das beim Unfall verletzte Gelenk betreffen. Über chronische und deformierende Gelenkentzündung sowie über Osteomyelitis vgl. dort.

Für gonorrhoische Gelenkentzündung nach mechanischem Trauma gelten dieselben Gesichtspunkte wie für die Polyarthritis acuta. Gonorrhoe

Tuberkulose

Tuberkulose kommt als Unfallfolge vor:

1. nach tuberkulöser Infektion von Wunden (Leichentuberkel, traumatischer Lupus vulgaris und verruköse Hauttuberkulose),
2. nach subkutaner Verletzung (Schlag, Stoß, Quetschung, Verrenkung, Verstauchung, Knochenbruch),
3. als Folgeerscheinung sonstiger Unfallfolgen, z. B. Ausbruch einer Lungentuberkulose nach schweren posttraumatischen Eiterungen oder Erschöpfungszuständen.

Am wichtigsten sind Fälle der zweiten Art, worunter u. a. zu rechnen sind: Auslösung oder Verschlimmerung von Lungentuberkulose nach Brustkorbquetschungen, von Knochen- und Gelenktuberkulose nach Kontusionen (Schlag, Stoß, Fall usw.). Die tuberkulöse Lokalerkrankung kann dabei zustande kommen:

1. dadurch, daß im Blute kreisende Tuberkelbazillen sich an der durch das Trauma geschädigten, weniger widerstandsfähigen Stelle (guter Nährboden) ansiedeln, oder
2. dadurch, daß das Trauma einen am Ort der Gewalteinwirkung zur Zeit des Unfalles bereits vorhandenen, aber bis dahin latenten tuberkulösen Herd zum Aufflackern bringt.

Letztere Möglichkeit scheint nach mancher Beobachtung die häufigere zu sein. Sie ist vor allem dann als sicher vorliegend anzunehmen, wenn bereits kurze Zeit, etwa 2—3 Wochen, nach dem Unfalle eine lokalisierte Tuberkulose der Verletzungsstelle auftritt — traumatische Verschlimmerung —. Bei längerem Zwischenraum sind in der Regel „Brückensymptome", wie Schmerz, Schwellung, Rötung, Fieber, Abmagerung mit Gewichtsverlust anzutreffen. Beim Fehlen von Brückensymptomen darf der zeitliche Zwischenraum nicht allzu ausgedehnt sein, im äußersten Falle etwa $^1/_2$ Jahr nicht überschreiten. Wichtig ist ferner, daß die Gewalteinwirkung eine gewisse Erheblichkeit besitzen muß, um zu Erscheinungen von Lungen-, Hoden-, Knochen- oder Gelenktuberkulose führen zu können. Jedenfalls muß das Trauma derart beschaffen sein, daß es Störungen der Zirkulation und der Ernährung an den verletzten Stellen auslösen konnte, bzw. geeignet ist, die Abwehrkräfte des Körpers zu hemmen oder abzuschwächen und entweder eine Ansiedlungsgelegenheit für die Tuberkelbazillen zu schaffen oder einen getroffenen Herd zur Verschlimmerung zu bringen. Ebenso ist eine örtliche Übereinstimmung von Verletzungs- und Erkrankungsstelle zu fordern. Endlich ist zu beachten, daß nach Quetschung oder sonstiger traumatischer Schädigung eines tuberkulösen Herdes von hier aus eine Ausstreuung von Tuberkelbazillen ins Blut mit tuberkulöser Allgemeininfektion (Miliartuberkulose, Meningitis tuberculosa) erfolgen kann. Über Tuberkulose der einzelnen Organe vgl. die betreffenden Kapitel.

Tuberkulose kann ferner als indirekte Unfallfolge in Erscheinung treten im Verlauf von sonstigen Unfallschäden. Vor allem können schwere posttraumatische Wundinfektionen, wie Erysipel, Phlegmonen, Septikopyämie die Abwehrkräfte eines Körpers derart erschöpfen, daß bis dahin latente oder inaktive tuberkulöse Herde zum Aufflackern kommen.

Bei Lues in Beziehung zu Unfallfolgen ist zunächst zu beachten, daß Lues

1. der Verlauf einer Syphilis durch ein Trauma, z. B. eine starke Quetschung, beeinflußt, d. h. ausgelöst oder verschlimmert werden kann, und
2. die Folgen eines Traumas wegen einer zufällig bestehenden Syphilis besonders verhängnisvoll werden können.

ad 1. Bei Entwicklung einer Lues nach traumatischer Einwirkung kommen folgende Möglichkeiten in Frage:

a) syphilitische Infektion von Wunden der Haut und der Schleimhäute bei Berufsausübung (z. B. Mundsyphilis bei Glasbläsern),

b) traumatisch bedingte Entwicklung tertiärluetischer Prozesse am Ort der Gewalteinwirkung (Auslösung oder Verschlimmerung), sofern Syphiliserreger bereits latent (oder manifest) in dem Gewebe, z. B. in Haut, Muskulatur, Knochen oder Gelenken lagerten (— die Spirochaeta pallida ist ein ausgesprochener Gewebsparasit —) oder, was seltener ist, vom Blute aus sich hier ansiedelten (locus minoris resistentiae);

c) die traumatische Auslösung oder Verschlimmerung postluetischer Leiden (Tabes dorsalis, progr. Paralyse, Aortenaneurysma usw.).

Der Zeitraum zwischen Unfall und Auftreten der luetischen Veränderungen darf, sofern es sich um Auslösung tertiärluetischer Prozesse handelt, 4—6 Wochen nicht überschreiten; anderenfalls ist selbständige Entwicklung, unabhängig vom Unfall, wahrscheinlicher. Traumatische Verschlimmerung bereits vorhandener Luesprozesse zeigt sich durch intensiveren und rascheren Verlauf.

ad 2. Spontanfrakturen bei tertiärer Lues während der gewöhnlichen Arbeit sind in der Regel nicht als Unfallfolgen zu betrachten (Röntgenbild!); führt dagegen ein Unfall (z. B. Fall auf den Arm) an einer bereits gummösen Knochenstelle zur Frakturierung, was besonders leicht der Fall, so ist eine Entschädigungspflicht gegeben. An die erhöhte Knochenbrüchigkeit bei tertiär-luetischen Prozessen ist in einschlägigen Fällen stets zu denken, weil derartige Kranke besonders gefährdet sind. Ebenso können die Folgen einer Brustkontusion sich dann besonders schwer und verhängnisvoll gestalten, wenn zufälligerweise ein vor dem Platzen stehendes luetisches Aortenaneurysma vorhanden ist.

Mitunter entstehen auch bei manifest oder latent vorhandenen luetischen Prozessen auf traumatischem Wege Mischinfektionen durch Hinzutritt von Eitererregern (z. B. Vereiterung eines syphilitischen Gelenkergusses nach Gelenkquetschung), wodurch klinisches Bild und Verlauf sich wesentlich ungünstiger gestalten.

Beachtenswert ist die auf toxischer Einwirkung mitunter bestehende Neurasthenie luetisch Infizierter, die, verschieden von der

„Syphilisfurcht“ (Syphilidophobie), sich zu äußern pflegt in Herzklopfen, Kopfdruck, Schlaflosigkeit, Rücken- und Kreuzschmerzen.

Im übrigen ist bei allen auf Lues verdächtigen Unfallverletzten (Narben am Glied, Drüsenverdickungen, Keratitis parenchymatosa, Iritis und Chorioiditis, Sattelnase, Fehlgeburten der Frauen usw,) die Wassermannsche Reaktion des Blutes, ev. auch des Lumbalpunktats stets anzustellen. Vor allem gilt dies auch bei angeblich posttraumatischen Erkrankungen des Zirkulations- und des Nervensystems (vgl. die speziellen Kapitel).

b) Intoxikationen.

Unfallintoxikation und Gewerbekrankheit

Bei allen Intoxikationen ist zunächst die Frage zu prüfen, ob überhaupt eine entschädigungspflichtige Unfallfolge oder nur eine „Berufs“- oder „Gewerbekrankheit“ vorliegt. Die Abgrenzung ist in manchen Fällen sehr leicht, z. B. bei chronischer Bleivergiftung, in anderen ganz außerordentlich schwer. Dennoch ist es rechtlich von größter Bedeutung, hier scharfe Grenzen zu ziehen und unter einer „Unfallintoxikation“ (im Gegensatz zur „Gewerbekrankheit“) nur ein solches Ereignis zu verstehen, das zeitlich eng begrenzt und eine aus dem Rahmen der üblichen Betriebsschädlichkeiten heraustretende Erscheinung darstellt. So kann z. B. eine Vergiftung mit Anilin oder Benzol, sofern sie langsam, im Zeitraum von Wochen oder Monaten infolge der Betriebsarbeit in Farbenfabriken usw. sich bemerkbar macht, eine „Gewerbekrankheit“ (vgl. dort), andererseits aber, sofern die Vergiftung durch irgendwelche Betriebsstörung, durch Platzen eines Behälters od. dgl. verursacht wurde, einen entschädigungspflichtigen „Unfall“ bilden. Meist ist der Krankheitsverlauf in letzterem Falle auch ein erheblich akuterer. Über die Stellungnahme des R.V.A. zur Frage der Unfallintoxikationen vgl. S. 17.

Krankheitsbilder

Mit zu den wichtigsten Folgen von Intoxikationen gehören psychoneurotische Zustände (vgl. Intoxikationsneurosen S. 107). Im übrigen wirken die Gifte je nach Art auf die verschiedensten Organe in mannigfachster Weise. Ein großer Teil wirkt blutzerstörend (Methämoglobinbildung), andere wirken fast nur auf das Nervensystem, besonders auf seine zentralen Teile; giftige Dämpfe schädigen das Respirationssystem usw. Auf weitere Einzelheiten muß hier verzichtet werden.

Begriff der Intoxikation

Lewin hat den Begriff des „Giftes“ folgendermaßen erläutert:

„Gifte sind chemische, nicht organisierte Stoffe, oder chemische Stoffe abscheidende organisierte Gebilde, die, an oder in den menschlichen Leib gebracht, hier durch chemische Wirkungen unter bestimmten Bedingungen Krankheit oder Tod veranlassen.“

Die bakteriellen Infektionen, die letzten Endes ja auch durch toxische Schädigungen wirksam werden, sind von den „primären Intoxikationen“ durch unbelebte tierische, pflanzliche und chemische Gifte (z. B. Schlangenbiß, Eindringen von Phosphor in Wunden, Einatmung von giftigen Gasen) scharf zu trennen.

Nach Thiem können „Intoxikationen" im engeren Sinne an sich bedingt sein (wobei die Frage, ob „Unfall" oder „Gewerbekrankheit" zunächst dahingestellt bleibt) durch: Arten der Intoxikation

1. metallische Gifte (Blei, Quecksilber, Zink, Chrom, Kalzium),
2. anderweitige anorganische Stoffe (Brom, Chlor und Chlorverbindungen, Fluor, Phosphor, Arsen, Stickstoffverbindungen [wie Ammoniak, Salpetersäure und salpetrige Säure, Nitrosedämpfe und Stickoxydgas], Schwefelverbindungen [wie Schwefelsäure, Schwefelwasserstoff, Kloakengas, Schwefelkohlenstoff], Kohlenstoffverbindungen [Kohlenoxyd und Nickelkohlenoxyd, Kohlensäure], Zyankalium und Blausäure),
3. organische Stoffe (Petroleum, Terpentin, Benzin, Benzol, Nitrobenzol, Binitrobenzol, Nitrotoluol, Toluidin, Nitroglyzerin, Anilin, Dimethylsulfat, Oxalsäure, Pikrinsäure, Phenylhydroxylamin, Jodmethyl, Azetylen),
4. Verschlucken von Giften oder Genuß giftiger Nahrungsmittel,
5. vergiftete Wunden (Pfeilgifte, Blutegelbisse, Schlangenbisse, Insektenstiche).

Eine ganze Reihe der rein chemischen Gifte kommt als Unfalleinwirkung so gut wie niemals vor. Auch Intoxikationen durch Insektenstiche (Fliegen, Mücken, Wespen, Bienen) werden nur unter der Voraussetzung „erhöhter Betriebsgefahr" als Unfall angesehen (vgl. S. 18). Grenzfälle

Andere Fälle von chemischer Gifteinwirkung erweisen sich bei näherer Prüfung der Begleitumstände als „Unfall" oder stehen auf der Grenze, wie z. B. einige von Frank veröffentlichte Krankengeschichten zeigen („Berufskrankheit oder Unfall"):

Fall 1. Geisteskrankheit nach Einatmung von Kamphylendämpfen während der Herstellung von Kampfer, Tod durch Selbstmord (Angstzustände mit Verfolgungsideen) — Unfallfolge.

Fall 2. Vergiftung durch Einatmung von Schwefelsäuredämpfen bei Reinigen eines Schwefelsäurekastens. Tod nach 38 Stunden — Unfallfolge.

Fall 3. Vergiftung durch Kalkgase bei Arbeiten in Kalkfilter. Tod — Unfallfolge.

Fall 4. Erblindung durch Einwirkung von Blausäuredämpfen (akute retrobulbäre Neuritis) nach Arbeiten im Trockenraum für Blutlaugensalzgewinnung.

Schultze sah starke Verätzungen durch flüssiges Ammoniak, das bei Auswechseln des Hahnes einer Ammoniakleitung entströmte — Unfall. Ein anderer Arbeiter erkrankte und starb 5 Tage später nach Einatmung von Arsenwasserstoffgas, das einem undichten Apparat entströmt war — Unfall.

Besonders wichtig ist die CO-Vergiftung durch Kohlendunst, Leuchtgas und Rauch. Sofern die Vergiftung nicht zum Tode führt, bleiben nervöse Folgeerscheinungen in der Regel zurück.

Orth sah Brustfell- und Lungenentzündung 5 Tage nach Einatmung von CO und H_2S als Unfallfolge an; ebenso hielt Hauser den etwa 2 Stunden nach Einatmen von Kohlendunst erfolgten Tod eines bereits vorher herzkranken Maschinisten für entschädigungspflichtig.

Zuweilen gibt die technische Nachprüfung der Betriebsanlagen einen Anhalt, ob überhaupt ein Unfall vorgelegen, in an- Zusammenhangsfrage deren Fällen kann nur aus Art, Schwere und Verlauf der Erkrankung ein Wahrscheinlichkeitsschluß gezogen werden. Kontinuität der zeitlichen Zusammenhänge ist stets zu fordern, zumal die Wirkung von Giften in der Regel sofort oder doch in einigen Stunden oder höchstens Tagen eintritt und in der Folge (bei Ausscheidung) wieder nachläßt. Zu beachten ist ferner die verschiedene Empfindlichkeit der Einzelpersonen gegen Gifte; sie ist krankhaft gesteigert z. B. bei vielen chronisch Kranken. Entsprechend können Gesunde oft größere Giftmengen vertragen als vorher Kranke.

c) Geschwülste.

Häufigkeit

Geschwülste oder Tumoren, d. h. solche Gewebskomplexe, die in relativ hohem Maße unabhängig und für sich bestehend dem Organismus eingefügt sein können, sind in der Regel auf angeborene Anlage bzw. „versprengte Keime" (Cohnheim-Ribbertsche Theorie) zurückzuführen. Nichtsdestoweniger können sowohl äußere Reize chronischer Art (z. B. „Paraffinkrebs" der Haut bei Teerarbeitern, Lippen- und Zungenkrebs bei starken Rauchern, Gallenblasenkrebs bei Gallensteinen und chronischer Cholecystitis, Magenkrebs auf dem Boden von Magengeschwüren, Hautkrebs auf dem Boden von Hautgeschwüren, Fistelgängen, Narben, Lupus, Röntgendermatitis), zuweilen auch einmalige Traumen („Unfall") bei der Entwicklung von Geschwülsten eine wichtige Rolle spielen, sei es im Sinne der „Auslösung", sei es im Sinne der „Verschlimmerung".

Nach Machols Statistik wurde bei gutartigen Geschwülsten die Mitwirkung eines einmaligen Traumas in nahezu 2% der Fälle als wahrscheinlich angenommen; Thiem nimmt für Karzinome ebenfalls 2%, für Sarkome dagegen 5% an. Wesentlich höhere Zahlen für Karzinome und zwar für solche der weiblichen Brust fanden Dietrich (6%), v. Winiwarter (7%), Oldekop (7,2%) und Horner (8,8%). Ich selbst konnte bei meinen früheren Untersuchungen über „akute Karzinose" unter 182 Fällen sogar bei 14,6% ein einmaliges Trauma als „angebliche Krankheitsursache" ermitteln.

Jedenfalls ist die unfallrechtliche Bedeutung der Geschwülste, vor allem die der bösartigen, trotz verhältnismäßiger Seltenheit bei Unfallverletzten nicht ganz gering.

1. Gutartige Geschwülste.

Die „gutartigen Geschwülste", wie Fibrome, Lipome, Neurome, Chondrome, Osteome (einschl. Exostosen), Angiome, Myome werden in der Unfallpathologie meist dann nur von Bedeutung, wenn sie durch ihren jeweiligen Sitz störend wirken, auf lebenswichtige Organe einen mechanischen Druck ausüben oder zu Blutungen führen. Sie sind meist leicht zu entfernen und werden nur ausnahmsweise Gegenstand späterer Begutachtung. Sie können nach mechanischem Trauma sowohl zur Entwicklung kommen, als auch verschlimmert werden. Ihre Entwicklungsdauer ist sehr wechselnd, überaus langsam, z. B. bei Fibromen und Lipomen, oft rascher bei Chondromen und Osteomen. Neigung zu bösartiger Degeneration zeigt sich besonders bei Enchondromen (z. B. Myxochondrosarkom).

Voraussetzungen eines Unfallzusammenhangs: Übereinstimmung von Verletzungsstelle und Ort der Geschwulstentwicklung sind stets zu fordern. „Brückensymptome“ (Schwellung, Schmerzen, Rötung u. dgl.) stützen den Unfallzusammenhang, können aber gelegentlich fehlen. Fehlen Brückensymptome, so muß die Geschwulstentwicklung sich spätestens binnen Jahresfrist nach dem Unfall zeigen; der Unfall selbst muß so erheblich gewesen sein, daß er die betr. Teile (Haut, Knochen usw.) auch tatsächlich zu schädigen vermochte (Beachtung der ersten Feststellungen an der verletzten Stelle!).

Als entschädigungspflichtige Unfallfolge haben auch Amputationsneurome zu gelten, sofern die Amputation durch eine Unfallverletzung erforderlich war.

Eine gewisse Beziehung zu gutartigen Geschwülsten haben ferner die posttraumatischen Zysten.

Felten und Stoltzenberg beschreiben Bildung einer haselnußgroßen, glattwandigen solitären Knochenzyste der Kniescheibe. Ich selbst sah folgenden Fall: 40jährige Patientin, 1908 starke Kontusion der linken Stirnseite; ständige, allmählich zunehmende Kopfschmerzen; 1910 geringe „Abweichung“ des linken Auges; 2 Jahre nach dem Unfalle Röntgenbild: Schatten neben der linken Stirnhöhle. Operation: Knochenzyste (wahrscheinlich nach resorbiertem Bluterguß in den Knochen entstanden).

2. Bösartige Geschwülste.

Eine ungleich größere begutachtungstechnische Wichtigkeit haben die bösartigen Geschwülste, wie Karzinome, Sarkome, Myxosarkome, Lymphosarkome, Melanome, Myelome, Hypernephrome und Gliome. Sie wachsen infiltrierend, neigen nach operativem Eingriff sehr leicht zu Rezidiven und bilden mit vereinzelten Ausnahmen (Gliome) Tochtergeschwülste (Metastasen).

Hinsichtlich der posttraumatischen Entwickelungsweise sind bei Karzinomen folgende Möglichkeiten zu unterscheiden: Karzinome

1. Direkte Auslösung (im Anschluß an ein mechanisches Trauma),
2. indirekte Auslösung (Entwickelung auf dem Boden alter Unfallnarben, -geschwüre oder -fistelgänge),
3. Verschlimmerung (im Anschluß an direkte und indirekte Traumen). Direkte Auslösung

ad 1. Zur Annahme einer direkten Auslösung sind erforderlich:

a) Erheblichkeit des Unfalles,
b) Übereinstimmung der Verletzungsstelle und Sitz der Neubildung,
c) Wahrung des zeitlichen Zusammenhangs.

Ganz leichte Stöße, geringer Druck od. dgl., also Einwirkungen, wie sie täglich vorzukommen pflegen, sind nicht als „erheblich“, überhaupt nicht als „Unfall“ zu betrachten. Das Trauma muß jedenfalls derart beschaffen sein, daß eine deutliche Reaktion des unfallverletzten Teiles, also pathologisch-anatomische Veränderungen an der später von der Krebsbildung befallenen Stelle angenommen werden dürfen. Da ferner Ort der Gewalteinwirkung und Sitz der Neubildung übereinstimmen müssen, werden solche Traumen, die nicht an der betreffenden

Stelle einwirkten und demzufolge auch höchstwahrscheinlich hier keine Veränderungen setzten, als direkt auslösende Ursache in der Regel abzulehnen sein. Indirekte Traumen, wie „Allgemeinerschütterung“ und „Überanstrengung“ können im allgemeinen höchstens als verschlimmernde (nicht als auslösende) Gewalteinwirkung bei schon vorher bestehenden Krebsleiden in Frage kommen (z. B. Blutungen oder verstärktes Wachstum nach schwerer Allgemeinerschütterung). Bezüglich der zeitlichen Zusammenhänge gilt folgendes: Fehlen „Brückensymptome“ (Blutungen, Schwellungen, Schmerzen, Geschwürsbildung usw.), so ist ein Unfallzusammenhang nur dann anzunehmen, wenn sich die Krebsentwickelung spätestens binnen 1 Jahre zeigt; sind dagegen Brückensymptome vorhanden, so muß, falls die übrigen Vorbedingungen einwandfrei gegeben sind, auch ein späteres Auftreten von Krebs als Unfallfolge betrachtet werden, da einer Geschwulstentwickelung erfahrungsgemäß posttraumatische Gewebsveränderungen chronischer Art vorangehen können. Weiterhin ist zu fordern, daß der Abstand zwischen Trauma und Krebserscheinungen bei ausgelösten Fällen nicht unter 4 Wochen beträgt, wenn auch zu beachten ist, daß einzelne Formen des Brustkrebses sowie die Karzinome bei jüngeren Leuten oft ein ungemein rasches Wachstum zeigen.

Indirekte Auslösung

ad 2. Eine indirekte Krebsauslösung kann auf dem Boden alter Unfallschädigungen erfolgen, z. B. auf Narben, Geschwürsflächen, Fistelgängen.

So beschreibt Mohr folgenden Fall von traumatischem Narbenkarzinom: 44jähriger Mann, mehrere Jahre vor dem Unfall Brandwunden des rechten Armes mit Neigung zu rezidivierenden Geschwüren. 1910 Unfall: Quetschung der alten Brandnarbe durch Stoß mit rechtem Ellenbogen gegen scharfe Eisenkante. Narbe geschwürig verändert, allmählich geschwulstartiges Aussehen. 1913 Amputation des Oberarmes. Histologisch: Plattenepithelkrebs. 1914 Tod an allgemeiner Karzinose.

Verschlimmerung

ad 3. Verschlimmerung eines bereits vorhandenen Krebsleidens kann sowohl durch direkt einwirkende Traumen (Schlag, Stoß, Fall, Quetschung, Verätzung durch Säuren usw.) als auch durch indirekte Gewalteinwirkung (Überanstrengung, Allgemeinerschütterung) erfolgen und kann sich darstellen in schnellerem Wachstum, rascherem Zerfall (Geschwürsbildung) und Beschleunigung der Metastasenbildung sowie des Körperverfalls. Auch die besondere Lokalisation von Tochtergeschwülsten ist durch traumatische Schädigung einer Gewebspartie (Locus minoris resistentiae) zuweilen bestimmt.

So berichtet Strauß über einen Fall mit primärem, latent verlaufenem Krebs der Speiseröhre, bei dem ein heftiger Stoß gegen den Kopf zu einer Anschwellung führte, die zunächst als periostales Hämatom gedeutet wurde, die sich aber mikroskopisch als Karzinommetastase erwies.

Wurde durch traumatische Verschlimmerung eines Krebsleidens der Eintritt des tödlichen Endes beschleunigt, und zwar in erheblicher Weise (vgl. S. 26), so ist bei der sozialen Unfallversicherung Hinterbliebenenrente zu zahlen. — Über Krebs des Magens, der Speiseröhre, der Lunge usw. vgl. die Einzelabschnitte.

Bezüglich der posttraumatischen Entwickelungsweise (direkte und indirekte Auslösung, Verschlimmerung) gelten für die Sarkome in ihren verschiedenen Formen (Fibro-, Lympho-, Myxo-, Melanosarkom) genau dieselben Gesichtspunkte wie für Karzinome. Nur ist zu beachten, daß Sarkome im allgemeinen erheblich rascher wachsen. Die Zeit zwischen Trauma und erster Geschwulsterkennung kann daher wesentlich kürzer als bei Karzinomen bemessen sein. **Sarkome**

Förster berichtet u. a. über 8 Fälle von Sarkom, wo die Geschwulstentwickelung schon 8 Tage nach dem Unfall begann. Thiem sah einen Fall, bei dem der Tumor unter stürmischem Wachstum und rascher Bildung von Tochtergeschwülsten bereits 7 Wochen nach dem Unfalle zum Tode führte.

Weiterhin ist zu beachten, daß gerade bei Sarkom die Entscheidung, ob ein angeblich traumatisch bedingter Knochenbruch Anlaß zur Geschwulstentwickelung gab oder ob nicht vielmehr eine Spontanfraktur bei bereits sarkomatös erkranktem Knochen vorlag, eine besonders eingehende Prüfung des Unfallherganges erfordert; ferner sind Röntgenbilder unerläßlich.

Auch bei den aus versprengten Nebennierenkeimen entstehenden Hypernephromen der Niere (Grawitz), die gelegentlich lange Zeit latent und symptomlos bleiben, aber plötzlich mit oder ohne besondere Ursache in ein bösartiges Wachstum geraten können, sind zur Anerkennung eines Unfallzusammenhanges erforderlich: 1. Erheblichkeit des Traumas, 2. gleichartige Lokalisation von Trauma und Geschwulstbildung, 3. Wahrung des zeitlichen Zusammenhangs (kein zu langer Zwischenraum — höchstens 1 bis $1^1/_2$ Jahre). Bestehen von Brückensymptomen (Nierenschmerz, Hämaturie, Schwellung) stützt den Zusammenhang allerdings auch dann, wenn längere Zeit verflossen. **Hypernephrome**

Goldstein sah monatelange intermittierende Hämaturie nach Fall auf die rechte Seite. Tod nach 2 Jahren. Obduktion: bösartiges Hypernephrom der rechten Niere mit Durchbruch in die großen Venen und Metastasen in Lungen und Rippenfell. Wahrscheinlichkeitsannahme: gutartiger Tumor der rechten Niere, durch Kontusion zur malignen Degeneration gebracht mit Blutungen und Metastasenbildung.

Gliome des Gehirns nehmen gegenüber den bisher erwähnten bösartigen Geschwülsten insofern eine Sonderstellung ein, als sie 1. infolge ihres meist langsamen Wachstums lange Zeit völlig symptomlos bleiben können und als sie 2. keine Tochtergeschwülste bilden. Dementsprechend ist die obere Grenze, bis zu der sich Gliome nach einem Unfall bemerkbar machen müssen, um als entschädigungspflichtig noch anerkannt zu werden, bis zu 2 Jahren hinauszuschieben; „Brückensymptome" brauchen nicht regelmäßig vorhanden zu sein. Andererseits darf die untere zeitliche Grenze nicht zu gering sein (etwa nur wenige Tage oder Wochen). Grundsätzlich sind zu fordern: 1. Erheblichkeit des Kopftraumas (Gehirnerschütterung, nicht aber schon einfache Kopfkontusion), 2. örtliche Übereinstimmung von Gewalteinwirkung und Sitz der Geschwulst, 3. hinreichender zeitlicher Abstand zwischen Unfall und erstem Auftreten von Geschwulstsymptomen. Nicht allzu selten ist auch der „Unfall" lediglich die **Gliome**

Folge einer bereits vorhandenen Gehirngeschwulst (Schwindelanfälle, epileptische Zustände). Bestimmtere Anhaltspunkte werden in vielen Fällen nur bei Operation oder Obduktion zu erhalten sein.

Verschlimmerung eines Glioms kann dadurch erfolgen, daß ein genügend erhebliches Trauma des Schädels zu Blutungen und zu beschleunigtem Wachstum führt; gleichzeitig pflegen aber auch die übrigen — meist schon durch das Gliom ungünstig beeinflußten Hirnpartien — geschädigt zu werden.

d) Elektrische Unfälle.

Arten

Bei den elektrischen Unfällen sind zu unterscheiden:

1. Unfallschädigungen bei elektrischem Schwachstrombetrieb,
2. Unfallschädigungen durch elektrischen Starkstrom und Blitzschlag.

Beide Gruppen sind grundsätzlich verschieden und in der Praxis streng auseinander zu halten!

Unfälle bei Schwachstrombetrieb (Telephonunfälle)

Die Unfälle bei Schwachstrombetrieb, z. B. beim Telephonieren, beruhen fast ausnahmslos auf Schreckwirkung infolge unerwarteter starker akustischer Reize (Weckgeräusche, Knattern in der Fernsprechleitung) und hierdurch bedingter Gemütserschütterung. Die entstehenden Störungen, z. B. die Unfallerkrankungen der Telephonistinnen, sind dementsprechend in der Regel als reine Schreckneurosen zu betrachten (vgl. dort). Wichtig ist dabei die Erfahrungstatsache, daß die meisten Patientinnen bereits vorher eine mehr oder weniger starke nervöse Krankheitsbereitschaft besitzen (z. T. durch anstrengenden Dienst, z. T. durch schwächliche Konstitution, Blutarmut, Unterernährung, erbliche Belastung usw.). Auch die durch gelegentliche Zeitungsberichte oder Erzählungen Dritter genährte Furcht vor schädlichen Folgen („Telephonophobie" und „Gewitterfurcht", Keraunophobie) spielen als disponierendes Moment eine große Rolle. Neben der Schreckeinwirkung kann aber bei besonders starken Schalleindrücken auch das Gehörorgan in allerdings seltenen Fällen zu Schaden kommen (Trommelfellriß, Labyrintherschütterung, evt. mit Degeneration der perzipierenden Elemente — Hörnervenausbreitung), weshalb spezialistische Ohruntersuchung zur völligen Klarstellung bei irgendwelchen Hörbeschwerden sich stets empfiehlt. Im übrigen findet ein Übergang von Elektrizität, der von den Patientinnen oft behauptet wird, nur in Ausnahmefällen statt. Aber auch dann ist eine Schädigung durch den Strom an sich, da bei der Telephonie nur Schwachströme von etwa 5 Volt verwandt zu werden pflegen, im allgemeinen ausgeschlossen. Elektrische Starkstromeinwirkung wäre dann nur möglich, wenn die Fernsprechleitung irgendwo mit einem Starkstromkabel in Berührung kommt oder wenn sich die Beamtin gerade in dem Augenblick in die Leitung einschaltet, wo diese von einem Blitzschlag getroffen wird. Technische Nachprüfung der Betriebsanlagen ist also stets erforderlich und ihr Ergebnis muß bei der ärztlichen Begutachtung der Unfallfolgen mit berücksichtigt werden. Zuweilen findet sich in

Fällen letzterer Art ein Gemisch von organischer und funktioneller Schädigung.

So sah ich u. a. einen Fall (Fernsprechteilnehmer), bei dem es infolge Blitzschlages in die Leitung sowohl zu Erscheinungen von Schreckneurose als auch zu einer isolierten organischen Schädigung des linken Nerv. cruralis (Neuritis mit Muskelabmagerung und Herabsetzung der galvanischen und faradischen Erregbarkeit) gekommen war.

Auch Todesfälle durch Blitzschlag in die Fernsprechleitung kommen vereinzelt vor, sei es durch Schreckwirkung mit Lähmung des Atem- oder Gefäßzentrums, sei es durch elektrische Starkstromwirkung. — Im übrigen deckt sich die Beurteilung der psychisch-nervösen Störungen nach Telephonunfällen vollkommen mit der der Schreckneurosen.

Praktisch ist bei Telephonistinnen, die derartige Unfälle erlitten, zweckmäßigerweise zunächst Verwendung in einem anderen Betriebszweig vorzuschlagen (Postrechenstelle, Schalterdienst usw.), da in der Regel eine ganz außerordentliche Furcht vor neuen Unfällen besteht. Endlich sei erwähnt, daß „Telephonunfälle“ stets entschädigungspflichtig sind, sowohl bei der sozialen, als auch der privaten Versicherung, wie auch in Haftpflichtfällen.

Unfälle durch Starkstrom und Blitzschlag

Die Unfälle durch elektrischen Starkstrom, sowie durch Blitzschlag beruhen auf gleicher Schädigung (elektrische Hochspannung) und führen zu denselben Folgen, so daß sie zusammen zu besprechen sind. Auch sie sind stets entschädigungspflichtige Unfallfolge (im Gegensatz zu Sonnenstich, Hitz- und Wärmeschlag, die nur ausnahmsweise zu entschädigen sind — vgl. S. 17). Am wichtigsten sind die Starkstromläsionen bei Berührung von elektrischen Hochspannungskabeln, Leitungsdrähten, Schaltvorrichtungen usw., wie sie in gewerblichen und industriellen Anlagen sich allgemein finden, während Blitzschlag als Unfallfolge fast nur bei der Landbevölkerung vorkommt (landwirtschaftliche Berufsgenossenschaft). Wechselströme scheinen gefährlicher zu sein als Gleichstrom; doch sind im Einzelfalle für die Wirkung ausschlaggebend: Höhe der Spannung, Stromstärke, Zahl der Polwechsel, Dauer der Einschaltung, Verlauf des Stromes im Körper und Ort des Stromeintritts, Widerstände (insbesondere Hautwiderstand), sowie die jeweils verschiedene individuelle Disposition gegenüber elektrischer Einwirkung. Geringe Periodenzahl des Wechselstromes ist gefährlicher als hohe, länger andauernder Kontakt gefährlicher als kurzer Kontakt, große Berührungsflächen sind gefährlicher als kleine. Status thymo-lymphaticus scheint die Gefahr zu erhöhen. Manche Menschen vertragen selbst starke Ströme ohne Schädigung, andere werden schon durch schwächere Ströme gesundheitlich geschädigt oder sogar getötet.

So berichtet Jellinek von einem Monteur, der durch einen Strom von 95 Volt Spannung getötet wurde, während ein anderer Arbeiter, der an eine Hochspannungsleitung von 5200 Volt geriet, mit dem Leben davonkam.

Neben der spezifisch elektrischen Schädigung scheinen, wie bei den Schwachstrombetrieben auch psychische Einwirkungen eine

Rolle zu spielen. So ist bei schlafenden oder betrunkenen Personen die Starkstromgefahr zuweilen erheblich geringer (Jellinek, Aspinall); andererseits sahen Dana sowie Schuster, daß schon das zufällige Berühren stromloser Hochspannungsdrähte genügt hatte, durch Schreckwirkung schwere nervöse Erscheinungen auszulösen.

Pathologische Anatomie

Nichtsdestoweniger ist bei allen Blitz- und Starkstromläsionen — im Gegensatz zu den Schwachströmen — stets an eine organische Grundlage zu denken, und zwar vor allem an toxische Schädigungen innerer Organe durch Produkte des Eiweißzerfalles sowie an organische Schädigungen des Nervensystems. Wenn auch pathologisch-anatomisch keine oder nur geringfügige makroskopische Veränderungen nachweisbar sind, so finden sich doch mikroskopisch immer wiederkehrende Veränderungen in Gehirn, Rückenmark und peripherischen Nerven, vor allem Degeneration von Ganglienzellen mit Verquellung der Fortsätze, Kernverlagerung und schlechter Kernfärbung, Formveränderungen der Zellen, sowie Zerreißung der Kapillaren mit Blutextravasaten.

Krankheitsformen

In klinischer Hinsicht sind bei Blitz- und Starkstromläsionen außer gelegentlichen „Blitzfiguren" (gerötete, baumförmig verzweigte Zeichnungen der Haut, die in einigen Tagen schwinden) bzw. außer mehr oder weniger starken Hautverbrennungen (z. B. hochgradige Verbrennungen dritten Grades bei Berührung von Hochspannungsdrähten, elektrogenes Hautemphysem, Epidermolyse und Ödem) anzutreffen: 1. initiale Bewußtlosigkeit (die aber in einzelnen Fällen fehlt) mit retrograder Amnesie und nachfolgenden psychotischen Symptomen, 2. mannigfache Symptome von seiten des Nervensystems, der Sinnesorgane und der inneren Organe.

Todesfälle können erfolgen:

1. sofort, bei Schreck- oder elektrischer Lähmung von Gefäß- und Atmungszentrum,
2. nach Stunden oder Tagen, bei schwerer Verbrennung oder schweren Schädigungen innerer Organe.

Als typische Komplikationen kommen vor: fortschreitende Nekrose, Nachblutungen, Infektionen sowie eitrige Meningitis bei gleichzeitigen Kopfverletzungen.

Von seiten des Nervensystems und der Sinnesorgane können sich finden:

1. Krankheitsbilder ausgesprochen organischen Charakters mit motorischen Lähmungserscheinungen schlaffer und spastischer Art, sensiblen Paresen und Reizerscheinungen, neuritischen Symptomen, Blasen- und Mastdarmstörungen, organischen Störungen an Hör- und Sehorgan (Veränderungen der Sehnervenscheibe, Netzhautablösung, Linsentrübung, Blutungen, Augenmuskellähmungen).

Manche der beobachteten Symptomenkomplexe hatten Ähnlichkeit mit progressiver Paralyse oder Tabes dorsalis (Eulenburg), spastischer und amyotrophischer Lateralsklerose (Hoche), Hämatomyelie (Wendriner), multipler Sklerose (Stoevesandt und Riecke), Epilepsie (Bratz, Jolly, Pfahl), und Bulbärparalyse (Finkelnburg). Ich selbst sah beispielsweise folgende Fälle: 1. Blasen- und Mastdarmlähmung, schlaffe Lähmung des rechten Armes und rechten Beines mit Atrophie und Herabsetzung der elektrischen Erregbarkeit, 2. schlaffe Lähmung des rechten Armes und gleichzeitig spastische Lähmung des rechten Beines, sowie tonisch-klonische Zuckungen im Akzessorius- und Fazialisgebiet (motorische Reizsymptome, wahrscheinlich infolge Änderung der Ganglien- und Nervenerregbarkeit), 3. Neuritis cruralis, 4. isolierte schlaffe Lähmung des rechten Armes.

Die Hälfte meiner sämtlichen Fälle zeigte organische Schädigungen des Gehörorgans, 25% hatten Augensymptome — ein Hinweis, selbst beim Fehlen gröberer organischer Reiz- oder Ausfallssymptome eine spezialistische Untersuchung der höheren Sinnesorgane bei Blitz- und Starkstromläsionen nie zu unterlassen! Ebenso sind Prüfungen der elektrischen Muskel- und Nervenerregbarkeit unerläßlich.

2. Krankheitsbilder mit wesentlich funktionell-nervösen Symptomen neurasthenischer, hysterischer und hypochondrischer Art, die teilweise bedingt sein können durch begleitende Schreckeinwirkung, teils durch Änderungen der elektrischen Nervenerregbarkeit, teils durch sekundäre psychische Schädlichkeiten (vor allem durch Befürchtungs- und Begehrungsvorstellungen; Rentenkampf). Soweit sie primär, durch den Unfall als solchen bedingt sind, können sie als „Elektroneurosen" bezeichnet werden (vgl. Abschnitt: Unfallneurosen); sie können als solche allmählich zum Abklingen kommen oder bei Einwirkung sekundärer Schädlichkeiten sich wie alle Unfallneurosen zur „Rentenkampf- oder Prozeßneurose" weiter entwickeln. Mehrfach bestanden in den von mir beobachteten Fällen Verwirrtheits- und Erregungszustände (einmal ein ausgesprochener Dämmerzustand); ferner fanden sich häufig Klagen über Kopfschmerz, Schwindel, Vergeßlichkeit, Depression, Reizbarkeit, Herzklopfen, Schwächegefühl, Zittern, Zuckungen, zuweilen Schütteln des Körpers. Objektiv waren erhöhte oder gesteigerte Sehnenreflexe, kardiovaskuläre Symptome und Zittererscheinungen fast immer anzutreffen, bei psychisch-nervös Disponierten auch hysterische Stigmata.

3. Krankheitsbilder mit Mischung von organischen und funktionellen Symptomen — „komplizierte Elektroneurosen".

Neben Schädigungen des Nervensystems sind ferner beobachtet worden: Starrheit und Schlängelung der Arterien (Jellinek, Wallbaum, Horn), Störungen der Herztätigkeit, blutige Durchfälle (Jellinek), Genitalblutungen, Abort, Albuminurie, Ikterus, Gelenkschwellungen, Impotenz, Hodenschwellung und Harnröhrenverletzung. In einem von mir beschriebenen Fall lagen auch Verbrennungen der Rachenschleimhaut vor.

Praktische Beurteilung

Die Heilungsaussichten der Blitz- und Starkstromläsionen sind in den überlebenden Fällen relativ günstig. Hautverbrennungen können bei größerer Ausdehnung und Tiefe natürlich zu störender Narbenbildung oder gar zu ausgesprochenen Kontrakturen führen; Veränderungen von seiten der inneren Organe und besonders des Nervensystems sind aber weitgehender Rückbildung fähig. Vor allem zeigen die organischen Symptome, wie motorische Lähmungen und Reizerscheinungen, zumeist eine auffallend gute Tendenz zur Besserung oder gar Heilung. Vielfach bleibt in solchen Fällen von „komplizierten Elektroneurosen" schließlich nur noch ein funktioneller Residualzustand zurück. Hartnäckig sind dagegen bei Entschädigungsansprüchen die funktionellen Symptome! Der Grad der Erwerbsbeschränkung ist höher oder niedriger zu bemessen, je nach dem Vorliegen oder Fehlen organischer Begleitsymptome. Zur Abfindung geeignet sind in der Regel nur besonders ausgewählte, nicht organisch komplizierte Fälle.

e) Thermische Unfälle.

Arten

Als thermische Unfälle sind zu betrachten:

1. Sonnenstich, Wärme- und Hitzschlag, strahlende Hitze.
2. Erkältung infolge Durchnässung, Zugluft oder plötzliche Abkühlung.
3. Verbrennung und Erfrierung.

Entschädigungspflicht

Mit Ausnahme der Verbrennungen, die in der Regel stets entschädigungspflichtig sind, sind alle übrigen thermischen Schädlichkeiten bei privater Unfallversicherung vom Versicherungsschutze ausgeschlossen und bei der sozialen Versicherung nur dann als „Unfall" anzusehen, wenn wirklich ein „Unfallereignis" vorlag (z. B. Sturz eines Schiffers ins kalte Wasser) oder wenn die thermische Schädigung bei erhöhter Betriebsgefahr und gleichzeitig innerhalb eines eng begrenzten Zeitraumes stattfand (vgl. S. 17). So wird z. B. ein Sonnenstich nur dann in Fällen letzterer Art zu entschädigen sein, wenn Art und Ort der Betriebsarbeit geeignet sind, die Einwirkung hoher Temperaturen in einem kurzen Zeitabschnitt erheblich zu steigern und dadurch in ihrem Effekte ungünstiger zu gestalten. Jedenfalls darf, auch bei Erkältungen und Erfrierungen, nicht nur eine Gefahr des gewöhnlichen Lebens vorgelegen haben. Weiterhin ist in der Regel zu fordern, daß sich die schädlichen Folgen in unmittelbarem Anschluß an die Einwirkung geltend machen.

1. Sonnenstich, Wärme- und Hitzschlag.

Sonnenstich, Wärme- und Hitzschlag zeigen praktisch mancherlei Misch- und Übergangsformen. „Reine" Formen können entstehen: a) von Sonnenstich bei direkter Sonnenbestrahlung eines ruhenden Körpers, b) von Wärmeschlag (statischem Hitzschlag) bei starker äußerer Hitzeeinwirkung und körperlicher Ruhe, c) von Hitzschlag (mechanischer oder eigentlicher Hitzschlag) bei starker äußerer Hitzeeinwirkung und gleichzeitiger Körperanstrengung. Die meisten Unfälle werden begünstigt durch unzweckmäßige Kleidung, anstrengende Arbeit, mangelnde Zugluft und (Wärme- und Hitzschlag) durch Sättigung der Luft mit Wasserdampf.

Krankheitsformen

Klinisch ist bei allen Formen zu unterscheiden:

a) das akute Anfallsstadium,
b) das Stadium der Folgezustände.

Für die Unfallbegutachtung kommt fast letzteres nur in Frage. Die Folgezustände lassen drei Gruppen klinischer Krankheitsbilder unterscheiden:

1. Krankheitsbilder mit vorwiegend organischen Symptomen infolge meningitisch-enzephalitischer Prozesse mit Blutungen in Hirnhäute und Gehirn (fast nur bei Sonnenstich), und zwar, allgemein gesprochen, motorische und sensible Reiz- und Ausfallssymptome zerebraler Natur, wie Konvulsionen, epileptiforme Anfälle, Mono- und Hemiplegien, Lähmungen der Hirnnerven an der Basis usw.

So waren in einem meiner Fälle etwa 1 Jahr nach Sonnenstich noch festzustellen: Ataxie des Rumpfes und der Beine bei Fehlen von Störungen der Tiefensensibilität (Kleinhirnschädigung), linksseitige homonyme Hemianopsie beider Augen, Pupillendifferenz und -reaktionsträgheit, Schwäche der inneren geraden Augenmuskeln, Fazialisschwäche, Hörstörung, Empfindlichkeit der Trigeminusäste, Schluckbeschwerden und peripherische Sprachstörung (Dysarthrie) — also eine ausgedehnte Beteiligung der Hirnbasisnerven.

2. Krankheitsbilder mit vorwiegend funktionell-nervösen Symptomen, meist neurasthenischer Natur, wie Kopfschmerz, Schwindelgefühl und kardiovaskulären Erscheinungen (Störungen der Herztätigkeit, Neigung zu Ohnmachten, Blutandrang zum Kopfe usw.). Sie können als „Thermoneurosen" bezeichnet werden, wenn auch stets an die Möglichkeit etwa zugrunde liegender pathologisch-anatomisch nachweisbarer, d. h. organischer Veränderungen des Nervensystems, zu denken ist (vgl. ferner Abschnitt: Unfallneurosen).

3. Krankheitsbilder mit Mischung aus organischen und funktionell-nervösen Symptomen = „komplizierte Thermoneurosen".

Die Heilungsaussichten der „einfachen Thermoneurosen" sind ziemlich günstig. Meist sind nur mäßige Teilrenten (etwa von 30—60%) für den Anfang am Platze. Kapitalabfindung ist zulässig. Dagegen sind die „komplizierteren Thermoneurosen", ebenso die Krankheitsformen mit vorwiegend organischen Symptomen prognostisch vorsichtiger zu bewerten. Sie verhalten sich in der Regel genau wie organische Hirnläsionen, sind meist nur teilweiser Rückbildung fähig und erfordern je nach Schwere und Ausdehnung der Symptome oft hohe Anfangsrenten. Kapitalabfindung kommt nur bei günstiger liegenden Fällen in Frage, meist erst nach einer Karenzzeit von 1 bis 2 Jahren. Praktische Beurteilung

2. Erkältungen.

Erkältungen infolge Durchnässung, Zugluft oder plötzlicher Abkühlung können zu den verschiedenartigsten Folgezuständen führen, vor allem zu Erkrankungen

a) des Respirationssystems: Angina, Laryngitis, Tracheitis, Bronchitis, Pneumonie, Auslösung oder Verschlimmerung von Lungen- oder Kehlkopftuberkulose, Pleuritis;
b) des uropoëtischen Systems: Erkältungsnephritis, Cystitis;
c) des Nervensystems: Ischias, Neuralgien, Polyneuritis, Fazialisparese; Auslösung oder Verschlimmerung durch Erkältung wurde gelegentlich auch angenommen bei Tabes dorsalis, multipler Sklerose, amyotrophischer Lateralsklerose, akuter Myelitis, Landryscher Paralyse, Poliomyelitis anterior, progressiver Bulbär-

paralyse, Paralysis agitans. Gerade in Fällen letzterer Art muß aber das „Unfallereignis“ derart beschaffen sein, daß wirklich eine ernstliche Beeinflussung der sonst auf anderen Ursachen beruhenden organischen Krankheitsformen möglich ist, die Krankheitserscheinungen sich zeitlich eng an die Kälteschädigung anschließen und andere Ursachen nicht in Frage kommen;

d) des Bewegungsapparates: akuter Gelenkrheumatismus, Lumbago, Muskelrheumatismus, eitrige Knochenmarksentzündung. Schede hat auch einen Fall von Osteomalazie, bei dem im Anschluß an plötzliche Durchnässung des erhitzten Körpers die Krankheit auftrat, als traumatisch ausgelöst und entschädigungspflichtig anerkannt. Bezüglich der klinischen Formen und der praktischen Beurteilung vgl. die betreffenden Einzelabschnitte.

3. Verbrennung und Erfrierung.

Krankheitsbilder

Verbrennung und Erfrierung lassen in ihrem klinischen Bilde drei Grade unterscheiden: Hyperämie, Blasenbildung, Gewebsnekrose. Für die Begutachtungspraxis von Bedeutung wird meist nur das dritte Stadium, sofern es zu größeren Gewebsverlusten, zur Bildung störender Narben (z. B. an den Händen, an den Augen, den Nasenlöchern oder dem Munde), zu etwaigen Kontrakturen oder gar zu Gliedverlusten führt. Auch toxische Schädigungen des Gesamtorganismus durch Zerfall von Hämoglobin sowie von nekrotischem Gewebe sind in Rücksicht zu ziehen (vor allem das Auftreten von „Intoxikationsneurosen“ — vgl. S. 107), ebenso etwaige Sekundärinfektionen mit ihren Folgen. Friedrich sah vereinzelt im Anschluß an Verbrennungen und Erfrierung Ausbruch eines Delirium tremens, das ja auch nach sonstigen Verletzungen (einfachen Wunden, Knochenbrüchen, Verrenkungen, Infektionen usw.) auftreten kann. Laquer beschreibt einen Fall mit Verbrennung des Ellbogengelenks, bei dem sich weiterhin eine Höhlenbildung im Rückenmark (Syringomyelie) entwickelte. Jedenfalls sind nach Verbrennung und Erfrierung sekundäre Folgeerscheinungen funktioneller wie organischer Art stets im Auge zu behalten.

Unfallarten

Verbrennungen können erfolgen durch offenes Feuer, heiße oder brennende Flüssigkeiten, heiße Gase oder Dämpfe (einschließlich Verbrühung durch Wasserdämpfe), durch glühende feste Substanzen, durch erhitzte oder geschmolzene Metalle, durch elektrischen Starkstrom, sowie durch Radium- und Röntgenstrahlen. Letzteres kommt vor allem dann in Frage, wenn beispielsweise ein Unfallverletzter im Krankenhause aus diagnostischen oder therapeutischen Gründen in unvorsichtiger Weise bestrahlt wird. Auch Verätzungen durch konzentrierte Säuren oder Ätzalkalien bringen ähnliche Schädigungen hervor. Wichtig sind besonders die Verletzungen der Augen.

Praktische Beurteilung

Heilungsaussichten und Entschädigungsverfahren (Rente, Abfindung) richten sich stets nach Umfang und Tragweite nicht nur der lokalen Funktionsbeeinträchtigung, sondern auch der etwaigen Schädigungen allgemeiner Natur.

2. Haut, Weichteile und Bewegungsapparat.

a) Haut.

Narbenbildung

Die wichtigsten posttraumatischen Schädigungen der Haut sind die Narben, wie sie im Anschluß an mechanische Gewalteinwirkungen (Schnitt, Stich, Zerreißung, Quetschung, Schuß), an Verätzung durch Säuren oder Alkalien, an Verbrennungen der verschiedensten Art (einschließlich Blitz und Starkstrom, Röntgen- und Radiumstrahlen) oder im Anschluß an eitrige Prozesse (primäre und sekundäre Infektionen) entstehen können. Ihre jeweilige Bedeutung ist zu bemessen

a) nach ihrer Festigkeit und Empfindlichkeit,
b) nach Ausdehnung, Sitz und Verschieblichkeit.

Besonders bei narbigen Veränderungen an Hand- oder Fingerstümpfen ist vorhandene oder fehlende Widerstandsfähigkeit für die praktische Bewertung ausschlaggebend. Wichtig sind auch schrumpfende Narben mit sekundären Gelenkkontrakturen, ferner narbige Veränderungen der Augenlider (Ektropium, Entropium, Lidverwachsung). Zu beachten sind ferner trophische Störungen (wie Verdünnung, Glätte und Abschilferung der Haut), sowie Störungen der Blut- und Lymphzirkulation, wie sie natürlich auch unabhängig von Narben sich entwickeln können (Blaurotverfärbung, Ödeme, Lymphstauung, variköse Erweiterungen, hartes traumatisches Ödem). Schwielenbildung ist stets ein gutes Zeichen und weist auf Wiedergebrauch der Gliedmaßen hin. Bezüglich der Hautgeschwülste vgl. S. 114).

Hautkrankheiten

Eigentliche posttraumatische Hautkrankheiten im engeren Sinne sind ziemlich selten. Über Lues (Infizierung von Wunden, tertiäre Ulzerationen), über Tuberkulose (Leichentuberkel, traumatischer Lupus vulgaris und verruköse Hauttuberkulose), sowie über die mit Hautaffektionen einhergehenden akuten Infektionskrankheiten vgl. die früheren Abschnitte.

Ekzem

Ekzeme sind nur ausnahmsweise Unfallfolge, und dann in der Regel auch nur solche mittelbarer Art (z. B. Ekzeme nach therapeutischer Anwendung von Sublimat, Karbol, Jodoform, Röntgenstrahlen usw. bei Unfallverletzten), können allerdings vereinzelt auch direkt traumatisch bedingt sein. Sonst sind sie als „Gewerbekrankheiten" anzusehen. Manche Patienten versuchen durch Pflaster oder sonstige reizende Substanzen (Senfumschläge, Krotonöl, Säuren usw.) oder durch scharfe und rauhe Gegenstände (scheuern) künstlich erzeugte Ekzeme als Folgen eines Unfalles darzustellen. So hat u. a. Philipp einige Fälle aus der Hoffmannschen Klinik zu Bonn mitgeteilt, wo eine früher diagnostizierte „hysterische Gangrän" bzw. ein „Pemphigus" oder „Zoster hystericus" sich als Kunstprodukt hysterischer Personen erwiesen. Isolierung der Patienten und Anlegung fester Okklusionsverbände, unter denen das anscheinend „unheilbare" Ekzem rasch abläuft, klären zuweilen den Sachverhalt.

Psoriasis

Psoriasis (Schuppenflechte) als Unfallfolge ziemlich selten, kommt aber gelegentlich nach Quetschung oder sonstigen traumatischen Reizen lokaler Natur zum Ausbruch. So zeigte sich in einem Falle meiner Beobachtung Psoriasis am linken Oberarm 3 Monate nach Schußverletzung und zwar genau an der Narbenstelle; späterhin universelle Psoriasis. Auftreten nach dem 30. Lebensjahre, sowie Fehlen von erblicher Belastung und älterer Erscheinungen von Schuppenflechte sollen die Annahme einer traumatischen Psoriasis stützen (Teske).

Sklerodermie

Sklerodermie (Hautzellgewebsverhärtung) wurde nach Teske beobachtet im Anschluß an Schreck und sonstige Gemütserschütterungen, sowie nach Erkältung und Erfrierung.

Haarausfall

Auch Fälle von Alopecie (Haarausfall) kommen gelegentlich vor. Ich selbst sah einzelne Fälle mit fast totalem Haarausfall bei Schreckneurose. Bekannter sind die Fälle von partiellem Haarausfall (Alopecia areata) nach Schädeltraumen an der verletzten Stelle. Zuweilen findet sich auch statt Haarausfall eine fleck- und büschelweise Haarentfärbung (traumatischer Vitiligo).

Nesselsucht

Nesselsucht (Urtikaria), die nicht selten bei Unfallverletzten angetroffen wird, weist stets auf abnorme Reizbarkeit der Gefäßnerven hin, beruht in der Regel auf nervöser Allgemeingrundlage (z. B. bei Schreckneurosen), kann aber auch nach lokalen Hautreizen (Insektenstichen usw.) entstehen. Bei starker Ausdehnung und häufiger Wiederholung kann sie zweifellos störend und erwerbsbeschränkend wirken.

Hautödem

Umschriebenes Hautödem (Quincke) ist wohl stets eine selbständige Angioneurose und kann durch ein Trauma höchstens bei Veranlagten zur Auslösung kommen.

Gürtelrose

Gürtelrose (Herpes zoster) wird zuweilen als Ausdruck einer lokalen Schädigung eines peripheren Nerven oder Ganglion nach Schlag, Stoß, Druck beobachtet. So sah Mulert Gürtelrose des Trigeminus nach Schlag auf die Wange, Landtau Herpes zoster ophthalmicus nach Stoß gegen das Auge. Wichtig ist ferner, daß auch nach Traumen der Wirbelsäule oder der Rippen Gürtelrose der entsprechenden Hautnerven (Interkostalnerven usw.) auftreten kann.

Sonstige Hautleiden

Lichen ruber planus, Pemphigus foliaceus, Lupus erythematodes und die meisten anderen Erkrankungen der Haut kommen kaum je als Unfallfolge vor. Fast stets haben sie vorher schon bestanden, so daß in der Regel nur die Verschlimmerungsfrage zu erörtern ist. Auch diese ist fast immer zu verneinen.

b) Muskulatur.

Schädigung der Muskulatur durch Unfall ist ein häufiges Ereignis. Sie kann bestehen in:

1. Muskelzerrung,
2. Muskelquetschung,
3. Muskelzerreißung.

Muskelzerrung

Muskelzerrungen sind in der Regel nicht von langwieriger Dauer und nur ausnahmsweise rentenberechtigt. Auf gleichzeitige Verletzung von Knochen und Gelenken ist stets zu achten. Nicht selten ergibt das Röntgenbild eine gleichzeitige Abrißfraktur. Besonders wichtig ist der traumatische Lendenschmerz (Lumbago traumatica) oder Hexenschuß, der zwar oft nichts weiteres als eine im Betrieb zufällig zutage getretene Erkrankung darstellt, der aber sicher auch durch starke Muskelzerrung bedingt sein kann.

Muskelquetschung führt mitunter zu Bluterguß, Narben- und Schwielenbildung und kann Muskelabmagerung und Kontrakturen nach sich ziehen. Kreuz- und Lendenschmerz nach Kontusion des Rückens wird überaus oft geklagt. Röntgenbild! Unauffällige Beobachtung beim Bücken und sonstigen Bewegungen! Muskelquetschung

Muskelzerreißung, subkutan oder mit Hautverletzung kompliziert, hat vielfach schwere Funktionsstörungen im Gefolge. Relativ häufig findet sich subkutane Zerreißung des Oberarmbiceps. Muskelzerreißung

Beachtenswert ist, daß nach Muskelschädigungen sekundäre Verknöcherung bindegewebiger Stellen vorkommt, die allerdings an sich praktisch meist bedeutungslos. Nicht ganz selten ist vor allem die Verknöcherung im M. brach. internus bei Luxatio cubiti posterior, ausgehend sehr wahrscheinlich von abgesprengten oder zerrissenen Teilen der Knochenhaut (Machol). Muskelverknöcherung

c) Sehnen und Sehnenscheiden.

Unfallschädigungen von Sehnen und Sehnenscheiden können bestehen in Zerrung, Quetschung und Zerreißung bzw. Durchtrennung. Am wichtigsten sind die direkten Durchtrennungen, z. B. durch Maschinen, Sensen oder scharfe Werkzeuge. Sie ergeben bei sofortiger Naht zwar vielfach ein befriedigendes Heilergebnis, können aber bei Infektion der Wunde zu schweren Eiterungen mit Sehnennekrose, sowie starker Funktionsbehinderung (Versteifung, Kontrakturen) Anlaß geben. Von subkutanen Zerreißungen sei die der Achillessehne erwähnt, die nach Sprung oder Aufstoßen der Füße mitunter vorkommt. Meist nicht als Unfallfolge zu betrachten ist die Tendovaginitis crepitans, die fast ausnahmslos auf chronischer Überanstrengung bzw. Reizung beruht, die aber nach einzelnen Autoren zuweilen auch nach Kontusion oder einmaliger Überanstrengung auftreten soll; Rentengewährung wird jedenfalls nur ausnahmsweise erforderlich sein. Ebenso selten kann tuberkulöse Sehnenscheidenentzündung als Unfallfolge betrachtet werden; meist liegt ein älteres Leiden vor, das allerdings durch Gewalteinwirkung sich verschlimmern kann. So gut wie niemals als Unfallfolge anzusehen ist die Dupuytrensche Fingerkontraktur, denn die Schrumpfung der Hohlhandfaszie ist wohl stets auf chronische Reize zurückzuführen. Ein einmaliges Trauma der Palmaraponeurose kann höchstens zur Verschlimmerung führen, für die aber stets ein Nachweis erforderlich ist. Ganglien (Überbeine) sind stets als Unfallfolge abzulehnen (Thiem, Engel).

d) Schleimbeutel.

Quetschungen der Schleimbeutel können zu Bluterguß und weiterhin zu Entzündung, eventuell auch Eiterung führen, z. B. Stoß auf den Ellbogen zu Entzündung der Bursa olecrani, Fall aufs Knie zu Entzündung der Bursa praepatellaris. Auch tuberkulöse Schleimbeutelerkrankung kann durch ein direktes mechanisches Trauma zur Auslösung kommen bzw. verschlimmert werden.

e) Knochengerüst.

Traumatische Schädigungen des Knochengerüstes gehören zu den praktisch wichtigsten und häufigsten Unfallfolgen. Zweckmäßigerweise sind auseinander zu halten:

1. Knochenbrüche, die subkutan oder mit Weichteilverletzung kompliziert sein können;
2. Spontanfrakturen (bei Tabes, Syringomyelie, Skorbut, Osteomalazie, Lues, Karies, Rachitis, bösartigen Geschwülsten, Echinokokken, Gicht, seniler Knochenatrophie);
3. posttraumatische Erkrankungen der Knochen (Osteomyelitis, Ostitis und Periostitis, Lues, Tuberkulose, Osteomalazie, Exostosen, Zysten und Geschwülste).

1. Knochenbrüche.

Einteilung

Knochenbrüche können durch direkte und indirekte Gewalteinwirkung entstehen. Ein direkter Bruch liegt dann vor, wenn Bruchstelle und Stelle der Gewalteinwirkung einander entsprechen. Ein indirekter Bruch zeigt sich dort, wo Stoß und Gegenstoß sich treffen. Nach Art der Entstehung sind weiter zu unterscheiden:

1. Biegungsbrüche (z. B. die meisten Oberschenkelbrüche) — führen zu Infraktionen und Querbrüchen.
2. Torsionsbrüche (z. B. viele Unterschenkelbrüche) — führen zu Spiralbrüchen,
3. Zerreißungs- oder Abrißbrüche (z. B. Knöchelbrüche) — führen stets zu Querbrüchen,
4. Stauchungsbrüche (z. B. Einkeilung des oberen Schienbeinendes, des Fersenbeines, der Wirbelkörper),
5. Zertrümmerungsbrüche,
6. Schußfrakturen mit verschiedenartigen Folgen je nach Art, Entfernung und Einfallswinkel des Geschosses.

Nach Art der Verletzung bzw. Verlauf der Bruchlinie stellen sich Knochenbrüche dar:

1. als unvollständige Brüche:
   a) Fissuren, oft nach Drehung, als Riß oder Spalt, — finden sich meist bei platten Knochen (Schädel) und sind charakterisiert durch eine kontinuierliche Reihe von Druckschmerzpunkten, sowie durch Bluterguß,
   b) Infraktionen, meist winklige Abknickung in querer Richtung;
2. als vollständige Brüche:
   a) Querbrüche (meist durch Muskelzerrung an kurzen und platten Knochen — Patella, Olekranon, direkt oder indirekt),

b) Schrägbrüche (bei gewaltsamer Biegung mit mäßiger Drehung),
c) Spiralbrüche (bei starker Drehung unter Fixation von einem Pol; spitze Bruchenden; oft Ausbrechen von rhombenförmigen Knochensplittern),
d) Längsbrüche,
e) Splitterbrüche (z. B. durch Schußverletzung),
f) Stückbrüche (z. B. viele Brüche des Schädeldaches).

Als wichtigste Symptome der Knochenbrüche, die natürlich nach Art und Zusammentreffen in Einzelfällen Abweichungen zeigen und die besonders in älteren Fällen teilweise oder völlig fehlen, sind zu nennen: Symptome

a) objektive Symptome: abnorme Beweglichkeit, Krepitation, Schwellung mit Bluterguß, Deformität, Weichteilverletzung,
b) subjektive Symptome: Schmerz, Störung der Gebrauchsfähigkeit.

Abnorme Beweglichkeit und ebenso Krepitation fehlen in der Regel bei unvollständigen Brüchen, bei kurzen Knochen und bei eingekeilten Brüchen. Bluterguß und Schwellung sind meist hochgradig bei direkt entstandenen Brüchen, können aber gelegentlich fehlen. Deformität dagegen ist eines der konstantesten Zeichen, und zwar bedingt durch Dislokation der Knochenenden. Sie ist auch in späterer Zeit, sofern der Heilungsverlauf kein gutes Resultat ergab, mitunter noch nachweisbar, kann sogar in manchen Fällen, z. B. bei Vorderarmbrüchen, zu stärkerer Gebrauchsbehinderung oder zu Verkrümmung oder Verkürzung (z. B. bei Ober- oder Unterschenkelbrüchen) führen. Die Verschiebung der Bruchenden kann primär durch die einwirkende Gewalt oder sekundär durch Muskelzug erfolgen, und zwar als

a) Dislocatio ad latus (besonders bei Querbrüchen),
b) Dislocatio ad axin,
c) Dislocatio ad longitudinem 1. cum distractione, 2. cum contractione,
d) Dislocatio ad peripheriam (besonders bei Spiralbrüchen).

Röntgenbilder (in 2 Ebenen) zur Sicherung der Diagnose sind unerläßlich, zumal die Fraktursymptome nicht stets vollzählig und eindeutig sind. Manche Knochenbrüche, vor allem leichte Kompressionsfrakturen der Wirbelsäule, entziehen sich durch Mangel an augenfälligen Symptomen oft Monate hindurch der objektiven Feststellung, sofern nicht alle diagnostischen Hilfsmittel angewandt werden. Wiederholt sah ich entsprechende Fälle, die lange als „Hysterie" gegolten! Dabei ist wichtig, vor allem auch für die praktische Beurteilung der Unfallfolgen, daß subjektiver Schmerz, der bei den meisten Knochenbrüchen sowohl bei Druck als auch bei Bewegung erheblich ist, bei eingekeilten Brüchen oft nur gering ist oder gar fehlt (z. B. mitunter bei Wirbelkompression oder bei eingekeilter Schenkelhalsfraktur). Die Behinderung der Gebrauchsfähigkeit ist äußerst wechselnd, bleibt mitunter völlig aus, ist in anderen Fällen monatelang beträchtlich. Schwerwiegend sind in vielen Fällen Gelenkfrakturen (vgl. Einzelabschnitte).

Verlauf

Hinsichtlich des Heilverlaufs von Knochenbrüchen ist praktisch zu unterscheiden:

1. Der Zeitpunkt der Konsolidation (Verbandsabnahme).
2. Der Zeitpunkt der Gebrauchsfähigkeit.

Durchschnittlich sind zu rechnen bei einfachen Frakturen

des Schlüsselbeins bis zur Konsolidation	30	Tage,
bis zur Gebrauchsfähigkeit	40	„
des Oberarmes (Hals, Schaft) bis zur Konsolidation	30—40	„
bis zur Gebrauchsfähigkeit	45—50	„
des Oberarmes (Gelenkenden) bis zur Konsolidation	25	„
bis zur Gebrauchsfähigkeit	45	„
des Vorderarmes bis zur Konsolidation	35—40	„
bis zur Gebrauchsfähigkeit	45—55	„
der Ulna bis zur Konsolidation	30—35	„
bis zur Gebrauchsfähigkeit	40	„
des Radius bis zur Konsolidation	30—35	„
bis zur Gebrauchsfähigkeit	40	„
des Oberschenkelhalses bis zur Konsolidation . . .	50	„
bis zur Gebrauchsfähigkeit	70—90	„
des Oberschenkelschaftes bis zur Konsolidation . .	50—55	„
bis zur Gebrauchsfähigkeit	60—85	„
der Kniescheibe bis zur Konsolidation	40	„
bis zur Gebrauchsfähigkeit	60	„
des Unterschenkels bis zur Konsolidation	45—50	„
bis zur Gebrauchsfähigkeit	50—60	„
eines Wirbelkörpers bis zur Konsolidation	60—80	„
bis zur Gebrauchsfähigkeit	80—100	„

Bei Brüchen der unteren Extremität tritt also nach erfolgter Konsolidation die eigentliche Gebrauchsfähigkeit sowohl absolut wie relativ betrachtet erheblich später ein als bei Armfrakturen.

Im übrigen ist der Verlauf der Frakturen, der nebenbei bemerkt, bei „unvollständigen" Brüchen zuweilen längere Zeit erforfordert als bei „vollständigem" Bruch(!), abhängig von der Neigung zur Kallusbildung bzw. der Bildung einer allmählich fester werdenden Knochenverbindung, sowie vom Fehlen oder Bestehen von Komplikationen, wie Kompression und Verletzung von Gefäßen (Blutungen, traumatische Aneurysmen, Ischämie, Venenthrombose), Verletzungen oder Quetschung von Nerven (Kontusion, partielle oder totale Durchtrennung, Druck durch Knochensplitter, Weichteile, Aneurysmen oder frisch gebildeten Kallus), Hinzutritt von Eitererregern, Tetanus oder sonstigen Infektionen (bei komplizierten Brüchen). Seltener sind Delirium tremens (bei Alkoholikern) oder Fettembolie (bei schweren Knochenläsionen) mit Auftreten von Fett im Urin, Dyspnoe und Herzschwäche. Je nach Bestehen oder Fehlen derartiger Komplikationen sind auch die Unfallfolgen in erwerbsbeschränkender Hinsicht einzuschätzen. Ausschlaggebend ist stets das funktionelle Heilungsergebnis, nicht das rein anatomische Resultat!

Spätfolgen

Als Spätfolgen, die erhebliche praktische Bedeutung mitunter erlangen, sind zu nennen:

1. Wachstumsstörungen — nur bei Kindern und nur bei Sitz der Läsion in der Wachstumszone (besonders an den Knorpelfugen von Ober- und Unterarm);
2. atrophische Zustände auf trophoneurotischer Grundlage (akute traumatische Knochenatrophie — Sudeck — der kleinen Röhrenknochen), nachweisbar auf dem Röntgenbilde frühestens 3 bis 4 Wochen nach der Fraktur.
3. Pseudarthrosenbildung bei mangelnder Bruchendenverwachsung (besonders bei älteren Leuten und Diabetikern, ferner bei Zwischenlagerung von Weichteilen, bei starker Verschiebung der Knochenenden, bei fehlerhafter oder unterlassener Reposition);
4. Bewegungsstörungen angrenzender Gelenke sowie Störungen der Blut- und Lymphzirkulation.

Endlich können mannigfache subjektive Beschwerden, wie Schmerzen, Schwächegefühl, Ziehen und Reißen (besonders bei Witterungswechsel) als Folgeerscheinungen zuweilen noch lange sich geltend machen. Gerade derartige Beschwerden bilden bei manchen anatomisch gut verheilten Frakturen mit gutem funktionellem Ergebnis die einzigsten Störungen. Es erhebt sich in solchen Fällen natürlich stets die Frage, ob die geklagten Beschwerden nicht einzig etwaigen Rentenbestrebungen zur Last zu legen sind. Auf Symptome von „Unfallneurose“ ist ebenso wie auch auf etwaige Simulation (Prüfung der groben Kraft usw.) jedenfalls immer zu prüfen.

Schädelbrüche.

Schädelbrüche können außer den Knochen des Gesichtsskeletts Schädeldach und Schädelgrund betreffen. Letztere Formen sind zum größeren Teile „komplizierte“ Brüche (mit Verletzung von äußerer Haut, Hirnhäuten oder Gehirn).

Brüche des Schädeldaches

a) Brüche des Schädeldaches.

Arten

Sie können bestehen in Fissuren (einfachen oder verästelten Sprüngen), Stückbrüchen, meist mit Knochendepression (durch stumpfe Gewalt), Splitterbrüchen (durch spitze Gewalt), Lochbrüchen (durch Schuß), Absprengungen der äußeren oder der inneren Tafel oder beider (Röntgenbild!).

Komplikationen

Als wichtigste Hirnkomplikationen, die nur selten völlig fehlen, sind zu nennen: 1. die Commotio cerebri (vergl. dort), 2. die Compressio cerebri mit zunehmenden Hirndrucksymptomen (Kopfschmerz, Erbrechen, Stauungspapille, Bewußtseinsverlust, verlangsamter Druckpuls) infolge Hämatombildung aus verletzten Hirngefäßen (vor allem Art. meningea media), 3. die Contusio cerebri mit lokalisierter Hirnläsion und etwaigen Herdsymptomen, wie Monoplegie, Aphasie, Alexie usw. Bei der Mehrzahl liegen Mischformen (von 1—3) vor. Bewußtseinsverlust kann bei Brüchen des Schädeldaches zuweilen fehlen, ist aber stets als Anfangssymptom vorhanden bei komplizierender, ausgesprochener Gehirnerschütterung und tritt nachträglich, nach Minuten, Stunden oder selbst Tagen ein bei reiner Compressio cerebri.

Weiterhin kommen bei komplizierten Schädelbrüchen in Frage: Das posttraumatische Erysipel bei Infektion von äußeren Weichteilwunden, ferner Phlegmonen, sekundärer posttraumatischer Hirnabszeß, Sinusthrombose, septische posttraumatische Meningitis und Septikopyämie, die beim Fehlen offener Wunden natürlich ausgeschlossen sind. Hirnabszesse können Monate und selbst Jahre hindurch bestehen und sind daher auch bei Nachuntersuchung stets im Auge zu halten, zumal, wenn die Kopfbeschwerden besonders hartnäckig sind oder gar zeitweilige oder dauernde leichte Temperaturerhöhung zu bestehen pflegt. Außer der purulenten Meningitis kommt nicht ganz selten eine posttraumatische Meningitis serosa als Folgeerscheinung von komplizierten Schädelbrüchen vor. Bei Komplikation mit Gehirnerschütterung bietet sich das Bild der „zerebralen Kommotionsneurose" (vgl. dort), oft in Verbindung mit gleichzeitig bestehenden Herdsymptomen (infolge Contusio cerebri). Seltener sind posttraumatische Epilepsie oder posttraumatische Demenz.

Praktische Beurteilung

Für Heilungsaussichten und praktische Bewertung der Schädelbrüche sind Bestehen oder Fehlen von Komplikationen vorerwähnter Art natürlich bedeutungsvoll.

Francke berichtet, daß von 32 wegen Depressionsfraktur aus irgendeinem Grunde (Infektion der Knochenwunde, Meningitis, Hirnabszeß, Hirndrucksteigerung, Splitterung und Depression, motorische Reiz- oder Lähmungserscheinungen) trepanierten Fällen später 6 als völlig geheilt zu betrachten waren, während sich bei 12 Verletzten nervöse Resterscheinungen oder epileptische Zustände fanden (14 waren nach der Trepanation gestorben). Ich selbst konnte bei mehrjähriger Beobachtung von 60 Fällen mit Schädeldachbruch (sämtlich Rentenempfänger) folgendes ermitteln:

1. Soziale Heilung 2mal = 3,3% bei Durchschnittsbeobachtungsdauer von 2 Jahren,
2. erhebliche Besserung 33mal = 55,0% bei Durchschnittsbeobachtungsdauer von 6 Jahren,
3. keine Änderung 22mal = 36,7% bei Durchschnittsbeobachtungsdauer von $6^3/_4$ Jahren,
4. Verschlimmerung 3mal = 5,0% bei Durchschnittsbeobachtungsdauer von 5 Jahren.

Die Aussichten auf Wiedererlangung größerer Erwerbsfähigkeit sind also keineswegs ungünstig, wenn auch völlige Erwerbsfähigkeit nur bei einer kleinen Anzahl wieder eintritt. Ungünstig liegen natürlich vor allem die Fälle mit posttraumatischer Infektion, mit Epilepsie oder Demenz.

Bei der ersten Rentenfestsetzung waren von den 60 Verletzten:

100%	erwerbsbeschränkt:	20 (= $33^1/_3$ %)	60%
50—90%	„	16 (= $26^2/_3$ %)	
10—45%	„	24 (= 40%)	40%
0%	„	0	

Im Durchschnitt 3 Jahre später fand sich bei 57 Nachuntersuchten folgendes Ergebnis:

100%	erwerbsbeschränkt:	6 (= 10,5 %)	35 %
50—90%	„	14 (= 24,5 %)	
10—45%	„	35 (= 61,5 %)	65 %
0%	„	2 (= 3,5 %)	

Dabei war wichtig, daß die Heilungstendenz in praktischer Hinsicht (Hebung der Arbeitskraft) annähernd ebenso günstige Fortschritte zeigte als bei einfachen Kopfkontusionen, bei nicht komplizierter Gehirnerschütterung oder bei Schädelbasisbrüchen! Die bei Brüchen des Schädeldaches im ersten Unfalljahr meist höher zu bewertende Erwerbsbeschränkung (oft 50 bis 100 % je nach Komplikationen mit Herdsymptomen u. dgl.) kann jedenfalls im weiteren Verlaufe vor und nach niedriger veranschlagt werden, da allmähliches Nachlassen der Hirnreizsymptome und Anpassung an Unfallfolgen zumeist eine größere Betätigung wieder gestatten. Zur einmaligen Kapitalabfindung sind Fälle mit Schädeldachbruch im allgemeinen nicht geeignet (Gefahr von Spätfolgen wie Epilepsie oder Demenz!). Nur vereinzelte Fälle können nach Karenzzeit von 2—3 Jahren für Abfindung in Betracht gezogen werden. Sonst ist stets Rentenverfahren das Richtigste.

b) Brüche des Schädelgrundes.

Brüche des Schädelgrundes

Arten

Brüche des Schädelgrundes meist durch indirekte Gewalt (Contrecoup), nur selten direkt (durch Schuß) entstanden, bestehen zu 95 % in Knochensprüngen (Fissuren). Sie können sich darstellen als Quer-, Längs-, Diagonal- und Ringbrüche und können betreffen:

1. die vordere Schädelgrube: Blutungen aus Nase und Mund, Blutunterlaufung der Augen und der Bindehäute; bei Zerreißung der Carotis interna innerhalb des Sinus cavernosus auch pulsierender Exophthalmus (selten!),
2. die mittlere Schädelgrube (häufigste Form!), meist mit Fissur der Felsenbeinpyramide: Blutung aus dem äußeren Gehörgang oder der Tuba Eustachii, Blutunterlaufung der Rachenschleimhaut,
3. die hintere Schädelgrube: Blutunterlaufung am Warzenfortsatz oder an den hinteren Schädelpartien.

Komplikationen

Außer Blutung und Blutunterlaufung (bei 78 % unserer Fälle) können als Komplikationen sich finden:

1. Läsionen von Hirnbasisnerven (bei 72 % unserer Fälle),
2. Ausfluß von Liquor oder Hirnsubstanz (selten!).

Von Hirnbasisnerven sind der Reihenfolge nach am häufigsten betroffen: Nerv. acusticus (mit Ramus cochlearis und Ramus vestibularis), Nerv. facialis, Nerv. olfactorius, Nerv. trigeminus, Nerv. oculomotorius, Nerv. abducens und Nerv. opticus, während die Nerv. trochlearis, glossopharyngeus, vagus, accessorius und hypoglossus nur ausnahmsweise befallen werden. Nerv. acusticus und nerv. facialis sind vielfach gemeinsam geschädigt. Auch sonst ist eine gleichzeitige Beteiligung mehrerer Nerven häufig.

Praktisch ganz außerordentlich wichtig sind vor allem die Störungen des inneren Ohres (bei 64 % unserer Fälle!). Sie betreffen nach meiner Beobachtung in etwa 60% nur die Endausbreitungen des Ram. cochlearis, in 10% nur den Ram. vestibularis und bei 30% gleichzeitig Ram. cochlearis und Ram. vestibularis. Auf Störungen des Hörvermögens, sowie des Gleichgewichtssinns ist daher stets zu achten (vergl. Abschnitt Untersuchungsmethoden). Wenn auch nicht häufig, so doch praktisch bedeutungsvoll sind die Läsionen des Nervus opticus (Untersuchung des Augenhintergrundes auf Veränderungen der Sehnervenscheibe, speziell Sehnervenatrophie). Auch Doppelsehen infolge Läsion des Nerv. oculomotorius, N. abducens oder N. trochlearis ist nicht selten. Zuweilen treten Folgeerscheinungen von seiten der Basisnerven nicht sofort, sondern erst nach Wochen oder Monaten ein, insbesondere durch Kallusdruck. Isolierte Trigeminusverletzungen sind selten; sie äußern sich entweder in Reiz- oder Ausfallserscheinungen (Neuralgien bzw. Anästhesien) und zeigen nur geringe Neigung zur Rückbildung.

Bewußtlosigkeit fehlt, da die Basisbrüche zumeist mit ausgesprochener Gehirnerschütterung kompliziert sind, selten (bei 2—4%). Fälle mit tage- oder gar wochenlanger Bewußtseinsstörung sind stets auf Basisbruch verdächtig. Aufklärung durch Lumbalpunktion (blutiger Liquor). Im übrigen sind diagnostisch unerläßlich: Röntgenbilder in zwei Ebenen, spezialistische Augen- und Ohruntersuchung!

Jeder Basisbruch ist als ernste Verletzung zu betrachten. Bleiben aber ernstere Begleiterscheinungen (Optikusatrophie, Augenmuskellähmung, pulsierender Exophthalmus usw.) im weiteren Verlaufe aus, so sind die Folgen der Basisbrüche unter denselben Gesichtspunkten zu betrachten wie die der begleitenden Gehirnerschütterung (siehe „zerebrale Kommotionsneurosen"), wenn auch bei Basisbrüchen in der ersten Zeit nach dem Unfalle noch die Gefahr der Infektion hinzukommt (Meningitis, Hirnabszeß, Sinusthrombose, Septikopyämie).

Über den weiteren Verlauf von 100 Fällen unseres Materials war folgendes zu ermitteln:

1. Soziale Heilung bei 11%, Durchschnittsbeobachtungsdauer 7 Jahre,
2. erhebliche Besserung bei 44%, Durchschnittsbeobachtungsdauer $4^1/_2$ Jahre,
3. keine Änderung bei 39%, Durchschnittsbeobachtungsdauer 4 Jahre,
4. Verschlimmerung bei 6%, Durchschnittsbeobachtungsdauer $3^1/_4$ Jahre.

Die Besserungsaussichten in wirtschaftlicher Hinsicht sind also verhältnismäßig günstig. Nur bei 4% trat posttraumatische Epilepsie, nur bei 2% eine posttraumatische Demenz in Erscheinung.

Die Erwerbsbeschränkung betrug bei der ersten Rentenfestsetzung:

100%	bei	30%	der Fälle	64%
50—90%	„	34%	„ „	
10—45%	„	34%	„ „	36%
0%	„	2%	„ „	

Sie war also günstiger als bei den Brüchen des Schädeldaches. Durchschnittlich 3 Jahre später fand sich bei 84 Nachuntersuchten:

100%	Erwerbsbeschränkung bei	7,1%	36,8%
50—90%	„ „	29,7%	
10—45%	„ „	54,8%	63,2%
0%	„ „	8,4%	

Die Höhe der Rente richtet sich nach Schwere der Kommotionserscheinungen und etwaigen Komplikationen (Hirnnervenläsionen usw.). Kapitalabfindung kann nur bei besonders günstig liegenden Fällen

— und dann auch meist nur nach 2—3jähriger Karenzzeit — in Frage kommen.

c) Von Brüchen der Gesichtsknochen sind praktisch besonders wichtig: **Brüche der Gesichtsknochen**

1. die Brüche des Nasenbeins mit etwaiger Verengung der Atmungswege, zuweilen auch Geruchsinnsstörung,
2. die Brüche des Jochbeins, die mitunter zu hartnäckiger Neuralgie des Nerv. trigeminus führen,
3. die Brüche des Ober- und Unterkiefers mit etwaigem Zahnverlust, Kiefersperre, Erschwerung des Kauakts und der Nahrungsaufnahme. Störungen von seiten des Magen-Darmapparates, sowie des Allgemeinbefindens können mitunter als indirekte Unfallfolge sekundär entstehen.

Bei allen Brüchen der Gesichtsknochen ist auf etwaige Infektion der Nebenhöhlen zu achten.

Wirbelsäulenbrüche.

Brüche der Wirbelsäule können betreffen:

a) die Wirbelkörper,
b) die Fortsätze (Proc. spinosi, transversi und obliqui),
c) die Wirbelbögen.

ad a) Brüche der Wirbelkörper sind am häufigsten, meist in der Lendengegend (Fissuren, Infraktionen, Kompressions-, Schräg- und Querbrüche), zuweilen mit gleichzeitiger Luxation verbunden (Luxationsschrägfraktur). Vielfach erkennbar an scharfwinklig vorspringendem Gibbus. **Wirbelkörper**

Ob die sogenannte „sekundäre traumatische Wirbelsäulenverkrümmung" (Kümmellscher Gibbus), die mitunter schon nach mittelschweren Traumen der Wirbelsäule in allmählicher Entwickelung hervortritt, auf einer Knochenzertrümmerung oder mehr auf sekundären ostitischen Prozessen beruht, ist völlig einwandfrei noch nicht geklärt. Sie zeigt in der Regel bogenförmige Wölbung nach hinten, seltener spitzwinklige Krümmung. Entwickelung meist schleichend, mitunter erst im Zeitraum von einigen Jahren.

ad b) Brüche der Dornfortsätze sind nicht häufig. Sie kommen im Hals- und Lendenabschnitt meist nur isoliert, im Brustteil oft zu mehreren vor. Sie sind verbunden mit starker Dislokation. Brüche der Proc. transversi und Proc. obliqui sind selten. **Fortsätze**

ad c) Auch Brüche der Wirbelbögen liegen nur ausnahmsweise vor. **Wirbelbögen**

Komplikationen von Wirbelbrüchen sind: Verletzung von Bändern, Sehnen, Nerven und vor allem des Rückenmarks. **Komplikationen**

Symptomatologisch sind zu unterscheiden: **Symptomatologie**

a) Allgemeinsymptome, z. B. Shock bei schwerer Erschütterung,
b) lokaler Schmerz an der Bruchstelle, spontan, sowie auf Druck und beim Beklopfen, Stauchungsschmerz bei Druck von

oben (Kopf, Schultern), Bewegungsbeschränkung beim Vornüberbücken, seitlicher Neigung nach rechts und links, beim Drehen und beim Hintenüberbeugen, endlich Deformierung (Kyphose, Skoliose, Kyphoskoliose), seltener Krepitation. Auch bei späteren Nachuntersuchungen sind vorerwähnte Symptome durchzuprüfen, wobei auch Gang, Haltung und Verhalten bei gewöhnlicher Bewegung, sowie beim Bücken und Aufrichten unauffällig zu beobachten sind;

c) Erscheinungen von etwa komplizierender Kommotion, Kompression oder Kontusion des Rückenmarks (vgl. dort).

Praktische Beurteilung

Gerade auf Rückenmarkssymptome ist bei allen Verletzungen der Wirbelsäule zu fahnden, denn Heilungsaussichten und praktische Bewertung der Unfallfolgen richten sich zum großen Teil nach Art und Sitz der etwaigen Läsion des Rückenmarks. Die Knochenverletzungen selbst heilen in der Regel sehr gut, wenn auch Deformitäten zurückbleiben können; Pseudarthrosen sind selten. Doch sind als Nachkrankheiten auch begutachtungstechnisch in Betracht zu ziehen: die tuberkulöse Spondylitis (Karies), die posttraumatisch bedingte Osteomyelitis, sowie die Spondylitis deformans mit Verkrümmung und Versteifung der Wirbelsäule infolge Synostosenbildung (Verknöcherung der Zwischenknorpelscheiben, Spangenbildung). Röntgenaufnahmen in ventrodorsaler Richtung geben oft Aufschluß. Sie sind überhaupt bei allen Verletzungen der Wirbelsäule erstes Erfordernis.

Bei Wirbelbruch mit Schmerzhaftigkeit und Bewegungsbehinderung der Wirbelsäule ist als Übergangsrente 40—60% meist ausreichend, bei gleichzeitiger Rückenmarksschädigung 50—100%, je nach Schwere der Lähmungserscheinungen; in besonders schweren Fällen, wo fremde Pflege und Wartung notwendig, Hilflosenrente.

Brüche des Brustkorbs.

Brustbeinbrüche

a) Brüche des Brustbeins sind selten. Zuweilen sind sie mit Rippen- oder Wirbelsäulenbrüchen verbunden. Sie können zu Blutungen ins Mediastinum führen, Pleura und Herzbeutel in Mitleidenschaft ziehen, vorübergehend oder dauernd. Bei geringeren Störungen, Schmerzen, Stichen usw. ohne Beteiligung innerer Organe sind Übergangsrenten von 10—30% genügend.

Rippenbrüche

b) Rippenbrüche entstehen direkt oder indirekt (durch Muskelzug und seitliche Brustkorbkompression), ein- oder doppelseitig, können eine oder mehrere Rippen betreffen, vollständig oder unvollständig (Infraktionen) sein, einfach oder kompliziert. Ältere Leute mit verminderter Knochenelastizität sind prädisponiert. Am häufigsten brechen 5., 6. und 7. Rippe. Prädilektionsstellen der Fraktur sind Nähe des Brustbeins und der Wirbelsäule, sowie Gegend der hinteren Axillarlinie. Röntgenbilder von vorne nach hinten, von hinten nach vorne, seitlich und schräg! Dislokation der Bruchenden bei komplettem Bruch und zerrissenem Periost, Verdickung (auch fühlbar) bei Kallusbildung; in frischen Fällen Krepitation. Wichtigste Komplikation:

Anspießung des Rippenfelles und Verletzung der Lunge (Pneumothorax, Hämatothorax). Zu achten ist auf: Blutspucken, Ausdehnungsfähigkeit der verletzten Brustkorbhälfte (Messung der einzelnen Hälften mit Bandmaß), Auskultations- und Perkussionsbefund. Lungenhernien sind selten; ebenso Verletzungen von Herzbeutel und Herz. Doch können bei Pneumothorax und Erguß in den Rippenfellraum sekundäre Herzstörungen sich finden. Bei Infektion — Empyem. Nur ganz vereinzelt tritt Osteomyelitis oder Tuberkulose der Rippen nach traumatischer Schädigung hinzu. Dagegen ist Periostitis, zuweilen mit Adhäsion von Zwischenrippennerven (Interkostalneuralgie!), etwas häufiger.

Heilungsaussichten und praktische Beurteilung richten sich nach Fehlen oder Bestehen von Komplikationen. Bei sachgemäßer Behandlung nichtkomplizierter Rippenbrüche (Sayrescher Heftpflasterverband zur Ruhigstellung bei tiefster Ausatmung) bleiben nur selten erwerbsbeschränkende Unfallfolgen für längere Zeit zurück. Bestehen Schmerzen (Interkostalneuralgien, Schmerzen bei Witterungswechsel, schwerer Arbeit usw.), so kann bei einfachem Bruch eine 10—30%ige, bei mehrfachem Bruch eine 20—40%ige Übergangsrente in Frage kommen, während bei Lungenkomplikationen die Rente der Schwere der Komplikation sich anpassen muß (etwa 30—100%).

c) Schlüsselbeinbrüche entstehen direkt oder indirekt, meist im mittleren Drittel, oft durch Sturz auf den Ellbogen. Verletzungen des Nervenplexus sind selten. Sonst guter Heilungsverlauf bei Heftpflasterverband oder Désault. Noch erheblich bessere funktionelle Ergebnisse sah Liniger nach Tragen einer Mitella und baldiger Massage. Bleibende Knochenverdickung oder Deformität praktisch bedeutungslos. Rente meist nicht erforderlich. Schlüsselbeinbrüche

d) Schulterblattbrüche sind häufig; sie können betreffen Schulterblattkörper, -winkel, -gelenkfläche, -hals, Spina, Proc. coracoideus und Akromion. Druckschmerz, Schwellung, Krepitation; Röntgenbild! Heilungsverlauf von Körper- und Winkelbrüchen bei Désault oder Velpeau sehr günstig; die übrigen Brüche können zuweilen Deformität und Bewegungsbeschränkung der Schulter nach sich ziehen. Bei Brüchen der Spina und des Akromion Heftpflasterverband, bei Brüchen von Genkfläche, Hals und Proc. coracoideus: Achselkissen und Désault. Gelenkbrüche oft kombiniert mit Luxationen des Schlüsselbeins. Praktische Beurteilung in der Hauptsache von Gebrauchsfähigkeit des Armes abhängig. Schulterblattbrüche

Brüche der oberen Extremität.

a) Bei Brüchen des Oberarmes sind zu unterscheiden: Oberarmbrüche

1. Brüche der Gelenkenden.

2. Brüche des Oberarmschaftes.

ad. 1. Die Brüche am Schultergelenkende, meist nach Kompression (Schlag, Fall, Stoß) oder forcierter Bewegung, können sein: Gelenkenden α) intrakapsulär (Fraktur des Kopfes oder Fraktur im anatomischen Hals),

β) extrakapsulär (Fraktur durch die Oberarmhöcker, Fraktur im chirurgischen Hals, Abrißfraktur einzelner Höcker und Kombinationen).

Spontanschmerz, Druckschmerz, Krepitation, Gebrauchsbehinderung des Oberarmes sind die Hauptsymptome. Krepitation kann fehlen bei eingekeilter Fraktur, ebenso Dislokation. Röntgenbild zur Sicherung der Diagnose. Fixations- oder Streckverband. Heilungsaussichten zweifelhaft, da oft bleibende Funktionsstörung des Schultergelenks, vor allem bei intrakapsulärem Bruch, sowie bei älteren Leuten. Bei Jugendlichen zuweilen Epiphysenlösung.

Die Oberarmbrüche am Ellbogenende können sein:

α) suprakondylär (Extensions- und Flexionsfraktur); Gipsschienenverband in Narkose;

β) perkondylär mit T- oder Y-Bruch der Kondylen; Streckverband. Auch die Epikondylen können frakturieren (meist Abrißbruch), der ganze Gelenkfortsatz kann abgesprengt werden (Fr. diacondylica) und ebenso die Eminentia capitata (bei Fall auf die gestreckte Hand). Mit Gebrauchsbehinderung des Ellenbogengelenks ist stets zu rechnen und hiernach die praktische Beurteilung der Unfallfolgen vorzunehmen (vgl. S. 41). Verletzungen des Nervus medianus finden sich besonders bei Extensionsfrakturen. Arthritische Folgeerscheinungen sind nicht selten.

Oberarmschaft

ad 2. Brüche des Oberarmschaftes (Quer-, Schräg-, Spiralfrakturen direkter oder indirekter Entstehung) heilen bei Schienen- oder Extensionsverband in der Regel ohne Funktionsstörung von längerer Dauer, wenn auch Verdickung oder Deformitäten zurückbleiben können. Ungünstige Ergebnisse: Pseudarthrosenbildung infolge Zwischenlagerung von Weichteilmassen, Läsion des Nerv. radialis bei Oberarmbruch an der Grenze zwischen mittlerem und unteren Diaphysendrittel, sowie bei Druck durch Kallus.

Vorderarmbrüche

b) Brüche des Vorderarmes können betreffen:

1. die Gelenkenden,
2. Ellen- und Speichenschaft.

Gelenkenden

ad. 1. Als Brüche des Ellbogenendes kommen in Frage:

α) isolierter Bruch des Kronenfortsatzes der Elle bei Fall auf die gestreckte Hand (Fixation in leichter Beugestellung!),

β) isolierter Bruch des Olekranon durch Zug oder durch Schlag auf den rechtwinklig gebeugten Arm (Heftpflasterverband und Fixation oder Naht nach Freilegung),

γ) Bruch des Speichenköpfchens intraartikulär, oft mit Läsion des Nerv. radialis (Freilegung!), und im Hals (selten).

Beachtenswert ist das Dérangement interne mit Einklemmung

der Kapsel, das oft bei Zug entsteht (besonders bei Kindern) und Arthrotomie erforderlich macht.

Heilungsaussichten oft zweifelhaft, meist Gebrauchsbehinderung im Ellbogengelenk.

Von den Brüchen des distalen Endes sei der „typische Speichenbruch“ erwähnt, oft verbunden mit Abbruch des Griffelfortsatzes der Elle, sowie mit Handwurzelluxation und -bruch. Bei Fall auf die gestreckte Hohlhand distales Bruchende dorsalwärts, proximales Bruchende nach der Vola verschoben („Bajonettstellung“ der Hand). Bei Fall auf den Handrücken distales Ende volarwärts, proximales Ende dorsalwärts verschoben. Brüche oft eingekeilt. Bei frühzeitiger Reposition und Gipsschienenverband Heilung meist in 4 Wochen. Massage; Bewegungen. Doch zuweilen Versteifung im Handgelenk, dann unter Umständen Rente.

ad 2. Brüche der Vorderarmknochen im Schaft. Vorderarmschaft

α) Gleichzeitiger Bruch von Elle und Speiche, fast nur durch direkte Gewalt (querverlaufende Bruchlinien, bei Elle und Speiche in gleicher Höhe), selten indirekt (schräg verlaufende Bruchlinien), kann vollständig oder unvollständig sein und mit oder ohne Dislokation verlaufen. Heilung meist glatt durch Knochen bei Gipsschienenverband in stärkster Supination. Sonst leicht Verwachsung beider Vorderarmknochen in fehlerhafter Stellung, z. B. zwischen oberem Ellen- und unterem Speichenfragment. Auch bei Kallushypertrophie ist Supinationsbehinderung möglich. Seltener Pseudarthrosenbildung;

β) isolierter Bruch der Elle, betrifft in der Regel entweder das untere Drittel (Parierfraktur) — Fixationsverband! — oder das obere Drittel, dann verbunden mit Luxation des Speichenköpfchens nach vorn;

γ) isolierter Bruch der Speiche, direkt oder indirekt, oft in den mittleren Teilen, mit querer, schräger oder spiraliger Bruchlinie und meist nur geringer Dislokation. Fixation in Beugung und Supination.

Bei allen Vorderarmbrüchen ist für die praktische Beurteilung ausschlaggebend das Fehlen oder Bestehen von Bewegungsbehinderung im Ellbogen- oder Handgelenk, sowie bei der Pro- und Supination (vgl. S. 41).

c) Brüche der Hand sind ziemlich selten, besonders der Handwurzelknochen (oft nur Infraktionen und Abrißbrüche, aber meist hochgradige Schmerzen; Schienenverband, Wärmeanwendung; rasche Ankylosierung und leicht eintretende Gebrauchsstörung.) Mittelhandknochen brechen direkt oder indirekt (bei Fall auf die Hand); am häufigsten die Bennettsche Fraktur (Kompression der Basis des I. Mittelhandknochens); Dislokation nur gering, aber oft Ödeme. Doppelschiene; Heilung dubiös. Brüche der Fingerknochen sind in der Regel kompliziert. Wundbehandlung und Schienung. Versteifung und Störung des Faustschlusses können verbleiben. Über die praktische Beurteilung vgl. S. 41. Brüche der Hand

Beckenbrüche.

Brüche des knöchernen Beckens, durch direkte und indirekte Gewalt erzeugt, sind nicht häufig.

Sie können sich darstellen als:

Arten

1. Beckenringbrüche (indirekt durch Pressung),
2. Brüche einzelner Beckenknochen (meist direkt durch Schlag, Stoß, Fall, Muskelzug).

Ringbrüche

ad 1. Beckenringbrüche, halb- oder doppelseitig, entstehen zumeist durch starke Pressung in sagittaler, frontaler oder diagonaler Richtung, als Biegungsbrüche. Bei sagittaler Einwirkung (Kompression von vorne nach hinten) entstehen vor allem Brüche der Symphyse mit Dislokation nach hinten und Rißfrakturen der Kreuzbeinflügel; bei frontaler Einwirkung (Querkompression) kommt Sprengung des Beckens in 3 Teile (doppelter Vertikalbruch von Malgaigne) mit querer Annäherung der Darmbeinschaufeln nicht selten vor. Andere Ringfrakturen bevorzugen die Pfannengegend, z. B. Luxatio centralis mit Herausbrechen des Pfannenbodens.

Einzelbrüche

ad 2. Von Brüchen einzelner Beckenknochen liegen am günstigsten die der Darmbeinschaufel, am ungünstigsten die der Pfannengegend. Kreuz- und Steißbeinbrüche führen in der Regel zu langwierigen subjektiven Beschwerden (z. B. Coccygodynie), ebenso vielfach Brüche des Sitzbeins und des auf- und absteigenden Schambeinastes. Diagnostisch verwertbar außer Röntgen: lokaler Druckschmerz und abnorme Beweglichkeit.

Komplikationen

Komplikationen: Äußere Wunden fehlen fast immer. Dagegen sind ziemlich häufig Verletzungen der Beckenorgane: Blase, Harnröhre, Darm, Scheide. Auch Gefäßzerreißung (innere Blutungen) und Nervenläsionen kommen vor, desgleichen anfänglicher Shock.

Praktische Beurteilung

Heilungsverlauf und praktische Beurteilung hängen, da die Brüche meist knöchern verheilen, z. T. vom Fehlen oder Bestehen etwaiger Komplikationen ab, wenn auch selbstredend Schmerzen, Haltungsanomalie und Gehstörung zuweilen als direkte Unfallfolgen hinterbleiben. Gehstörung erheblicheren Grades zuweilen bei Pseudarthrosenbildung. — Röntgenbilder bei unklaren Beckenbeschwerden zeigen nicht selten die Reste einer früher übersehenen Fraktur! Auch auf gleichzeitige Luxationen ist zu achten.

Brüche der unteren Extremität.

Oberschenkelbrüche

a) Bei den Brüchen des Oberschenkels sind zu unterscheiden:

1. Brüche der Gelenkenden,
2. Brüche des Oberschenkelschaftes.

Gelenkenden

ad 1. Die Brüche am Hüftgelenksende, meist nach Sturz auf Knie, Füße oder auf die Rollhügelgegend, können sein:

α) intrakapsulär (Fraktur des Kopfes — schlechte Prognose, zuweilen Absterben des Kopfes oder Pseudarthrose), β) extrakapsulär (Hals in die Rollhügelgegend oft eingekeilt, Bein nach außen gedreht und verkürzt. Bei fehlender Einkeilung Streckverband, später Hessingscher Apparat; Prognose dubiös, oft Gehstörung).

Außerdem: Epiphysenlösung am oberen Femurende, meist nur partiell, führt zuweilen zu Coxa vara traumatica.

Rollhügelbruch, nicht eingekeilt, starke Dislokation, Streckverband.

Brüche des oberen Femurendes besonders häufig bei älteren Leuten. Wichtigste Folgen: Pseudarthrosen (besonders bei intrakapsulären Brüchen), Stellungsanomalien, mehr oder weniger starke Versteifung, arthritische Veränderungen im Hüftgelenk. Bezüglich der praktischen Beurteilung vgl. S. 42.

Die Oberschenkelbrüche am Kniegelenksende bestehen in T- oder Y-Brüchen eines oder beider Kondylen, ferner in Lösungen der Epiphyse. Schienenverband, eventuell Freilegung. Wichtigste Folge: Schlottergelenk, Genu varum und Genu valgum.

Oberschenkelschaft

ad 2. Brüche des Oberschenkelschaftes (Quer-, Schräg-, Spiralfrakturen, Infraktion, direkte und indirekte Entstehung, meist im mittleren Drittel) führen nur selten zu Pseudarthrosen, häufig zu Knochenverdickung und -deformität, Verkürzung des Beines, Muskelabmagerung und sekundärer Veränderung des Kniegelenks. Streckverband; später Hessingscher Apparat. Praktische Beurteilung vgl. S. 42. Verletzung von Gefäßen und Nerven kommt vor bei suprakondylärem Bruch.

Unterschenkelbrüche

b) Brüche des Unterschenkels können betreffen:

1. die Gelenkenden,
2. Schienbein- und Wadenbeinschaft.

Gelenkenden

ad 1. Die Kondylen der Tibia können einzeln und zusammen frakturieren, zuweilen Einkeilung mit dem Schienbeinschaft; mitunter Funktionsstörung des Kniegelenks durch Kallushypertrophie. Bei Epiphysenlösung vielfach Genu varum oder Genu valgum. Isolierte Fraktur der Tuberositas tibiae durch Abriß mittels des Ligament. patellae führt zuweilen zu schmerzhafter Verdickung (Schlattersche Krankheit). Bei Bruch des Wadenbeinköpfchens (durch direkte Gewalt) oft Kallushypertrophie mit Schmerzen (N. peroneus). Zuweilen auch gleichzeitige Verletzung des Nerv. peroneus. Zuweilen Resektion des Köpfchens erforderlich. Erwerbsbeschränkung je nach Funktionsstörung.

Knöchelbrüche

Knöchelbrüche entstehen:

α) durch forcierte Pronation mit Abduktion des Fußes — Abriß des inneren und Abknickung des äußeren Knöchels, zuweilen auch Aussprengung eines Stückes der Tibia; Fuß in Valgusstellung.

β) durch forcierte Supination mit Adduktion des Fußes — Abriß des äußeren und dann des inneren Knöchels.

In beiden Fällen Reposition, Gipsverband. Belastung vor Ablauf von 4 Wochen vermeiden! Wichtigste Folge: Traumatischer

Plattfuß! Daneben: Verbreiterung und Verdickung der oft schmerzhaften Knöchelgegend, entzündliche Veränderungen im Fußgelenk, Muskelabmagerung und Gangstörung.

Epiphysenlösungen und isolierte Knöchelbrüche sind selten. Erwerbsbeschränkung je nach Funktionsstörung, bei gut verheilten Brüchen gleich Null, bei traumatischem Plattfuß und sonstiger Störung 10—20—40% als Anfangsrente.

Unterschenkelschaft

ad 2. Brüche des Unterschenkels im Schaft.

α) Gleichzeitiger Bruch von Schienbein und Wadenbein findet sich meist im mittleren Drittel, oft kompliziert. Neigung zu Dislokation und Kallushypertrophie. Zuweilen Beinverkürzung, nur vereinzelt Pseudarthrose;

β) isolierter Bruch des Schienbeins, direkt oder indirekt entstehend, oft hochgradige Dislokation. Fibulaköpfchen oft gleichzeitig luxiert. Vielfach kompliziert, besonders die supramalleoläre Fraktur;

γ) isolierter Bruch des Wadenbeins, durch direkte Gewalt, ist selten.

Praktische Beurteilung je nach Komplikation und Funktionsstörung (vgl. S. 42). Leichte Ermüdbarkeit des Beines mit Neigung zu Anschwellungen bleibt oft längere Zeit bestehen.

Kniescheibenbrüche

c) Kniescheibenbrüche sind stets Gelenkbrüche. Bei direkter Gewalteinwirkung — Sternbruch mit geringer Dislokation, bei indirekter Gewalteinwirkung — querer oder schräger Rißbruch mit starker Dislokation. Bluterguß ins Gelenk; Funktionsstörung. Knochennaht. Prognose ziemlich günstig. Leichte Ermüdbarkeit des Beines, Schwäche und Neigung zu Gelenkschwellung bleiben öfters zurück. Übergangsrente von 20—30%.

Bruch des Fußes

d) Von den Brüchen der Fußknochen sind wichtig:

1. Brüche des Sprungbeins, meist Zertrümmerungsbruch durch Stoß und Gegenstoß, hochgradige Störung der Funktion und Schmerzhaftigkeit. Oft Resektion erforderlich. Mäßige Renten von 20—40% zuweilen am Platze.

2. Brüche des Fersenbeins: Kompressionsfraktur und Abriß des Fersenbeinhöckers, oft nach Sprung oder Sturz auf die Füße. Fußbelastung vor 2—3 Monaten streng vermeiden; sonst hartnäckige Beschwerden und Deformierung! Später Plattfußeinlage. Je nach Verlauf keine oder mäßige Erwerbsbeschränkung (10—30%).

3. Brüche anderer Fußwurzelknochen, fast ausschließlich direkt entstehend, oft nur Infraktionen und Knochenabsprengung. Plattfußsohle zur Entlastung bei Schmerzhaftigkeit. Meist keine oder nur geringe Erwerbsbeschränkung (10—20%).

4. Brüche von Mittelfußknochen und Zehen entstehen zumeist durch direkte Gewalt (Sprung, Überfahrenwerden usw.). Bei komplizierten Zehenfrakturen — Exartikulation. In der Regel keine Erwerbsbeschränkung.

2. Spontanfrakturen.

Spontanfrakturen sind in der Regel nur dann als entschädigungspflichtige Unfallfolge zu betrachten, wenn das Grundleiden (Tabes, Syringomyelie usw.) auf ein Unfallereignis ursächlich zurückzuführen war. Oft werden Spontanfrakturen fälschlicherweise als „Unfallereignis" bezeichnet.

3. Posttraumatische Knochenerkrankungen.

Von posttraumatischen Erkrankungen der Knochen seien die Osteomyelitis, die Ostitis und Periostitis hier erwähnt. Bezüglich Lues, Tuberkulose und Geschwülste siehe die Einzelabschnitte.

Osteomyelitis nach Unfall kann bedingt sein: Osteomyelitis

1. durch mechanische Traumen (Stoß, Schlag, Fall, Sturz),
2. durch thermische Traumen (lokale oder allgemeine Abkühlung).

Nach Lewin u. a. soll auch Leuchtgas- bzw. Kohlenoxydvergiftung zu Osteomyelitis führen können.

Jedenfalls können äußere Schädlichkeiten mannigfacher Art die Ansiedelung und Wucherung von im Blute kreisenden Strepto- und Staphylokokken, zuweilen auch von Typhusbazillen und Pneumokokken im Knochenmark, besonders in den epiphysären Teilen der Diaphyse großer Röhrenknochen, begünstigen und zur Krankheitsauslösung führen. Garrè, Thiem u. a. betrachten Osteomyelitis dann als Unfallfolge, wenn der Ausbruch der Krankheit sofort oder spätestens innerhalb 14 Tagen nach dem Trauma erfolgt. Schepelmann betont die Möglichkeit traumatisch bedingter Rezidive, die dadurch entstehen daß nach Ablauf einer Osteomyelitis eingekapselte Mikroorganismen durch ein Trauma aus ihrer Hülle befreit oder infolge Blutgefäßzerreißung von fernher auf hämatogenem Wege angeschwemmt werden. Unerläßlich ist aber stets der Nachweis, daß die Gewalteinwirkung an genau demselben Orte stattfand, wo die folgende Erkrankung sich lokalisierte.

So lehnte Thiem eine Knochenmarkseiterung des Schlüsselbeins, die angeblich durch Druck eines Handbohrers gegen die Mitte der Brust entstanden sein sollte, als Unfallfolge ab. Andererseits wurde von Thiem starke Durchnässung des rechten Armes und der rechten Schultergegend mit Osteomyelitis des rechten Schulterblattes (11 Tage später) als entschädigungspflichtiger Unfall betrachtet. Hofmann sah chronische Osteomyelitis des linken Schenkelhalses mit eitriger Coxitis nach Infraktion des Schenkelhalses. Heilung erst 2 Jahre nach dem Unfall, vorher Resektion der Hüfte.

Praktische Beurteilung je nach Schwere, Komplikation und Funktionsstörung.

Fibröse oder deformierende Ostitis (v. Recklinghausen) mit Knochenerweichung kommt nach mechanischer Gewalteinwirkung vor, ist aber äußerst selten. Ostitis

Entschieden häufiger sind posttraumatische Periostitiden (nach Fall, Schlag, Stoß, bei einfachen und besonders komplizierten Brüchen), die aber nur selten zu längerer Erwerbsbeschränkung führen. Periostale Verdickung, Exostosen und Osteophytenbildung sind meist harm- Periostitis lose Unfallfolgen. Dagegen können durch Verwachsung oder Druck auf Nerven erwerbsbehindernde Neuralgien (z. B. Interkostalneuralgien nach Rippenbruch) bedingt sein.

f) Gelenke.

Verletzungsarten

Verletzungen der Gelenke bestehen in:

1. Quetschung durch stumpfe Gewalt, z. B. Fall aufs Kniegelenk, mit oder ohne Gelenkschwellung (Schwellung der Weichteile, blutiger oder seröser Erguß ins Gelenk),
2. penetrierender Verletzung mit Gelenkeröffnung und etwaiger Infektion,
3. Verstauchung mit Überdehnung des Kapsel- und Bandapparates,
4. Verrenkung mit Zerreißung des Kapsel- und Bandapparates und bleibender Verschiebung der knöchernen Gelenkenden,
5. Zerreißung des Kapsel- und Bandapparates oder Knochen- und Knorpelabsprengung, aber ohne gleichzeitige Verstauchung oder Verrenkung,
6. Gelenkbrüchen (vgl. Knochenbrüche).

Verletzungsfolgen

Für die Begutachtungspraxis wichtig sind vor allem diejenigen Folgen, die nach Ablauf oder Beseitigung der akuten Schädigung vielfach noch bestehen oder im Anschluß an das Trauma erst langsam sich entwickeln, wie chronisch-entzündliche Prozesse mit oder ohne Gelenkerguß, Schwellung und Kapselverdickung, weiterhin Deformierung, Versteifung und Bildung von Kontrakturen. Am schwerwiegendsten sind natürlich diejenigen Verletzungen, die, wie beispielsweise Brüche des Gelenks, zu sofortiger schwerer Schädigung der Funktion, oder die, wie penetrierende Gelenkverletzungen, zu Infektion der Gelenke führen. Aber auch leichtere Traumen, wie einfache Quetschungen oder Verstauchungen, können erwerbsbehindernde Dauerfolgen (entzündliche und deformierende Erscheinungen) nach sich ziehen, was in noch höherem Maße selbstredend für ausgesprochene Verrenkungen gilt. Nur die praktisch wichtigsten Krankheitsformen seien hier kurz besprochen, seltenere Formen nur gestreift. Über die Beurteilung von posttraumatischer Polyarthritis, Gelenktuberkulose, -lues und -gonorrhoe vgl. die früheren Kapitel.

1. Posttraumatische Gelenkleiden.

Neuropathien

Neuropathische Gelenkerkrankungen, wie sie bei Tabes und Syringomyelie sich gelegentlich finden, sind nur dann als Unfallfolge zu betrachten, wenn das organische Grundleiden traumatisch bedingt ist oder wenn ein schweres Gelenktrauma Anlaß zu lokaler Ernährungsstörung gab. Meist sind die in der Unfallpraxis übrigens seltenen Neuropathien von Unfallfolgen völlig unabhängig.

Chronischer Gelenkerguß

Chronisch-seröser Erguß ins Gelenk kann sich entwickeln:
a) primär chronisch oder

b) als Folgeerscheinung eines akuten Ergusses. Ursache: Quetschung, Verstauchung, Verrenkung, Kapsel- und Bandzerreißung, Knochen- und Knorpelverletzung. Der Erguß kann sein: entweder von Anfang an serös bzw. serofibrinös oder anfangs blutig (Hämarthros) mit später serösem Ausgang. Er kann dauernd bestehen oder nur bei besonderer Gelenkbelastung (Hydrops intermittens) sich zeigen. Am häufigsten befallen: Knie-, Ellbogen-, Fuß- und Handgelenk (König). Heilungsaussichten zweifelhaft. Schonungsbedürfnis, zuweilen auch größere Schmerzhaftigkeit und Gehstörung können erwerbsbehindernd wirken.

Hoffasche Krankheit

Traumatische Fettgewebswucherung im Kniegelenk (Hoffasche Krankheit) entsteht nach Fall aufs Knie oder Verstauchungen oder auch nach wiederholten leichteren traumatischen Einwirkungen durch Blutungen in das Fettgewebe der Kniegelenksweichteile mit folgender Bildung von entzündlichem Granulationsgewebe; 2 Formen: 1. Wucherung innerhalb der Kniescheibe, 2. Wucherungen mit Mitbeteiligung des übrigen Synovialüberzuges. Beschwerden ähnlich wie bei Einklemmung im Knie; weiche Schwellung. Operation!

Arthritis deformans

Arthritis deformans nach Unfall (Ursachen: wie bei chronischem Erguß) kann sich darstellen:

a) als monoartikuläre Form,
b) als polyartikuläre Form.

ad a) Die monoartikuläre Form, in gleicher Weise bei jüngeren wie älteren Personen vorkommend, ist ein ausschließlich lokales Leiden, erfordert zu ihrer Entstehung keine Disposition und zeigt in der Regel keine Neigung zu dauerndem Weiterschreiten. Sie beruht auf traumatisch bedingter Zerstörung von Knochen- und Knorpelteilen, zuweilen mit Gelenkkörperbildung oder auch Neubildung von Knorpel und Knochen. Erguß, Kapselverdickung, Veränderung der Gelenkkonturen können das Bild vervollständigen. Schmerzen und Funktionsstörungen sind meist vorhanden und behindern die Erwerbsfähigkeit (Einschätzung je nach physiologischer Wichtigkeit des betroffenen Gelenks). Röntgenbilder zeigen vielfach Auffaserungen oder Unebenheiten der Gelenkflächen, Fremdkörper im Gelenk.

ad b) Die polyartikuläre Form oder die Arthritis deformans im engeren Sinne bevorzugt das höhere Lebensalter, beruht auf rheumatisch-arthritischer Disposition (nach Ledderhose arthritische Diathese durch Arteriosklerose mit vasomotorischer Ernährungsstörung), und zeigt als Allgemeinleiden Neigung zum Weiterschreiten. Meist sehr chronischer, jahrelanger Verlauf. Schon mäßige Gelenktraumen können das Leiden zur Auslösung bringen, zunächst im betroffenen Gelenk. Für Weiterschreiten des Krankheitsprozesses auf andere Gelenke, wie es sehr häufig ist, ist der Unfall nur dann verantwortlich zu machen, wenn das Ergriffensein weiterer Gelenke durch Veränderung der statischen Verhältnisse und Mehrbelastung (infolge des primär geschädigten Gelenkes) begünstigt wurde.

So sah ich wiederholt Arthritis deformans des einen traumatisch geschädigten Kniegelenks und etwa nach 1—2 Jahren auch Erkrankuug des anderen Kniegelenks, vermutlich infolge erhöhter Belastung (sekundäre Unfallfolge).

Oft liegt nur Verschlimmerung deformierender Gelenkprozesse vor; wenn auch erkrankte Gelenke leichter reagieren als gesunde, so ist doch unfallrechtlich eine gewisse Erheblichkeit des Traumas unerläßlich, ebenso ein Auftreten verhältnismäßig akuter Gelenksymptome (Schwellung, stärkere Funktionsstörung). Röntgenbilder können wichtige Hinweise geben (unebene Gelenkkonturen, zackige Vorsprünge, Osteophyten, Auffaserung, Atrophie der Knochensubstanz). Sind kurz nach dem Unfall entsprechende Veränderungen nachweisbar, so liegt sicher ein älteres Leiden vor. Nur Verschlimmerung käme dann noch in Frage. Die meisten Fälle von Arthritis deformans bei Unfallverletzten sind nicht traumatisch bedingt! Stets ist zu prüfen, ob wirklich ein einigermaßen erhebliches Gelenktrauma vorgelegen. Auf Alterserscheinungen ist immer zu fahnden.

Unter ähnlichen Gesichtspunkten sind zu beurteilen das stets auf arthritischer Diathese beruhende Malum coxae senile, die chronische Polyarthritis (raschere Krankheitsentwickelung als bei Arthritis deformans, Beginn meist an kleinen Gelenken), die Gelenkleiden gichtischer Art, sowie die Spondylitis deformans nach Traumen der Wirbelsäule. Eigentliche Ursache des Leidens ist fast in sämtlichen Fällen krankhafte Diathese. Ein Unfall kann nur bei einiger Erheblichkeit Auslösung oder Verschlimmerung bewirken.

Akute eitrige Gelenkentzündung

Akute eitrige Gelenkentzündung kann erfolgen:

a) bei penetrierender Gelenkverletzung,

b) bei sekundärer Vereiterung eines serösen oder blutigen Gelenkergusses (auf hämatogenem Wege). Resektion des Gelenks ist vielfach nicht zu umgehen. Versteilung und Verkürzung bilden außer den Gefahren der Infektion die wichtigsten Folgen, deren praktische Beurteilung sich nach der jeweils betroffenen Gliedmaße und dem Grad der Funktionsbehinderung richtet (Versteifung des Kniegelenks in Streckstellung günstig, in Beugestellung ungünstig; Versteifung des Ellenbogens in recht- oder stumpfwinkliger Beugung günstig, in spitzwinkliger Beugung ungünstig, (vgl. auch S. 41 u. 42).

2. Verrenkungen.

Einteilung

Verrenkungen (traumatisch, kongenital oder spontan) können sein:

a) vollständig (Luxation),

b) unvollständig (Subluxation).

Als luxiert gilt stets der distale Teil, z. B. bei Luxation im Kniegelenk der Unterschenkel. 92% aller Verrenkungen betreffen die oberen Gliedmaßen, nur 2% die unteren. Der Oberarm ist mit 51%, der Ellenbogen mit 27% beteiligt. Doppelte Luxation kommt vor bei Unterkiefer und Wirbeln; sonst ist meist nur ein Gelenk betroffen.

Entstehung

Bei traumatischer Luxation durch äußere Gewalteinwirkung (selten durch Muskelzug) zerreißen Kapsel und Bänder; die luxierten

Glieder pflegen in typischer Stellung durch die noch erhaltenen Weichteile fixiert zu werden. Ist das typische Maß übertroffen — komplizierte Luxation.

Hauptkomplikationen: Gleichzeitiger Bruch von Knochen (meist Knochenhöcker oder Fortsätze), Schädigung von Nerven und Gefäßen. Komplikationen

Hauptsymptome: Schmerz, Deformität des Gelenkes, Längendifferenzen, Bewegungsbeschränkung, federnder Gelenkwiderstand bei passiver Bewegung. (Bei einfacher Verstauchung keine charakteristischen Symptome, kein Gelenkwiderstand, keine Bewegungsbeschränkung.) Heilungsaussichten bei frischer Verrenkung günstig (sofortige Reposition), bei älteren Fällen dubiös. Dauernde Bewegungsbeschränkung, Versteifung, Schmerzen, mitunter auch Bildung eines neuen Gelenkes (Nearthrose) können erwerbsbehindernd wirken. Symptome

Wichtig ist ferner die Neigung zu spontaner Verrenkung („habituelle Luxation"), die auch ohne „Unfallereignis" bei gewöhnlicher Berufstätigkeit erfolgen, vielfach auch willkürlich bewirkt werden kann. Sie kann an sich angeboren oder erst traumatisch bedingt sein. Bei bereits vorher vorhandener habitueller Luxation, z. B. des Schultergelenks, ist Auskugelung des Oberarmkopfes aus der Gelenkpfanne während der Betriebsarbeit nicht als „Unfall" zu betrachten (R.-E. vom 28. IX. 1912). Habituelle Luxation

Praktisch bedeutsam sind von Verrenkungen der Wirbelsäule nur die des Halsteils in ihren 2 Formen als „Beugungs"- und „Rotationsverrenkung" mit Zerreißung der Bänder. Verrenkung der Wirbelsäule

Prognose bei Reposition (in Narkose) günstig. Gipskrawatte zur Fixation. Bei unvollständiger oder unausführbarer Reposition dauernde Bewegungsbeschränkung, Steifheit und Schmerzen. Nicht selten gleichzeitige Fraktur. Erwerbsbehinderung oft erheblich. Schwerwiegendste Komplikation: Markverletzung.

Verrenkung von Rippen am Brustbein- oder Wirbelansatz ist selten. Verrenkung der Rippen

Verrenkungen des Schlüsselbeins können erfolgen: Verrenkung des Schlüsselbeins

a) am sternalen Ende, nach vorn, oben und hinten (meist prästernal, seltener suprasternal mit Druck auf den Kehlkopf oder retrosternal mit Druck auf Gefäße und Nerven),

b) am akromialen Ende, nach oben und unten, zuweilen mit Quetschung des Plexus brachialis.

Prognose nach Reposition und Naht meist günstig.

Erwerbsbeschränkung je nach Komplikation sowie Funktionsstörung des Armes.

Verrenkungen des Oberarms (im Schultergelenk) sind in vierfacher Weise möglich: Verrenkung des Oberarms

a) nach vorn — L. praeglenoidalis oder subcoracoidea, meist indirekt durch Fall auf abduzierten Ellenbogen oder direkt durch Schlag oder Stoß auf Humeruskopf; Arm in Abduktion, Schulterwölbung eingesunken, Humeruskopf nach vorn luxiert.

Wichtigste Komplikation: Axillarisschädigung mit Deltoideusatrophie.

Bei baldiger Reposition (z. B. nach Kocher: Arm adduzieren, Ellenbogen beugen und außen rotieren, Elevation, dann rasche Einwärtsrotation und Elevation, oder nach Schintzinger: Adduktion, Außenrotation, dann sofortige Innenrotation unter Einlegen der Hand in die Achselhöhle) günstige Prognose, sonst nicht selten Bildung neuer Gelenkpfanne oder Versteifung bzw. Bewegungsbeschränkung. Häufigste Form der Schulterverrenkung;

b) nach unten — L. infraglenoidalis oder axillaris; Auswärtsrotation geringer als bei a), aber starke Abduktion und Schulterabflachung;

c) nach hinten — L. retroglenoidalis oder infraspinata (selten). Starke Einwärtsrotation und Adduktion, Kopf nach rückwärts und median verschoben, Schultergewölbe breit;

d) nach oben — L. subacromialis (selten).

Ebenfalls selten sind die „unregelmäßigen" Luxationen:

L. erecta (Arm in Wegweiserstellung), L. subclavia (Kopf nach innen unter das Schlüsselbein luxiert, Adduktion, Einwärtsrotation), L. supracoracoidea.

Abriß von Oberarmhöcker oder Rabenschnabelfortsatz sind bei Schulterverrenkungen nicht selten. Dagegen werden Gefäße und Nerven nur ausnahmsweise geschädigt.

Veraltete Schulterverrenkung liegt vor, wenn bei unterlassener oder mißlungener Reposition nach etwa 2—3 Monaten sich die Weichteile den veränderten statischen Verhältnissen angepaßt haben — Bildung von Nearthrose. Neigung zu spontaner Verrenkung („habituelle Luxation") bleibt mitunter zurück bei Abriß des Tuberculum majus und starker Kapselerschlaffung.

Verrenkung des Vorderarms

Verrenkung des Vorderarmes (im Ellenbogengelenk) kann betreffen entweder Elle und Speiche zugleich oder jeden Vorderarmknochen für sich allein. Sie kann erfolgen nach hinten, vorn und nach der Seite.

a) Luxatio cubiti posterior, nach Fall auf den hyperextendierten Arm. Bewegungsbeschränkung, Vorderarm verkürzt und fixiert in Beugestellung von etwa 120—130°. Sofortige Reposition nach Roser (Hyperextension, dann Zug und forcierte Beugung). Komplikation: Bruch des Kronenfortsatzes oder Absprengung sonstiger Knochenstücke. Verrenkung bereits nach 3—4 Wochen „veraltet"; dann Freilegung. Als Folge der L. cub. post. zuweilen Verknöcherung im M. brach. intern.

b) Luxatio cubiti ant. (sehr selten). Vorderarm verlängert; Arm in mäßiger Beugung, Bewegungsbeschränkung. Reposition durch Beugung.

c) Seitliche Luxation. Reposition durch Zug oder Druck. Zuweilen Umdrehung des Vorderarmes.

d) Divergierende Luxation: Elle nach hinten, Speiche nach vorne luxiert. Reposition durch Zug.

e) L. der Elle nach hinten, oft mit Bruch des Condylus externus und des Radiusköpfchens.

f) L. der Speiche nach vorn, meist mit Bruch der Elle im oberen Drittel. Beugung unmöglich, Arm verkürzt.

g) L. der Speiche nach hinten (sehr selten); Arm in Beugung; Pro- und Supination behindert, ebenso Beugung.

h) L. der Speiche nach außen; Bewegungen meist völlig frei. Reposition durch seitlichen Druck.

Verrenkung der Hand

Verrenkungen im Handgelenk sind selten, da Bandapparat sehr stark. Kommen volar- und dorsalwärts vor. Oft Bruch der Griffelfortsätze von Elle und Speiche. Reposition durch Beugung.

Isolierte Verrenkuug von Elle oder Speiche im Handgelenk sind kaum zu beobachten. Nur bei typischem Speichenbruch zuweilen seitliche Luxation der Elle.

Isolierte Verrenkung einzelner Handwurzelknochen (besonders Os naviculare und Os lunatum) haben nichts Typisches. Therapie: Exstirpation des luxierten Knochens.

Sehr selten sind Verrenkungen von Mittelhandknochen infolge übertriebener Volarflexion und Adduktion. Dorsale Verschiebung.

Verrenkung der Finger

Verrenkungen des Daumens nach Fall auf die gespreizte Hand sind je nach Dislokation der Sesambeinchen zu unterscheiden in die L. incompleta, die L. completa und die L. complexa. Bei veralteter Luxation oft starke Funktionsstörung. Arthritische Veränderungen nicht selten.

Verrenkungen des 2.—5. Fingers im Finger-Mittelhandgelenk sind ziemlich häufig. Dislokation dorsalwärts. Bei Verrenkung im Interphalangealgelenk Dislokation seitlich oder dorsalwärts.

Verrenkung des Oberschenkels

Die Verrenkungen des Oberschenkels (im Hüftgelenk) können erfolgen entweder nach hinten (a und b) oder nach vorn (c und d).

a) L. iliaca, Kopf auf der Darmbeinschaufel, Bein leicht gebeugt und adduziert, Fuß einwärtsrotiert, Bein verkürzt, Trochanter oberhalb der Roser-Nélatonschen Linie;

b) L. ischiadica, Kopf auf dem Sitzbein, Bein stärker gebeugt, adduziert, einwärtsrotiert und verkürzt;

c) L. suprapubica, Kopf auf dem vorderen Schambeinast, Bein abduziert, außenrotiert und verkürzt;

d) L. obturatoria, Kopf gegenüber dem Foramen obturatorium, Bein stärker abduziert, außenrotiert, stark gebeugt und verkürzt.

Bei allen Formen sofortige Reposition (Beugung des Knies und Beckenfixierung; dann Zug in Adduktion und forcierte Innenrotation, eventuell nach Abduktion und Außenrotation). Nach 14 Tagen Verrenkung bereits „veraltet“.

e) L. centralis (vgl. S. 140);

f) L. infracondyloidea, Kopf nach abwärts, Bein verlängert;

g) L. supracondyloidea, Kopf nach oben.

Praktische Beurteilung je nach Funktionsbehinderung, bei veralteten Luxationen oft beträchtliche Störung des Gehvermögens.

Verrenkung der Kniescheibe

Verrenkungen der Kniescheibe, oft von Erguß begleitet, können vollständig oder unvollständig sein und erfolgen nach oben, innen (selten), außen (am häufigsten) und unten (äußerst selten). Reposition in Narkose und Fixierung. Bei Genu valgum (X-Bein) zuweilen „habituelle Luxation".

Verrenkung des Unterschenkels

Verrenkung des Unterschenkels, speziell des Schienbeins nach vorn, hinten, außen oder innen, ist wegen der starken Bänder recht selten. Am gefährlichsten ist die Luxatio posterior wegen Gefäßverletzung mit Beingangrän. Ist nur eines der Ligament. cruciata zerrissen — Subluxation. „Habituelle" Subluxation oft bei Kindern mit schlaffem Gelenkapparat (meist nach vorn — Genu recurvatum). Verrenkung des Wadenbeinköpfchens ist häufig bei Schienbeinbruch.

Verrenkung des Fußes

Verrenkungen im Fußgelenk nach vorn, hinten, außen oder innen erfolgen selten isoliert, sind meist mit Knöchelbrüchen verbunden. Oft auch Hautverletzung. Bei isolierter Sprungbeinverrenkung (nach vorn oder hinten) vielfach Bruch des Sprungbeinhalses.

Zu erwähnen sind ferner:

Die L. sub talo (nach außen oder innen, oft mit nachfolgender Kapselerschlaffung), die seltene, meist komplizierte Verrenkung im Chopartschen Gelenk, die sehr schmerzhaften Luxationen einzelner Fußwurzelknochen, die Verrenkung im Lisfrancschen Gelenk (oft mit Vergrößerung des Fußgewölbes und Spitzfußstellung) sowie die recht seltenen Verrenkungen der Zehen.

Praktische Beurteilung

Praktische Beurteilung in allen Fällen je nach Komplikation sowie Funktionsstörung, sofern bei unterbliebener oder unausführbarer Reposition überhaupt eine längere Behinderung (Bewegungseinschränkung, Versteifung, Schmerz, arthritische Prozesse) zurückbleibt. Vgl. S. 42.

g) Traumatischer Platt-, Knick- und Spitzfuß.

Plattfuß

Von besonderer praktischer Wichtigkeit ist der traumatische Plattfuß (Pes planus) mit Senkung oder Abplattung des Fußgewölbes, besonders bei Belastung. Er kann entstehen nach Verstauchung, Verrenkung oder Bruch im Fußgelenk, in Fußwurzel oder Mittelfuß. Vor allem kann allzufrühe Belastung des traumatisch geschädigten Fußes leicht zur Lockerung des Bandapparates und entsprechend zur Nachgiebigkeit des Fußgewölbes Anlaß geben. Plattfußanlage oder bereits bestehender Plattfuß kann sich in gleicher Weise traumatisch verschlimmern. Ebenso können durch Traumen Entzündungserscheinungen mit oft erheblichen Schmerzen bedingt sein.

Nachweis von Plattfuß durch Sohlenabdruck auf berußtem Papier (alkoholische Schellacklösung zur Fixierung).

Beiderseitiger Plattfuß bei nur einseitiger Fußverletzung spricht meist für älteres Bestehen.

Erwerbsbeschränkung je nach Plattfußausbildung, Fixierung und etwaiger Entzündung wechselnd (0—30%).

Knickfuß

Zu unterscheiden von traumatischem Plattfuß ist der traumatische Knick- oder X-Fuß mit Valgusstellung bei intaktem Fußgewölbe (zuweilen nach Knöchelbruch oder nach Zerreißung oder Dehnung des inneren Seitenbandes).

Traumatischer Spitzfuß entsteht zuweilen durch Luxation und Gelenkbruch im Fußgelenk, durch Luxation des Lisfrancschen Gelenkes, durch Läsionen von Muskulatur und Nerv. peroneus, sowie in einzelnen Fällen sekundär bei Beinverletzungen mit längerer Bettruhe und Unterlassung geeigneter Maßnahmen zur Spitzfußverhütung. Erwerbsbehinderung oft beträchtlich (20—50%). Spitzfuß

3. Zirkulationssystem.

a) Herz.

Herzstörungen nach Unfall sind in der Hauptsache bedingt durch Schädlichkeiten folgender Art: Unfallarten

1. seelische (Schreck, Angst, Operations- und Todesfurcht oder sonstige kürzer oder länger dauernde Gemütserregungen);
2. mechanische:
   a) direkte Gewalteinwirkung auf die Herzgegend (spitze und stumpfe Traumen, wie Stich, Hieb, Schuß, Stoß, Schlag, Quetschung, Pressung, Fall);
   b) indirekte Gewalteinwirkung (Allgemeinerschütterung und körperliche Überanstrengung durch schweres Heben, Tragen, Drücken, Stoßen, Ziehen) einschl. Störungen der Herztätigkeit durch mechanische Beeinträchtigung seitens benachbarter, traumatisch geschädigter Teile, z. B. Herzverlagerung durch pleuritische Ergüsse, Schrumpfungsprozesse, Wirbelsäulenverkrümmung und Brustkorbdeformierung.
3. toxisch-infektiöse:
   a) bakterielle Infektionen (auf direktem und indirektem Wege),
   b) chemische Gifte einschl. Gasvergiftungen, Narkoseschädigung durch Chloroform und Eiweißzerfallstoxikosen bei schwereren Verbrennungen;
4. elektrische (Blitz und Starkstromeinwirkung) — selten —,
5. kombinierte (aus 1—4, z. B. Brustquetschung mit Herzstörungen und anschließende seelische Erregungen).

1. Seelische Einwirkungen.

Durch seelische Einwirkungen bedingte Störungen der Herztätigkeit können entstehen 1. entweder primär (infolge einer beim Unfalle selbst oder in unmittelbarem Anschlusse an einen Unfall stattgefundenen heftigen seelischen Erschütterung durch Schreck oder Angst) oder 2. sekundär (infolge einer im weiteren Verlaufe eines posttraumatischen Krankheitsbildes erst hinzutretenden seelischen Erregung stärkerer Art z. B. durch Rentenkämpfe). Eine Unterscheidung beider Gruppen ist vor allem bei der Begutachtung älterer, mit nervöser Herzstörung komplizierter Krankheitsformen von Bedeutung, wo es sich darum handelt, direkte und indirekte Unfallfolgen voneinander zu trennen.

Primäre psychogene Herzstörungen

Primär auftretende psychogene Herzstörungen nach Unfall finden sich vor allem bei den sogenannten Schreckneurosen (vgl. dort), meist vereint mit nervösen Gefäßstörungen oder sonstigen Erscheinungen im vegetativen Nervensystem. Hauptsymptome von seiten des Herzens: Herzklopfen, Beklemmungsgefühl, Stiche, Schmerzen und sonstige abnorme Sensationen in der Herzgegend; Beschleunigung und Labilität, zuweilen auch leichte Irregularität der Herztätigkeit, mitunter vorübergehende (nicht dauernde) Steigerung des systolischen Blutdruckes; auch das Bild der „paroxysmalen Tachykardie“ kommt nach Schreck, überhaupt nach Gemütserregungen gelegentlich vor. Perkutorisch und röntgenologisch bei nichtkomplizierten Fällen (Fehlen von Nierenleiden, Arteriosklerose usw.) meist normaler Befund.

Akute Herzerweiterung nach heftiger Schreckeinwirkung ist stets auf organische Herzveränderungen (Herzmuskelschwäche, Arteriosklerose) dringend verdächtig. Es scheinen aber seltene Fälle vorzukommen, wo Erscheinungen von Herzdilatation bei bis dahin anscheinend Gesunden nach heftiger Gemütserschütterung sich geltend machen.

Stenokardische Anfälle nach seelischer Erregung lassen bei älteren Leuten stets an eine bestehende Arteriosklerose (Koronarsklerose) denken, während bei jüngeren Individuen etwa auftretende Anfälle von Angina pectoris in der Regel rein funktionell bedingt sind. Jedenfalls können bei vorhandener Latenz Anfälle von Angina pectoris auf arteriosklerotischer Grundlage durch seelische Erregung ausgelöst und bereits vorkommende Anfälle sowohl nach Stärke wie Häufigkeit verschlimmert werden.

In gleicher Weise können Zustände von Herzmuskelschwäche durch Gemütserschütterungen sowohl ausgelöst wie verschlimmert werden.

„Herzneurosen“ bei Unfallpatienten sind vielfach nur Teilerscheinung eines allgemein nervösen Zustandsbildes. Auf das psychische Verhalten ist stets zu achten.

Plötzliche Todesfälle infolge Lähmung des Atem- und Gefäßzentrums oder Versagen des Herzens infolge plötzlicher starker Blutdruckerhöhung nach heftiger seelischer Erregung (Schreck, Angst, Todesfurcht) kommen nur selten zur Begutachtung. In der Regel handelt es sich um ältere Personen mit schon vorher geschwächtem Herzen oder arteriosklerotischen Symptomen, besonders Herzmuskelentartung und Koronarsklerose.

Becker beschreibt einen Fall, in dem die hochgradige seelische Aufregung und Furcht vor einer Operation den Tod herbeigeführt hatte. Da die Operation infolge eines Unfalles notwendig geworden war, hat das R.V.A. den Fall als entschädigungspflichtig anerkannt, „da der Tod die mittelbare Folge des Betriebsunfalles bzw. des Leidens war, welches sich der Verstorbene durch denselben zugezogen hatte“.

Bei plötzlichem Todesfall nach Gemütserschütterung setzt Anerkennung eines Unfallzusammenhanges voraus:

1) daß die seelische Erregung tatsächlich eine erhebliche war (Schweben in Todesgefahr, Anblick Schwerverletzter, Furcht vor Operationen u. dgl.),
2) daß der Tod unmittelbar oder in den ersten Stunden nach der seelischen Erregung (nicht erst nach einigen Tagen) eintrat.

Praktisch am bedeutsamsten sind primäre psychogene Herzstörungen nach Massenkatastrophen: Eisenbahnunfällen, Erdbeben- oder Grubenkatastrophen, weil gerade hier das psychische Moment besonders kraß und eindrucksvoll sich geltend macht. Aber auch bei dem großen Heer leichterer Schreckeinwirkungen fehlen funktionelle Herzsymptome nur ausnahmsweise.

Heilungsaussichten und praktische Beurteilung rein funktioneller Formen wie bei Schreckneurosen; in organisch komplizierten Fällen Beurteilung dem organischen Grundleiden entsprechend.

Stets ist darauf zu achten, ob eine anscheinend „funktionelle Herzneurose" nach psychischem Trauma nicht etwa Vorstufe oder Teilerscheinung eines traumatisch bedingten M. Basedow darstellt (Augensymptome, Schilddrüsenschwellung, Händezittern, Blutbild).

Sekundäre psychogene Herzstörungen

Sekundär entstehende Herzstörungen funktioneller Natur sind ursächlich in vielen Fällen auf die durch Entschädigungskämpfe (Prozesse usw.) bedingten Aufregungen zurückzuführen. Sie gehören alsdann zum Krankheitsbilde der Rentenkampfneurosen und sind als solche unter Umständen nicht entschädigungspflichtig (vgl. S. 23 u. 49). Entsprechendes gilt, wenn durch sekundäre Gemütserregungen eine Herzmuskelschwäche oder Koronarsklerose ausgelöst oder verschlimmert wird.

2. Mechanische Einwirkungen.

Durch mechanische Gewalteinwirkung direkter oder indirekter Art können in verschiedenster Weise betroffen werden: Herzbeutel, Muskulatur, Sehnenfäden und Klappen.

Zusammenhangsfrage

Bei Beurteilung eines Unfallzusammenhanges sind vor allem folgende Punkte wichtig, die als gemeinsame Vorbemerkung für die verschiedenen Krankheitsgruppen dienen mögen:

1. Möglichste Klarstellung der Vorgeschichte, z. B. durch Zeugenvernehmung und Einforderung ärztlicher Berichte, Beachtung sonstiger ätiologischer Schädlichkeiten, vor allem Polyarthritis und Lues, letztere ganz besonders deshalb, weil z. B. die traumatischen Herzklappenerkrankungen in gleicher Weise wie die luetischen sehr häufig ihren Sitz an den Aortenklappen haben. Wassermannsche Reaktion! Ferner zu achten auf Alkoholismus, Nikotinmißbrauch, Unterernährung, akute und chronische Infektionskrankheiten sowie gewerbliche Intoxikationen.

2. Geeignetsein des Unfalles zur Hervorbringung organischer Herzläsionen. Nur erhebliche Traumen der Herzgegend (Quetschung, Schlag, Stoß, Fall) können ein vorher gesundes Herz organisch schädigen. Leichtere Traumen kommen höchstens für Verschlimmerung eines bereits bestehenden Herzleidens ursächlich in Frage. Äußere Verletzungsspuren können fehlen (Näheres siehe folgende Abschnitte).
3. Vorhandensein von Brückensymptomen subjektiver oder objektiver Natur. Zuweilen zeigen organische Schädigungen des Herzens nach mechanischer Einwirkung in klinischer Hinsicht funktionell erscheinende Anfangssymptome, führen dann weiterhin allmählich, gelegentlich aber auch rapide zu erheblichen Veränderungen des Herzens und Störungen der Zirkulation. In anderen Fällen, besonders bei stärkeren Läsionen, finden sich sofort auch klinisch ausgesprochen organische Symptome.
4. Vergleich der Erwerbsfähigkeit vor und nach dem Unfalle. Selbst bei älteren Herzleiden kann die Erwerbsfähigkeit ganz oder teilweise erhalten gewesen sein; Prüfung der Verschlimmerungsfrage.

a) Herzbeutel.

Herzbeutelerguß

Quetschung der Herzgegend kann zu blutigem Erguß in den Herzbeutel führen (Hämoperikard mit Vergrößerung der Dämpfungsfigur). Bei gleichzeitiger Verletzung von Magen oder Lungen mit Zerreißung der serösen Trennungsschichten oder bei Perforation von diesen Organen aus kann Lufteintritt erfolgen (traumatischer Pneumoperikard bzw. Hämopneumoperikard), ebenso bei penetrierender Verletzung durch Schuß oder Stich. Schwere Rippen- und Brustbeinbrüche sind zuweilen mit Herzbeutelverletzung verbunden; auch nach Allgemeinerschütterung und körperlicher Überanstrengung können Herzbeutelschädigungen (Blutung, Zerreißung) entstehen, vor allem natürlich bei schon vorher vorhandener Herzbeutelerkrankung (Verschlimmerung).

Heilungsaussichten stets sehr zweifelhaft. Bei starkem Bluterguß mit schwerer Kompression von Herz und großen Gefäßen meist baldiger Tod; in anderen Fällen allmähliche Blutaufsaugung, zuweilen Temperaturerhöhung (auch bei fehlender Infektion). Verwachsungen des Herzbeutels mit der Umgebung und Störungen der Herztätigkeit können als Folgeerscheinungen verbleiben und je nach Schwere der Symptome erwerbsbehindernd wirken.

Herzbeutelentzündung

Herzbeutelentzündung (Perikarditis) seröser, serofibrinöser, eitriger oder jauchiger Natur kann dann entstehen, wenn bei penetrierender Verletzung oder durch Perforation von Nachbarorganen aus Infektionserreger in den verletzten Herzbeutel gelangen oder wenn der stumpf gequetschte oder sonst geschädigte Herzbeutel sekundär von der Blutbahn aus befallen wird. Serofibrinöse Herzbeutelentzündungen verlaufen oft schleichend und werden zuweilen übersehen, zumal beim Fehlen eines stärkeren Ergusses (zu achten auf perikarditische Reibegeräusche!).

Wichtigste Folgen: Verwachsungen und Störungen der Herztätigkeit; Rumpf und Selbach betonen, daß die Folgen der Herzbeutelentzündung, besonders die teilweisen oder völligen Verwachsungen, sekundär den Herzmuskel schädigen können (Atrophie, fettige Degeneration, Herzerweiterung vor allem nach rechts). Eitrige und jauchige Entzündungen verlaufen meist tödlich. Viele Fälle chronischer Herzbeutelentzündung sind tuberkulöser Natur und können durch mechanische Traumen in ihrer Entwicklung mitbedingt sein.

So beschreibt z. B. Auerbach folgenden Fall von Pericarditis caseosa und Unfall: 45jähriger Mann, Brustquetschung mit Bruch der 5.—7. Rippe linkerseits, Brustschmerzen, Atemnot. Objektiv zunächst negativer Befund. $2^1/_2$ Jahre später beiderseits pleuroperikardiales Reiben, bald darauf fluktuierende Geschwulst am Brustbein, 4 Jahre nach dem Unfall Tod an Miliartuberkulose. Obduktion: Lungen mit Herzbeutel verwachsen, Herzbeutel von dicker, fester, käsiger Masse durchsetzt, die auch die Muskulatur, besonders des rechten Herzens bis zur Vorhof-Kammerscheidewand befallen. — Sicher ein äußerst lehrreicher Fall, der davor warnt, Brustkorbquetschungen selbst bei anfangs geringem oder fehlendem objektiven Befund in ihrer möglichen Tragweite zu unterschätzen. Immerhin sind derartige Fälle selten.

b) Herzmuskel.

1. Schädigungen durch direkte Gewalteinwirkung.

Herzmuskelschwäche und -erweiterung

Quetschung der Herzgegend durch Stoß, Schlag, Zusammenpressung oder Fall kann vor allem bedingen Blutungen in die Herzmuskulatur mit folgender Herzmuskelschwäche. Gleichzeitig können Schädigungen anderer Teile des Herzens (Herzbeutel, Klappenapparat) bestehen oder auch fehlen.

Külbs fand bei Tierversuchen nach Beklopfen der Herzgegend mit einem Hammer blutige Durchtränkung der Klappen, vielfache Blutungen in den Herzbeutel, in die Herzinnenhaut und die Muskulatur, und zwar selbst dann, wenn äußere Verletzungsspuren nicht bestanden. Bei einzelnen Tieren fehlten klinische Krankheitssymptome vollkommen, bei anderen waren Erscheinungen von Herzschwäche vorhanden.

Auch bei Unfallverletzten können objektive Krankheitssymptome (Kleinheit, Beschleunigung und Labilität des Pulses, niedriger systolischer Blutdruck, Kurzluftigkeit und Zyanose) anfangs oder auch dauernd fehlen; Herzklopfen, Beklemmungen, Stiche, Schmerzen und sonstige abnorme Gefühle in der Herzgegend, Schwindel, Hinfälligkeit und sonstige Zeichen von Herzmuskelschwäche können die alleinigen Krankheitserscheinungen bilden. Verwechslungen mit funktionell-nervösen Störungen sind durch sorgfältige Prüfungen der Herzfunktion mit dosierter Herzarbeit (Kontrolle von Puls, Atmung und Blutdruck nach 10maligem Bücken, Stuhlsteigen usw.) zu vermeiden. In einzelnen Fällen entwickelt sich sofort oder allmählich eine Erschlaffung der Herzmuskulatur und Erweiterung der Höhlen (Röntgenuntersuchung). Vor allem neigen bereits vorher erkrankte Herzen (Herzmuskelentartung durch Arteriosklerose, Lues, Alkoholismus und sonstige toxisch-infektiöse Schädlichkeiten, z. B. überstandene Infektionskrankheiten) schon nach mechanischen Traumen mäßigen Grades zu Herzschwäche und Dilatation. Verschlimmerungsfrage!

Herzmuskelzerreißung

Bei allen schwereren Verletzungen der Herzmuskulatur, mögen sie durch stumpfe oder penetrierende Gewalteinwirkungen bedingt sein, treten sogleich lebensbedrohliche Erscheinungen auf; zuweilen führt Quetschung der Brust zur Herzmuskelzerreißung.

Kennedy sah nach Stoß einer Deichsel (Tod nach 1 Stunde) bei der Leichenöffnung neben Brustbein- und Rippenbrüchen Blut im unverletzten Herzbeutel, sowie eine dem Querbruch des Brustbeins entsprechende $1^1/_2$ Zoll lange Rißwunde in der Wand der linken Kammer, darunter eine kleinere mehr oberflächliche Läsion, eine geringe Erweiterung des Herzens und eine mäßige braune Atrophie der Herzmuskulatur.

Herzneurosen

In nicht vereinzelten Fällen bleiben nach mechanischer direkter Gewalteinwirkung auf die Herzgegend klinische Zeichen einer organischen Schädigung (Herzschwäche, Dilatation) vollkommen aus und es entwickeln sich statt dessen nur funktionell-nervös erscheinende Symptomenbilder mit subjektiven Herzbeschwerden der verschiedensten Art und meist auch einer abnormen Erregbarkeit des Pulses. Diese „Herzneurosen" nach lokalem Trauma der Brust können als selbständiges Krankheitsbild bestehen oder Teilerscheinung eines allgemein-nervösen Zustandes bilden. Sie sind erst dann zu diagnostizieren, wenn die längere Beobachtung des Falles eine organische Läsion unwahrscheinlich macht. Mitunter zeigt sich das Bild der „paroxysmalen Tachykardie" mit anfallsweiser, abnorm starker Pulsbeschleunigung (160 und mehr Schläge pro Minute), eine Erscheinung, die teils durch seelische Einflüsse, teils durch mechanische Schädigung des Reizleitungssystems des Herzens (z. B. durch Narbenzug) bedingt sein kann. In manchen Fällen anscheinender „Herzneurose" nach Brustkontusion stellen sich im weiteren Verlaufe doch noch Zeichen einer Klappenschädigung ein. Jedenfalls ist in allen derartigen Fällen bezüglich der Prognose eine gewisse Vorsicht geboten; bei der Entschädigungsfrage ist bis zur Klarstellung des Krankheitsbildes dem Rentenverfahren der Vorzug zu geben.

2. Schädigungen durch indirekte Gewalteinwirkung.

Herzmuskelschwäche und -erweiterung

Auch infolge schwerer Allgemeinerschütterung (Sturz aus beträchtlicher Höhe, heftiger Fall) sowie infolge einmaliger Überanstrengung (schweres Heben, Tragen, Schieben) können, zumal bei bereits erkranktem Herzen, Schädigungen der Herzmuskulatur entstehen, und zwar Schwächezustände mit oder ohne Dilatation (akute Herzerweiterung). Subjektiv: Beklemmung, Atemnot, Stiche, Ohnmachtsgefühl. Klinisch finden sich in einzelnen Fällen auch Geräusche, die bei etwaigem Rückgang der Dilatation wieder verschwinden. Besonders gefährdet sind schon vorher erkrankte Herzen, die bei gewöhnlicher Arbeit noch genügen, aber erhöhten Ansprüchen nicht mehr gewachsen sind.

Ob akute Herzerweiterung durch Allgemeinerschütterung oder einmalige Überanstrengung bei vorher völlig gesundem Herzen überhaupt vorkommt, ist noch strittig. Bei starker Überanstrengung kann ein bereits erkranktes Herz sofort erlahmen (Herztod).

Beachtenswert ist ein von Kahler mitgeteilter Fall, wo infolge schweren Tragens Tod durch Herzlähmung eintrat; die Obduktion ergab zwar ältere Herzmuskelentartung, doch nahm das R.V.A. an, daß die plötzliche Überanstrengung zu einem Versagen des bis dahin noch leistungsfähigen Herzens geführt; Hinterbliebenen-Ansprüche anerkannt.

Prognose wie bei allen organischen Schädigungen der Herzmuskulatur zweifelhaft. Rückkehr voller oder annähernd voller Leistungsfähigkeit des Herzens meist nur bei jüngeren Leuten zu erwarten. Bei Ausbildung von Schwielen des Myokards, z. B. nach Blutungen in den Herzmuskel, sind dauernde Schwächezustände die Regel.

c) Herzinnenhaut und Klappenapparat.

Klappenzerreißung und -blutungen

Auch Herzinnenhaut und Klappenapparat können durch mechanische Traumen der Brust schwer geschädigt werden, und zwar für sich allein, oder — was ganz besonders häufig der Fall — gleichzeitig mit Herzbeutel und Muskulatur. Die Schädigung besteht in der Regel in vereinzelten oder multiplen Blutungen, seltener Zerreißungen. Zerreißungen der Mitralklappen sind etwas seltener als solche der Aortenklappen; vielfach bestehen Schädigungen mehrerer Klappen. Zu denselben Läsionen können auch indirekt einwirkende Traumen führen, wie schwere Allgemeinerschütterung (z. B. durch Absturz oder Fall), sowie auch starke Überanstrengungen (z. B. Heben schwerer Lasten), bei denen unwillkürlich der Atem angehalten und eine respiratorische Preßbewegung gemacht wird. Hierbei kann, wie auch Hoffmann betont, die Erhöhung des Druckes im Brustraum zu einer Behinderung des Blutabflusses aus den Venen nach dem Herzen und einer Überfüllung der Arterien führen, was mitunter Blutungen und Zerreißungen im Gefolge hat.

Die klinischen Erscheinungen der Endokard- und Klappenschädigung sind ganz außerordentlich verschieden. Schwere akute Kollapssymptome finden sich vor allem bei Klappenzerreißung: kleiner, beschleunigter, unregelmäßiger Puls, Blutdrucksenkung, Atemnot, Zyanose; laute Geräusche am Herzen. Häufig tödlicher Ausgang in den ersten Stunden. In anderen Fällen milderer Verlauf. Auch bei Blutungen in Klappen oder Sehnenfäden meist weniger stürmische Symptome. In einzelnen Fällen zunächst lediglich Änderung des Pulses, meist Beschleunigung und Debilität, neben mehr oder weniger starken Herzbeschwerden und Luftbeklemmung; zuweilen auch anfangs lediglich subjektive Beschwerden ohne irgendwelchen objektiven Befund. Der organische Charakter der Läsion tritt dann erst im Verlauf von Wochen oder Monaten in Erscheinung (Resorption der Blutung mit begleitender Narbenbildung, Schrumpfung und hierdurch bedingte Klappenveränderung).

So sah z. B. Rumpf einen Fall, wo nach schwerer Brustkorbquetschung und vorübergehendem Shock zunächst nur subjektive Beschwerden neben Tachykardie und Beschleunigung der Atmung bestanden, bis nach einer Reihe von Wochen zunächst leise, dann deutlichere systolische Geräusche an der Herzspitze und über der Aorta, später auch ein diastolisches Geräusch über dem Brustbein neben Erweiterung des Herzens auftraten.

Ich selbst sah nach einmaliger Überanstrengung (Sprung mit schwerer Last) folgende Krankheitsentwickelung: Unfall am 11. April 1912, sofort Schmerzen und Stiche, nach einigen Tagen „Beklemmungen" auf der Brust, anfangs Mai 1912 leises Geräusch an der Spitze, 4 Wochen später Herzklopfen, Kurzatmigkeit und Schwächegefühl, unregelmäßiger Puls, lauteres Geräusch, Verbreiterung des Spitzenstoßes nach links, Ende Juli 1912 Schwächeanfälle, Hinzutritt eines diastolischen Geräusches der Spitze, Ende Dezember 1912 beträchtliche Herzerweiterung nach rechts und links, Geräusche über allen Klappen, starke Kurzluftigkeit; im Mai 1913 noch unverändert — traumatisch (mechanisch) bedingter Herzklappenfehler mit sekundärer Hypertrophie und Dilatation.

Traumatischer Herzklappenfehler

In den verschiedenen Einzelfällen kann man sprechen je nach Art und Befallensein der Klappen von „traumatischer" Aorteninsuffizienz, Aortenstenose, Mitralinsuffizienz und Mitralstenose, wenn auch Mischformen an der Tagesordnung sind. Überhaupt entspricht der Endzustand bei vielen mechanischen Schädigungen des Klappenapparates dem gewöhnlichen (infektiös bedingten) Herzklappenfehler, nur daß häufig bei traumatischer Entstehung mehrere Klappen beteiligt sind und die Entwickelung der Symptome, z. B. bei Klappenzerreißung oder stärkerer Blutung, stürmischer ist als bei chronischen Entzündungsprozessen, die schon eher eine gewisse allmähliche Anpassung an die geänderten Blutumlaufsverhältnisse gestatten.

Zuweilen kann auch eine infektiöse Herzklappenerkrankung sich an eine traumatische Blutung oder Zerreißung anschließen (Locus minoris resistentiae) — vgl. folgenden Abschnitt (3.).

Verschlimmerung älterer Herzklappenfehler

Schultze und Stursberg erkannten Tod infolge Überanstrengung (Zurücklegung einer ansteigenden Strecke bei ziemlich hoher Temperatur, nicht besonders günstigen Luftverhältnissen und in schnellem Tempo unter dem erregenden Einfluß einer drohenden Gefahr — herankommende Förderwagen) bei schon vorher bestehendem Herzklappenfehler als entschädigungspflichtige Unfallfolge an, denn zweifellos kann ein älterer Herzklappenfehler durch mechanische Schädlichkeiten direkter oder indirekter Natur verschlimmert werden.

3. Toxisch-infektiöse Einwirkungen.

Unter den toxisch-infektiösen Schädigungen des Herzens, soweit sie als Unfallfolgen von Bedeutung werden, stehen der Häufigkeit nach an erster Stelle die bakteriellen Infektionen, an zweiter Stelle die Einwirkungen chemischer Gifte der verschiedensten Art.

Infektionswirkungen

a) Bakterielle Infektionen.

Bakterielle Infektionen, die an sich zu Erkrankungen aller Teile des Herzens zu führen vermögen (Peri-, Myo- und Endokarditis) und für die die verschiedensten Entzündungserreger in Frage kommen (vor allem Strepto- und Staphylokokken, Tuberkelbazillen, sowie die Spirochaeta pallida) können bedingt sein primär oder sekundär. Primäre Entzündungsprozesse entstehen z. B. nach penetrierender

Schuß- oder Stichverletzung. Sekundäre Erkrankungen, praktisch erheblich bedeutungsvoller, schließen sich zuweilen an posttraumatische Blutungen oder Zerreißungen, vor allem der Klappen an (Locus minoris resistentiae), sofern Entzündungserreger gerade im Blute kreisen; sie können sich ferner durch bakterielle, septisch-pyämische Metastasen von anderen infizierten Verletzungsstellen aus auch ohne vorherige mechanische Läsion des Herzens entwickeln (z. B. Endokarditis nach posttraumatischer Handphlegmone); sie können weiterhin entstehen durch ein Übergreifen posttraumatisch ausgelöster Entzündungsprozesse der Umgebung, z. B. der Lunge und des Rippenfelles auf Herzbeutel und Herz (Pericarditis adhaesiva, P. caseosa tuberculosa usw.).

Auch eine beim Unfallheilverfahren erworbene entzündliche Herzerkrankung, z. B. eine im Krankenhause durch Ansteckung entstandene postanginöse Endokarditis, ist als sekundäre Unfallfolge anzuerkennen (vgl. S. 20), desgleichen die toxische Schädigung des Herzens durch direkte oder indirekte posttraumatische Infektionskrankheiten (Scharlach, Diphtherie, Influenza, Wundrose, Staphylokokken- und Streptokokken-Infektionen).

Bei syphilitischen Erkrankungen des Herzens, vor allem bei Myokarditis und Aortenklappenerkrankung, liegt in der Regel nur dann eine entschädigungspflichtige Unfallfolge vor, wenn nach Art und Schwere des Traumas, sowie nach den aufgetretenen Symptomen die Frage der Verschlimmerung bejaht werden kann. Sekundäre luetische Erkrankung eines primär-mechanisch geschädigten Herzens ist an sich möglich, aber recht selten.

Folgeerscheinungen je nach Beteiligung der einzelnen Teile des Herzens: Perikarditische Verwachsungen, Herzmuskelschwäche mit oder ohne Dilatation, chronischer Herzklappenfehler, sowie alle sonstigen Folgen, die ein organisches Herzleiden nach sich ziehen kann.

Zuweilen bestehen als Komplikationen gleichzeitig toxisch-infektiös bedingte Nierenleiden oder Entzündungen von serösen Häuten.

b) Chemische Gifte.

Als schädigende Unfalleinwirkungen kommen vor allem in Frage:

Chemische Gift-wirkungen

1. Gasvergiftungen, die oft zu fettigen Entartungen des Herzmuskels führen, z. B. Vergiftungen durch Kohlenoxydgas, Phosphoroxychlorid sowie durch kohlenoxydgashaltige Gasgemische (Leucht- und Grubengas, Rauch und Kohlendunst); ferner toxische Herzmuskelschädigung durch Chloroformnarkose, wobei als erschwerend zuweilen Blutverluste und seelische Erregungen noch mitwirken. In schweren Fällen Herztod; in leichteren Fällen länger dauernde Herzstörungen (Beschleunigung, Unregelmäßigkeit, subjektive Beschwerden).

2. Verbrennungen stärkeren Grades, in deren Gefolge Herztod oder Herzmuskelstörungen durch toxische Schädigung (Eiweißzerfallsprodukte) der Herzmuskulatur neben etwaigen Shockerscheinungen auftreten können.

Voraussetzung für Anerkennung des Unfallzusammenhangs

ist in allen Fällen, daß die Herzsymptome sich entweder sofort oder spätestens in einigen Tagen bemerkbar machen, und daß tatsächlich eine direkte oder indirekte Unfallschädigung vorgelegen, zumal auch durch chronische Gifteinwirkung, z. B. von giftigen Gasen oder Dämpfen, neben sonstigen Symptomen Herzstörungen entstehen können (Gewerbekrankheit!).

4. Praktische Beurteilung posttraumatischer Herzleiden.

Leistungsfähigkeit

Für die praktische Beurteilung posttraumatischer Herzleiden ist in erster Linie zu beachten, daß nicht die etwa vorhandenen pathologisch-anatomischen Veränderungen als solche den alleinigen Maßstab abgeben dürfen (etwa eine Mitralinsuffizienz oder eine Herzvergrößerung als solche), sondern daß im wesentlichen die funktionelle Leistungsfähigkeit des Herzens, überhaupt des Zirkulationssystems, den Ausschlag zu geben hat. Individuelle Beurteilung! Bei nervösen Störungen von seiten des Herzens neben Herzfunktionsprüfung (vgl. S. 84) stets den Allgemeinzustand, insbesondere die Leistungsfähigkeit des Nervengebietes, mit in Rücksicht ziehen! Handelt es sich bei den Herzbeschwerden (Stiche, Druck, Beklemmung usw.) nur um seltenere Anfälle psychogener Natur, so ist die Leistungsfähigkeit an sich nicht stark beschränkt; dagegen ist sie zuweilen erheblich herabgesetzt bei häufigen und heftigen Herzanfällen, sowie bei dauernder, beträchtlicher motorisch-sensibler Erregung der Herznerven; denn in Fällen solcher Art ist nicht nur die Verrichtung körperlicher Arbeit durch abnorme Sensationen erschwert, sondern es kann auch die Zirkulation und der Gasaustausch trotz anatomisch intakter Herzmuskulatur den Außenbedingungen nicht gewachsen sein. Auch bei organischer Herzerkrankung und bei den zahlreichen „Grenzfällen“ stets achten auf Verhalten von Puls und Atmung bei dosierter Herzarbeit. Orthodiagraphische Röntgenuntersuchung! Im allgemeinen ist stets anzunehmen, daß Unfallgeschädigte mit organischer Herzveränderung nur noch für solche Berufstätigkeiten in Frage kommen, wo Heben schwerer Lasten, anhaltende oder häufigere Körperanstrengung beträchtlichen Grades oder besonders starke geistige Erregungen und Anstrengungen keine nennenswerte Rolle spielen, wo also die Gefahr einer vorzeitigen Insuffizienz des Herzens keine erhebliche ist. Jedenfalls ist die Konkurrenzfähigkeit herzkranker Unfallpatienten selbst bei erhaltener Kompensation in der Regel herabgesetzt.

Erwerbsbeschränkung

Der Grad der Erwerbsbeschränkung richtet sich im wesentlichen nach der Leistungsfähigkeit des Herzens. Gut ausgeglichene Herzklappenfehler, welche keine Kreislaufstörungen verursachen und welche bei den gewöhnlichen Bewegungen und Hantierungen des täglichen Lebens keine Atemnot bedingen, gestatten erfahrungsgemäß dauernd leichte und mittelschwere Arbeiten. Hierfür pflegen 10—30% ausreichend zu sein. Bei verminderter Leistungsfähigkeit des Herzens, die sich in Ausführung schwererer Arbeiten durch Eintreten von Atemnot, Pulsbeschleunigung, Schwindelgefühl oder anderen Erscheinungen geltend macht, ist die E.-B. je nach Lage des Falles auf 30—60% zu schätzen. Sind dagegen bereits Störungen im kleinen Kreislauf (wesentliche Vergrößerung des rechten Herzens, Schwellung der Unterleibsorgane, wie Leber und Milz) oder im großen Kreislauf (Ödeme, Stauungsnephritis) vorhanden, macht sich schon bei der geringsten körperlichen Anstrengung Unregelmäßigkeit des Pulses bemerkbar, so muß völlige Erwerbsunfähigkeit angenommen werden. Auch bei akuten Prozessen, wie frischer Endo- oder Perikarditis, Fiebererscheinungen oder akuten Herzsymptomen nach mechanischer Gewalteinwirkung ist Vollrente am Platze. — Anfangserwerbsbeschränkung bei reinen Herzneurosen 20—40% je nach Grad der Pulsbeschleunigung und etwaiger Begleiterscheinungen.

b) Blutgefäße.

1. Arteriosklerose.

Begriffsbestimmung

Die Arteriosklerose ist die Resultante aus einem Komplex verschiedenartiger Bedingungen. Sie stellt eine mit vorschreitendem Alter zunehmende Abnutzungserscheinung dar, deren Entwickelung und Fortschreiten begünstigt wird in der Hauptsache durch trophisch-toxisch-infektiöse, in geringerem Grade auch durch mechanische Schädlichkeiten.

Ein Unfall pflegt nur ausnahmsweise den Verlauf der Arteriosklerose zu beeinflussen, und zwar gegebenenfalls insofern, als entweder die atheromatösen Veränderungen frühzeitiger auftreten (z. B. schon in jüngeren Jahren), oder bestehende Veränderungen sich rascher als gewöhnlich verschlimmern oder Folgeerscheinungen von Arteriosklerose ausgelöst werden. Voraussetzung ist stets, 1. daß das Trauma zur Hervorbringung von Gefäßveränderungen geeignet ist, 2. eine Einwirkung erheblicherer Art darstellt und 3. den Verlauf in erkennbarer Weise beeinflußt.

Die Unfallschädigungen, die das Arteriengebiet betreffen können, sind zu unterscheiden in direkte und indirekte Einwirkungen.

Direkte Schädlichkeiten

Unter den direkten Unfallschädigungen sind hervorzuheben:

a) mechanische,

b) chemische, insbesondere toxisch-infektiöse Einwirkungen.

a) Durch mechanische Schädigung direkt entstandene Arteriosklerose ist als entschädigungspflichtige Unfallfolge ein seltenes Ereignis! Einzelne Fälle von umschriebener Gehirnarteriosklerose nach Schädelgrundbruch mit folgender Knochenwucherung und Schädigung der benachbarten Arterienwandung sind beschrieben. Dagegen ist periphere Arteriosklerose nach Traumen der Gliedmaßen einwandfrei noch nicht festgestellt, ebensowenig Entstehung der Aorten- oder Koronarsklerose durch Brusttraumen. Andererseits ist die Verschlimmerung bestehender Aorten- oder Koronarsklerose durch mechanische Traumen möglich (durch traumatische Blutungen und Zerreißungen bereits erkrankter Wandschichten), erkennbar an rascherem Verlauf und stärkeren Beschwerden.

Auch durch schwere Allgemeinerschütterung wird in der Regel eine Arteriosklerose weder hervorgerufen noch verschlimmert; eine etwaige Verschlimmerung ist meist nur eine scheinbare, da nicht die Gefäßerkrankung infolge der Allgemeinerschütterung weiterschreitet, sondern die Kontusionsbeschwerden und sonstige Unfallfolgen infolge der bestehenden Arteriosklerose schwerer empfunden werden. Dagegen können durch Allgemeinerschütterung Aneurysmen der Gehirnarterien zum Platzen kommen. Häufiger ist Auslösung einer latenten oder Verschlimmerung einer schon klinisch ausgesprochen vorhandenen Gehirnarteriosklerose durch Kopfverletzungen. Allerdings ist zu fordern, daß die Kopfverletzung erheblich war, tatsächlich das Gehirn betraf, mindestens zu Gehirnerschütterung führte, und daß intensive Gehirnsymptome alsbald nach der Gehirnschädigung in Erscheinung traten und sich zum Bild der zerebralen Gehirnarteriosklerose fortentwickelten. Vor allem sind starke und zunehmende Schwindelerscheinungen bei normalen Bogengangsfunktionen und beim Fehlen von Kleinhirnsymptomen als sehr verdächtig zu betrachten, ebenso wie ein noch nach Jahren erfolgendes Auftreten von epileptischen Krämpfen und zunehmenden Demenzerscheinungen. Charakteristisch ist die fortschreitende Krankheitsentwickelung gegenüber der Rückbildungstendenz bei zerebralen Kommotionsneurosen ohne arteriosklerotische Mitbeteiligung.

b) Daß durch chemische, insbesondere toxisch-infektiöse Schädlichkeiten, z. B. langwierige posttraumatische Eiterungen, schwere Pflegmonen, septisch-pyämische Prozesse die Entstehung oder Verschlimmerung arteriosklerotischer Veränderungen begünstigt werden kann, ist grundsätzlich zuzugeben, zumal oft auch trophische Störungen als mitwirkendes Moment hinzukommen. Für einen Unfallzusammenhang spricht: jüngeres Lebensalter sowie verhältnismäßig rasches Auftreten der arteriosklerotischen Veränderungen (etwa innerhalb 1—2 Jahren) bzw. bei älteren Leuten mit bereits bestehender Arteriosklerose im Falle der Verschlimmerung rascheres Zunehmen der Erscheinungen als es gewöhnlich der Fall; ferner in allen Fällen Ausschluß sonstiger Schädlichkeiten, die die Entstehung bzw. Verschlimmerung bedingen könnten (z. B. schwere interkurrente Erkrankungen, Gicht, Bleivergiftung, Alkoholismus, Lues).

In einem meiner Fälle traten bei einem 28jährigen Manne 1—$1^1/_2$ Jahre nach einer schweren Verbrennung mit folgendem Erysipel Verhärtung der Arterien, Blutdrucksteigerung und systolische Herzgeräusche auf.

In einem anderen Falle war bei einem 38jährigen Landwirte 4 Jahre nach einer Blitzschlagverletzung eine vorzeitige Arteriosklerose mit rigiden Arterien, systolischem Blutdruck von 180 mm Hg und Verstärkung des 2. Aortentons nachweisbar. Ob es sich hier um eine spezifisch elektrische Schädigung der Gefäßauskleidungen oder um toxische Schädigung durch Eiweißzerfallsprodukte nach Verbrennungen gehandelt hat, war nicht mit Sicherheit zu entscheiden.

Indirekte Schädlichkeiten

Unter den indirekten Schädlichkeiten, die unter gewissen Umständen bei Arteriosklerose begutachtungstechnisch wichtig werden, kommen vor allem in Frage:

a) Gewalteinwirkungen mit plötzlicher starker Blutdruckerhöhung (Heben schwerer Lasten, starke Durchnässung oder Überhitzung, schroffer Wechsel der Temperatur);

b) psychisch-nervöse Einflüsse mit dauernder funktioneller Gefäßüberlastung (Beschleunigung und Labilität des Pulses, abnorme Schwankungen des systolischen Blutdrucks).

a) Gewalteinwirkungen mit plötzlicher starker Blutdruckerhöhung können führen zur Auslösung lokaler Folgeerscheinungen bei schon erkrankten Gefäßen (z. B. Apoplexie), nicht zu traumatisch bedingter progredienter Verschlimmerung der Arteriosklerose als solcher — ein unfallrechtlich wichtiger Unterschied! Zudem ist eine Apoplexie bei arteriosklerotischen Personen nur dann als Unfallfolge zu betrachten, wenn wirklich ein „Unfall" oder eine ihm gleichzuerachtende schädliche Einwirkung der Betriebstätigkeit vorlag. Vgl. auch S. 16 und 17.

b) Durch psychisch-nervöse Einflüsse (Unfallneurosen) entstandene, ausgelöste oder verschlimmerte Schlagaderwandverhärtung kommt praktisch als entschädigungspflichtige Unfallfolge nur sehr selten und nur in besonders charakterisierten Fällen in Betracht. Unter 3000 Unfallneurosen unseres Materials kam nicht ein einziger Fall von traumatischer Arteriosklerose zur Beobachtung. Die meisten Fälle werden zu Unrecht anerkannt! Für einen Unfallzusammenhang sprechen dagegen 1. jüngeres Lebensalter (etwa unter 40 Jahren), 2. rasche Entwickelung der Arteriosklerose (in etwa 1—2 Jahren), 3. Nachweis ständiger funktioneller Gefäßüberlastung (erhebliche Pulsbeschleunigung, abnorme Blutdruckschwankungen) und 4. Ausschluß sonstiger Schädlichkeiten. Umgekehrt machen langsame Krankheitsentwickelung, wie sie dem „normalen" Verlaufe der Arteriosklerose entspricht, sowie höheres Lebensalter einen Unfallzusammenhang in der Regel unwahrscheinlich und ebenso wird das Bestehen von sonstigen Schädlichkeiten, deren Aufdeckung mitunter allerdings auf Schwierigkeiten stößt, z. B. von chronischem Alkoholismus, Gicht oder Lues, mehr an eine toxische oder infektiöse Ursache denken lassen, und dies um so mehr, wenn die Tachykardie, die Blutdruckschwankungen oder sonstige kardiovaskuläre Symptome nur eine geringgradige Ausbildung zeigten. Übrigens ist beachtenswert, daß dauernde Erhöhung des systolischen Blutdrucks zumeist schon eine sekundäre Folge- und Begleiterscheinung von Arteriosklerose darstellt, bedingt durch verstärkten Gefäßwiderstand und durch kompensatorische Mehrarbeit des Herzens, während die nervös bedingten Blutdruckerhöhungen sich durch ihre Labilität auszeichnen.

Kommen außer funktionell-nervösen Symptomen gleichzeitig auch noch schwere Ernährungsstörungen, z. B. nach eingreifenden Operationen oder Eiterungen als mitwirkendes Moment in Frage, so wird die etwaige Annahme eines Unfallzusammenhanges hierdurch gestützt.

Praktische Beurteilung.

Entschädigungsverfahren

Begutachtungstechnisch ist von Wichtigkeit die Wahl des Entschädigungsverfahrens. Zur einmaligen Kapitalabfindung geeignet sind nur solche Fälle von traumatisch bedingter Arteriosklerose, die keine Neigung zur Verschlimmerung zeigen. Bei Fällen mit zweifelhafter Prognose, vor allem bei Gehirnarteriosklerose, Koronarsklerose, aber auch bei fortschreitender allgemeiner Arteriosklerose nach Unfall ist Rentengewährung am Platze.

Einfluß auf sonstige Unfallfolgen

Eine nichttraumatische Arteriosklerose pflegt auf anderweitige Unfallfolgen oft heilungshemmend zu wirken, vor allem dann, wenn sie selbst mit schwerwiegenderen Erscheinungen (starker Blutdruckerhöhung, Herzmuskelentartung, Schrumpfniere) einhergeht; insbesondere hat bei Kopftraumen komplizierende Arteriosklerose stärkeren Grades vielfach einen schädlichen Einfluß, kann auch selbst durch das Trauma ausgelöst oder verschlimmert werden (Gehirnarteriosklerose).

Erwerbsbeschränkung

Die Erwerbsbeschränkung bei Arteriosklerose schwankt je nach Schwere, Ausdehnung und Lokalisation der Gefäßveränderung sowie nach Alter und Allgemeinzustand des Patienten in weitesten Grenzen. Bei Arteriosklerose allgemeiner Art ist die Erwerbsfähigkeit trotz eines gewissen Schonungsbedürfnisses vielfach völlig erhalten, zumal bei guter Herzfunktion, bei fehlenden Nieren- und Gehirnkomplikationen und bei zufriedenstellendem Allgemeinzustand. Ist der Allgemeinzustand dagegen schlecht, die Ernährung unzureichend, die Muskulatur schlaff und kraftlos, so wird die Leistungsfähigkeit sicher in vielen Fällen und unter wesentlicher Mitwirkung der Arteriosklerose um 20—50% herabgesetzt sein. Bestehen gar Komplikationen mit mangelhafter Herzfunktion, Herzdilatation, Koronarsklerose, arteriosklerotischer Schrumpfniere oder Gehirnarteriosklerose, so ist zumeist eine höhere Erwerbsbeschränkung, die zwischen 50 und 100% schwanken kann, anzunehmen. Auch Fälle mit beträchtlicherer Erhöhung des systolischen Blutdrucks, etwa über 170 mm, sind in der Regel in höherem Grade schonungsbedürftig.

Leistungsfähigkeit bei Arteriosklerose

Ungeeignet sind für Arteriosklerotiker solche Beschäftigungsarten, die Heben schwerer Lasten oder sonstige Körperanstrengungen erfordern, die zu plötzlicher starker Blutdruckerhöhung führen und dann zum Bersten arteriosklerotisch degenerierter Hirngefäße (Apoplexie) oder der Kranzarterien (Herzschlag) Anlaß geben können. Auch plötzliche Insuffizienzerscheinungen des Herzens können auftreten, akute Herzdilatation bei schon arteriosklerotisch geschädigtem Herzen, sowie Unregelmäßigkeiten der Herzfunktion.

2. Aneurysmen.

Periphere Aneurysmen

Aneurysmen peripherer Arterien kommen vor nach Stich, Schuß, Schnitt, Quetschung und Zerreißung. Praktisch bedeutsam geworden sind die Aneurysmen nach Schußverletzungen im Kriege.

Gehirn-

Aneurysmen der Gehirnarterien beruhen in der Regel auf

aneurysmen

arteriosklerotischer oder luetischer Grundlage und können durch Schädeltraumen, seltener durch Allgemeinerschütterung zum Bersten gelangen. In vereinzelten Fällen können sie auch nach schweren Schädeltraumen, insbesondere Schädelgrundbruch entstehen, entweder direkt oder auch indirekt im Verlauf einer posttraumatischen Hirnarteriosklerose.

Aortenaneurysmen

Bei atheromatös erkrankter Aorta sah Rumpf schon nach leichter Allgemeinerschütterung die plötzliche Entstehung eines Aneurysma dissecans (Obduktion).

Woloschin beschreibt einen ähnlichen Fall, der nach schroffer Wendung eines Steuerruders die Erscheinungen einer Aortenruptur darbot: Schmerz, Beklemmung, Vernichtungsgefühl, und bei dem die Obduktion (Tod nach 8 Stunden) außer einer starken Herzvergrößerung eine spaltförmige Ruptur der Media und Intima des Aortenbogens zeigte, und zwar an einer Stelle, die degenerative Veränderungen aufwies.

Bei völlig gesunden Arterien wird aber ein Trauma obiger Art kaum jemals zur Aneurysmenbildung führen. Dagegen scheinen in allerdings sehr seltenen Fällen Aneurysmen der Aorta, obgleich sie stets auf Lues äußerst verdächtig sind, auch rein traumatisch nach Brustkorbverletzungen vorzukommen.

Luetische Aneurysmen können durch ein Trauma (Brustkorbquetschung, Allgemeinerschütterung) verschlimmert werden oder auch zum Bersten kommen. Traumatische Auslösung oder Verschlimmerung einer luetischen Aortitis durch Stoß gegen das Brustbein oder Fall auf die Brust ist nur dann als wahrscheinlich anzunehmen, wenn bald nach dem Unfalle, etwa nach einigen Wochen, entsprechende Reaktionserscheinungen, wie heftiger Druck und schmerzhaftes Brennen hinter dem Brustbeine, sich bemerkbar machen. Derartige Brückensymptome zwischen Trauma und einer späteren Aortenerweiterung sind unerläßlich.

Erwerbsbeschränkung

Erwerbsbeschränkung bei Aortenaneurysmen stets sehr hoch. Körperlich irgendwie anstrengende Arbeiten müssen ausgeschlossen werden; leichtere Arbeiten im Sitzen sind dagegen meist noch zulässig.

3. Venengebiet.

Luftembolie

Penetrierende direkte Verletzungen von Venen durch Schnitt, Hieb, Schuß, Zerreißung usw., gestatten den Eintritt von Luft und können zu Luftembolie, zuweilen mit tödlichem Ausgang (Herztod) führen.

Fettembolie

Nach Knochenbrüchen, Erschütterungen des Körpers oder schwerer Weichteilzertrümmerung kann Fett in die Venen eintreten und sowohl direkt (Nierenembolie) wie indirekt (Embolie in die Lungen und in andere Organe) zu Nierenschädigungen führen.

Bürger hält es für möglich, daß bei schwerer Fettembolie der Nieren Tod durch Urämie erfolgen kann. Nach Ribbert sind Todesfälle zumeist durch Fettembolie des Hirns bedingt. Im allgemeinen aber seltene Fälle! Begutachtungstechnische Bedeutung auch deshalb gering, weil die Begutachtung überlebender Fälle zumeist erst nach Wochen oder Monaten erfolgt, wo klinisch nichts Abnormes mehr nachweisbar.

Venen-thrombose

Ganz erheblich bedeutungsvoller ist die posttraumatische Venenthrombose, die bedingt sein kann:

1. direkt durch Schlag, Stoß, Fall, Quetschung, z. B. des Unterschenkels,
2. indirekt durch längere Bettruhe nach Operationen (besonders disponiert sind ältere Leute mit Neigung zu Zirkulationsstörungen).

Baum sah eine „traumatische" Venenthrombose am rechten Arm mit starker ödematöser Schwellung der Gliedmaße nach Heben schwerer Gegenstände.

Auch bestehende Krampfadern können durch Stoß, Schlag oder Quetschung Thrombose veranlassen. Hauptgefahr: Lungen-, Herz-, Gehirnembolie — häufig tödlicher Ausgang. Pfortaderthrombose (nach Bauchquetschung) führt zu Aszites, Magen- und Darmblutung.

Venenentzündung

Bei Hinzutritt von Eitererregern zu einer Thrombose kann es zur Thrombophlebitis (Venenentzündung) kommen, bei embolischer Verschleppung infektiöser Pfröpfe auch zu septisch-pyämischen Erscheinungen. Venenentzündung kann ferner auftreten durch Übergreifen benachbarter Entzündungsprozesse (z. B. Pflegmonen, Furunkel) oder auf hämatogenem Wege von entfernteren Herden aus.

Krampfadern

Krampfadern beruhen in der Regel auf angeborener Schwäche der Venenwandungen, sowie auf mechanischer Rückflußerschwerung des venösen Blutes. Sie können „traumatisch" entstehen, z. B. nach mechanischer Gewalteinwirkung und folgender Venenthrombose oder Thrombophlebitis mit Veränderung der befallenen und Erweiterung der distaleren Venengebiete. Auch Lymphangitis, Narben- und Schwielenbildung im Bereiche von großen Gefäßen, z. B. in der Leistengegend, kann zu Venenstauung und Krampfaderbildung führen. In gleicher Weise können bestehende Krampfadern verschlimmert werden.

Krampfadergeschwür

Zuweilen beruht die Verschlimmerung im Auftreten von Krampfadergeschwüren (infolge erhöhter Zirkulationsstörung); in der Regel ist allerdings bei unfallrechtlicher Anerkennung von Krampfadergeschwüren zu fordern, daß das Geschwür durch mechanische Gewalt am Ort der Gewalteinwirkung auftritt.

Krampfaderriß

Bersten von Krampfadern kann erfolgen durch direkte Unfalleinwirkung jeglicher Art (Schlag, Stoß, Fall, Quetschung), zuweilen auch durch körperliche Anstrengung mit plötzlicher starker Druckerhöhung. Selbstredend sind spontane Krampfaderrisse während der Berufstätigkeit nicht entschädigungspflichtig.

Krampfaderbruch

Krampfaderbrüche (Varikozelen) sind fast niemals rein traumatisch bedingt, können aber durch Quetschung, Zerrung oder schweres Heben verschlimmert werden.

4. Respirationssystem.

a) Obere Luftwege (Nase, Nasenrachenraum, Kehlkopf).

Akute und chronische Katarrhe

Erkrankungen der Nase, des Nasenrachenraumes und des Kehlkopfes sind nur vereinzelt Unfallfolge, z. B. nach Einwirkung ätzender Gase und Dämpfe, die zu akuten katarrhalischen Symptomen, seltener auch zu Geschwürsbildung führen. Chronische Katarrhe der oberen Luftwege spielen aber oft als komplizierende ältere Leiden, die das Allgemeinbefinden stören oder auch Atembeschwerden bedingen, eine gewisse Rolle. Ferner können durch traumatische Nasenbeinbrüche Verengerungen mit Atembeschwerden, Neigung zu Katarrhen und Geruchsstörung, sowie Erkrankungen der Nebenhöhlen entstehen.

Nasenbluten während der Berufsarbeit ist, sofern ein Unfallereignis fehlt, nicht entschädigungspflichtig. Nasenbluten

Kehlkopfbrüche durch Fall, Schlag, Stoß oder Strangulation sind häufig tödlich, sofern nicht durch Luftröhrenschnitt die Atmungsbehinderung beseitigt wird. Ständiges Tragen von Luftröhrenkanülen behindert natürlich stark die Erwerbsfähigkeit und macht für Berufe, die den Patienten abnormen Witterungseinflüssen, Staub oder Dämpfen aussetzen, völlig ungeeignet. Kehlkopfbrüche

Kehlkopftuberkulose kann durch direkte Kehlkopftraumen in ihrer Entwickelung beschleunigt werden, ist aber in der Unfallpraxis selten. In der Regel besteht gleichzeitige Tuberkulose der Lungen. Kehlkopftuberkulose

Bezüglich Aphonie und Mutismus vergleiche Psychoneurosen, ferner S. 97. Stimmlosigkeit u. Stummheit

Einseitige Stimmbandlähmung sah ich bei Schädelgrundbruch mit Verletzung des N. vagus (Ram. recurrens). Stimmbandlähmung

b) Untere Luftwege (Trachea, Bronchien).

Katarrhalische Erkrankungen von Trachea und Bronchien kommen als Unfallfolge in Frage: Tracheitis Bronchitis

1. direkt nach Einatmung schädlicher Gase und Dämpfe, nach Erkältung sowie nach Aspiration von Flüssigkeit, z. B. nach Fall ins Wasser;
2. indirekt als Folgeerscheinung von längerer Rückenlage sowie von Operationen infolge Unfalls (postoperative Tracheitis und Bronchitis), ferner bei posttraumatischer Atmungsbehinderung, z. B. durch Rippenbrüche, Rippenfellverwachsungen und Verletzungen der Nase. Zuweilen führen chronische Luftröhren- oder Bronchialkatarrhe zu Lungenerweiterung.

So verblieb in einem von Schultze und Stursberg beschriebenen Falle nach Einatmung giftiger Gase eine Neigung zu Katarrhen; schließlich entstand ein chronischer Luftröhrenkatarrh mit sekundärer Lungenerweiterung — indirekte Unfallfolgen. Rumpf und Horn sahen nach Phosphoroxychlorid-Vergiftung chronische Bronchitis mit folgendem Emphysem.

In der Regel sind aber die so häufigen Bronchitiden bei Rentenbewerbern nicht als Unfallfolgen anzusprechen, sondern meist Begleiterscheinungen von Altersemphysem oder Folge ungünstiger Berufs- und Witterungseinflüsse, Staubeinatmung, Grippeinfektion usw.

Erwerbsbeschränkung bei leichteren Fällen von Luftröhrenkatarrh: 10—20%; bei Fällen stärkeren Grades mit reichlichem Auswurf und Atembeschwerden: 30—50%. Erwerbsbeschränkung

c) Lunge.

Allgemeine Gesichtspunkte

1. An sich können Lungenkrankheiten jeglicher Art gelegentlich durch Traumen ausgelöst oder verschlimmert werden.
2. Zur genauen Beurteilung der Zusammenhangsfrage ist erforderlich: Kenntnis des Lungenbefundes vor dem Unfalle, des Unfallherganges, der ersten Krankheits- bzw. Verletzungserscheinungen und des weiteren klinischen Verlaufes.
3. Unerläßlich sind in der Regel Brückensymptome: wie Schmerzen, Husten, Auswurf, Blutspucken, Abmagerung, Arbeitsbehinderung.
4. Das Trauma muß so erheblich sein, um die im Brustkorb liegende Lunge auch tatsächlich schädigen zu können.
5. Gleichzeitig bestehende Knochen- und Weichteilverletzungen sprechen für traumatische Entstehung eines Lungenleidens, sofern keine sonstigen Ursachen vorhanden; fehlen erstere, so spricht dies nicht gegen einen Unfallzusammenhang. Gleiches gilt für Auftreten oder Fehlen von Blutauswurf, der durchaus nicht stets vorhanden gewesen zu sein braucht.
6. Die Lokalisation der Lungenerkrankung braucht dem Ort der Gewalteinwirkung nicht unbedingt zu entsprechen; auch Fernwirkung ist möglich.

Arten von Lungenschädigung

Die Lungen können direkt und indirekt durch einen Unfall geschädigt werden.

a) Direkte Schädigung ist möglich durch:
   1. penetrierende Gewalteinwirkung (Stich, Schuß, Hieb mit scharfem Gegenstand, Explosionsverletzungen),
   2. stumpfe Gewalteinwirkung (Stoß, Schlag, Fall, Quetschung, Pressung),
   3. Einatmung schädlicher Dämpfe und Gase,
   4. Verschlucken von Fremdkörpern.

b) Indirekte Schädigung ist möglich durch:
   1. Erkältungseinflüsse,
   2. metastatisch-embolische Prozesse von primären Verletzungsstellen aus (z. B. Lungenembolie von traumatischer Venenentzündung aus oder Lungenabszesse hämatogen von eiternden Verletzungsstellen aus),
   3. Schädigung des Gesamtkörpers und seiner Abwehrkräfte mit sekundärer Entwickelung von Lungenleiden.

Als wichtigste Unfallerkrankungen der Lunge kommen in Frage: penetrierende Lungenwunden, Lungenquetschung, Lungenentzündung, Lungengangrän, Lungentuberkulose, Lungenerweiterung.

1. Lungenwunden.

Entstehung und Folgen

Penetrierende Lungenwunden durch Stich, Schuß, Hieb oder Verletzung bei Explosionen sind naturgemäß stets verbunden mit Durchbohrung oder Zerreißung des Rippenfells und in ihrem weiteren Verlauf abhängig vom Fehlen oder Hinzutreten primärer oder sekundärer Infektionen (Pleuraempyem, Lungenabszeß und -gangrän). Schußverletzungen der Lunge sind auffallend häufig frei von infektiösen Folgeerscheinungen; etwaige blutige Ergüsse in den Rippenfellraum (Hämatothorax) werden ebenso wie eingetretene Luft (Pneumothorax) meist rasch wieder aufgesaugt. Es können aber Verwachsungserscheinungen mit Atembehinderung, Stichen und Schmerzen verbleiben. Lungenhernien, die auch bei komplizierendem Rippenbruch vorkommen können, sind im allgemeinen selten.

2. Lungenquetschung.

Entstehung

Lungenquetschung (durch stumpfe Gewalt: Stoß, Schlag, Zusammenpressung usw.) ohne pneumonische, tuberkulöse oder sonst entzündliche Folgeerscheinung ernsterer Art ist eine der häufigsten posttraumatischen Lungenläsionen. Die Quetschung besteht in mehr oder weniger ausgedehnter, subpleural oder auch zentraler gelegener, blutiger Durchtränkung des Lungengewebes, zuweilen, besonders bei Rippenbruch, kompliziert mit Luft- und Blutansammlung im Rippenfellraum.

Folgen

Hauptsymptome: Bluthusten, Schmerzen, Stiche, Atemnot, Beklemmung, bei schwerer Verletzung auch Kollapszustände. Vielfach bleibt noch einige Wochen oder Monate Neigung zu Blutauswurf bestehen, ebenso Neigung zu Katarrh, da bei blutiger Infiltration der Lungen die Heilungs- und Vernarbungsprozesse nur langsam vor sich gehen. Vermeidung schwererer körperlicher Arbeit im ersten Jahre meist erforderlich, zumal mitunter trotz günstigen Heilverfahrens bei vorzeitiger starker Berufsanstrengung erneuter Bluthusten eintritt.

Praktische Beurteilung

Die häufige Neigung zu Katarrh läßt solche Beschäftigungsarten ungeeignet erscheinen, bei denen Witterungsunbilden, Dämpfe, Staubentwickelung usw. die Schleimhäute schädigen können.

Der Grad der Erwerbsbeschränkung richtet sich natürlich in allen Fällen nach Art und Schwere der Verletzung und nach etwa bestehenden Komplikationen. Bei stärkeren Lungenblutungen ist Vollrente am Platze, und selbst bei selteneren, geringeren Hämoptysen wird man durch eine mäßig hohe Rente, etwa 30—70%, ein erhöhtes Schonungsbedürfnis anerkennen müssen. Katarrhalische Erscheinungen und Atembeschwerden bedingen eine E.-B. von 30—50%, während die vielfachen subjektiven Klagen, die oft noch längere Zeit sich bemerkbar machen (Stiche, Druckgefühl usw.), für sich allein bestehend, geringere Renten (10—30%) erfordern.

3. Lungenentzündung.

Posttraumatische Lungenentzündungen können akut oder chronisch verlaufen.

akute Lungenentzündungen

a) akute Lungenentzündungen: Können traumatisch bedingt sein durch:

1. Direkte mechanische Gewalteinwirkung auf den Brustkorb mit Verletzung des Lungengewebes und der Luftröhren-Kontusionspneumonie,
2. Erhöhung des Innendrucks bei schwerer Körperanstrengung, wie schweres Heben, Tragen, Stoßen, Schieben, sowie Allgemeinerschütterung — Kompressionspneumonie,
3. Erkältung (starke Abkühlung und Durchnässungen) — Refrigerationspneumonie,
4. Einatmung schädlicher Gase und Dämpfe — Inhalationspneumonie,
5. Ansaugen von Flüssigkeiten oder festen Bestandteilen bei Bewußtlosigkeit, Fall ins Wasser, „Verschlucken“ bei posttraumatischen oder postoperativen Schwächezuständen — Aspirations- bzw. Schluckpneumonie,
6. Rückenlage nach posttraumatischen Operationen und bei Schwächezuständen — hypostatische Pneumonie,
7. Sekundärinfektion nach posttraumatischen Infektionen — metastatische Pneumonie,
8. Schädigungen während des Heilverfahrens (Krankenhausaufenthalt) oder posttraumatische Schwächung des Körper- und Kräftezustandes (Begünstigung).

Kontusionspneumonie

1. „Kontusionspneumonien“ nach Quetschung oder Erschütterung der Brust können dem Verlauf der typischen kruppösen Pneumonie entsprechen, können unter ausgedehnter Infiltration atypisch verlaufen oder auch bei geringer Infiltration den Charakter der Bronchopneumonie besitzen. Von der nichttraumatisch bedingten kruppösen Lungenentzündung unterscheidet sich die traumatische Form zuweilen nur dadurch, daß bei ihr der Blutauswurf, der ja zunächst von der Verletzung herrührt, früher auftritt, sowie heller und reichlicher sein kann. Fehlen von Blutauswurf spricht in Zweifelsfällen gegen eine traumatische Lungenentzündung; dagegen können äußere Verletzungsspuren am Brustkorb bestehen, aber auch fehlen. Ebenso braucht die Gewalteinwirkung nicht stets eine besonders schwere zu sein. Zwischenraum zwischen Trauma und Beginn der Erkrankung gewöhnlich einige Stunden bis zu 4 Tagen; doch können etwa vorhandene „Brückensymptome“ (Husten, Blutspucken, Schmerzen, Seitenstechen, Schweratmigkeit, Beklemmungsgefühl) auch bei längerer Frist, etwa bis zu 2 Wochen, einen Unfallzusammenhang wahrscheinlich machen, zumal bei gleicher Lokalisation von Quetschungsstelle und Pneumonie.

Selbstredend setzt jede Anerkennung eines Unfallzusammenhanges voraus:

a) daß nicht schon vor dem Unfalle entsprechende Krankheitserscheinungen bestanden,
b) daß tatsächlich eine direkte mechanische Gewalteinwirknng auf den Brustkorb von nennenswerter Stärke erfolgte,
c) daß der zeitliche Zusammenhang gewahrt ist.

Wichtigste Komplikation, vor allem mit Rücksicht auf die

Häufigkeit begleitender Rippenbrüche: Entzündungen des Rippenfells, meist eitriger Natur. Im weiteren Verlaufe zuweilen Auslösung latenter oder inaktiver Tuberkulose, Bronchiektasien, selten Lungengangrän; häufiger dagegen verbleibt Neigung zu Katarrh und subjektiven Beschwerden (Beurteilung vgl. Lungenquetschung, S. 169).

2. Bei der „Kompressionspneumonie" nach schwerer Körperanstrengung, wobei durch Steigerung des arteriellen Blutdrucks es sowohl zu Gefäßzerreißungen und Blutungen als auch durch Steigerung des Brustraumdruckes zu Kompressionen und Zerreißungen des Lungengewebes kommen kann, die dann ihrerseits zur Entzündung der Lunge führen, ist stets daran zu denken, daß in vielen Fällen Bluthusten nach Körperanstrengung auf einen versteckten tuberkulösen Lungenprozeß, vereinzelt auch auf Arteriosklerose oder auf dekompensierte Herzleiden zurückzuführen ist. Jedenfalls gilt es noch als strittig, ob überhaupt „Überanstrengung" Blutungen aus einer völlig gesunden Lunge hervorrufen kann. Kompressionspneumonie

Unfallrechtlich ist ein Zusammenhang zwischen Unfall und Erkrankung anzuerkennen, wenn:

a) vor dem Unfalle entsprechende Krankheitserscheinungen fehlten,
b) eine Überanstrengung erheblicher Art tatsächlich stattgefunden,
c) sofort oder in den ersten 12 Stunden nach dem Unfallereignis Blutspucken auftrat oder andere Erscheinungen einer Lungenverletzung (Stiche, Schmerzen, schlechtes Befinden) sich zeigten und
d) die eigentliche Lungenentzündung entweder sofort oder nach vorausgegangenen Brückensymptomen spätestens in 1 Woche sich entwickelte. „Kompressionspneumonien" sind selten.

3. Auch bei der „Erkältungspneumonie" treten die Lungenentzündungserscheinungen entweder sofort in den ersten 48 Stunden auf oder es zeigen sich zunächst „Brückensymptome", die weiterhin rasch oder auch allmählich zur Pneumonie hinüberleiten. Erkältungspneumonie

4. Bei der „Inhalationspneumonie" ist zu beachten, ob das schädigende Ereignis, die Einatmung von schädlichem Staub, giftigen Gasen oder Dämpfen, innerhalb eines eng umgrenzten Zeitraums erfolgte oder ob, wie bei den Gewerbekrankheiten, der Erkrankung eine länger dauernde Einatmung zugrunde lag. Inhalationspneumonie

5. Bei der „Aspirationspneumonie", die oft auch bei Geisteskranken vorkommt, ist die Deutung des Falles, sofern Zeugen fehlen, mitunter erst bei der Obduktion zu geben. Aspirationspneumonie

6—8. Bei „hypostatischen" und „metastatischen" Pneumonien ist der Unfallzusammenhang, wenn auch nicht unmittelbar gegeben, so doch aus der ganzen Entwickelung und dem klinischen Verlaufe des Falles indirekt abzuleiten; ähnliches gilt für die unter 8. erwähnten Fälle. Hypostatische und metastatische Pneumonie

b) chronische Lungenentzündungen.

Erfolgt bei den vorher erwähnten Formen von akuter posttraumatischer Lungenentzündung, sofern der Ausgang nicht tödlich, kein völliger Rückgang des Entzündungsprozesses (Resolution), so kann eine **chronische Lungenentzündungen** chronische Lungenentzündung zurückbleiben und mehr oder weniger lange Zeit noch fortbestehen. In selteneren Fällen können sich chronisch-pneumonische Prozesse mit langsamem, schleichendem Verlauf auch primär im Anschluß an Brusttraumen entwickeln. (Diagnostisch sind vor allem Tbc.-Prozesse auszuschließen!)

4. Lungenabszeß und Lungengangrän.

Lungenabszeß und -gangrän

Lungenabszeß oder (bei Hinzutritt von Fäulniserregern) Lungengangrän kann als Unfallfolge auf mehrfache Weise sich zeigen:

1. als Folgeerscheinung von posttraumatischen kruppösen oder bronchopneumonischen Entzündungen,
2. nach Aspiration von Fremdkörpern (z. B. im Wasser), nach Verschlucken, sowie nach Lungensteckschüssen,
3. durch Einwanderung von Eiter- oder Fäulniserregern in verletzte Lungenteile oder in posttraumatische hämorrhagische Infarktherde,
4. durch Bazilleneinwanderung von eitrigen oder jauchigen Prozessen der Nachbarschaft aus in vorher gesundes Lungengewebe.

Brückensymptome sind fast stets vorhanden, können aber, wie nachstehender Fall meiner Beobachtung zeigt, lange Zeit hindurch fehlen.

Bei einem Eisenbahnarbeiter, der in Lungenheilstätten wegen angeblicher Tuberkulose behandelt war, fand sich bei der Röntgendurchleuchtung ein Geschoß im linken Unterlappen, das Patient vor mehr als 30 Jahren „verschluckte". Klinisch bestanden die Zeichen schwerer Lungengangrän mit fötidem, grünlich-mißfarbenem Auswurf, Dämpfung des Klopfschalls und Rasselgeräuschen, sowie mit zeitweiligen Fieberzuständen. Wichtig ist, daß etwa 25 Jahre hindurch das Geschoß reaktionslos eingeheilt erschien und dann erst, anscheinend im Anschluß an einen akuten Erkältungskatarrh, die Lungengangrän zum Ausbruch kam.

5. Lungentuberkulose.

Entstehungsarten

Lungentuberkulose kann durch alle solche Schädlichkeiten ausgelöst oder verschlimmert werden, die das Lungengewebe mechanisch verändern, in seinen Ernährungsverhältnissen stören oder katarrhalische Reizzustände bedingen. Dementsprechend kommen als wichtigste Unfalleinwirkungen in Frage:

1. direkte mechanische Gewalteinwirkung auf die Brust (Schlag, Stoß, Fall, Pressung, Verschüttung, Schuß, Stich) mit Erschütterung oder penetrierender Verletzung des Lungengewebes,
2. indirekte mechanische Gewalteinwirkung, wie starke Überanstrengung (durch schweres Heben, Tragen, Ziehen, Drücken) mit plötzlicher Blutdruckerhöhung und Steigerung des inneren Brustraumdruckes, sowie Allgemeinerschütterung (Fall aus der Höhe) mit Zerreißungen des Lungengewebes,
3. Kälteeinflüsse (Erkältung und Durchnässung),
4. Einatmung schädlicher Gase und Dämpfe mit bronchitischen und bronchopneumonischen Reizzuständen,
5. posttraumatische Wundinfektionen, Infektionskrankheiten, schwächende Operationen, Blutverluste oder sonstige Unfallfolgen, die

die Widerstandskraft des Körpers und die Ernährungsverhältnisse erheblich herabzusetzen geeignet sind.

Je nach Art der Unfalleinwirkung sind Beginn und Entwickelung der Krankheitssymptome verschieden. Krankheitsentwicklung

Die Auslösung einer primären Lungentuberkulose durch traumatische Einflüsse ist selten; fast immer handelt es sich um Auslösung bzw. Verschlimmerung bereits vorher latent oder manifest vorhandener tuberkulöser Prozesse. So ist bemerkenswert, daß nur bei etwa 10% aller mechanischen Lungenverletzungen, einschließlich der Brustschüsse, sich tuberkulöse Prozesse entwickeln.

Bei direkter und indirekter mechanischer Gewalteinwirkung ist Lungenbluten (Blutspucken oder Blutsturz) die häufigste und wichtigste, wenn auch nicht unerläßliche Anfangserscheinung, während bei Erkältung und Einatmung schädlicher Gase und Dämpfe in der Regel katarrhalische Erscheinungen den Anfang bilden.

Auch im Anschluß an posttraumatische Lungen- oder Rippenfellentzündung kann sich als indirekte Unfallfolge eine Tuberkulose der Lunge entwickeln; zuweilen leiten wiederkehrende Fiebererscheinungen, trockener Husten, morgendlicher Auswurf, Gewichtsrückgang und Schwächezustände allmählich zur Tuberkulose hinüber.

In einzelnen Fällen kommt es nach Brusttraumen, Allgemeinerschütterung, Überanstrengung, Erkältung oder bei langwierigem Krankenlager (Fieber, Blutverluste, Eiterungen, Unterernährung) zum Ausbruch von Miliartuberkulose. Miliartuberkulose

Bei der großen Verbreitung der Lungentuberkulose ist natürlich bei angeblich traumatischer Auslösung oder Verschlimmerung begutachtungstechnisch stets ein strenger Maßstab anzulegen, wie auch aus folgender Entscheidung des R.V.A. hervorgeht: Zusammenhangsfrage

„Der erkennende Senat steht grundsätzlich auf dem Standpunkte, daß gerade bei tuberkulösen Lungenerkrankungen die ursächliche Bedeutung eines Unfalles für dieses Leiden nur dann anerkannt werden kann, wenn durch eine der Gewißheit nahekommende Häufung von Wahrscheinlichkeitsgründen dargetan ist, daß der Unfall von wesentlichem Einfluß für den Ausbruch oder die Entwickelung des Leidens gewesen ist, derart, daß ohne das Dazwischentreten des Unfalles der Verlauf der Krankheit sich wahrscheinlich wesentlich anders gestaltet haben würde, als es tatsächlich der Fall gewesen ist. Es ist berechtigt, diese strengen Anforderungen an den Nachweis einer ursächlichen Beziehung zwischen Unfall und Lungentuberkulose zu stellen, weil es sich bei der Lungenschwindsucht um ein Leiden handelt, das so häufig ist und erfahrungsgemäß sich ohne jede nachweisbare äußere Ursache entwickelt, daß auch dann, wenn es erst nach einem Unfall in die Erscheinung tritt, stets mit der Möglichkeit eines bloß zufälligen zeitlichen Zusammenhangs zu rechnen ist. Diese ist von vornherein regelmäßig nicht minder wahrscheinlich als die — allerdings gleichfalls zumeist nicht auszuschließende — Möglichkeit eines ursächlichen Zusammenhanges“.

Vor allem ist bei der Zusammenhangsfrage zu prüfen:

1. ob der Kranke vor dem Unfalle anscheinend lungengesund und arbeitsfähig war,
2. ob zur Auslösung oder Verschlimmerung einer Lungentuberkulose auf direktem oder indirektem Wege der Unfall überhaupt geeignet und erheblich genug erschien,

3. ob nach dem Unfalle sich in engem zeitlichen Anschluß eine wesentliche Änderung des Gesundheitszustandes und der Erwerbsverhältnisse entwickelte,
4. ob (bei direkter mechanischer Gewalteinwirkung) Stelle der Verletzung und Ort der Krankheitsentwickelung übereinstimmen, obwohl bei schwerem Brusttrauma eine örtliche Übereinstimmung nicht zu bestehen braucht.

Oft liegen ältere „latente“ oder „inaktive“ tuberkulöse Lungenprozesse vor, die durch traumatische Einwirkung zum Aufflackern kommen. Trifft ein Trauma einen anscheinend lungengesunden Menschen derart, daß eine Lungenblutung erfolgt, und läßt die Untersuchung (Nachweis von Tuberkelbazillen, Tuberkulinprobe, Röntgenbefund, klinischer Verlauf) sofort oder bis spätestens ein Jahr nach dem Unfalle eine Lungentuberkulose erkennen, so ist anzunehmen, daß ein bis dahin latenter Tuberkuloseherd im Anschluß an die traumatisch bewirkte Blutung manifest und aktiv geworden ist. Es kommt aber auch vor, daß bei latent-inaktiver Lungentuberkulose ein Trauma Lungenbluten bewirkt, daß aber die blutende Stelle thrombosiert bzw. vernarbt und keine Aktivierung der Tuberkulose erfolgt.

Tritt bei manifester geschlossener oder offener Lungentuberkulose nach Verletzung oder Gewalteinwirkung auf den Brustkorb eine Lungenblutung ein, so ist zu entscheiden, ob die Blutung in natürlicher Weiterentwickelung der Tuberkulose entstanden, ob die Blutung durch das Trauma ausgelöst und ob durch die Blutung die Lungentuberkulose verschlimmert wurde.

Die Begriffe „manifest“, „latent“, „aktiv“ und „inaktiv“, die bei der Beurteilung traumatischer Zusammenhänge von Wichtigkeit sind, definiert Roepke folgendermaßen:

„Latente Tuberkuloseherde sind verborgene, heimliche Herde, die mit unseren gewöhnlichen groben Untersuchungsmethoden nicht feststellbar oder erkennbar sind.

Manifeste Tuberkuloseherde sind solche offenbare Veränderungen, die durch die üblichen physikalisch-klinischen und bakteriologischen Untersuchungsmethoden jeden Zweifel an ihrer tuberkulösen Natur beseitigen lassen.

Aktive Tuberkuloseherde sind sich entwickelnde, fortschreitende oder noch bestehende Tuberkuloseprozesse, die die Bedeutung eines Krankheitsherdes in sich schließen.

Inaktive Tuberkuloseherde sind geschrumpfte, vernarbte, abgeheilte, verkalkte oder solche Herde, die die Bedeutung eines Krankheitsherdes nicht mehr haben und für den Bestand des Organismus gleichgültig sind.“

Praktische Beurteilung

Ungeeignet für Unfallverletzte mit Lungentuberkulose sind alle solche Berufstätigkeiten, die den Kranken schädlichen Witterungseinflüssen oder Einatmung von Staub und Dämpfen aussetzen. Auszuschließen sind ferner bei positivem Bazillenbefund Berufe der Lebensmittelbranche. Bei Neigung zu Blutung muß schwerere Körperanstrengung, die zu stärkeren Blutdruckerhöhungen und Steigerung des Brustinnendrucks führen kann, vermieden werden. Unzweckmäßig ist auch ständiger Aufenthalt in geschlossenen, schlecht gelüfteten Räumen sowie, besonders bei schlechtem Allgemeinzustand, allzu ausgedehnte Arbeitszeit und Nachtdienst.

Erwerbsbeschränkung: 100% bei allen fiebernden Kranken,

bei Auftreten stärkerer Lungenblutungen, bei Kranken des II. und III. Stadiums, bei Kranken mit positivem Bazillenbefund und schlechtem Allgemeinzustand; 50—70% bei nur leichten katarrhalischen Erscheinungen, insbesondere der Spitzen, ohne Fieber und ohne Neigung zu stärkeren Blutungen bei gutem Allgemeinzustand; 20—40% bei ganz oder fast ausgeheilten Fällen als Schonungsrente für 1—2 Jahre. Gerade bei Lungentuberkulose wechselt der Grad der E.-B. von Fall zu Fall. Stets auf Einleitung von Heilverfahren, sofern noch Aussichten vorhanden, hinwirken!

6. Lungenerweiterung.

Entstehungsarten

Lungenerweiterung ist in der Regel ebenso wie Arteriosklerose, Altersweitsichtigkeit und Otosklerose eine Alterserscheinung und nicht traumatisch bedingt. Schädliche Berufseinflüsse können die Entwickelung beschleunigen. Lungenerweiterung als Unfallfolge kommt nicht häufig vor. Sie kann bedingt sein 1. durch Einatmung ätzender Dämpfe, die die Alveolarepithelien der Lunge direkt schädigen (z. B. Phosphoroxychlorid oder Nitrose-Gase), 2. als Folgeerscheinung einer traumatisch bedingten Tracheitis oder Bronchitis, 3. als kompensatorische Erweiterung gesunder Lungenpartien bei traumatischer Zerstörung, Verdichtung, Vernarbung oder Verwachsung von Lungengewebe bzw. Rippenfell (z. B. vikariierende Lungenblähung bei einseitigen Rippenbrüchen mit pleuritischer Verwachsung und Schrumpfung). Auch Verschlimmerung älterer Leiden ist in dieser Weise möglich.

Zusammenhangsfrage

Den Zustand vor dem Unfall möglichst genau festzustellen suchen! Zu achten auf alte Bronchitis und chronische Berufsschädlichkeiten! Röntgenuntersuchung kann besonders bei Einseitigkeit wichtige Anhaltspunkte geben (Stand und Bewegungsfähigkeit der einzelnen Zwerchfellhälften). Unfallzusammenhang setzt Nachweis von „Brückensymptomen" voraus; Einseitigkeit von Gewalteinwirkung und Emphysem spricht für einen Zusammenhang! Allzufrühe Feststellung erweiterter Lungengrenzen (etwa einige Tage oder wenige Wochen nach dem Unfalle) weist auf ein älteres Leiden hin. Meist entwickelt sich ein Emphysem nach Einatmung schädlicher Dämpfe oder nach direkter Gewalteinwirkung in Jahresfrist.

Praktische Beurteilung

Erwerbsbeschränkung verschieden, je nach Grad der Lungenerweiterung, etwaiger katarrhalischer oder pleuritischer Komplikationen und etwaiger Herzbeteiligung (sekundäre Hypertrophie des rechten Ventrikels). Bei geringer Erweiterung mit nur geringen bronchitischen Symptomen und fehlender Kurzatmigkeit besteht in der Regel keine Erwerbsbeschränkung oder 10—15%, bei leichter Kurzatmigkeit E.-B. 20—30%, bei stärkerer Kurzatmigkeit, bei Anstrengung sowie bei ausgedehntem Katarrh E.-B. 30—50%.

d) Rippenfell.

Pneumothorax

Lufteintritt in den Rippenfellraum (Pneumothorax) kommt vor nach penetrierender Brustkorbverletzung, bei komplizierten Rippenbrüchen und bei Lungenverletzung mit Einreißung oder Perforation des Rippenfells (besonders bei Tuberkulose).

Hämothorax

Blutung in den Rippenfellraum (Hämothorax) findet sich zuweilen schon nach nicht komplizierter Brustkorbquetschung. Bei fehlender Infektion meist rasche Aufsaugung; doch können Verwachsungen zurückbleiben und auch subjektive Beschwerden (Stiche und Schmerzen beim Atmen, Atmungsbehinderung) noch längere Zeit bestehen.

Chylothorax

Zerreißung des Ductus thoracicus mit traumatischem Chylothorax (nach Brustkorbquetschung, Rippen-, Schlüsselbein- oder Wirbelbrüchen sowie nach Schußverletzung) ist ein seltenes Ereignis.

Drey berichtete einen Fall von traumatischem Chylothorax, entstanden durch eine frei im Pleuraraum bewegliche Schrapnellkugel.

Rippenfellentzündung

Rippenfellentzündung kann in ihren verschiedensten Formen (Pleuritis sicca, serofibrinosa, serosa, purulenta, putrida, haemorrhagica, tuberculosa) durch Traumen bedingt sein. Die meisten traumatischen Pleuritiden entstehen nach Brustkorbquetschung (Stoß, Schlag, Fall, Pressung), vereinzelte nach „Erkältung" (als Unfallereignis gedacht). Häufigste Form, zumal bei einfacher Quetschung, Pleuritis sicca und serofibrinosa mit Seitenstechen, Hustenreiz und Reibegeräuschen, oft — aber nicht stets — auf die direkt geschädigte Stelle begrenzt, zuweilen im weiteren Verlaufe in die exsudative Pleuritis übergehend. Reibegeräusche meist schon nach einigen Tagen hörbar. Äußere Verletzungsspuren sowie Rippenbrüche können dabei fehlen. Bei penetrierender Verletzung oder bei sekundärer Infektion von Lunge oder Blutbahn aus: Pleuritis purulenta oder auch putrida. Komplizierende Rippenbrüche bedingen zumeist Erguß in den Rippenfellraum. Bei gleichzeitiger Lungenverletzung tritt Blutauswurf zu den übrigen Symptomen hinzu. Tuberkulöse Pleuritis kann durch mechanisches Trauma oder Erkältung ausgelöst oder verschlimmert werden, oft gleichzeitige Aktivierung tuberkulöser Lungenprozesse.

Annahme von Unfallzusammenhang bei direkter Gewalteinwirkung auf den Brustkorb erfordert in allen Fällen:

1. gleichseitige Lokalisation von mechanischer Gewalteinwirkung und Entzündungsprozeß,
2. Nachweis von Brückensymptomen (Schmerzen, Husten, Atembeschwerden),
3. Ausschluß anderer Entstehungsursachen.

Wichtigste Folgeerscheinungen: pleuritische Schwartenbildung, bei hochgradiger Verwachsung oder starker Schrumpfung auch Atembehinderung und Ausbildung vikariierender Lungenerweiterung. Röntgenuntersuchung!

Praktische Beurteilung

Erwerbsbeschränkung verschieden, je nach Schwere und Komplikation. Bei exsudativer Pleuritis stärkeren Grades E.-B. bis zu 100%, bei leichterer trockener Pleuritis sowie bei Schwartenbildung geringeren Umfangs E.-B. 10—30%, bei stärkeren Graden 30—50%.

e) Zwerchfell.

Zwerchfellbrüche

Das Zwerchfell als wichtiger Teil des Respirationsapparates wird nur selten isoliert traumatisch geschädigt: Stich- und Schußverletzungen oder Rupturen infolge Kompression des Brustkorbes können Bruchpforten für Zwerchfellbrüche mit Hinauftreten von Bauchorganen in den Brustraum bilden. Röntgenuntersuchung! Auch Einklemmung angeborener Zwerchfellbrüche kann in seltenen Fällen durch mechanische Gewalteinwirkung (z. B. durch Überfahrung) veranlaßt werden.

Bewegungsbeschränkung und -lähmung

Häufig dagegen ist sekundäre Mitbeteiligung des Zwerchfells bei posttraumatischer Lungen- und Rippenfellerkrankung. Verzerrung durch Narbenzug, Hoch- oder Tiefstand des ganzen Zwerchfells oder, bei einseitiger Erkrankung, der einen Zwerchfellhälfte, sowie Verwachsungen mit der Pleura und mangelhafte Beweglichkeit (Röntgendurchleuchtung!) können wichtige Hinweise geben. Einseitige Zwerchfellähmung mit Ausschaltung der Zwerchfellatmung der betroffenen Seite kommt bei Läsionen des Nerv. phrenicus vor, z. B. nach Brüchen, Verrenkungen und Entzündungen der Halswirbelsäule mit Verletzung der austretenden Spinalwurzeln, bei traumatischer Plexuszerreißung, sowie nach Schußverletzung. Diagnostisch ist neben der Röntgendurchleuchtung wichtig das Ausbleiben des Littenschen „Zwerchfellphänomens“, d. h. der äußerlich als Schatten oder Furche sichtbaren Zwerchfellbewegung unterhalb des 6. Zwischenrippenraums.

Zwerchfellkrämpfe

Zwerchfellkrämpfe tonischer oder klonischer Art, ein- oder doppelseitig, sind in der Regel Teilerscheinung allgemein-nervöser Zustandsbilder, selbst dann, wenn ein Brustkorbtrauma vorausgegangen!

5. Digestionssystem.

a) Zähne.

Zahnverlust

Verlust einzelner oder auch mehrerer Zähne, z. B. durch Fall, Hufschlag usw., berechtigt an sich noch nicht zum Rentenbezug; doch können sekundäre Magenleiden, Störungen der Ernährung und des Allgemeinzustandes zuweilen eine Erwerbsbehinderung zur Folge haben. Künstlicher Zahnersatz ist stets am Platze; bemerkenswert ist, daß eine gesetzliche Pflicht der B.-G. zum Ersatz des Schadens, der durch die Zerstörung eines künstlichen Gebisses bei der Betriebsarbeit verursacht ist, nicht besteht (R.-E. vom 12. VII. 1913), da es sich hier um einen „Sachschaden“ handelt, nicht um eine Verletzung des Körpers oder der Gesundheit.

b) Mund und Rachen.

Kiefersperre

Bei Kiefersperre, wie sie durch Narben, Unterkieferbrüche und -verrenkung bedingt sein kann, kann je nach Schwere des Falles Rückwirkung auf die Ernährung möglich und damit auch Rentengewährung geboten sein.

Verätzungen und Infektionen

Sonst kommen Unfallerkrankungen von Mund und Rachen nur vereinzelt vor. Sie können z. B. direkt veranlaßt sein durch Säure- oder Alkali-Verätzung, indirekt, z. B. durch Infektion im Verlaufe eines Krankenhausheilverfahrens (bösartige Mundfäule, Diphtherie, Angina).

c) Speiseröhre.

Verätzungen, Varizen, Divertikel und Krebs

Direkte Verletzungen der Speiseröhre durch stumpfe Gewalt kommen infolge ihrer geschützten Lage kaum jemals vor; etwas häufiger sind Verätzungen (Säuren, Ätzalkalien) mit etwaiger Narbenstriktur. Zu beachten ist der Umstand, daß bei Pfortaderstauung, z. B. infolge Lebercirrhose, zuweilen Venenerweiterung auch in der Speiseröhrenwandung eintritt; diese Ösophagusvarizen können durch Unfälle (Sturz, Quetschung usw.) zum Bersten kommen. Die Entstehung von Pulsions- oder Traktionsdivertikel durch ein Trauma ist noch strittig. Speiseröhrenkrebs ist wohl ausnahmslos als Unfallfolge abzulehnen; nur bei besonders schwerer Gewalteinwirkung käme Verschlimmerung durch Blutung oder beschleunigten Gewebszerfall möglicherweise in Frage.

d) Magen.

Unfallarten

Als Unfallsereignisse, die ein Magenleiden auf direktem oder indirektem Wege auslösen oder verschlimmern können, kommen in Betracht:

a) direkte mechanische Gewalteinwirkung auf die Magengegend (Stoß, Schlag, Fall, Pressung, Stich, Schuß); wichtigste, aber nicht stets vollzählig vorhandene Anfangssymptome: Blutbrechen, Blut im Stuhl, Schmerzen, Shockerscheinungen;

b) indirekte mechanische Gewalteinwirkung:

1. Allgemeinerschütterung durch Sturz oder Sprung aus der Höhe, wobei es zu Einrissen der Magenschleimhaut kommen kann;
2. körperliche Überanstrengung durch schweres Tragen, Heben, Pressen, Ziehen, Drücken, mit vermehrter Anspannung der Bauchpresse und Erhöhung des allgemeinen Innendrucks — wobei zu beachten, daß das Vorkommen parenchymatöser Blutungen der gesunden Magenschleimhaut unbewiesen ist; dagegen kann körperliche Überanstrengung mitunter zur Verschlimmerung bestehender Leiden (Ulcus, Krebs) führen;

c) Verätzungen der Magenschleimhaut durch Säuren oder Ätzalkalien (Blutungen, Geschwürsbildung, evtl. mit Perforation, Narbenbildung, Strikturen);

d) seelische Einwirkungen direkter oder indirekter Art;

e) sekundäre Magenstörungen nach Unfallschädigungen der Zähne, der Zunge, der Mundschleimhaut, der Geschmacksnerven oder der Kiefer, sowie nach embolischen und septischen Prozessen.

1. Magenruptur.

Starke Gewalteinwirkung direkter Art, z. B. Überfahrung oder Hufschlag, kann zum Bersten oder teilweisen Einriß der Magenwandung führen (Magenruptur), zumal bei schlaffen, dünnen Bauchdecken und gefülltem Magen. Symptome: Sofortiges Auftreten von Schmerzen, Blutbrechen, Blut im Stuhl und Shockerscheinungen. Magenruptur

2. Magenquetschung und Magenwunden.

In anderen Fällen entstehen durch direkte stumpfe Gewalteinwirkung Quetschungsherde mit Blutdurchtränkung oder, sofern durch die äußere Gewalteinwirkung nur die inneren Schichten der Magenwandung schwer geschädigt (Schleimhautberstung), Magenwunden. Magenquetschung Magenwunden

Rehn unterscheidet bei Magenverletzungen durch stumpfe Gewalt:

1. Serosarisse,
2. Serosa- und Muskularisrisse,
3. Abtrennung von Muskularis und Mukosa (Décollement, Hämatome),
4. Risse der Mukosa,
5. penetrierende Verletzungen.

Hauptsymptome: Shock, spontaner Schmerz und Druckschmerz, bei Schleimhautverletzung auch Blutbrechen, Blut im Stuhl. Am leichtesten ist die Pförtnergegend äußeren Gewalteinwirkungen ausgesetzt.

Mögliche Folgen: Magengeschwür, Magennarben, Magenkrebs, Magenkatarrh, in seltensten Fällen auch Magenabszeß und eitrige Gastritis.

3. Magengeschwür.

Ob durch direkte mechanische Gewalteinwirkung ein typisches „Ulcus ventriculi“ hervorgerufen werden kann, ist noch strittig, aber wahrscheinlich. Dagegen kommt indirekte mechanische Gewalteinwirkung nur bei Verschlimmerung bereits bestehender Geschwürsbildung in Frage. Die meisten als „traumatisches Magengeschwür“ beschriebenen Fälle scheinen lediglich atypische Ulzerationen und Erosionen infolge Schleimhautzerreißung mit Gefäßläsionen, Thrombose und Hämorrhagien darzustellen. Jedenfalls spricht der oft rasche Heilungsverlauf solcher zunächst mit scheinbar „typischen Ulcussymptomen“ (Blutbrechen, spontaner Schmerz und Druckschmerz) verlaufenden Fälle dafür, daß nicht ein eigentliches „Magengeschwür“, sondern eine „Magenwunde“ vorliegt. Magengeschwür

Ein Ulcus ventriculi typischer Art ist bei direkter Gewalteinwirkung nur dann als traumatisch verursacht anzusehen, wenn:

1. vorher keine Magenstörungen bestanden,
2. die Gewalteinwirkung erheblich war und unmittelbar zu Magenerscheinungen führte (Schmerzen, Übelkeit, Bluterbrechen, Blut im Stuhl, Shockerscheinungen),
3. eine örtliche Übereinstimmung von Gewalteinwirkung und Geschwürsbildung vorlag.

Treten Ulcussymptome erst nach längeren Wochen oder Monaten auf, so sind Brückensymptome, z. B. Schmerzen, Übelkeit oder schlechtes Allgemeinbefinden, notwendig.

Auch Verschlimmerung eines bereits bestehenden Magengeschwürs durch mechanische Gewalteinwirkung ist möglich (erneute und vermehrte Blutungen, Durchbruch des Geschwürs oder allmählich zunehmende Ulcussymptome), und zwar sowohl durch direkte wie indirekte mechanische Gewalteinwirkung. Verschlimmerung ist anzuerkennen:

1. bei Erheblichkeit des Traumas und örtlicher Übereinstimmung,
2. bei baldigem Auftreten der Verschlimmerungserscheinungen.

Bei Blutungen und Geschwürsdurchbruch ist zu beachten, daß die bei der Betriebsarbeit erfolgenden Blutungen und Perforationen nur unter der Voraussetzung schädlicher Betriebseinwirkungen zu entschädigen sind.

Ulzeration der Magenschleimhaut mit folgender Narbenbildung kommt im übrigen als Unfallfolge gelegentlich vor nach Verätzungen durch Säuren und Ätzalkalien. Symptome ähnlich den „Ulcussymptomen" typischer Art.

Auch bei septischen Prozessen, sowie nach schwerer Verbrennung kommen in seltenen Fällen Erosionen und Ulzerationen der Magenschleimhaut vor, vermutlich im Anschluß an Hämorrhagien und Thrombosen. In der Regel tödlicher Verlauf.

4. Magenkrebs.

Magenkrebs

Magenkrebs kann nur dann als traumatisch ausgelöst angesehen werden, wenn als zuverläßliche Vorbedingungen eines Unfallzusammenhanges gegeben sind:

1. Erheblichkeit einer direkten Gewalteinwirkung auf die Magengegend,
2. örtliche Übereinstimmung von Gewalteinwirkung und Geschwulstbildung,
3. Wahrung des zeitlichen Zusammenhangs: Feststellbarkeit der Geschwulst frühestens nach 2 Monaten, spätestens nach $1-1\frac{1}{2}$ Jahren. Nur in solchen Fällen, wo der Krebsbildung ein traumatisches Magengeschwür oder eine traumatisch bedingte Narbenbildung der Magenschleimhaut oder ein chronisch entzündlicher Reizzustand vorausgeht, sind zeitliche Begrenzungen nicht zu geben;
4. Zwischen Unfall und ersten Verletzungserscheinungen einerseits und Auftreten von Geschwulsterscheinungen andererseits müssen Brückensymptome, wie Schmerzen, Druck, Brechneigung, Blutungen, schlechtes Allgemeinbefinden stets vorhanden sein.

Traumatische Verschlimmerung bereits bestehenden Magenkrebses durch direkte Gewalteinwirkung erheblicher Art ist dann anzunehmen, wenn die Krankheitserscheinungen nach dem Unfalle in rascher und auffallender Weise Fortschritt machen (schnelleres Wachstum der Geschwulst, vermehrte Blutungen, Perforation, beschleunigte Metastasenbildung, rascherer Verfall). Verschlimmerung muß sich spätestens nach einigen Wochen bemerkbar machen.

Indirekte mechanische Traumen, wie Allgemeinerschütterung oder Überanstrengung, können nie als auslösende, wohl aber als verschlimmernde Ursache für Magenkrebs in Frage kommen. Dagegen schalten Traumen anderer Körperregionen (z. B. Brustquetschung) als mitwirkende Schädigung in der Regel vollkommen aus.

So hat das R.V.A. den ursächlichen Zusammenhang zwischen tödlich verlaufenem Magenkrebs und einer etwa 2 Jahre vorher stattgefundenen Brustquetschung (Schlag gegen die Brust) als nicht bestehend abgelehnt (R.-E. vom 29. XII. 1913).

5. Magenneurosen.

Magenneurosen der verschiedensten Art (Störungen der Sekretion und der Motilität, Gastralgien) sind in der Regel Teilerscheinung allgemein-nervöser Zustandsbilder, können aber in vereinzelten Fällen nach lokalem Magentrauma auch als isolierte Störung sich entwickeln. Nervöse Magenleiden können entstehen infolge von: Magen-neurosen

1. psychischen Einwirkungen direkter oder indirekter Art (z. B. Schreck oder Prozeßaufregungen),
2. direkten mechanischen Traumen der Magengegend.

Für Beurteilung der Zusammenhangsfrage ist wichtig:

1. Früherer Gesundheitszustand des Verletzten,
2. Art, Hergang und Schwere des Unfalls (Beachtung etwaiger Schreckwirkung),
3. Verlauf des Entschädigungsverfahrens (Prozeßaufregungen),
4. Beachtung der zeitlichen Zusammenhänge.

Verlauf bei Kapitalabfindung meist günstig, sofern psychogene Entstehung in Frage kommt, bei Rentenverfahren zweifelhaft.

6. Chronischer Magenkatarrh.

Chronischer Magenkatarrh kommt nur als indirekte Unfallfolge bei traumatischem Zahnverlust, Kieferbruch oder Kiefersperre vereinzelt in Frage (ungenügende Zerkleinerung der Speisen), ferner als Folge einer Magenquetschung. Stets achten auf Alkoholismus und Nikotinmißbrauch! Chronischer Magen-katarrh

7. Achlorhydrie.

Achlorhydrie entsteht zuweilen nach Verätzung der Magenschleimhaut durch Säuren oder Ätzalkalien. Oft hartnäckige, chronische Ernährungsstörungen. Achlor-hydrie

8. Magensenkung und -erweiterung.

Magensenkung und -erweiterung beruhen nur ausnahmsweise auf einem Unfall. Senkung des Magens kann entstehen: Magen-senkung

1. sekundär im Anschluß an eine traumatisch bedingte Abmagerung, sowie
2. nach schweren Traumen des Leibes; Erweiterung ist meist sekundär bedingt, z. B. bei Narbenstenose des Magenausganges. Magen-erweiterung

Praktische Beurteilung

Praktische Beurteilung von posttraumatischen Magenleiden.

Bei allen frischen Magenverletzungen, blutenden Magengeschwüren und nachweisbarem Magenkrebs E.-B. = 100%.

Bei Magenverletzungen und Geschwüren mit gutartigem Verlauf nach mehrmonatiger Schonzeit E.-B. im Durchschnitt 50%, später weniger.

Bei chronischem Magenkatarrh E.-B. = 20—40%.
„ Magenneurosen leichterer Art E.-B. = 20—30%.
„ „ stärkerer Art E.-B. = 40—60%.
„ Achlorhydrie E.-B. = 30—60%.
„ Magensenkung E.-B. = 20—40%.
„ Magenerweiterung E.-B. = 30—60%.

e) Darm.

1. Zwölffingerdarm.

Ulcus duodeni

Bezüglich der Geschwüre des Zwölffingerdarmes (Ulcus duodeni) gelten im wesentlichen dieselben Gesichtspunkte wie für das „traumatische" Magengeschwür. Entstehung durch direkte Gewalteinwirkung fraglich (Blutungen in die Wandung sowie Darmrisse kommen vor, besonders nach örtlich begrenzten Traumen: Stoß, Hufschlag, Überfahrung), Verschlimmerung möglich; in seltenen Fällen akute Duodenalgeschwüre im Verlauf von allgemeiner Sepsis, sowie nach schwerer Verbrennung, zuweilen auch Verschlimmerung älterer Geschwüre oder selbst Perforation.

2. Dünn- und Dickdarm.

Verletzungsarten

Verletzungen des Darmes können erfolgen perforierend (Schuß, Stich), oder subkutan.

Subkutane Verletzungen des Darmes kommen zustande durch Berstung, Abriß und Quetschung oder auch durch Kombinationen dieser Verletzungsformen. Zirkumskripte Traumen sind gefährlicher als breite Gewalteinwirkung.

Perforierende Verletzungen

Perforierende Verletzungen, in der Unfallpraxis ziemlich selten, gehen oft mit multipler Perforation einher und führen bei Unterlassung sofortigen Bauchschnitts fast ausnahmslos zu tödlicher Bauchfellentzündung.

Subkutane Verletzungen

Wichtiger für die Unfallpraxis sind die subkutanen Darmverletzungen. Berstung erfolgt durch direkte Gewalteinwirkung auf einen umschriebenen Darmteil oder auch durch Heben und Tragen schwerer Lasten mit starker Erhöhung des inneren Bauchdrucks (besonders gefährdet sind Bruchleidende); Abriß kommt zustande durch Stoß oder Zug, falls der betreffende Darmteil irgendwo fixiert ist (z. B. Abriß an der Flexura duodenojejunalis); Quetschung kann führen zu blutiger Durchtränkung der Darmwand (Gefahr der sekundären Infektion durch Darmbakterien, Gangrän, Peritonitis), sowie zu völligen oder teilweisen Rissen. In seltenen Fällen entwickeln sich posttraumatische Darmgeschwüre, zuweilen auch Darmstrikturen (Schloffer).

Darmrupturen

Hauptsymptome der *subkutanen Darmruptur*: mehr oder weniger umschriebener Druckschmerz, Brechreiz, sowie vor allem Bauchdeckenspannung, die um so früher eintritt, je rascher und reichlicher sich der Inhalt eines Hohlorgans oder Blut aus verletzten Organen (Gekröse, Leber, Milz, Bauchspeicheldrüse) in die freie Bauchhöhle entleert. Doch alle Symptome nicht konstant, daher zumeist nur Wahrscheinlichkeitsdiagnose möglich. Zunehmende Dämpfung spricht für Bluterguß. Ferner treten je nach Art und Schwere der Verletzung, nach Beschaffenheit des Darminhalts, nach Virulenz der Bakterien früher oder später die Erscheinungen einer *Bauchfellentzündung* hinzu. Nur sofort laparotomierte Fälle haben Heilungsaussichten.

Einen Fall von ausgedehnter Darmruptur infolge mutwilliger Einführung von *Preßluft* in den Mastdarm beschreibt *Stauff*, Tod durch Peritonitis.

Darmkrebs

Auslösung oder Verschlimmerung von *Darmkrebs* durch mechanische direkte Gewalteinwirkung auf den Leib ist selten.

Unfallzusammenhang bei *Auslösung* erfordert:

1. *Erheblichkeit* des Traumas,
2. *örtliche Übereinstimmung* von Trauma und Geschwulstentwickelung,
3. Wahrung des *zeitlichen Zusammenhangs*: Geschwulstbildung frühestens nach 2—3 Monaten, spätestens nach 1—1½ Jahren (Brückensymptome erforderlich!).

Verschlimmerung eines vorhandenen Darmkrebses kann bestehen in:

1. beschleunigtem Wachstum,
2. beschleunigter Metastasenbildung,
3. rascherem Körperverfall.

Achsendrehung

Achsendrehung (Volvulus) des Darmes kann betreffen den Dünndarm, Blinddarm, Dickdarm und die Flexura sigmoidea. Vielfach spielen angeborene Eigentümlichkeiten von Darm und Gekröse mit, z. B. abnorme Länge und Beweglichkeit des S. romanum (*Hirschsprung*sche Krankheit), ferner chronisch-entzündliche Gekröseschrumpfung mit Annäherung der Fußpunkte der einzelnen Darmabschnitte, Verdauungsstörungen, starke Anspannung der Bauchpresse. Mechanisch traumatische Einflüsse (Schlag, Stoß usw.) pflegen, sofern sie in seltenen Fällen überhaupt von Bedeutung sind, nur die allerletzte Gelegenheitsursache abzugeben, indem sie bereits zur Drehung fertige oder schon gedrehte Darmschlingen an ihrer Wiederaufdrehung verhindern. Mit Recht fordert *Thiem*, daß gerade beim Volvulus der Unfallbegriff besonders scharf zu fassen ist. Ferner müssen die Erscheinungen sofort nach dem Unfall sich bemerkbar machen, wenn auch nicht stets in stürmischer Weise (mehr oder weniger begrenzte Auftreibung des Leibes, Schmerz, Erbrechen — *Ileus*). Auch durch *plötzliches, übermäßig* starkes Anspannen der Bauchdecken kann eine Achsendrehung erfolgen.

So berichten *Sandtrop* und *Tekert* (Mon. f. Unf. u. Inv. 1920, 7) einen Fall, wo ein Arbeiter nach plötzlichem, ruckweisem, außergewöhnlich schwerem Heben nach 2 Tagen an Volvulus starb (Obduktionsbefund).

Darminvagination

Darminvagination (Dünndarm, Blinddarm, Dickdarm) wird in vereinzelten Fällen durch Quetschung des Bauches, Allgemeinerschütterung oder durch schwere körperliche Anstrengung veranlaßt. Sofortiges Auftreten akuter Symptome oder späteres Auftreten nach vorausgehenden Brückensymptomen (Darmblutung, Schmerz, Durchfall) bekräftigen den Unfallzusammenhang.

Darmlähmung

Darmlähmung (paralytischer Ileus) kommt in ebenfalls seltenen Fällen vor:

1. nach Bauchkontusionen,
2. nach Verletzungen des Rückenmarks.

Spastische Darmkontraktion nach Bauchquetschung mit schwerem Krankheitsbilde sah Rehn (bei Laparotomie lediglich tetanische Kontraktion der linken Flexura Colica ohne irgendwelche Verletzungsspur.)

Innere Brüche

Innere Brüche können durch direkte mechanische Gewalteinwirkung auf den Bauch (Hufschlag, Fall, Überfahrung) entstehen und auch zur Einklemmung kommen.

So berichtet Silberstein über ein 15jähriges Mädchen, dem ein Kasten gegen die Magengegend schlug und bei dem die wegen innerer Einklemmungserscheinungen vorgenommene Laparotomie eine teilweise Zerreißung des Mesenteriums mit Durchtritt zahlreicher Dünndarmschlingen ergab.

Darmdivertikel

Darmdivertikel sind nach der bisherigen Erfahrung nie traumatisch bedingt, können aber durch ein direktes mechanisches Trauma sich entzünden und unter Umständen perforieren.

So beschreibt Hübschmann einen Fall von Spätperforation eines Meckelschen Divertikels nach Trauma: Fall auf den Leib, am nächsten Tag Darmblutung, die sich in der Folge wiederholte, 4 Wochen später Operation: schwere eitrige Bauchfellentzündung, ausgegangen von 4 cm langem, perforiertem Divertikel.

3. Wurmfortsatz.

Akute Appendicitis

Akute Erkrankung eines bis dahin völlig gesunden Wurmfortsatzes kann nur bei abnormer Länge oder Lagerung desselben durch ein direktes mechanisches Trauma (Hufschlag, Stoß, Fall, Quetschung) veranlaßt werden. Häufiger ist Auslösung eines akuten Anfalles durch Bauchtraumen bei bereits bestehender latenter oder chronischer Appendicitis mit Sekretverhaltung und Kotstein; es kann dann entweder zu gesteigerten Schmerzanfällen oder auch zur akuten Gangrän und Perforation kommen. Für die Anerkennung des Unfallzusammenhanges ist erforderlich:

1. örtliche Übereinstimmung von Gewalteinwirkung und Erkrankungsstelle,
2. enger zeitlicher Zusammenhang, evtl. durch Brückensymptome (Schmerzen, Übelkeit, Darmstörungen).

Auch indirekte mechanische Traumen (Allgemeinerschütterung, schwere körperliche Anstrengung mit beträchtlicher Erhöhung des inneren Bauchdrucks) können bei latenter oder chronischer Appendicitis, also bei bereits vorher krankem Wurmfortsatz, zu akutem Anfall bzw. Verschlimmerung der Schmerzattacken führen; ob auch zur Erkrankung eines vorher gesunden Wurmfortsatzes, ist strittig. Ein Unfallzusammenhang ist beipielsweise bei Fall aus der Höhe mit schwerer Allgemeinerschütterung dann zu bejahen, wenn bei einem bis dahin anscheinend gesunden Menschen in unmittelbarem Anschluß an den Unfall, innerhalb 48 Stunden, die Erscheinungen akut zutage treten.

Ebenso kann „Erkältung", sofern sie als „Unfall" anzusehen ist, durch Vermittelung einer infektiösen Angina, Lungenentzündung oder Magen- und Darmerkrankung zur Entzündung des Wurmfortsatzes führen.

Chronische Appendizitis

Chronische Appendizitis ist zuweilen insofern durch direkte mechanische Gewalteinwirkung mitbedingt, als nach posttraumatischer Blutung Verwachsungen in der Umgebung des Blinddarmes mit Fixierung des Wurmfortsatzes entstehen können, wodurch das Auftreten von Sekretverhaltung und bei Einwanderung von Bakterien die Entstehung chronischer Entzündungserscheinungen begünstigt wird.

4. Mastdarm.

Mastdarmverletzungen

Verletzung des Mastdarmes kommt mitunter durch Pfählung zustande, Mastdarmvorfall durch Heben schwerer Lasten. Mastdarmfisteln beruhen in der Regel auf Tuberkulose, Lues oder Gonorrhoe.

Praktische Beurteilung von posttraumatischen Darmleiden.

Praktische Beurteilung

Fast alle posttraumatisch bedingten Darmleiden haben zunächst volle Arbeitsunfähigkeit zur Folge, manche bedingen sofortigen operativen Eingriff. Unfallrente kommt bei chronischen Prozessen und Folgeerscheinungen akuter Prozesse (Verwachsungsbeschwerden, Stenoseerscheinungen, Blutungen, Störungen des Allgemeinzustandes) in Betracht, meist in Höhe von 30—60%, bei bösartigen Leiden natürlich höher. Schwere Arbeit, insbesondere schweres Heben, Tragen, Drücken, Pressen muß vermieden werden; mitunter sind besondere Diätvorschriften notwendig.

f) Leber und Gallenwege.

1. Leber.

Unfallarten

Leberquetschung durch Stoß, Fall, Schlag, Überfahrenwerden usw. führt in leichteren Fällen zu Druckempfindlichkeit und Vergrößerung des Organs (Leberschwellung); bei schwerer Quetschung mit Zerreißung von Leber und Leberkapsel oder bei perforierendem Trauma (Stich, Schuß) erfolgt Blutung in die freie Bauchhöhle. Prognose zweifelhaft, sofern nicht sofortiger Bauchschnitt. Gleiches gilt für Leberverletzung durch indirekte Gewalteinwirkung (Fall aus der Höhe auf Füße oder Kopf).

Anfangssymptome

Mitunter kommt es bei Verletzung von Leber oder Gallengängen zum Gallenerguß ins Peritoneum, weiterhin auch zu galliger Bauchfellentzündung. Manche Autoren halten Pulsverlangsamung, bewirkt durch peritoneale Resorption gallensaurer Salze, für ein wichtiges Frühsymptom von Leberverletzung, das allerdings bei beginnender Bauchfellreizung mit Pulsbeschleunigung wieder verschwinden kann; doch sah Kirchenberger nach Hufschlag gegen die rechte Rippenbogengegend 5 Tage hindurch Bradykardie.

Sonstige Symptome von Leberverletzung: Druck- und Spontanschmerz, Bauchdeckenspannung und zunehmende Dämpfung bei Bluterguß; Ikterus kann (meist nach einigen Tagen) als Frühikterus oder (bei Infektion oder Spätblutung) als Spätikterus hinzutreten. Oft Kollapserscheinungen.

Leberabszeß und Entzündung

Tritt zu subkutaner oder perforierender Leberverletzung Infektion hinzu (durch Wunden, von Darm oder Blutbahn aus), so kann Leberabszeß entstehen, zuweilen auch nichteitrige infektiöse Entzündung von Leber und Gallengängen.

Lebercirrhose und Perihepatitis

Bei fehlender Eiterung kann durch Wucherung des Bindegewebes mit folgender Schrumpfung ein der Lebercirrhose entsprechendes Bild entstehen — traumatische Schrumpfleber. Auch Leberverhärtung mit Vergrößerung des Organs kommt nach Leberquetschung vor, meist mit begleitender Perihepatitis.

In einem unserer Fälle sah ich bei bestehender Lungentuberkulose nach schwerem Sturz auf die Lebergegend eine ziemlich rasch entstehende Leberschwellung mit zunehmender Verhärtung und anschließender Miliartuberkulose. Nach dem klinischen Befund und Verlauf war tuberkulöse Perihepatitis traumatica anzunehmen.

Akute gelbe Leberatrophie

Akute gelbe Leberatrophie kommt als Unfallfolge vor nach Chloroformnarkose, Phosphorvergiftung sowie nach posttraumatischen schweren Infektionen; Auftreten nach Leberquetschung ist ganz außerordentlich selten.

Curschmann nimmt bei akuter gelber Leberatrophie nach direkter mechanischer Gewalteinwirkung Erschütterungsschädigung an, die eine irgendwie geartete Disposition aktiviere.

Wanderleber

Wanderleber ist meist Teilerscheinung von allgemeiner Senkung der Baucheingeweide. Nur ausnahmsweise entsteht sie traumatisch durch schwere direkte Gewalteinwirkung mit Zerreißung oder Lockerung der Leberbänder.

2. Gallenblase und Gallengänge.

Quetschung, Zerreißung

Gallenblase und Gallengänge können durch direkte Traumen des Leibes gequetscht oder auch zerrissen werden. Bei Zerreißung — galliger Bauchfellerguß. Von den Gängen ist der Ductus hepaticus zumeist betroffen. Durch sekundäre Infektion der gequetschten oder sonst geschädigten Gallenblase oder der Gänge kann Cholecystitis und Cholangitis veranlaßt werden. Besonders neigt die steinhaltige Gallenblase zu Entzündung nach mechanischer Gewalteinwirkung.

Gallensteinleiden

Ob ein Gallensteinleiden traumatisch entstehen kann, ist fraglich; doch ist nach Kehr die Manifestation eines latenten Gallensteinleidens durch direkte mechanische Gewalteinwirkung zuzugeben. Ebenso kann ein direkt einwirkendes Trauma (Hufschlag, Stoß, Fall) ein bestehendes Gallensteinleiden verschlimmern, insofern es typische Kolikanfälle auslöst, ihre Häufigkeit vermehrt oder den Hinzutritt entzündlicher Prozesse begünstigt.

Indirekte Gewalteinwirkung (Allgemeinerschütterung, körperliche Überanstrengung mit Anspannung der Bauchpresse) pflegt nur im Sinne einer Auslösung latenter bzw. Verschlimmerung offenkundiger Krankheitserscheinungen zu wirken.

g) Bauchspeicheldrüse.

Pankreasquetschung

Traumatische Leiden der Bauchspeicheldrüse sind selten. Pankreasquetschung (durch Hufschlag, Stoß, Fall, Überfahrung) bedingt mitunter Pankreasblutung und Fettgewebsnekrose (durch fermentative Wirkung des Pankreassaftes). Prognose zweifelhaft, nur bei sofortigem Bauchschnitt etwas günstiger. In vereinzelten Fällen bildet den Ausgang der Verletzung eine traumatische Pankreaszyste. Akute und chronische Entzündungen des Pankreas kommen besonders nach infektiösen Erkrankungen der Gallenwege vor.

h) Milz.

Milzruptur

Traumatische Milzverletzungen kommen nur selten zur Begutachtung. Bei schwerer Zerreißung, Zertrümmerung oder Schußverletzung kann Bauchschnitt lebensrettend wirken. Zeichen innerer Blutung treten bei traumatischer Milzruptur zuweilen erst nach Tagen in Erscheinung (vielleicht infolge anfänglicher Selbsttamponade durch Blutgerinnsel oder Netz).

In einem Falle von Hahn erfolgte Verblutung erst am 7. Tage!

Milzabreißung, Wandermilz, Milzzysten und -abszeß

Bei Schußverletzung bestehen meist gleichzeitig Verletzungen von Magen oder Darm. Einen Fall von totaler Milzabreißung berichtet Giannuzi (Laparotomie — Heilung). Durch Lockerung oder Zerreißung von Bändern durch schwere direkte Gewalt kann Wandermilz entstehen. Milzzysten infolge traumatischer Blutung sind selten, ebenso Vereiterung traumatischer Blutergüsse (Milzabszeß).

i) Bauchfell.

Bauchfellentzündung

Traumatische Erkrankungen des Bauchfells sind in der Regel mit Schädigungen anderer Bauchorgane kompliziert oder sekundärer Natur: bei Verletzung von Leber und Gallengängen — galliger Erguß mit folgender fibrinöser Entzündung, bei traumatischer Perforation von Magen- und Darmgeschwüren oder Eiterherden — Perforationsperitonitis, bei penetrierender Verletzung der Bauchwandung — primäre septische Peritonitis. Die Traumen können sein: direkter Art (Traumen des Bauches) oder indirekter Art (Allgemeinerschütterung oder Überanstrengung). Wolff-Eisner sah nach „Verheben" tödliche Bauchfellentzündung im Anschluß an abgekapselte Periproktitis (Einreißen alter Schwarten und Verwachsungen). Verlauf der traumatisch bedingten Peritonitis fast ausnahmslos akut, nur ganz vereinzelt chronisch (bei geringer Virulenz der Bakterien und bei Neigung zur Abkapselung) — meist allgemeine Bauchfellentzündung, seltener an der Verletzungsstelle lokalisiert. Sofortiger Bauchschnitt kann vielfach lebensrettend wirken.

Wichtigste Folgeerscheinung bei überlebenden Fällen: peritonitische Verwachsung mit Schmerzen und Störungen der Darmfunktion.

In einem unserer Fälle von traumatischer Hämatocele der Bauchhöhle mit anschließender umschriebener, fieberhafter Peritonitis fand sich 3 Jahre nach dem Unfalle auf dem Röntgenbild ein scharf umgrenzter Schatten von verschiedener Dichte — wahrscheinlich Ausdruck einer in Entwicklung begriffenen Verkalkung des alten Exsudats. Ausgangspunkt der Blutung unbestimmt.

Bauchfelltuberkulose

Bauchfelltuberkulose kann traumatisch ausgelöst oder verschlimmert werden durch:

1. direkte stumpfe mechanische Traumen des Leibes, die bei Bauchfellschädigung die Ansiedlung von Tbc.-Bazillen vom Blute aus begünstigen oder Mesenterialdrüsentuberkulose zur Ausbreitung auf das Bauchfell veranlassen können,
2. Allgemeinerschütterung, die in gleicher Weise zu wirken vermag (Auslösung oder Verschlimmerung),
3. körperliche Überanstrengung, die zwar nicht zur Auslösung, aber zur Verschlimmerung bestehender Bauchfelltuberkulose führen kann.

Erheblichkeit der Unfalleinwirkung und enger zeitlicher Zusammenhang unter Nachweis von Brückensymptomen sind zur Anerkennung des Unfallzusammenhangs Voraussetzung. Verschlimmerung ist dann anzunehmen, wenn sich die Krankheitserscheinungen kurz nach dem Unfall in auffallender Weise verstärken.

k) Unterleibsbrüche.

1. Leistenbrüche.

Entstehung und Symptome

Leistenbrüche werden ganz außerordentlich oft von Unfallverletzten als Unfallfolgen bezeichnet, sind aber nur ausnahmsweise wirklich traumatisch entstanden und nur in besonders gelagerten Fällen entschädigungspflichtig; die allermeisten Leistenbrüche (indirekte, äußere Brüche) beruhen auf angeborener Anlage, indem eine Ausstülpung des Bauchfells als präformierter Bruchsack bestehen bleibt, ebenso eine Lücke der Bauchwand als mehr oder weniger weite Bruchpforte.

Bei „Bruchanlagen" dieser Art kann ein Unfall, sei es ein schweres direktes Trauma des Unterleibs oder eine indirekte Einwirkung, wie Überanstrengung bei schwerem Heben und Tragen mit Anspannung der Bauchpresse, zum Hineingleiten von Eingeweideteilen in den Bruchsack, d. h. zur Bildung des „Bruchinhalts" Anlaß geben, oder es kann bei schon vorher bestehendem „interstitiellen" oder „Kanalbruche" durch stärkeres Hervortreten die Bruchgeschwulst eine Verschlimmerung erfahren.

Praktisch ist stets zu entscheiden, ob das Hineingleiten des Bruches in den Bruchsack wirklich Folge eines Unfalles bzw. eines ihm gleichzuachtenden Ereignisses war, oder ob es zwar während der Berufstätigkeit, aber ohne schädigende Einwirkung der Betriebsarbeit erfolgte.

Traumatisch bedingte Leistenbrüche sind von akuten Erscheinungen gefolgt, die an plötzliche Einklemmung gemahnen, und sind in der Regel nur klein. Ältere Brüche sind leichter reponibel; auch besonders große Brüche, etwa über Apfelgröße, oder nicht eingeklemmte, irreponible Netzbrüche sprechen gegen traumatische Entstehung.

Entstehung von Leistenbrüchen bei fehlender Bruchanlage ist selten, kommt aber als „direkter Bruch" nach Zerreißung der Bauchwandschicht infolge direkter und indirekter Traumen vor.

Entschädigungspflicht

Leistenbrüche pflegen von Unfallversicherungsgesellschaften vom Entschädigungsanspruch meist völlig ausgeschlossen zu werden. „Direkte" traumatisch entstandene Brüche werden in Haftpflichtfällen sowie bei sozialer Versicherung und Militärversorgung stets entschädigt. Dagegen besteht ein Unterschied bezüglich der „indirekten" Leistenbrüche: Für Haftpflichtfälle hat das Reichsgericht durch Urteil vom 3. Mai 1910 Folgendes entschieden:

Wenn bei vorgebildetem Kanal und Bruchsack ein Betriebsvorgang auch nur die Gelegenheit ist, die das Austreten des Bruches herbeiführt, so liegt schon ein entschädigungspflichtiger Zusammenhang vor. Es seien dann eben zwei Ursachen gegeben: die vorhandene Bruchanlage und der Betriebsvorgang, der den Austritt des Eingeweideteils bewirkte.

Demgegenüber hält das Reichsversicherungsamt daran fest, daß bei den durch präformierten Bruchsack vorbereiteten Leistenbrüchen das Hineingleiten von Eingeweideteilen während der üblichen Betriebsarbeit als bei einer nicht entschädigungspflichtigen Gelegenheitsursache erfolge, mag es sich um unvollkommene (interstitielle) oder vollkommene (komplette) Leistenbrüche handeln. Nur bei erstmaligem Austreten eines indirekten Leistenbruches infolge eines Unfallereignisses oder einer außergewöhnlichen Anstrengung — was meist mit Einklemmungserscheinungen einhergeht, bzw. unter stürmischen Begleiterscheinungen erfolgt —, sowie bei gewaltsamer Gewebszerreißung mit stürmischen Krankheitserscheinungen („direkter" Bruch) werden in sozialer Unfallversicherung Leistenbrüche entschädigt, und zwar einseitige Leistenbrüche, die durch ein Bruchband gut zurückgehalten sind, mit 10%iger Dauerrente, doppelseitige Leistenbrüche mit 20%iger Dauerrente.

Bezügl. des Standpunkts des Reichsversorgungsgerichts bei militärischer D.B. vgl. S. 70.

Operationspflicht

Radikaloperation eines Leistenbruches braucht vom Patienten, sofern er der gewerblichen Unfallversicherung angehört, nicht gestattet zu werden. Dagegen hat das schweizerische Bundesgericht die Operationspflicht bei traumatisch bedingten Brüchen anerkannt und auch nach der jetzigen Rechtsprechung des Reichsgerichts kann Operationsverweigerung in analogen Fällen u. U. als mitwirkendes Verschulden des Patienten angesehen werden (vgl. S. 53)! Allerdings hat das Reichsgericht in seiner Entscheidung vom 29. November 1915 betont, daß bei einem Leistenbruch selbst bei Gefahrlosigkeit und annähernder Schmerzlosigkeit der Operation dennoch dem Patienten eine Operation nicht zugemutet werden könne, wenn er durch seinen Beruf zum Heben schwerer Lasten genötigt und damit der Gefahr eines Bruchrückfalls ausgesetzt sei.

2. Schenkelbrüche.

Schenkelbrüche sind nach der Rechtsprechung des Reichsversicherungsamtes nur dann entschädigungspflichtig, wenn sie durch ein wirkliches Unfallereignis oder eine außergewöhnliche Anstrengung plötzlich zutage getreten — seltenes Ereignis. Einklemmung spricht für traumatische Entstehung.

3. Nabel-, Bauch- und Narbenbrüche.

Nabelbrüche

Nabelbrüche beruhen fast ausnahmslos auf mangelhaftem Verschluß des Nabelrings. Nur plötzliche Einklemmung infolge eines Unfallereignisses bedingt in seltenen Fällen Entschädigungspflicht.

Bauchbrüche

Bauchbrüche (epigastrische Hernien) können durch direkte mechanische Gewalteinwirkung mit Riß der weißen Linie entstehen, ferner nach perforierender Bauchdeckenverletzung. Zu achten auf äußere Verletzungszeichen! Die angeblich nach „Verheben" entstandenen Brüche sind in der Regel älteren Ursprungs (Spaltbildung mit subserösem Lipom); doch ist Verschlimmerung eines bisher latent gebliebenen Leidens durch traumatische Einwirkung zuzugeben, sofern akute Symptome sich einstellten. Rente je nach Schwere des Falles etwa 10—30%; Rentenminderung bei Gewöhnung an Bruchbandtragen zulässig (R.V.A.).

Narbenbrüche

Narbenbrüche der Bauchwand sind dann entschädigungspflichtige (mittelbare) Unfallfolgen, wenn die Narbe durch ein Unfallereignis oder durch eine wegen Unfallfolgen erforderliche Operation herbeigeführt wurde. Rente je nach Größe des Bruches und Art der Beschwerden, 0—30%.

6. Urogenitalsystem.

a) Niere.

Unter den posttraumatischen Erkrankungen innerer Organe nehmen Nierenleiden nach Unfall zahlenmäßig nur eine untergeordnete Stellung ein (nur 1% unserer Fälle), was in der Hauptsache darauf beruht, daß die Nieren in der von elfter und zwölfter Rippe, sowie von den beiden obersten Lendenwirbeln gebildeten Höhlung in ziemlich geschützter Lage lokaler Gewalteinwirkung gegenüber sich befinden. Dazu kommt, daß bei Männern, die ja ihrer ganzen beruflichen Tätigkeit nach hauptsächlich von Unfällen betroffen werden, die Nieren viel seltener als bei Frauen eine Tiefenverlagerung oder abnorme Beweglichkeit im Sinne einer Wanderniere aufweisen, damit aber auch direkter Nierenverletzung nur in geringem Grade ausgesetzt sind. Für die Unfallpraxis sehr bedeutsam sind die Versuche von Menge, Schreiber, Posner und Cohn, daß ganz besonders die ungeschützte Wanderniere selbst nach mechanischen Reizungen leichtester Art, einfacher Palpation oder Massage, fast unmittelbar mit Ausscheidung von Eiweiß, Leukozyten, Erythrozyten, ja selbst hyalinen Zylindern zu reagieren vermag. Auch nach längeren Märschen, Radfahren, Reiten oder sonstiger Körperanstrengung kann sich bekanntlich leichtere Eiweißausscheidung finden. Einmalige Untersuchungsergebnisse sind daher in der Regel nicht zu verwerten. Unfallverletzte Nierenkranke sollten stets einer klinischen Beobachtung unterzogen werden. Auch Feststellung der 24stündigen Menge des Urins, des spezifischen Gewichts und mikroskopische Untersuchung des Urinsediments sind meist nur im Krankenhaus ausführbar. Bei dem schleichenden Verlaufe vieler Nierenleiden ist der unfallrechtliche Zusammenhang vielfach äußerst schwierig zu entscheiden, zumal wenn der Zustand der Nieren vor dem Unfall — wie es die Regel bildet — nicht bekannt ist. Stets, vor allem natürlich in zweifelhaften Fällen, ist zu achten auf solche Erkrankungen und Schädlichkeiten, die erfahrungsgemäß häufig zu Nierenleiden führen: Lues, Tuberkulose, Scharlach, Diphtherie, Influenza und sonstige Infektionskrankheiten, Arteriosklerose, Diabetes mellitus, Gicht, Alkoholismus und andere chronische Intoxikationen, schädliche Witterungseinflüsse, Feuchtigkeit und Erkältung.

Unfallarten

Hinsichtlich der Art der Unfalleinwirkung kommen bei Nierenleiden in Betracht:

1. mechanische Traumen direkter Art, die unmittelbar die Nierengegend betreffen, sei es von vorne, hinten oder seitlich — also Stoß, Schlag, Sturz, Quetschung, Überfahrung (stumpfe Gewalteinwirkung), — Stich, Hieb, Schuß (perforierende Gewalteinwirkung);
2. mechanische Traumen indirekter Art, wie schwere Allgemeinerschütterung durch Sturz in die Tiefe mit Fall auf Gesäß oder Füße (aber ohne direkte Nierenkontusion), starke Überanstrengung (z. B. „Verheben“) mit übermäßiger Kontraktion der Bauchmuskulatur und des Zwerchfells;
3. toxisch-infektiöse Schädlichkeiten, einschließlich Intoxikation durch chemische Gifte;
4. Kälteschädigungen (Erkältung und Durchnässung).

1. Mechanische Nierenverletzungen.

Stern teilt die mechanischen Nierenverletzungen, die direkt (Quetschung, Stoß, Schlag, Fall, Pressung) oder indirekt (Allgemeinerschütterung, Überanstrengung) zustande kommen können, ein in:

Einteilung

1. Rupturen und Abreißungen von Nierensubstanz, meist in querer oder schräger, seltener in longitudinaler Richtung, mit oder ohne gleichzeitige Zerreißung der fibrösen Kapsel,

2. Quetschungen und Zerreißungen der Niere, von leichten Kontusionen mit nur umschriebenen Blutungen und Nekrosen bis zu den schwersten Fällen, in denen das ganze Organ breiig zermalmt ist,
3. Kapselverletzungen, der fibrösen oder der Fettkapsel oder beider, meist mit ausgedehnten Blutungen in die Umgebung,
4. Zerreißungen der Hilusgebilde (Harnleiter, Nierengefäße) und des Nierenbeckens, in verschiedenster Weise kombiniert mit sonstigen Verletzungen der Niere.

Unmittelbare Folgen

Die unmittelbaren Folgeerscheinungen mechanischer Nierenverletzungen können bestehen in:

a) Allgemeinsymptomen, wie Kollapszuständen, Shocksymptomen, Erbrechen, — teils als Ausdruck von Anämie, teils infolge Alteration des viszeralen Nervensystems oder als peritoneale Reizerscheinung,
b) lokalen Symptomen: spontaner Schmerz in der Nierengegend und den Harnleitern (infolge von Blutgerinnseln), Druckempfindlichkeit, blutiger Urin (Posner hält den Schmerz noch für typischer als Hämaturie), zuweilen auch Harnverhaltung oder Harnverminderung, sowie Anschwellung der Nierengegend. In der Mehrzahl unserer Fälle war als unmittelbare Unfallfolge auch Ausscheidung von Eiweiß, Zylindern und Epithelien festzustellen.

Weiterer Verlauf

Bezüglich des weiteren Verlaufs sind zu unterscheiden:

a) eitrige Formen,
b) nichteitrige Formen.

Eitrige Formen

Eitrige Formen, wie diffuse oder umschriebene Nieren- und Nierenbeckeneiterung, Nierenabszesse, Pyonephrose, peri- und paranephritische Abszesse, entstehen bei sekundärer Infektion direkt oder indirekt mechanisch geschädigter Nieren von den Harnwegen, der Blutbahn oder dem Darme aus.

Beispiel: Fall X. Am 5. Februar 1903 Fall von einer Leiter; Schmerzen in der rechten Nierengegend; am 13. März 1903 wegen zunehmender Schmerzen und Fieber Krankenhausaufnahme: rechte Nierengegend geschwollen und stark druckschmerzhaft. Operation: Kapselriß der rechten Niere, perinephritischer Abszeß.

Nierenquetschung infolge „Verhebens" lediglich infolge starker Zusammenziehung der Muskeln ohne Stoß oder Schlag, mit folgender hämatogen bedingter Einwanderung von Eitererregern in das gequetschte Gewebe hat das R.V.A. auf Grund eines Gutachtens von Israel als entschädigungspflichtige Unfallfolge anerkannt (R.-E. vom 31. I. 1912).

Heilungsaussichten stets zweifelhaft; nur bei Einseitigkeit (Ureterenkatheterismus!) ist Besserung oder auch Heilung (meist Nierenexstirpation oder Eröffnung anliegender Eiterherde erforderlich!) zu erwarten.

Nichteitrige Formen

Die nichteitrigen Formen nach direkter oder indirekter mechanischer Nierenschädigung sind bezüglich des klinischen Verlaufs zu trennen in:

a) Nephrosen, d. h. Formen mit degenerativer Nierenveränderung,
b) Nephritiden, d. h. Formen entzündlicher Art,
c) Nierensklerosen.

Unter „traumatischer Nephrose“ sind solche Fälle zu verstehen, die unmittelbar nach der Verletzung einen klinischen Harnbefund analog der akuten Brightschen Krankheit zeigen (Konzentration des Urins, Blutung, Abscheidung von Eiweiß, Degenerationszylindern und namentlich auch von Lipoiden), zuweilen auch mit Ödemen einhergehen, die aber im weiteren Verlauf nicht zu Herz- und Gefäßveränderungen (Hypertrophie der linken Kammer mit Blutdruckerhöhung und Verstärkung des zweiten Aortentons, Neigung zu Netzhautblutung und sonstigen Blutungen) führen. Nephrose

Vorher gesunde Nieren reagieren auf direkte oder indirekte mechanische Einwirkung hin, sofern überhaupt eine Nierenschädigung zustandekommt, sei es ein- oder doppelseitig, stets zunächst mit „traumatischer Nephrose“. Bei schwerer Nierenläsion mit hochgradigen Degenerationsprozessen oder gar mit völliger Zerquetschung und Zertrümmerung der Niere kann der Tod sofort oder in kürzester Zeit erfolgen (in der Regel durch Urämie); andererseits können leichtere Fälle nach einigen Stunden oder Tagen wieder dauernd normalen Harnbefund aufweisen.

Besonders verhängnisvoll ist schwere Verletzung beider Nieren oder eine Mitbeteiligung des Bauchfells; auch seltenere Bildungsfehler, wie Hufeisenniere, Zystenniere oder ein vollkommenes Fehlen, unvollkommene Entwicklung oder auch Erkrankung der anderen, nichtverletzten Niere können die Heilungsaussichten aufs ernsteste trüben, je nach Lage des Falles auch sofortige Urämie bedingen.

Bei nicht derart komplizierten Fällen ist aber der Ausgang von „traumatischer Nephrose“ zumeist ein ziemlich günstiger, wenn auch nach unserer Beobachtung in etwa 60% der Fälle die Nierenerscheinungen länger als einige Wochen bestehen bleiben. Ob die zunächst einseitige Nephrose sekundär auch die andere, nicht betroffene Niere schädigen kann, etwa durch abgestorbene Nierenbestandteile mit spezifisch nierenschädigender Wirkung (Nephrotoxine), ist noch fraglich. Langer Krankheitsverlauf, etwa über Jahre hinaus, spricht nicht gegen „traumatische Nephrose“, da eine stark geschädigte Niere mit ausgedehnterer Zelldegeneration noch lange Zeit hindurch Eiweiß, Zylinder und Epithelien abzuscheiden vermag, ja bei hochgradiger Läsion sogar niemals wieder in vollkommen normaler Weise funktioniert. Jedenfalls gibt es zahlreiche Fälle von „traumatischer Nephrose“, die bei sonst durchaus günstigem Verlauf in der Folgezeit leicht auf körperliche Anstrengungen oder Kälteeinwirkungen hin mit Eiweiß- oder Zylinderausscheidung reagieren.

Ob auch rein entzündliche Veränderungen der Nieren mit inter- Nephritis stitiellen Herden, Blutdrucksteigerung, Blutbeimengung im Urin, Ödemen, Herzhypertrophie und etwaigem Ausgang in Schrumpfniere, wie sie sonst nur durch infektiös-toxische Schädlichkeiten bedingt sind, als Folge eines mechanischen Traumas entstehen können, ist noch strittig und vermutlich zu verneinen. Sicher kann aber ein schon manifest oder auch latent bestehendes Nierenleiden entzündlicher Art, mag es sich nun um eine Herdnephritis oder um eine Glomerulonephritis handeln, durch direkte oder indirekte Gewalteinwirkung verschlimmert werden (Hinzutritt von Degenerationsprozessen mit weiterer Schädigung der Nierenfunktion — also Aufpfropfung einer Nephrose auf eine Nephritis); nur in diesem Sinne kann unter Umständen ein chronisch-entzündliches Nierenleiden durch mechanische Traumen (Nierenquetschung, Allgemeinerschütterung, starke Überanstrengung) mitbedingt sein und einen wesentlich rascheren Verlauf erfahren. Heilungsaussichten der Nephritiden im Gegensatz zur traumatischen Nephrose meist ungünstig.

Nierensklerose

Analoges gilt für arteriosklerotische Schrumpfniere (charakterisiert durch Blutdrucksteigerung bei Fehlen von Wassersucht und Hämaturie), die durch direkte oder indirekte mechanische Traumen degenerative Veränderungen nach Art der Nephrose erleiden und dann insgesamt einen beschleunigten Verlauf nehmen kann. Nur Verschlimmerung kommt in Frage, nicht Entstehung der Sklerose.

Komplikationen

Unfallrechtlich beachtenswert ist der Umstand, daß sekundäre Infektionen, z. B. Nierentuberkulose, in traumatisch veränderten Nieren leichter an Sitz und Ausdehnung gewinnen können als unter sonst gleichen Umständen in vollkommen gesunden Nieren. Als weitere Spätfolge in diesem Sinne kommt ferner in Frage die zuweilen mit posttraumatischer Narbenschrumpfung der Niere verbundene Nierensteinbildung, bei der Blutungen ins Nierenbecken den Ausgangspunkt lithogener Prozesse bilden, sowie die spätere Entwicklung von Geschwülsten, z. B. von Hypernephromen (vgl. S. 117).

Praktische Beurteilung

Ein größeres Schonungsbedürfnis ist bei Nierenschädigungen jeglicher Art stets auf Monate hinaus anzuerkennen. Vor allem sind bei Nierenleiden solche Berufstätigkeiten zu vermeiden, die schwere Körperanstrengung erfordern („Belastungsproben", wie längeres Umhergehen und allmählich gesteigerte Körperarbeit, vor Abschluß des Heilverfahrens unter ständiger Urinkontrolle zweckmäßig!) oder die den Verletzten schädlichen Witterungseinflüssen, Erkältung, Durchnässung oder Zugluft aussetzen können. Auch entsprechende Diät muß durchzuführen sein.

Bei stärkerer Neigung zu Blutung, bei hohem Eiweißgehalt, Ödemen, Ausscheidung von Degenerations-Zylindern, überhaupt bei allen akuteren Prozessen Erwerbsbeschränkung meist 100%; bei langsamer verlaufenden, subakuten und chronischen Formen ist die E.-B. abhängig 1. von der Nierenfunktion, 2. Herz- und Gefäßkomplikationen In schwereren Fällen E.-B. = 60—100%, in leichteren Fällen, aber mit Neigung zu zeitweiliger leichter Blutausscheidung oder Blutdrucksteigerung E.-B. = 30—60%; bei Albuminurie und Schmerzen, beides geringeren Grades, E.-B. = 20—40%; dagegen bedingt selbst dauernde Ausscheidung von Eiweißspuren beim Fehlen sonstiger Symptome in der Regel keine erhebliche Erwerbsbeschränkung (0—20%).

2. Nierenleiden nach toxisch-infektiösen Schädlichkeiten.

Nierenleiden nach toxisch-infektiösen Schädlichkeiten sind stets indirekte Unfallfolgen. Sie können zustande kommen: Entstehungsarten

1. durch Einwanderung von Eitererregern in mechanisch geschädigte Nieren von den Harnwegen, der Blutbahn oder dem Darme aus (vgl. S. 192) — Abszesse und Eiterungen,
2. durch Einwanderung von Eitererregern von sonstigen traumatisch bedingten Eiterherden (Phlegmonen, Abszessen usw.) aus in bis dahin gesunde Nieren — Abszesse und Eiterungen,
3. durch toxische Schädigung und Entzündung der Nieren (akute bzw. chronische Nephritis) von posttraumatischen infektiösen Prozessen aus (Phlegmonen, Erysipel usw.),
4. durch toxische Schädigung und Entzündung der Nieren bei gleichzeitiger Kälteschädigung derselben — Erkältungsnephritis,
5. durch Intoxikation seitens chemischer Gifte, wie Anilin, chlorsaures Kalium, Karbol-, Salpeter-, Salz-, Schwefel- und Oxalsäure, Quecksilber-, Chrom-, Blei- und Arsenikverbindungen, Kanthariden, Zink, Zyanwasserstoffe — Nephrosen.

Bei praktischer Beurteilung etwaige Komplikationen berücksichtigen!

3. Nierenleiden nach Kälteschädigungen.

Bei den Nierenleiden nach Kälteschädigung, z. B. durch Sturz in kaltes Wasser, Einbrechen in Eis, Aufenthalt in starker Zugluft (zumal nach vorheriger Erhitzung) sind zu unterscheiden:

a) Nephrosen, sofern es sich nur um degenerative Prozesse handelt (durch Kälteeinwirkung bedingte Verengung der Nierengefäße mit ischämischer Ernährungsstörung?),
b) Nephritiden, sofern infektiöse Schädlichkeiten daneben eine Rolle spielen.

Völlig geklärt sind die ätiologischen Bedingungen bei Nierenleiden dieser Gruppe noch nicht, wenn auch zweifellos durch Erkältung, Durchnässung usw. Nierenleiden entstehen und bestehende verschlimmert werden können.

Hydronephrose.

Hydronephrosen, d. h. sackartige Erweiterungen des Nierenbeckens durch angestauten Harn, kommen nach Stern traumatisch zustande: Entstehungsarten

a) bei Narbenstenose von Harnleiter oder Nierenbecken,
b) bei Verstopfung von Harnleiter durch Nierensteine oder Blutgerinnsel,

c) bei Entzündung und Narbenschrumpfung der Umgebung mit Kompression oder Abknickung des Harnleiters,

d) bei Abknickung des Harnleiters durch eine traumatisch bedingte Wanderniere.

Je nach Art der Unfallschädigung kann die Stauung des Harns plötzlich oder allmählich erfolgen und dementsprechend auch die Entwickelung der Hydronephrose rascher oder langsamer vor sich gehen. Ältere Hydronephrosen können durch mechanische Gewalteinwirkung zum Platzen kommen. Bei Hinzutritt von Eitererregern, z. B. von Cystitis und aufsteigender Pyelitis aus, kann eine Hydronephrose zur Pyonephrose werden.

Verschlimmerung

Pyonephrose

Wanderniere.

Direkte Gewalteinwirkung

Wandernieren sind in der Regel von Unfallereignissen unabhängig. Sie können aber ausnahmsweise bei schwerer direkter Gewalteinwirkung (z. B. durch Hufschlag in die Nierengegend) auch traumatisch entstehen.

Indirekte Gewalteinwirkung

Indirekte Gewalteinwirkung, wie Allgemeinerschütterung, Muskelzug durch gewaltsame Rückwärtsbeugung des Rumpfes, sowie Heben schwerer Lasten kann zwar nie zur Entstehung von Wanderniere Anlaß geben, dagegen Verschlimmerung bereits vorhandener Wanderniere bewirken (Zunahme von Nierenbeweglichkeit, Schmerzen und Druckgefühl in der Nierengegend oder im Leibe). Ebenso können bei bestehender Wanderniere durch Achsendrehung und Knickung des Nierenstieles, z. B. nach schwerem Heben, akute Einklemmungssymptome mit Nierenkolik, Harnverhaltung und schweren Allgemeinerscheinungen entstehen; bei längerer Dauer Bildung von Hydronephrose.

Praktische Beurteilung

Erwerbsbeschränkung verschieden je nach Schwere etwaiger Kolikanfälle; bei geringen Beschwerden und Tragen von passender Leibbinde meist nur 20—30%. Bei Berufsarbeit schweres Heben und Tragen möglichst vermeiden.

Nierenverlust.

Nierenverlust durch Unfall (operative Entfernung bei Zertrümmerung, Zerreißung, Abriß, Vereiterung, Tuberkulose, Geschwulst- oder Steinbildung oder Hydronephrose) bedingt, solange größere Schonung geboten, eine Erwerbsbeschränkung von etwa 33⅓% (Schmidt); nach eingetretener Gewöhnung hat das R.V.A. noch 10% als Dauerrente anerkannt (R.-E. vom 14. 6. 1919) bei normalem Urinbefund und Fehlen sonstiger Komplikationen.

Traumatische Apoplexie bei Nierenleiden.

Apoplexie bei nicht traumatisch bedingten, chronischen Nierenleiden kann durch außergewöhnliche Körperanstrengung mit Blutdruckerhöhung sowie durch Kopfverletzungen veranlaßt werden

(„traumatische Apoplexie“). Es handelt sich dann nicht um Verschlimmerung des chronischen Nierenleidens, sondern um eine traumatische Auslösung lokaler Folgeerscheinungen — analog der Apoplexie bei Arteriosklerose (vgl. S. 163).

Dementsprechend wurde z. B. in einem Fall von Graßmann die durch Überanstrengung ausgelöste Apoplexie zwar als Unfallfolge anerkannt, dagegen der später nach erneuter Apoplexie erfolgte Tod nicht mehr als entschädigungspflichtige Unfallfolge bezeichnet. In einem unserer Fälle von chronischem Nierenleiden (Schrumpfniere) erfolgte eine Hirnblutung genau an derjenigen Stelle, die $1^1/_2$ Jahre vorher Sitz eines erheblichen Kopftraumas gewesen war; Unfallzusammenhang wahrscheinlich, da durch die Kopfverletzung eine Schädigung des Gehirns und für die Apoplexie besonders günstige Bedingungen geschaffen wurden, wenn auch das Nierenleiden als solches völlig unabhängig von dem Unfall war.

Nierensteine.

Posttraumatische Nierensteinbildung (aus phosphor-, oxal- oder harnsauren Salzen) kann durch solche Vorgänge veranlaßt werden, die zu Urinstauung, zu Blutungen oder entzündlichen Vorgängen im Nierenbecken führen können. Als solche kommen in Frage: Entstehung

1. mechanische direkte oder indirekte Traumen,
2. toxisch-infektiöse Schädlichkeiten mit Nierenbeckenerkrankung.

Durch dieselben Schädlichkeiten kann ein bestehendes Nierensteinleiden verschlimmert werden (vermehrte Steinbildung, Nierenbeckenblutungen, Einklemmungserscheinungen). Verschlimmerung

Erwerbsbeschränkung bei häufigen Anfällen von Nierenkolik und Blutungen im Durchschnitt 40—60%, bei selteneren Anfällen im Durchschnitt 10—30%. Praktische Beurteilung

b) Harnblase.

Verletzungen der Harnblase kommen sowohl durch penetrierende (Stich, Schuß, Pfählung) wie stumpfe Gewalteinwirkung (Schlag, Fall, Stoß gegen den Unterleib), sowie als Komplikation von Frakturen der Beckenknochen vor, und zwar besonders leicht bei gefüllter Blase. Wichtig bei Durchbohrung oder Berstung der Blase ist der Umstand, ob auch das Bauchfell mitverletzt wurde oder nicht (Gefahr der Peritonitis). Harnblasenverletzung

Hauptsymptome: Druck- und Spontanschmerz, Harndrang, blutiger Urin oder auch Urinverhaltung, Shocksymptome.

Verlauf: Entweder tödlich durch Peritonitis oder Harninfiltration (Urosepsis), oder — bei frühzeitigem operativem Vorgehen — Heilung.

Wichtigste Folgeerscheinung, die aber vielfach ausbleibt, chronischer Blasenkatarrh oder auch Harndrang, Harnträufeln oder schmerzhaftes Urinieren bei normalem Urinbefund.

Blasensteine, in der Regel nicht traumatischen Ursprungs, können dann durch ein Trauma bedingt sein, wenn Fremdkörper (Knochensplitter usw.) in die Blase gelangten oder um Blutgerinnsel herum die Steinbildung erfolgen konnte. Blasensteine

Eintreibung eines Blasensteins in die Harnröhre und dadurch veranlaßte tödlich verlaufende Gangrän der Urethra wurde von Knepper als Unfallfolge abgelehnt, da das Vorrücken des Steins in die Harnröhre, das nach „Verheben" erfolgt sein sollte, bei der gewöhnlichen Betriebsarbeit vor sich gegangen war (kein Unfallereignis).

Blasenlähmung

Blasenlähmung findet sich vor allem nach Rückenmarksverletzung, meist mit begleitendem Blasenkatarrh und folgender Nierenbeckenentzündung. Lag nur eine Rückenmarkserschütterung vor (Commotio spinalis), so geht die Lähmung nach Tagen, Wochen oder Monaten nicht selten ganz oder teilweise wieder zurück; dagegen ist bei schwererer Rückenmarksläsion die Prognose in den meisten Fällen durchaus schlecht. Harnträufeln zwingt zum Tragen eines Urinals, bedingt aber, sofern keine sonstigen schweren Lähmungserscheinungen, insbesondere der Gliedmaßen bestehen, oft nur geringe Erwerbsbeschränkung (in einzelnen unserer Fälle, wo die Blasenlähmung als einzigste Resterscheinung verblieben war, bestand sogar volle Erwerbsfähigkeit!); bei Harnverhaltung ist Katheterismus notwendig.

Vorübergehende Blasenlähmung nach direkter mechanischer Gewalteinwirkung (Schlag gegen den Unterleib) sah Neuhäuser, wahrscheinlich bedingt durch Schädigung der nervösen Teile von Blase und Mastdarm (Blutung oder Shock); Heilung nach 3 Wochen. Gleichartige Fälle kommen öfters vor.

c) Harnröhre.

Verletzungen

Verletzungen der Harnröhre können erfolgen perkutan oder durch Quetschung, oft als Komplikation von Beckenbrüchen, bei Frauen besonders nach Pfählungsverletzung.

Folgen

Wichtigste Folgen: Blutungen, schmerzhaftes Urinieren, zuweilen auch Harnverhaltung, Harninfiltration mit Ausgang in Urosepsis oder Abszeßbildung. Strikturen, in selteneren Fällen auch Harnröhrenfisteln können als Dauerschädigung verbleiben.

Praktische Beurteilung

Erwerbsbeschränkung bei einfacher Striktur, die gelegentliches Katheterisieren erfordert, 10—15%, bei Harnträufeln (Urinal) 10—20%, bei schmerzhaftem Urinieren und sonstigen subjektiven Beschwerden 10—30%.

d) Männliche Geschlechtsorgane.

1. Wasserbruch (Hydrocele).

Entstehung

Wasserbrüche können durch direkte (Schlag, Stoß, Fall, Quetschung usw.) oder durch indirekte Gewalt (schweres Heben mit erhöhter Anspannung der Bauchpresse) entstehen, vorhandene Wasserbrüche in gleicher Weise verschlimmert werden.

Überhaupt ist ein großer Teil aller Wasserbrüche traumatischen Ursprungs (nach Graf 40—50%). Nach Kocher handelt es sich um Periorchitis chronica serosa.

Meist erfolgt die Entwickelung des traumatischen Wasserbruchs rasch, etwa innerhalb 8 Tagen nach dem Unfalle, in der Regel unter

Schmerzen. Je später die Entwickelung, um so zweifelhafter ein traumatischer Einfluß. Schwere des Traumas, sofortiges Aussetzen der Arbeit und Schmerzen an der Verletzungsstelle sind zu berücksichtigen, doch spricht Fehlen äußerer Verletzungsspuren nicht gegen Unfallzusammenhang.

Erwerbsbeschränkung bei kleineren Wasserbrüchen meist = 0, bei größeren Wasserbrüchen mit subjektiven Beschwerden und Unbequemlichkeiten 10—25%. Praktische Beurteilung

2. Blutbruch (Hämatocele).

Blutbrüche (Periorchitis haemorrhagica) können in gleicher Weise wie Wasserbrüche traumatisch entstehen, zuweilen auch als traumatische Verschlimmerung einer älteren Hydrocele nach mechanischer Gewalteinwirkung.

3. Hoden- und Nebenhodenquetschung und -entzündung.

Hoden- und Nebenhodenquetschung kann durch direkte und indirekte Gewalteinwirkung entstehen. Es kommt zu meist starken Blutergüssen mit Hoden- und Nebenhodenschwellung. Mitunter ist Hodenquetschnng mit tödlicher Shockwirkung verbunden (Kocher). Folgen von Hodenquetschung: zuweilen Schrumpfungen und Neuralgien. Quetschungen

Treten Entzündungserscheinungen schon nach leichterer Gewalteinwirkung auf, so ist an latente Gonorrhoe oder Tuberkulose zu denken, die durch ein Trauma aktiviert bzw. verschlimmert werden können. Nebenhoden- und Hodentuberkulose können auch dadurch entstehen, daß traumatische Gewebsveränderungen für etwa im Säftestrom kreisende Tuberkelbazillen günstige Ansiedlungsbedingungen schaffen. Indirekte Gewalteinwirkung, wie „Verheben" oder Erschütterung des Körpers, ist dagegen nach Roepke nicht geeignet, auslösend oder verschlimmernd auf Nebenhoden- und Hodentuberkulose zu wirken. Entzündungen

4, Hoden- und Penisverlust.

Traumatischer Verlust eines Hodens bedingt in der Regel keine Erwerbsbeschränkung; dagegen kann Verlust beider Hoden, zumal bei jüngerem Lebensalter, Wachstumsstörungen und psychische Veränderungen nach sich ziehen, die die Erwerbsfähigkeit mehr oder minder behindern. Hodenverlust

Bei Penisverlust ist nur dann Erwerbsbeschränkung anzunehmen, wenn sekundäre Störungen nervös-hypochondrischer Art sich geltend machen. Penisverlust

e) Weibliche Geschlechtsorgane.

1. Scheide und äußere Teile.

Scheidenverletzungen kommen als Unfallfolge vor besonders durch Stoß oder Fallen in spitze Gegenstände (Heugabel, Zaunpfahl Entstehung

u. dergl.) sowie bei Beckenbrüchen. Schülein sah Verletzungen der Scheide durch einen bei Fall der Patientin zerbrochenen Mutterring. Als „typische Straßenbahnverletzung" beschreibt Frank Hämatom einer Labie bzw. stark blutenden Riß in der Klitorisgegend infolge Sitzens auf einem Metallbügel.

Komplikationen

Wichtigste Komplikation bei Scheidenverletzung: Eröffnung der Bauchhöhle, Perforation oder Vorfall von Därmen, Bauchfellentzündung.

2. Gebärmutter.

Von Lageveränderungen der Gebärmutter sind am wichtigsten: Rückwärtsverlagerung, Senkung und Vorfall.

Rückwärtsverlagerung

Rückwärtsverlagerung kann entstehen 1. durch heftigen Fall aufs Gesäß oder auf die Füße, besonders bei Fall aus größerer Höhe, 2. bei bestehender Anlage auch durch Traumen, z. B. Heben und Tragen schwerer Lasten, die eine außergewöhnliche Anstrengung erfordern und den inneren Bauchdruck stark erhöhen, 3. durch heftigen Stoß, Schlag oder Druck einer breiteinwirkenden Gewalt gegen den Unterleib. Die meisten Fälle von Retroflexio uteri bei Unfallpatientinnen sind älteren Ursprungs und nicht traumatisch bedingt, oft nur zufälliger Nebenbefund! Rückwärtsverlagerung des graviden Uterus kann nur in den ersten Monaten durch mechanische Gewalteinwirkung entstehen — seltene Fälle, da nach derartigen Traumen zumeist Fehlgeburt erfolgt.

Senkung, Vorfall

Ähnliche Gesichtspunkte gelten für Gebärmuttersenkung und Vorfall. Nur ein erhebliches Unfallereignis macht ein plötzliches Nachlassen des Gebärmutterhaftapparates wahrscheinlich; ebenso spricht sofortiges Aussetzen der Arbeit und alsbaldiges Aufsuchen ärztlicher Hilfe für eine traumatische Entstehung (Krüger-Franke). Die Beschwerden müssen plötzlich und in erheblichem Maße einsetzen: Schmerzen, Blutungen, Erbrechen, Blasen-, Mastdarmstörungen, Shockerscheinungen. Meist besteht bei traumatischem Prolaps präformierte Anlage.

In einem unserer Fälle war durch Abspringen vom fahrenden Zuge eine Uterussenkung und Senkung der hinteren Scheidenwand (Rektocele) akut verschlimmert worden.

Praktische Beurteilung

Erwerbsbeschränkung nach Abklingen der akuten Symptome etwa 20—50% je nach Schwere der Lageveränderung. Bei Tragen eines gutsitzenden Ringes E.-B. = 0—10%. Vermeidung von schwerem Heben, Tragen und häufigem Bücken!

3. Eileiter und Eierstöcke.

Eileiterschwangerschaft

Eileiterschwangerschaft kann durch direkte oder indirekte Gewalteinwirkung plötzlich beendet werden; doch ist zu beachten, daß auch normalerweise eine Perforation des Eileiters stets erfolgt. Schwere des Traumas und sofortige Symptome innerer Blutung sind für etwaigen Unfallzusammenhang beweisend.

Eierstockszysten

Eierstockszysten können durch direkte Traumen zum Bersten

kommen, sind aber ihrem Ursprunge nach nicht auf Traumen zurückzuführen. Mitunter kommt es durch „Verheben" (Hochrecken) zur Stieldrehung einer Eierstocksgeschwulst.

4. Fehl- und Frühgeburt.

Unfallarten

Vorzeitige Schwangerschaftsunterbrechung, besonders der 4 ersten Monate (Fehlgeburt), wesentlich seltener der späteren Monate (Frühgeburt), kann erfolgen durch:

1. mechanische Traumen direkter und indirekter Art (letztere mit plötzlicher starker intraabdomineller Drucksteigerung),
2. psychische Traumen (Schreck, Angst, Gemütserschütterung),
3. chemische Traumen (alle wehenerregenden Mittel, ferner Drastika, gewerbliche Vergiftungen — Arsen, Blei, Phosphor, Quecksilber, Tabak — Chlor- und Kohlenoxydvergiftung),
4. elektrische Traumen (Starkstrom, Blitzschlageinwirkung),
5. thermische Traumen (Hitzschlag, Sonnenstich, Verbrennungen).

Unfallwirkungen

Nach A. Mayer lassen sich die Traumen, die das Fortbestehen einer Schwangerschaft gefährden, hinsichtlich ihrer Wirkung in zwei Gruppen trennen:

1. Das Trauma schädigt zunächst die Mutter und erst dann die Frucht, und zwar auf dem Umweg über

a) Allgemeinschädigung der Mutter: Blutverlust, Infektion usw.,
b) Schädigung der Gebärmutter: Erregung von Wehen, Zerreißung des Uterus, vasomotorische Störungen.

2. Das Trauma schädigt hauptsächlich nur die Frucht und greift an:

a) an der Frucht selbst: Absterben der Frucht, z. B. durch Vergiftung (Phosphor) oder intrauterine Verletzung	primärer Fruchttod,
b) an den Eihüllen: Blasensprung c) am Eihaftapparat: Lösung des Eies durch mechanische Zerreißung oder durch retroplazentare Blutung d) an der Plazenta oder Nabelschnur	sekundärer Fruchttod.

Zusammenhangsfrage

Bei allen angeblich traumatisch ausgelösten Fehlgeburten ist zu beachten, daß viele Aborte kriminellen Ursprungs sind und echte posttraumatische Aborte nur verhältnismäßig wenig vorkommen.

Jedenfalls kann ein Unfall im allgemeinen nur dann als Ursache anerkannt werden:

1. wenn er einwandfrei erwiesen ist,
2. wenn er zur Auslösung einer Fehl- oder Frühgeburt geeignet und hinreichend erheblich war,
3. wenn die Erscheinungen der vorzeitigen Schwangerschaftsunterbrechung (Schmerzen, Wehen, Blutungen) sich spätestens nach 2—3 Tagen bemerkbar machen,

4. sonstige Ursachen sich mit Sicherheit ausschließen lassen (z. B. Lues, Nierenleiden, Herzfehler, chronische Vergiftungen mit Blei, Phosphor, Quecksilber, Arsen usw., ferner Unterleibsleiden).

Zu beachten ist auch der Hinweis von v. Franqué, daß in Gegenden, wo die Frauen viel schwere Arbeit verrichten müssen, an und für sich schon auffallend häufig Fehlgeburten vorkommen. Bei „habituellem Abort“ ist eine angeblich traumatische Einwirkung besonders kritisch zu prüfen.

Praktische Beurteilung

Beurteilung der Erwerbsbeschränkung: Etwa 4—6 Wochen 100%; weiterer Verlauf abhängig vom Fehlen oder Eintritt von Komplikationen (Blutungen, Infektionen) und etwaigen sonstigen Verletzungsfolgen (oft nervöse Folgeerscheinungen).

7. Nervensystem.

Einteilung

Die Unfallerkrankungen des Nervensystems zerfallen in:

a) Organische Leiden (Gehirn, Rückenmark, periphere Nerven),
b) Neurosen,
c) Geisteskrankheiten,
d) Unfallschädigungen der Sinnesorgane.

Natürlich hat diese Einteilung nur schematischen Wert, da in der Unfallpraxis zahlreiche Misch- und Übergangsformen vorzukommen pflegen. So beruhen z. B. die „zerebralen Kommotionsneurosen“ sicher zum Teil auf organischer Grundlage und zeigen einerseits fließende Übergänge zu den „Kopfkontusionsneurosen“, die sicher in den meisten Fällen rein funktionell bedingt sind, andererseits haben sie vielfach engste Beziehung zu ausgesprochen organischen Krankheitsbildern.

Bezüglich der einschlägigen Untersuchungsmethoden vgl. S. 86. Gerade bei Unfallschädigungen des Nervensystems ist auch den Simulationsprüfungen (vgl. S. 98) besondere Beachtung zuzuwenden.

a) Organische Leiden des Nervensystems.

1. Gehirn.

Grundformen traumatischer Hirnläsion

Gehirnquetschung, Gehirnpressung und Gehirnerschütterung sind die wichtigsten Grundformen traumatischer Hirnläsion, die teils allein, häufiger aber in Kombination nach Kopfverletzungen in Erscheinung treten. So können z. B. nach Sturz auf den Kopf neben Kommotionssymptomen lokale Hirnquetschungen oder auch mehr oder weniger starke Blutungen mit Kompression bestehen.

a) Gehirnquetschung.

Gehirnquetschung

Gehirnquetschung (Contusio cerebri), eine ausgesprochen organische Verletzung des Gehirns mit mehr oder weniger starker Zertrümmerung und Durchblutung von Hirnsubstanz, findet sich ohne, meist aber mit komplizierendem Schädelbruch. Quetschherde können entstehen an denjenigen Hirnpartien, die direkt unter der getroffenen Schädelstelle oder auch an der Stelle des Gegenpols („Contrecoup") liegen. So finden sich z. B. bei Gewalteinwirkung auf den Stirnteil Quetschherde nicht nur hier, sondern auch im Hinterhauptslappen und im Kleinhirn, bei Kontusion der Scheitelgegend Herde an der Unterfläche des Gehirns und vor allem an dem Orbitalteil der Stirnlappen, sowie an der Spitze der Schläfenlappen (Berger). Klinische Herdsymptome, wie motorische Reiz- und Ausfallserscheinungen, sensible Lähmungen, Halbseitenblindheit, asymbolische Störungen (Aphasie, Agraphie, Alexie), sowie Symptome von seiten der befallenen Hirnnerven, des verlängerten Marks, der Brücke oder des Kleinhirns können sich in unmittelbarem Anschluß an das Trauma entwickeln, aber auch fehlen. Beim Fehlen von Herdsymptomen macht das Krankheitsbild zumeist den Eindruck der „zerebralen Kommotionsneurose", zumal erfahrungsgemäß mit Hirnquetschung oft auch eine Hirnerschütterung (und ebenso gelegentlich eine Hirnpressung) verbunden ist. Folgeerscheinungen von Hirnquetschung sind zuweilen Rindenepilepsie, Demenz, Hirnzysten und gelbe Hirnerweichung.

b) Gehirnpressung.

Gehirnpressung durch Blutergüsse, z. B. nach Zerreißung der Art. meningea media, zeigt sich an durch zunehmende Pulsverlangsamung (bis auf 30—40 Schläge in 1 Minute); Puls hart und voll. Weitere Symptome: Kopfschmerz, Erbrechen, allmählicher Bewußtseinsverlust und, zumal bei längerem Bestehen, Stauungspapille. Komplizierender Schädelbruch kann bestehen, aber auch fehlen. In der Regel ist nur durch Trepanation die Lebensgefahr zu beheben. Folgeerscheinungen ähnlich den Kommotionssymptomen. **Gehirnpressung**

c) Gehirnerschütterung.

Gehirnerschütterung, praktisch die häufigste Folge von Kopftraumen, mit oder ohne Schädelbruch, beruht pathologisch-anatomisch in schwereren Fällen auf feineren und gröberen Läsionen des Gehirns mit feinsten Blutaustritten (kapillare Apoplexien) und degenerativen Änderungen der Hirnsubstanz; doch ist in leichteren Fällen der histologische Befund oft völlig normal. Fließende Übergänge und Grenzzustände zwischen organischer und funktioneller Schädigung! Auch das klinische Bild der „zerebralen Kommotionsneurose" macht einen funktionell-nervösen Eindruck — aber stets zu denken an die Möglichkeit organischer Hirnläsion! **Gehirnerschütterung**

Erste Symptome: Bewußtlosigkeit, Erbrechen, langsamer, beschleunigter oder unregelmäßiger Puls. An das Sekunden, Minuten, Stunden oder Tage lang dauernde Stadium der Bewußtlosigkeit oder Bewußtseinstrübung schließt sich an: entweder die sog. „Kommotionspsychose" mit folgender „Kommotionsneurose" oder auch unmittelbar die für die Begutachtungspraxis fast nur in Frage kommende „zerebrale Kommotionsneurose".

Die Kommotionspsychose ist gekennzeichnet: 1. durch das an die Bewußtlosigkeit sich anschließende „Übergangsstadium" mit **Kommotionspsychose** akuteren Zuständen von Erregung, meist deliranter Art mit motorischer Unruhe, Jaktation, Personen- und Ortsverkennung, Halluzinationen, besonders optischer und taktiler Art, zuweilen mit Neigung zum Konfabulieren (Delirium traumaticum), seltener mit Zuständen von Hemmung, Regungslosigkeit und Stupor, 2. durch das nachfolgende amnestische Stadium mit dem Korsakowschen Symptomenkomplex: Herabsetzung der Merkfähigkeit, ante- und retrograde Amnesie, Erschwerung des Kombinationsvermögens, Desorientiertheit und Neigung zu Konfabulationen bei mangelnder Einsicht in den amnestischen Defekt. Auch hier ist durch fließende Übergänge eine Vielgestaltigkeit von Krankheitsbildern möglich.

Dauer der „Kommotionspsychose": einige Minuten, Stunden, Tage, Wochen und bei protrahiertem amnestischen Stadium selbst Monate (meist aber kürzere Dauer). Heilungsaussichten der Psychose günstig; zumal beim Fehlen von Arteriosklerose, Alkoholismus, Unterernährung und Infektionen (besonders Lues). Häufige Resterscheinung: „zerebrale Kommotionsneurose".

Zerebrale Kommotionsneurose

Die zerebrale Kommotionsneurose ist gekennzeichnet durch den „zerebralen Symptomenkomplex": Kopfschmerz, Schwindelgefühl, Störungen des Gedächtnisses und besonders der Merkfähigkeit, zuweilen mit allgemeiner Hemmung auf intellektuellem Gebiete und Affektanomalien (teils Abstumpfung, teils abnorme Erregbarkeit und Jähzorn), Alkoholintoleranz, Überreiztheit der höheren Sinnesorgane (speziell des Vestibularis- und Akustikusgebietes, sowie des Sehorgans), diffuser oder umschriebener Druck- und Klopfempfindlichkeit des Schädels, wozu vielfach allgemein-nervöse Symptome, wie Zittern, Lebhaftigkeit der Haut- und Sehnenreflexe hinzukommen. Störungen von seiten des vegetativen Nervensystems, insbesondere des Herz- und Gefäßgebietes, sind dagegen seltener. Ebenso gehören typisch-hysterische Symptome nicht zum eigentlichen Bilde der zerebralen Kommotionsneurose, sondern sind teils älterer Natur, teils sekundär unter der Einwirkung affektbetonter Vorstellungen, vor allem Befürchtungs- und Begehrungsvorstellungen (Rentenkampf), auf dem Wege autosuggestiver Verarbeitung entstanden.

Bei den durch Schädeldach- oder Basisbrüche, durch stärkere Hirnquetschung oder durch meningeale Blutungen komplizierten Fällen finden sich vielfach neben dem „zerebralen Symptomenkomplex" Herderscheinungen verschiedenster Art, Läsionen der Nerven am Schädelgrunde und blutige Zerebrospinalflüssigkeit.

In diagnostischer Hinsicht sind von Wichtigkeit: der Mankopff-Rumpfsche Versuch (bei Empfindlichkeit des Schädels, etwaiger Narben, Knochendepressionen usw.), das Röntgenbild des Schädels in 2 Ebenen (zur Feststellung von Knochenverletzungen), die Lumbalpunktion (blutiger Liquor bei meningealer Zerreißung, Druckerhöhung mit oder ohne Liquoränderung — Meningitis serosa, seröse Hypertonie — besonders bei außergewöhnlich hartnäckigen Kopfbeschwerden), die differentialdiagnostische Ausschaltung sonstiger Leiden lokaler oder allgemeiner Natur, die zu ähnlichen Symptomen führen könnten (Erkrankungen von Ohr, Nase, Nebenhöhlen, Nasenrachenraum, Reizzustände und Brechungsfehler der Augen, luetische und nichtluetische organische Nervenleiden, Arteriosklerose, Herz- und Nierenleiden, Blei-, Alkohol- und Nikotinvergiftung, Magendarmerkrankung, Stoffwechselleiden, körperliche und geistige Überanstrengung), die sorgfältige Prüfung der Vestibular- und Kleinhirnfunktion, die spezialistische Untersuchung des Hör- und Sehapparates, die psychologische Prüfung der Geistestätigkeit.

Verlauf und Prognose

Verlauf und Prognose der einfachen sowie der mit Schädelbrüchen, Hirnquetschungen usw. komplizierten Kommotionsneurosen sind bedingt durch

a) Art und Schwere der primären Unfallschädigung,
b) Fehlen oder Vorhandensein komplizierender Leiden und
c) Art des Entschädigungsverfahrens.

Die funktionelle Restitutionsfähigkeit des Gehirns ist sowohl nach den Kriegs- als nach den Friedenserfahrungen verhältnismäßig gut, besonders bei jüngeren Leuten. Nur vereinzelte Fälle verlaufen dauernd progressiv, die meisten zeigen regressives, ein kleinerer Teil stationäres Verhalten. Durchschnittsdauer der nichtkomplizierten Fälle bis zur Wiedererlangung voller oder annähernd voller Erwerbsfähigkeit 3—5 Jahre (soziale Heilung).

Über den weiteren Verlauf von 200 Fällen „zerebraler Kommotionsneurose" (sämtlich Rentenempfänger) konnte ich folgendes ermitteln:

1. Soziale Heilung 30 mal = 15 % bei Durchschnittsbeobachtungsdauer von $4^1/_2$ Jahren,
2. erhebliche Besserung 86 mal = 43 % bei Durchschnittsbeobachtungsdauer von 3 Jahren,
3. keine Änderung 72 mal = 36 % bei Durchschnittsbeobachtungsdauer von $3^1/_2$ Jahren,
4. Verschlimmerung 12 mal = 6 % bei Durchschnittsbeobachtungsdauer von 3 Jahren.

Komplikationen

Ungünstig liegen vor allem die Fälle mit komplizierenden Leiden ernsterer Art, mit posttraumatischer Epilepsie, Gehirnarteriosklerose und Demenz. Als besonders ungünstige Komplikation wirken auch oft starke Arteriosklerose (mit hohem Blutdruck, Herz-, Nieren- und Gehirnbeteiligung), Nierenleiden, Zuckerkrankheit, sowie vor allem organische Leiden des Nervensystems, wie progressive Paralyse, Lues cerebri, Tabes dorsalis, Geschwülste usw. Auch neuro- und psychopathische Veranlagung, Blutarmut, Körperschwäche, Tuberkulose, Lues, Alkohol-, Nikotin- und Bleivergiftung wirken vielfach heilungsverzögernd.

Praktische Beurteilung

Bei der ersten Rentenfestsetzung waren von den 200 Patienten:

100 %	erwerbsbeschränkt:	34 (= 17 %)	54%
50—90 %	„	74 (= 37 %)	
10—45 %	„	84 (= 42 %)	46%
0 %	„	8 (= 4 %)	

Im Durchschnitt 3 Jahre später fand sich bei 130 Nachuntersuchten folgendes Ergebnis:

100% erwerbsbeschränkt:	8 (= 6,1%)	28,5%
50—90% „	29 (= 22,4%)	
10—45% „	71 (= 54,6%)	71,5%
0% „	22 (= 16,9%)	

Erwerbsbeschränkung

Erwerbsbeschränkung nach Ablauf einiger Jahre bei nichtkomplizierten Fällen nur mäßig oder gering. In frischen Fällen Vollrente nur beim Bestehen von schwerer psychischer Schädigung oder von ernsteren Komplikationen lokaler oder allgemeiner Natur. Meist sind im ersten Halbjahr nach der Krankenhausentlassung je nach Lage des Falles 30—60 %ige Renten am Platze, die aber in der Regel von Jahr zu Jahr um 10—20 %, oft noch rascher und weitgehender, ermäßigt werden können.

Abfindung

Kapitalabfindung bei leichteren Formen zulässig, wo Anhaltspunkte für Verletzungen des Kopfskelettes oder der Gehirnnerven, für Blutung in die Hirnhäute oder gröbere Schädigung der Hirnsubstanz fehlen, wo schwerwiegende Komplikationen, sowie epileptische oder nennenswerte psychische Defektzustände nicht bestehen.

Abfindungsgrundlage in nicht kompliziertem, mittelschwerem Falle beispielsweise:

80% für das 1. Jahr	bei voraussichtlicher Gesamtdauer von 4 Jahren.
60% „ „ 2. „	
40% „ „ 3. „	
20% „ „ 4. „	

Arbeitsfähigkeit

Arbeits- oder Berufswechsel mitunter nicht zu umgehen; z. B. bei Baugewerksarbeitern mit starken Schwindelerscheinungen (durch Vestibularisschädigung). Besteigen von Leitern, Gerüsten u. dgl. vermeiden, aber Arbeiten auf ebener Erde, auf Bau- und Zimmerplätzen oder in der Werkstatt meist noch ausführbar. Auch Arbeiten im Bücken, z. B. als Bergmann unter Tage, oder in geräuschvollen Betrieben, z. B. in lärmenden Maschinenräumen, in den ersten Monaten oder auch Jahren nach dem Unfall unzweckmäßig.

Hirn- und Hirnhautblutungen

d) Hirn- und Hirnhautblutungen.

Traumatisch bedingte Hirn- und Hirnhautblutungen können bestehen in:

1. Hirnhautblutungen mit epiduralen und subduralen Hämatomen — entweder als „reine" Hirnhautblutung oder als kombinierte Hirnhaut-Hirnblutung,
2. Hirnblutungen: Rinden-, rein zentrale und kombinierte Rinden-Zentralblutungen.

Nach ihrem Auftreten sind die Blutungen einzuteilen in:

1. primäre Hirn- und Hirnhautblutungen, die in unmittelbarem Anschluß an den Unfall entstehen,
2. sekundäre bzw. Nach- oder Spätblutungen.

Apoplexie

Von besonderer Bedeutung sind die Blutungen (Apoplexien) auf arteriosklerotischer Grundlage, sowie bei Schrumpfniere und Lues, die nur dann als Unfallfolge zu betrachten sind, wenn sie durch ein direktes Trauma des Schädels oder durch heftige Gemütsbewegung, starke Temperatureinflüsse, schwere Allgemeinerschütterung oder starke Körperanstrengung mit erheblicher Blutdruckerhöhung ausgelöst sind (vgl. S. 163). Nach Benda spricht zunehmende Besserung der apoplektischen Symptome in Zweifelsfällen mehr für traumatische, Wiederholung der Apoplexie mehr für spontane Entstehung. Auf derartige „Nachblutungen" ist also stets zu achten! Allerdings können Nach- oder Spätblutungen beim Fehlen von Arteriosklerose, Schrumpfniere oder Lues auch rein traumatisch bedingt sein, sofern ein erhebliches Kopftrauma stattgefunden. Geringstes Intervall zwischen Unfall und Spätblutung nach Martin und Ribierre 48 Stunden, weitestes Intervall 3—4 Monate, wobei „Brüchensymptome" nicht unerläßlich.

Vischer sah 2 Fälle subduraler Spätblutung nach Kopfverletzung mit 1—2monatigem Zwischenraum (Auftreten schwerer Hirndrucksymptome).

Kleinhirnblutung als Ursache plötzlichen Todes hat Bernstein beschrieben.

Bei sofort tödlich verlaufenden Fällen stets Obduktion! Blutung an typischer Stelle, etwa Blutung der Art. fossae Sylvii, weist in Zweifelsfällen und beim Vorliegen von Arteriosklerose auf spontane bzw. nichttraumatische Entstehung hin, während Blutung an atypischer Stelle, etwa ein sub- oder epidurales Hämatom mehr für eine Unfallfolge spricht. Bei älteren Leuten mit entarteten Blutgefäßen genügen zur Entstehung von Hirn- und Hirnhautblutungen geringere Traumen des Kopfes als bei jugendlichen Personen.

Die Pachymeningitis haemorrhagica (Hämatom der harten Gehirnhaut) beruht in der Regel auf chronischem Alkoholismus, kann aber durch direkte Schädeltraumen verschlimmert werden und ist vermutlich in seltenen Fällen auch rein traumatisch bedingt. So beschreibt Kasemeyer P. haemorrhagica nach Hufschlag gegen die Stirn. Blutungen mit apoplektiformem Anfall können sofort primär oder erst nach Wochen entstehen. Pachymeningitis haemorrhagica

e) Hirnhautentzündung. **Hirnhautentzündung**

Als wichtigste Formen der Hirnhautentzündung kommen in Frage:

1. die Meningitis serosa,
2. die Meningitis purulenta.

Meningitis serosa (chronisch seröser Reizzustand der Hirnhaut) ist nach Schädeltraumen mit hartnäckigen subjektiven Beschwerden (vor allem Kopfschmerz, Kopfdruck, Benommenheit, Schlafstörung, Brechneigung, seltener epileptiformen Krämpfen und Verwirrtheit) stets in Betracht zu ziehen. Entstehungsweise: traumatische Hirnhautblutung mit exsudativem Reizzustand der Häute. Lumbalpunktion ergibt mehr oder weniger starke Druckerhöhung; bei älteren Fällen Vermehrung der Lymphozyten, bei meningealer Spätblutung blutigen Liquor oder gelbliche Färbung der Erythrozyten (Xanthochromie). Zuweilen einfache seröse Hypertonie ohne mikroskopischen Befund; enge Beziehungen zum Hydrocephalus internus und Pseudotumor cerebri (Gehirnschwellung). Therapeutische Druckentlastung durch Meningitis serosa

Lumbalpunktion kann Besserung bringen. Erwerbsbeschränkung oft erheblich.

In einem von Rochow (D. m. W. 1922, Nr. 32) mitgeteilten Falle entwickelten sich nach exzessiver ruckartiger Kopfbewegung bei Hintenübergleiten sofort einsetzende, zunehmende Hirndrucksymptome mit Neuritis optica. Nach Lumbalpunktion Sinken des Druckes von 230 auf 80 mm H_2O und Schwinden der subjektiven Beschwerden. 4 Wochen nach dem Unfall völlige Wiederherstellung.

Meningitis purulenta

Eitrige Hirnhautentzündung kann nach Traumen akut oder chronisch verlaufen, in letzterem Falle oft längere Zeit latent. Akute Meningitis im Anschluß an infizierte Schädelwunden, besonders nach Schädelbrüchen, ist nicht selten; zuweilen auch akute eitrige Meningitis bei sonstiger posttraumatischer Infektion. Auf ältere Mittelohreiterung oder Entzündung der Nebenhöhlen stets zu achten, insbesondere bei Hirnhautentzündung mit mehr chronischem Verlauf, ferner zu denken an die Möglichkeit der Spätmeningitis nach Abheilung der primären Unfallverletzung! Ganz vereinzelt ist als Unfallfolge beschrieben die Pneumokokken-Meningitis, angeblich durch starken Luftzug und Abkühlung ausgelöst.

Hirnabszeß

f) Hirnabszeß.

Auch posttraumatische Hirnabszesse, im Anschluß an infizierte Schädelwunden oder sonstige Unfallinfektion, verlaufen bald akut, bald chronisch. Bei chronischen Fällen ist Kopfschmerz führendes Symptom; häufig geringere oder stärkere Temperaturerhöhung, vereinzelt auch Stauungspapille.

Nauwerck sah einen latent verlaufenden Fall, wo zwischen Trauma (Schuß ins Gehirn) und dem tödlichen Ausgange des Abszesses ein Intervall mit scheinbarer Gesundheit von 38 Jahren bestand!

Bei angeblich traumatisch bedingtem Hirnabszeß stets achten auf ältere Eiterungen des Mittelohres und der Nebenhöhlen, die bei schwerem Trauma des Kopfes zum Durchbruch gelangen und dann zu Hirnabszeß führen können; allerdings nicht selten auch spontanes Weitergreifen ohne Beziehung zu einem Unfall.

Epilepsie

g) Epilepsie.

Rindenepilepsie

Läsionen der motorischen Rindengegend (vordere Zentralwindung) oder benachbarter Teile durch Quetschung, Erweichung, Narben- oder Zystenbildung, meningeale Verwachsung, Knochenimpressionen oder Knochensplitter können zu Rindenepilepsie, oft von Jacksonschem Typ, Anlaß geben.

Genuine Epilepsie

Diese „symptomatische“ Epilepsie ist streng zu trennen von der sog. „genuinen“ Epilepsie, die nur bei vorhandener Anlage durch ein das Gehirn schädigendes Trauma (Kopfverletzung oder psychischer Shock) ausgelöst oder verschlimmert werden kann. Das Trauma muß stets ein erhebliches gewesen sein. So ist z. B. bei Kopfverletzung eine einfache Kopfkontusion nicht als geeignet und hinreichend erheblich anzusehen, wohl dagegen eine ausgesprochene Gehirnerschütterung; ebenso muß ein psychischer Shock ein beträchtlicher gewesen sein.

Unter unserem Material von Kopfverletzungen trat „symptomatische“ Epilepsie auf bei 11,7 % aller Fälle von Bruch des Schädeldaches, bei 4% der Basisbrüche, bei 1% der ohne Schädelbruch verlaufenden Krankheitsformen. Nach einfacher Kopfkontusion wurde niemals traumatische Epilepsie festgestellt, weder die symptomatische noch die genuine Form. **Häufigkeit**

Der längste Zeitraum zwischen Unfall und klinischem Auftreten von Krampfanfällen überschreitet nur selten Jahresfrist; doch tritt in Ausnahmefällen Epilepsie nach Schädeltraumen noch nach vielen Jahren auf (Tilmann sah Epilepsie nach $8^1/_2$ bzw. 30 Jahren). Stets achten auf etwaige sonstige Ursachen: Alkoholismus, Lues, Arteriosklerose. Trepanation, die stets anzuempfehlen, schützt nicht stets vor Rückfall. Lumbalpunktion kann bei seröser Hypertonie mit allgemein-epileptischen Anfällen druckentlastend, ja heilend wirken, dagegen traumatische „Rindenepilepsie“ nicht beheben.

Verlauf unserer Fälle (bei Durchschnittsbeobachtungszeit von etwa 4 Jahren): Verlauf

Heilung	im soz. Sinne bei	0 %	30,4 %
Besserung	„ „ „ „	30,4 %	
unverändert	„ „ „ „	46,4 %	69,6 %.
Verschlimmerung	„ „ „ „	23,2 %	

Annähernd die Hälfte aller Fälle zeigte neben Störungen des Affekts Intelligenzdefekte im Sinne der posttraumatischen Demenz.

Erwerbsbeschränkung stets beträchtlich; je nach Häufigkeit der Krampfanfälle und Schwere der psychischen Veränderung 50—100 %. Epileptiker sind für besonders gefährdete Berufsarbeiten ungeeignet. Praktische Beurteilung

h) Hirngeschwülste. **Hirngeschwülste**

Von „echten“ Hirngeschwülsten kommt praktisch fast nur das Gehirngliom in seltenen Fällen als Unfallfolge in Betracht (vgl. S. 117). Ohne die Annahme abnormer Veranlagung (versprengte Keime im Sinne der Cohnheim-Ribbertschen Theorie) ist nicht auszukommen. Nur bei den infektiösen Granulationsgeschwülsten, speziell den Solitärtuberkeln ist es denkbar und wahrscheinlich, daß durch posttraumatische Hirnblutung und Zertrümmerung von Hirnsubstanz erst ein günstiger Boden zur Bazillenansiedelung geschaffen wird.

2. Rückenmark.

a) Rückenmarkserschütterung. **Rückenmarkserschütterung**

Ähnlich der Gehirnerschütterung stellt die ungleich seltenere Rückenmarkserschütterung (durch Schlag oder Sturz auf den Rücken oder durch Prellung der Wirbelsäule bei Geschoßaufschlag) einen Grenzzustand zwischen funktioneller und organischer Verletzung dar, nur daß die Fälle von „reiner“ Kommotion mit funktionell erscheinenden, rückbildungsfähigen klinischen Symptomen die Ausnahme bilden und statt dessen mehr oder weniger deutliche organische Symptome hier vielfach überwiegen, wenigstens in den ersten Stadien der Erkrankung.

Im klinischen Verlauf der „spinalen Kommotionsneurosen“ sind zwei Phasen zu unterscheiden:

1. eine der Gewalteinwirkung unmittelbar folgende Phase akuten Rückenmarksshocks, die der Phase der Bewußtseinsstörung der Gehirnerschütterung entspricht und durch akute Lähmungserscheinungen (Arme, Beine, Blase, Mastdarm) vorübergehender Art — als Ausdruck einer shockartigen Funktionshemmung nervöser Elemente — gekennzeichnet ist: mehr oder weniger ausgedehnte motorische und sensible Störungen der Gliedmaßen, Schwächegefühl, Parästhesien der Beine, Störungen der Blasen- und Mastdarmfunktion, sowie Reflexanomalien, wie Ungleichheit der Kniereflexe, zuweilen auch Andeutung von Babinski und dergleichen — Störungen, die aber meist regressiven Charakter besitzen und sich in Tagen, Wochen und Monaten völlig oder teilweise zurückbilden können;

2. das Sekundär- oder Residualstadium, dessen Anfang mit dem Beginn vorerwähnter Rückbildungserscheinungen zusammenfällt und sich in der Hauptsache als „neurastheniformer Symptomenkomplex“ darstellt: Schwächegefühl, Parästhesien in Armen und Beinen, leichte Reflexanomalien, erhöhte allgemeine Erregbarkeit und abnorme Ermüdung.

Diesen „spinalen Kommotionsneurosen“ mit ihrem „neurastheniformen Symptomenkomplex“ können aber außer mechanisch, durch die Erschütterung bedingten molekularen Schädigungen und Erregbarkeitsänderungen der Rückenmarkssubstanz in einzelnen Fällen multiple punktförmige Blutungen neben Erweichungsherden und Faserdegenerationen zugrunde liegen. Diese „Übergangsfälle“, die schon ausgesprochen organische Läsionen darstellen, sind natürlich klinisch schwer erkennbar und nur durch Obduktion sicher zu erkennen, wie überhaupt bei den meisten Rückenmarksläsionen aus dem klinischen Befunde allein ein völlig sicherer Rückschluß auf Art und Schwere der Schädigung nicht gewonnen werden kann, Erwerbsbeschränkung anfangs stets beträchtlich, mit zunehmender Besserung geringer.

Sonstige Rückenmarksverletzungen

b) Sonstige Rückenmarksverletzungen.

Schwere Rückenmarksverletzung (nach Fall, Schlag, Schuß, Kompression durch zertrümmerte Wirbel usw.) kann pathologisch-anatomisch bestehen in: Markdurchtrennung und -quetschungen, Blutungen in Rückenmarkshäute und Rückenmark (Hämatomyelie) sowie in sekundären Degenerations- und Entzündungsprozessen nach Art der Myelitis.

Klinisch sind als Hauptformen anatomischer Markläsionen zu unterscheiden:

1. Bas Bild der Querschnittsläsion;
2. das Bild der partiellen Markläsion mit dem Sondertyp der Brown-Séquardschen Halbseitenläsion;
3. das Bild der disseminierten Markläsion.

Querschnittsläsion

Das klinische Bild der „Querschnittsläsion“ mit Blasen- und Mastdarmlähmung, Verlust der Reflexe, der Motilität und der Sensibilität beweist noch nicht mit Sicherheit das Vorliegen einer kompletten anatomischen Markdurchtrennung, da nach zahlreichen Kriegserfahrungen erloschene Reflexe wiederkehren können und umgekehrt selbst bei anatomisch sichergestellter Querdurchtrennung die Kniesehnenreflexe noch Monate lang sich erhalten können. Immerhin weist das dauernde Fehlen der Tiefenreflexe auf eine schwerwiegende Schädigung hin. Ist das Bild der „Querschnittläsion" Folge einer Rückenmarkskompression (durch Geschosse, Knochensplitter, Granulations- und Kallusbildung, Blutergüsse), so kann frühzeitige Laminektomie zuweilen Besserung bringen (Röntgenbild!). Prognose stets ernst, bei anatomischer Markdurchtrennung ausnahmslos ungünstig. Gefahr der Cystitis, Cystopyelitis und Urosepsis.

Hämatomyelie (Rückenmarksblutung) kann bestehen in: Hämatomyelie

α) Blutung in den Zentralkanal,

β) Blutung in die Rückenmarkssubstanz.

Außerdem kommen vor: subarachnoidale und extradurale Blutungen der Rückenmarkshäute. Ursachen: Fall auf den Rücken, schweres Heben. Störungen der Motilität und Sensibilität, der Reflexe, der Blasen- und Mastdarmfunktion können sofort oder auch erst nach Tagen in langsamer Entwickelung entstehen.

Rückbildung der Symptome möglich; Resterscheinungen bleiben aber meist zurück infolge degenerativer Prozesse nach Art der Myelitis.

Unter traumatischer Myelitis werden sekundär-degenerative Prozesse verstanden als Folge von primärer Erweichung oder Blutung nach direkter oder indirekter Rückenmarksverletzung bzw. -erschütterung, obwohl streng genommen nur entzündliche Prozesse als Myelitis bezeichnet werden sollten. Je nach Sitz und Ausdehnung der Läsion sind vor allem zu unterscheiden: die M. transversa und die M. disseminata. Myelitis degenerativa

Schott sah nach Tragen einer zentnerschweren Last $2^1/_2$ Stunden später motorische Lähmung der Beine und teilweise dissoziierte sensible Paraplegie, später Blasenlähmung und Cystitis; Venenthrombose, Lungenembolie nach 16 Tagen; Obduktion: Keine Blutung, sondern Lendenmarkerweichung, anscheinend bedingt durch vorübergehende Luxation der Wirbelsäule mit Zerreißung der versorgenden Art. spinalis ant.

Wiederherstellungsaussichten stets ungünstig.

c) Syringomyelie.

Das Vorkommen rein traumatischer Fälle von Syringomyelie ist unwahrscheinlich; doch können Traumen der Wirbelsäule und des Rückenmarks eine bestehende Anlage auslösen oder ein vorhandenes Leiden wesentlich verschlimmern. Streng zu unterscheiden von der echten, progredient verlaufenden Syringomyelie sind die traumatischen Erweichungsprozesse mit Höhlenbildung nach Hämatomyelie (= Myelodelese), die Neigung zum Fortschreiten nicht besitzen und begutachtungstechnisch günstiger zu bewerten sind. Periphерisch einwirkende Traumen, z. B. Quetschung der Arme, können niemals Höhlenbildung im Rückenmark auslösen oder verschlimmern; meist handelt es sich um Verletzungen infolge Syringomyelie, z. B. Syringomyelie um Verbrennung bei Störung der Schmerz- und Temperaturempfindung! Oft führt Syringomyelie zu neuropathischer Gelenkveränderung mit trophischer Kapselerschlaffung (Neigung zu Luxationen), nicht selten auch zu Spontanfrakturen.

Multiple Sklerose

d) Multiple Sklerose.

Rein traumatisch bedingte multiple Sklerose ist einwandfrei nicht festgestellt. Spezifische Disposition liegt scheinbar stets zugrunde. Schwere Allgemeinerschütterung, Kopf- und Rückentraumen können auslösend oder verschlimmernd wirken.

Voraussetzungen eines Unfallzusammenhangs:
1. Eignung und Erheblichkeit des Traumas;
2. Wahrung des zeitlichen Zusammenhangs;
3. Bestehen von Brückensymptomen.

Äußerste Grenze beim Bestehen von Brückensymptomen im allgemeinen 1½—2 Jahre, unterste Grenze nicht scharf zu ziehen; doch macht Bestehen ausgesprochener Symptome schon in den ersten Tagen nach dem Unfall Auslösung durch ein Trauma unwahrscheinlich.

Verschlimmerung zeigt sich durch rascheren Verlauf und muß in den ersten 2 Monaten nach dem Unfall zutage treten.

Thiem sah 3 Monate nach traumatischer Augapfeleiterung Beginn von vielfacher Herderkrankung im Gehirn und Rückenmark (bakterielle Auslösung).

Tabes dorsalis

e) Tabes dorsalis.

Ob es eine „reine“ traumatische Tabes dorsalis gibt, ist noch strittig. Die Möglichkeit wird vielfach zugegeben, wenn auch sicher die allermeisten Fälle auf früherer Lues beruhen (Nonne fand in 73% der Tabesfälle positiven Wassermann). Auslösung oder Verschlimmerung metaluetischer Tabes durch schwere Rückentraumen oder Allgemeinerschütterung, vielleicht auch Starkstromverletzungen ist zuzugeben. Verschlimmerung durch Erkältungseinflüsse ist möglich, dagegen Auslösung durch Erkältung oder aszendierende Neuritis abzulehnen. Ebenso ist die Zusammenhangsfrage bei peripher einwirkenden Traumen fast ausnahmslos zu verneinen; meist handelt es sich nur um Unfälle infolge von Tabes, z. B. infolge der Gangstörung.

Als Voraussetzung für die Annahme eines Unfallzusammenhangs sind bei Auslösung einer Tabes dorsalis zu fordern:
1. Eignung und Erheblichkeit des Traumas,
2. Auftreten ausgesprochen tabischer Erscheinungen spätestens nach 1½—2 Jahren,
3. Brückensymptome in der Zwischenzeit (Schwindel, Blasenstörungen, Schwäche der Beine).

Ausgesprochene Tabessymptome bereits einige Tage nach einem Unfalle weisen auf älteres Leiden hin. Es kann dann nur „Verschlimmerung“ in Frage kommen. Traumatische „Verschlimmerung“ ist häufiger als „Auslösung“. Erstere kann sich äußern durch Hinzutritt neuer Symptome (Ataxie, Lähmungen) oder durch rascheren Verlauf.

Tabische Spontanfrakturen oder Gelenkveränderungen (Arthropathien) werden oft irrtümlich als Unfallfolge bezeichnet! Dagegen ist Knochenbruch selbst bei leichtestem Trauma als „Unfall" aufzufassen.

f) Sonstige Systemerkrankungen.

Sonstige Systemerkrankungen

Ähnliche Gesichtspunkte gelten für die selteneren Formen von Systemerkrankung, wie spastische Spinalparalyse, amyotrophische Lateralsklerose, progressive Bulbärparalyse und spinale progressive Muskelatrophie, die sämtlich bei Anlage zur Degeneration durch Rückentraumen, durch Allgemeinerschütterung oder durch posttraumatische Infektion ausgelöst oder verschlimmert werden können.

Akute Entzündung der grauen Vorderhörner (Poliomyelitis anterior) ist stets auf Infektionserreger zurückzuführen.

Mohr sah einen Tag nach schwerer Allgemeinerschütterung fieberhafte P. ant. und nimmt an, daß durch molekuläre Markerschütterung im Körper kreisende spezifische Krankheitserreger einen besonders günstigen Ansiedelungsboden fanden. Differentialdiagnose: Polyneuritis, akute Myelitis und Commotio spinalis.

g) Praktische Beurteilung traumatischer Rückenmarksleiden.

Praktische Beurteilung

Rückenmarksverletzte erholen sich meist nur langsam, sofern nach Art der Schädigung überhaupt eine Besserung möglich ist. In den meisten Fällen bleibt Dauerschädigung zurück: nur vereinzelt tritt volle Erwerbsfähigkeit wieder ein (z. B. bei manchen Fällen von Rückenmarkserschütterung). Bei progredienten Fällen, aber langsamem Verlauf, z. B. bei multipler Sklerose, Syringomyelie oder Tabes kann oft noch längere Zeit hindurch die Erwerbsfähigkeit in gewissem Grade erhalten sein. In stationären Fällen mit Lähmung der Beine, z. B. nach traumatischer Blutung ins Lendenmark, können Arbeiten im Sitzen zuweilen noch verrichtet werden. Andere Fälle sind hilflos oder gar anstaltsbedürftig. Blasenstörungen für sich allein, wie es mitunter nach posttraumatischer Hämatomyelie der Fall, bilden nicht stets ein ernstes Arbeitshindernis (Urinal notwendig). Bezüglich der Rentenhöhe vgl. S. 43.

3. Periphere Nerven.

Periphere Nerven können traumatisch geschädigt werden:

1. durch toxisch-infektiöse Schädlichkeiten,
2. durch mechanische Schädlichkeiten.

Die Folgeerscheinungen können bei beiden Gruppen sowohl auf motorischen wie sensiblem Gebiete sich geltend machen; es können vor allem Nervenentzündung, Nervenlähmung und Neuralgien entstehen.

Mechanische Schädigungen (Schußverletzung, Stich, Hieb, Zerreißung oder Quetschung), die in der Unfallpraxis vor den toxisch-infektiösen Einwirkungen überwiegen, lassen in klinischer Hinsicht 3 Gruppen unterscheiden:

1. eine größere Gruppe mit Vorwiegen der motorischen Symptome,
2. eine kleinere Gruppe mit vorherrschend sensiblen, vasomotorischen, sekretorischen und trophischen Störungen,
3. Mischformen aus 1. und 2.

In die erste Gruppe gehören von Schädigungen an der oberen Extremität vor allem Läsionen des Nerv. radialis und Plexus brachialis, von Schädigungen an der unteren Extremität Läsionen des Nerv. ischiadicus bzw. Nerv. peroneus, während in die zweite Gruppe vor allem Medianus- und Ulnarisschädigungen fallen.

α) Nervenentzündungen.

Neuritis, Peri- und Polyneuritis

Nervenentzündung (Neuritis), meist verbunden mit Entzündung der bindegewebigen Scheide (Perineuritis), wird zuweilen bedingt durch mechanische oder auch durch toxisch-infektiöse Schädlichkeiten. In beiden Fällen kann entstehen das Bild der lokalisierten Mononeuritis: Druckschmerzhaftigkeit des Nervenstammes, Schmerzen, Kribbeln, Taubsein, Schwächegefühl. Bei infektiöser Einwirkung kommt vereinzelt auch aufsteigende Nervenentzündung (N. ascendens) vor, die aber nie aufs Rückenmark übergeht. Vielfache Nervenentzündung (Polyneuritis) ist stets auf Alkoholismus sehr verdächtig, findet sich aber auch zuweilen nach posttraumatischer Sepsis.

Berufsneuritis

Berufsneuritis durch ständige Überanstrengung, z. B. Entzündung des Nerv. radialis oder Nerv. ulnaris bei Schmieden, Tischlern oder Schlossern, des N. tibialis oder N. peroneus bei Näherinnen und Landarbeitern gilt in der Regel als Gewerbekrankheit (vgl. dort).

β) Nervenlähmungen.

Nervenlähmung nichtentzündlicher Art kann eine teilweise oder völlige sein. Bezüglich der diagnostischen Merkmale vgl. S. 86. Einige praktisch besonders wichtige Formen seien kurz erwähnt:

1. Augenmuskellähmungen.

Augenmuskellähmungen

Augenmuskellähmungen nach Schädelbasisbrüchen, Hirnquetschung, Blutungen und Erweichungsprozessen, Geschwulstbildung, Schußverletzung und toxisch-infektiösen Einwirkungen:

Okulomotoriuslähmung

a) Okulomotoriuslähmung (M. levator palpebr. sup., rectus int., sup. und infer., obliquus inf., M. ciliaris und sphincter pup.) mit Herabhängen des oberen Lides (Ptosis), Drehung des Augapfels nach außen und unten, Erweiterung der Pupille und Lähmung der Akkommodation; gekreuzte Doppelbilder;

Abduzenslähmung

b) Abduzenslähmung (M. rect. ext.) mit ungekreuzten Doppelbildern beim Blick nach außen;

c) Trochlearislähmung (M. obliq. sup.) mit ungekreuzten Doppelbildern beim Blick nach abwärts; Trochlearislähmung

d) Ophthalmoplegie, d. h. Lähmung aller Augenmuskeln — stets auf Kernveränderung zurückzuführen. Ophthalmoplegie

Bei Augenmuskellähmung Unfallverletzter nie versäumen, auf Tabes, progr. Paralyse, Lues cerebri und überstandene Infektionskrankheiten (Diphtherie, Influenza) zu fahnden.

2. Fazialislähmung.

Fazialislähmungen kommen als Unfallfolge vor, besonders nach Schädelbasisbruch, zuweilen auch nach Erkältung, und zwar als „periphere" Fazialislähmung mit Befallensein aller Äste. Fast stets einseitig; doppelseitig äußerst selten, z. B. bei Quetschung der beiden Gesichtsnerven im Fallopischen Kanal. Zentral bedingte Lähmung betrifft bei Einseitigkeit stets nur den unteren Ast, während der obere, doppelseitig innervierte Ast (Stirn und Orbicular. oculi) freibleibt. Leichtere Lähmung ist praktisch oft bedeutungslos, bei fehlendem Lidschluß (Lagophthalmus) kann dagegen in manchen Berufen Behinderung bestehen — Gefahr chronischer Reizzustände der Augen und Fremdkörperverletzung. **Fazialislähmung**

3. Lähmungen der oberen Extremität:

Lähmungen der oberen Extremität

a) Plexuslähmungen, z. B. bei traumatischer Schultergelenksverrenkung oder Schußverletzung, können sämtliche oder nur einzelne Nerven des Armes betreffen. Plexuslähmungen

Bei Verletzung des 8. Hals- und 1. Dorsalnerven entsteht die Klumpkesche Lähmung der Hand, vereint mit Miosis, Verengerung der Lidspalte und Zurücksinken des Augapfels (Hornerscher Komplex).

b) Serratuslähmung (M. serrat. antic. major, Nerv. thoracicus long.): Erheben des Armes über die Horizontale hinaus unmöglich; bei Erheben des Armes flügelförmiges Abstehen des Schulterblattes. Serratuslähmung

c) Axillarislähmung (M. deltoides), oft bei Verletzung und Quetschung der Schultergegend sowie bei Verrenkung, macht Erheben des schlaff herabhängenden Armes zur Horizontalen unausführbar. Axillarislähmung

d) Radialislähmung (Mm. triceps, brachio-radialis, supinator, Extensoren der Hand und der Finger, Hauptempfindung des radialen Teils von Handrücken und der Rückseite der Grundglieder an Daumen, Zeige- und halbem Mittelfinger): Hand und Finger hängen schlaff herab, Vorderarmsupination unmöglich. Oft bei Oberarmbrüchen. Bei Bleilähmung (Gewerbekrankheit) bleiben M. triceps und brachioradialis zumeist verschont, Sensibilität intakt! Heilungsaussichten bei baldiger Vereinigung getrennter Nervenenden und zweckentsprechender Nachbehandlung (Massage, Elektrotherapie, Heißluft, Bewegungsübungen) meist günstig. Radialislähmung

e) Medianuslähmung: Pronation und Beugung der Hand fast völlig aufgehoben; Daumen adduziert, Beugung und Opposition unmög- Medianuslähmung lich; Beugung der Mittel- und Endglieder vom 2.—5. Finger aufgehoben; Hautempfindung der Hohlhand (Daumen, Zeige-, Mittel- und halber Ringfinger) meist gestört.

Ulnarislähmung

f) Ulnarislähmung (M. flex. carpi ulnaris, fl. digitor. comm. prof. für den 3.—5. Finger, Kleinfingerballen, Mm. interossei und lumbricales, M. adductor pollicis), Klauenhandstellung: Grundglieder dorsal, Endglieder volar gebeugt, Atrophie der Zwischenknochenmuskeln. Hautempfindung gestört im ulnaren Teil der Hohlhand bis zur Mitte des 4. Fingers und in der ulnaren Hälfte des Handrückens bis zur Mitte des 3. Fingers.

Trophische Störungen, wie Veränderungen der Haut, Blässe, Rötung, Abschilferung und Wachstumsstörung der Nägel, Geschwürs- und Blasenbildung, Verdünnung der Knochen und Rarefikation der Epiphysen (Röntgenbild) sind ganz besonders bei Ulnarislähmung anzutreffen, weniger häufig bei Medianus- und nur ausnahmsweise bei Radialisschädigung. Auch Anomalien im Haarwuchs, vor allem Hypertrichosis, kommen vor neben sensiblen, sekretorischen und vasomotorischen Symptomen, wie Schmerzen, Parästhesien, Hyperästhesien, Hyperidrosis, seltener Anidrosis, Hautrötung usw. Bei Störung der Schmerz- und Temperaturempfindung Gefahr der Verbrennung oder sonstiger Verletzung!

4. Lähmungen der unteren Extremität.

Lähmungen der unteren Extremität

Peroneuslähmung

a) Peroneuslähmung (Mm. tibialis antic., ext. digitor. long., ext. hallucis long., Mm. peronei): Fußspitze hängt herab, schleift am Boden; Hautempfindung gestört an Außen- und Hinterseite des Unterschenkels und des Fußrückens.

Tibialislähmung

b) Tibialislähmung (Wade, Flexoren und Fußsohle): Plantarflexion unmöglich; Hautempfindung gestört an Fußsohle, äußerem Fußrand und Knöchel.

adikuslähmung

c) Ischiadikuslähmung: Beugung des Unterschenkels aufgehoben, ebenso Beugung und Streckung des Fußes.

Praktische Beurteilung von Nervenlähmungen.

Praktische Beurteilung

Bezüglich praktischer Beurteilung von Nervenlähmungen vgl. S. 41. Vielfach sind derartige Leiden nach ähnlichen Gesichtspunkten zu bewerten wie Gebrauchsbehinderung durch Kontrakturen, Versteifung usw. im Anschluß an Weichteil-, Knochen- oder Gelenkverletzung. Bei Verletzung des Plexus brachialis mit völliger irreparabler Armlähmung ist der Arm z. B. genau so unbrauchbar und wertlos, als wenn Amputation im Schultergelenk stattgefunden; — Rentenhöhe wie bei Armverlust. Bei teilweisen Lähmungen sind zuweilen durch Bandagen u. dgl. funktionelle Besserungen zu erzielen. Handgelähmte sind meist schwerer geschädigt als Beingelähmte.

γ) Neuralgien.

Neuralgien — vor allem Trigeminus-, Okzipital-, Brachial-, Interkostal-, Kruralneuralgie und Ischias, müssen bei Unfallverletzten stets zunächst an *komplizierende Leiden* denken lassen: Erkrankungen der Zähne oder Kiefer, der Ohren, Alkoholismus, Lues, Tabes, Diabetes mellitus, Erkältungseinflüsse; doch sind zahlreiche Fälle durch mechanische und posttraumatische toxisch-infektiöse Schädlichkeiten bedingt: z. B. *Okzipitalneuralgie* nach Kontusion des Hinterkopfes, *Supraorbitalneuralgie* nach Stirnverletzung, *Interkostalneuralgie* nach Rippenbrüchen, traumatische *Ischias* nach Fall aufs Gesäß oder die Kreuzbeingegend. Bei längerem Bestehen neuralgischer Schmerzzustände treten *allgemein-nervöse* Störungen als mittelbare Unfallfolge oft hinzu.

b) Neurosen.

Häufigkeit

Nervöse Störungen nach Unfall, d. h. *Unfallneurosen* im weiteren Sinne des Wortes, gehören mit zu den praktisch *wichtigsten* posttraumatischen Folgezuständen. Sie nehmen zwar zahlenmäßig unter den gewerblichen Betriebsunfällen nur eine bescheidene Rolle ein (etwa 1% aller zur Entschädigung kommenden Betriebsunfälle), sind aber z. B. bei Haftpflichtfällen der Eisen- und Straßenbahnen auch zahlenmäßig stark vertreten (etwa 50%). Derartige Unterschiede in der Häufigkeit des Auftretens von Unfallneurosen werden z. T. bedingt: 1. durch die ätiologisch verschiedenen *Sondergruppen*, wobei nicht nur Konstitution und Krankheitsbereitschaft, sondern auch Art und Schwere der Unfalleinwirkung sowie das Hinzutreten sekundärer Unfallschädigungen (Rentenkämpfe, Prozesse usw.) in Frage kommen, 2. durch die jeweilig verschiedenen *Personenkreise*, zu denen die Unfallneurotiker gehören. So kommen z. B. bei Knappschaftsberufsgenossenschaften nervöse Störungen nach Kopfverletzungen, die gerade im Bergbaubetriebe durch herabfallendes Gestein u. dgl. verhältnismäßig oft sich ereignen, viel häufiger zur Beobachtung als bei Textil-, Kleineisen- oder Hütten- und Walzwerksberufsgenossenschaften, bei denen die Gliederverletzungen überwiegen. Andererseits finden sich bei den Eisenbahnhaftpflichtfällen auffallend viele Schreckneurosen, bedingt durch die besondere Art der Unfalleinwirkung (Angst- und Schreckeinwirkung bei Eisenbahnunglücksfällen).

Nervöse Disposition

Bei der Beurteilung aller Unfallneurosen ist auf das Bestehen oder Fehlen von *krankhaften* angeborenen oder erworbenen *Veranlagungen*, *nervösen Vorkrankheiten* oder *sonstigen komplizierenden Schädlichkeiten* zu achten (siehe nächsten Abschnitt). An sich erfordern zwar die Unfallneurosen zu ihrer Entwickelung *keine* besondere Krankheitsbereitschaft, wenn auch praktisch die weitaus größere Zahl der Unfallneurosen auf nervös disponiertem Boden erwächst. Die Bedeutung der Disposition für Entstehung und Weiterverlauf eines posttraumatischen nervösen Krankheitsbildes wechselt je nach den *verschiedenen Sondergruppen* der Unfallneurosen. Die stärkste Einwirkung nervös disponierender Umstände zeigt sich bei den *Emotionsneurosen*, den *Entschädigungskampfneurosen* sowie bei den mit *seelischen Erregungen* verlaufenden Unfallneurosen sonstiger Ätiologie.

Bei den Emotionsneurosen fällt vor allem die geradezu elektive Wirkung einer nervösen Krankheitsbereitschaft auf, insofern z. B. unter sonst gleichen Bedingungen bei einem Eisenbahnzusammenstoß in erster Linie die nervös Veranlagten an Schreckneurose erkranken, während die vorher völlig Gesunden meist nicht oder nicht erheblich oder nur ganz vorübergehend unter Schrecksymptomen zu leiden haben. Auch bei den Intoxikations- und den Elektroneurosen ist die individuelle Empfänglichkeit für die Krankheitsentwickelung von großer Bedeutung. Wie auch Lewin betont, ist die „Giftfestigkeit" eine individuell durchaus verschiedene und ebenso besteht, worauf bereits Jellinek hingewiesen, für elektrische Starkstromeinwirkungen eine individuell verschiedene Empfänglichkeit. Dagegen wirkt bei den Kommotions- und den Thermoneurosen eine nervöse Krankheitsbereitschaft nur im Sinne einer sekundären Beeinflussung des nervösen Krankheitsbildes.

Größte Beachtung erfordert etwaiges Bestehen einer spezifischen Individualdisposition, aus der heraus auch zahlreiche Abweichungen und Besonderheiten in den einzelnen Krankheitsbildern zu erklären sind, z. B. die Sonderform der „hysterischen Schreckneurose".

Rechtlich hat die Feststellung disponierender Umstände und komplizierender Leiden größte Bedeutung, da bei Haftpflichtfällen, Privatversicherten und Kriegsbeschädigten nur die durch den Unfall oder die sonstige Schädlichkeit (D.B.) bedingte Verschlimmerung entschädigt wird, während allerdings bei der Sozialversicherung bei Verschlimmerung eines älteren Leidens die Gesamterwerbsbeschränkung rentenpflichtig wird. Es ist auch zu beachten, daß sehr viele Unfallneurotiker vor dem Unfalle nicht nur „nervös disponiert", sondern bereits ausgesprochen nervös, neurasthenisch oder hysterisch waren.

Jede Unfallneurose ist das Endergebnis von 2 Faktoren:

1. der Beschaffenheit des Nervensystems (= Krankheitsbereitschaft oder Disposition),
2. der Art und Stärke des krankmachenden Reizes (= auslösende Ursache).

„Je stärker die vorhandene Disposition (angeborene oder erworbene), eines um so geringeren Anlasses bedarf es zur Krankheitsauslösung; umgekehrt, je mächtiger das von außen einwirkende schädliche Moment, umso schwächer braucht der Faktor der Disposition zu sein, ja er kann sich bis auf Null verringern". (Laudenheimer).

Unter den „reinen" Schreckneurosen meines Materials von Eisenbahnbahnunfallneurosen war bei 75 % der Fälle eine Disposition zu nervösen Störungen nachweisbar, dagegen bei meinen Fällen von Kopfverletzungen Disposition im engeren Sinne nur bei 5,6 %, im weiteren Sinne bei 40—45 %. Die schwereren Fälle von Renten-, Prozeß- und Begehrungsneurosen sind fast ausnahmslos auf degenerative Veranlagung, Psychopathie und geistige wie ethische Minderwertigkeit zurückzuführen.

Entstehung

Die Unfallneurosen im weiteren Sinne werden am zweckmäßigsten eingeteilt unter Berücksichtigung ihrer ätiologischen Bedingungen, die als direkte oder indirekte Einwirkungen, als primäre und sekundäre Schädlichkeiten Entstehung, Art und Verlauf des jeweiligen Krankheitsbildes in charakteristischer Weise bestimmen und beeinflussen. Die früher gebräuchliche Einteilung in traumatische Neurasthenie, Hysterie und Hypochondrie trägt den Entstehungsursachen der Unfallneurosen in keiner Weise Rechnung und muß sowohl aus klinischen wie begutachtungstechnischen Gründen vermieden werden.

Zu den direkten oder primären Unfalleinwirkungen sind als praktisch wichtigste Formen zu rechnen: starke Gemütserschütterung (vor allem Schreck und Angst), Kopftraumen der verschiedensten Art und Schwere, Allgemeinerschütterung und Rückentraumen mit Erschütterung des Rückenmarks, lokale Traumen sonstiger Art (Quetschung usw. der Gliedmaßen, des Brustkorbes oder des Bauches), Intoxikationen im weiteren Sinne (Verbrennungen, chemische und bakterielle Gifte), elektrische (Starkstrom, Blitzschlag) und thermische Schädlichkeiten (Sonnenstich, Wärme- und Hitzschlag) sowie Kombinationen dieser verschiedenen ätiologischen Momente.

Als indirekte oder sekundäre Unfalleinwirkungen kommen vor allem in Frage: 1. Befürchtungsvorstellungen verschiedenster Art (Existenzsorgen, Furcht vor Siechtum usw.), 2. Begehrungsvorstellungen, sofern es sich um einen entschädigungspflichtigen Unfall handelt und die „normale“ Begehrlichkeit sich zu krankhafter „Rentensucht“ steigert.

Endlich spielen, worauf oben schon hingewiesen, noch eine ganze Anzahl Schädlichkeiten endogener und exogener Art in die Entstehungsbedingungen der Unfallneurosen hinein, wie sie sich darstellen in angeborener oder erworbener Krankheitsbereitschaft (Disposition), und wie sie im einzelnen bedingt sind durch erbliche Einflüsse, körperliche und geistige Überanstrengung mit chronischer Ermüdung und Erschöpfung, familiäre oder geschäftliche Aufregungen, Alkohol- und Nikotinmißbrauch oder sonstige toxische Einflüsse, sowie durch überstandene oder noch manifest oder latent vorhandene Erkrankungen, besonders infektiöser Natur (Tuberkulose, Lues, septisch-pyämische Prozesse, Influenza, Lungenentzündung, Typhus usw.). Bei allen angeblich posttraumatisch entstandenen Störungen nervöser Art ist auf derartige Schädlichkeiten sorgfältigst zu achten, denn allzuoft werden ältere oder durch sonstige Ursachen bedingte nervöse Leiden falschlicherweise mit einem Unfall in Zusammenhang gebracht! Das post hoc — ergo propter hoc ist gerade bei Unfallneurosen durchaus abzulehnen! Auch abnorme Charaktereigentümlichkeiten dürfen nicht etwa als Symptome einer Unfallneurose betrachtet werden. Beachtung der Vorgeschichte und der Zeugenaussagen!

Diagnose

Unfallneurosen sind grundsätzlich nur dann als solche zu diagnostizieren, wenn feststeht oder mit Sicherheit anzunehmen ist,

1. daß überhaupt ein Unfall vorausgegangen,
2. daß die nervösen Erscheinungen nicht etwa ausschließlich älteren Ursprungs oder nachträglich, aber völlig unabhängig von dem Unfalle, entstanden sind,

3. daß sie nicht simuliert sind,
4. daß die anscheinend „nervösen" Störungen nicht etwa auf organischen Erkrankungen beruhen.

Selbstredend muß man sich hüten, einzelne vorkommende Symptome in ihrer Bedeutung zu überschätzen; nur der Gesamtbefund unter Berücksichtigung von Unfall und bisherigem Verlauf des Falles gibt ein zutreffendes Bild. Beachtenswert ist auch der Umstand, daß sogenannte „nervöse Symptome", wie Lebhaftigkeit der Kniereflexe, Fehlen der Bindehautreflexe, Gesichtsfeldeinschränkung auch bei Nichtnervenkranken und anscheinend ganz Gesunden öfters anzutreffen sind. Auch Verwechslungen mit dem nicht seltenen Bilde der Vagotonie, das einhergeht mit Störungen im vegetativen Nervensystem, insbesondere mit kardiovaskulären Symptomen (Herzklopfen, labiler Puls, Dermographie, feuchte Hände, Neigung zu Blutwallungen, respiratorische Arythmie usw.) und das besonders zu Herzneurose, Basedowscher Krankheit, Bronchialasthma, Hyperazidität, Kardiospasmus, Pylorospasmus, spastischer Obstipation, Aufstoßen, Sodbrennen, Diarrhöen, Dysmenorrhoe zu disponieren pflegt, müssen vermieden werden. Bezüglich weiterer Einzelheiten vgl. Sondergruppen und „Untersuchungsmethoden".

Einteilung

Folgende Übersicht möge die Stellung der verschiedenen Formen der Unfallneurosen im Gesamtgebiet der Neurosen, auch der nichttraumatischen Formen, kurz erläutern:

A. Endogene Neurosen: Nervosität, Neurasthenie, Hysterie, Hypochondrie, Psychasthenie.

B. Exogene Neurosen:

I. Erschöpfungsneurosen (Unterernährung, Blutverlust, geistige und körperliche Überanstrengung mit chronischer Ermüdung und Erschöpfung);

II. Intoxikationsneurosen im weiteren Sinne (akute und chronische Infektionen, Giftmißbrauch, gewerbliche Intoxikationen);

III. „Unfallneurosen":

a) Primäre Unfallneurosen (als direkte, unmittelbare Unfallfolgen),

1. Emotionsneurosen (Schreck- und Angstneurosen),
2. Kommotionsneurosen im weiteren Sinne:

α) zerebraler Typ (nach Kopfkontusion, Gehirnerschütterung ohne und mit Komplikation) — „zerebrale Kommotionsneurosen",

β) spinaler Typ (nach Allgemeinerschütterung und Rückenkontusion, speziell Rückenmarkserschütterung) — „spinale Kommotionsneurosen",

3. Kontusionsneurosen, d. h. Neurosen nach sonstigen lokalen Traumen (insbesondere von Gliedmaßen, Brust- und Bauchorganen), z. B. Herz-, Magen-, Darmkontusionsneurosen,
4. Intoxikationsneurosen im engeren Sinne (nach Verbrennung, akuten Intoxikationen, Gasvergiftung, posttraumatischen Infektionen),
5. Elektroneurosen (nach Blitzschlag und Starkstromeinwirkung),
6. Thermoneurosen (nach Sonnenstich, Wärme- und Hitzschlag);

b) sekundäre Unfallneurosen (als indirekte, mittelbare Unfallfolgen), zumeist Rentenkampf- bzw. Abfindungsneurosen (Entschädigungskampfneurosen),

1. sekundär veränderte primäre Unfallneurosen (Fortentwickelung von IIIa [1.—6.]),

2. Entschädigungskampfneurosen im engeren Sinne (ohne primäre Schädigung des Nervensystems) — Renten-, Prozeß-, Begehrungsneurosen.

C. Mischformen von A. und B. (I.—III.) in verschiedenster Kombination.

Die früher übliche Bezeichnung „traumatische Neurose“ ist, weil diagnostisch und prognostisch irreführend, unter allen Umständen zu vermeiden! Bei Fällen, deren klinische Sonderstellung schwankt, z. B. bei manchen Mischformen, ziehe man die Bezeichnung „nervöse Unfallfolgen“ vor und füge die Entstehungsursache bei, z. B. „nervöse Unfallfolgen nach Kopf- und Rückenkontusion“ (ohne organischen Befund).

1. Primäre Unfallneurosen.

Eine Reihe primärer Unfallneurosen steht in engster Beziehung zu organischen Schädigungen des Nervensystems und ist zum Teil schon früher besprochen:

zerebrale Kommotionsneurosen	vgl.	S. 204.
spinale „	„	S. 209.
Intoxikationsneurosen . . .	„	S. 107.
Thermoneurosen	„	S. 123.
Elektroneurosen	„	S. 121.

a) Emotionsneurosen.

Emotionsneurosen, speziell Schreck- und Angstneurosen: besonders häufig nach Eisenbahnunfällen, sowie nach Schiffs-, Erdbeben- und Grubenkatastrophen, dagegen nach gewerblichen Betriebsunfällen seltener anzutreffen, wenn auch Verletzungen körperlicher Art bei Betriebsunfällen mit Schrecksymptomen oft vereinigt sind. Die sogen. „Telephonunfälle“ bei Telephonistinnen beruhen ebenfalls meist auf Schreckwirkung. Auch unter den „Kriegsneurosen“ finden sich zahlreiche Fälle von typischen Schreck- und Angstneurosen.

Hauptsymptome:

1. auf psychischem Gebiete: anfangs allgemeine Erregung, oft mit initialer Verwirrtheit und Fassungslosigkeit, zuweilen auch apathischer Stupor oder euphorisches Verhalten; in der Folge fixierte Angstzustände (Unfallereignis, „Eisenbahnfurcht“ usw.), innere Unruhe, Schreckhaftigkeit, Erregungszustände mit Weinanfällen, vereinzelt auch paranoide Wahnideen, Schlafstörung mit schreckhaften Träumen, Geräuschempfindlichkeit und psychische Depression, zuweilen Umprägung der Gesamtpersönlichkeit;
2. auf körperlichem Gebiete: neben initialer Erregung oder Hemmung der motorischen und sensiblen Sphäre (Zittern am ganzen Körper, Schlaffheit der Beine, Schwächegefühl, Reflexerhöhung, Parästhesien, Überempfindlichkeit oder Empfindungsabstumpfung), vor allem Störungen im vegetativen Nervensystem, besonders kardiovaskuläre Symptome („vasomotorischer Symptomenkomplex“), wie Herzklopfen oder sonstige abnorme Sensationen in der Herzgegend, Hitze- und Kältegefühl, Frost-

schauer, Blutandrang zum Kopf (Kopfschmerz, Kopfdruck, Schwindelgefühl) bei kühlen Gliedmaßen, fleckige und streifige Rötung der Haut, zuweilen mit urtikariellen Eruptionen, Dermographie, Beschleunigung und Labilität, vereinzelt auch Arhythmie des Pulses, Neigung zu abnormen Schwankungen des arteriellen Blutdrucks, ferner Sekretionsanomalien, Menstruationsstörungen und sonstige Störungen im Genitalsystem, Magendarmsymptome (Störungen der Motilität und Sekretion, Emotionsdiarrhöen, spastische Obstipation), Störungen der Respiration (Asthma nervosum, Zwerchfellkrämpfe), vereinzelt auch trophische Störungen (Haarausfall, Wachstumsstörung der Nägel, Karies der Zähne).

Praktisch sind die „rudimentären“ Formen, bei denen nur die einen oder die anderen Symptome als Ausdruck der Sympathikusstörung, des psychogenen, akuten oder mehr chronischen „Nervenschocks“ bestehen (z. B. nur Erregtheit, Schreckhaftigkeit, schlechter Schlaf mit aufregenden Träumen, Neigung zu Herzklopfen, Schwitzen und Kopfschmerz, Pulsbeschleunigung, Reflexerhöhung und leichtes Zittern) den „ausgebildeten“ Formen gegenüber ganz erheblich in der Überzahl.

Selbstredend können ähnliche oder selbst gleichartige Komplexe auch ohne traumatische Ätiologie (z. B. bei Vagotonikern) oder nach anderen Ursachen (z. B. ständigen seelischen Aufregungen) in Erscheinung treten. Das Wesentliche und vor allem für die Unfallpraxis Wichtige liegt aber darin, daß eine heftige seelische Erschütterung, mag sie nun kurz oder protrahiert (Schreck oder Angst) einwirken, regelmäßig eine derartige Reaktion im Gefolge hat („Affektschock“).

Bei spezifisch-hysterischer Disposition, die stark verbreitet (auch scheinbar völlig Gesunde sind „hysteriefähig“!), entsteht das Bild des „hysterischen Schreckneurotikers“, bei dem zu der „reinen, eigentlichen Schreckreaktion“ (vgl. oben) noch die mannigfachsten hysterischen Symptome hinzutreten können, und zwar entweder sofort (als Folge des primären Nervenschocks) oder später (als Folge des Entschädigungskampfes): Abasie, Astasie, Mutismus, Aphonie, pseudospastische Parese mit Tremor, Krampfanfälle, Störungen der Schmerzempfindung, hysterische Druckpunkte, Fehlen der Schleimhautreflexe, psychische Anomalien hysterischer Art, wie erhöhte Suggestibilität, Launenhaftigkeit und Stimmungswechsel (frühere Bezeichnung: „traumatische Hysterie“). Oft bestehen hysterische Symptome auch schon vorher. „Schreckneurose“ und „Hysterie“ sind an sich nicht identisch, können sich aber bei vorhandener spezifischer Individualdisposition zu einem Gesamtkomplex verbinden. Nur 53 % meiner Fälle von Schreckneurose zeigten typisch „hysterische“ Symptome, 42 % waren frei von Hysterie!

Vereinzelt werden durch starke Schreckeinwirkung ausgelöst bzw. verschlimmert: Paralysis agitans, Chorea minor, chronisch-progressive Chorea, sowie die zum vegetativen Nervensystem in enger Beziehung stehenden Erkrankungen endokriner Drüsen, in seltenen Fällen auch echte Psychosen (vgl. ferner S. 19).

b) Neurosen nach Kopfkontusion.

Engste Beziehung zu Schreckneurosen einerseits und zu zerebralen Kommotionsneurosen andererseits haben die Neurosen nach Kopfkontusion, also nach Kopftraumen, die zu keiner völligen Bewußtseinsstörung und keinem Schädelbruche führen, die aber häufig mit Weichteilverletzungen (Quetschung, Schnitt- oder Hiebverletzung, Rißwunden usw.) verbunden sind. Bei leichteren Kopfkontusionen, wie sie z. B. besonders oft nach Eisenbahnunglücksfällen anzutreffen sind (Schlag mit der Stirn oder dem Hinterkopf gegen die Abteilwand) oder nach Fall auf Glatteis (Sturz auf den Hinterkopf), sind vielfach Beulen als einziges äußeres Zeichen festzustellen. Bei offener Verletzung kommen vereinzelt sekundäre Komplikationen noch hinzu; Phlegmone, Erysipel, Meningitis, Hirnabszeß, Sinusthrombose, Septikopyämie. Bezüglich der nervösen Folgen von Kopfkontusionen lassen sich, sofern überhaupt Erscheinungen von seiten des Nervensystems entstehen, bei kritischer Sichtung 3 Gruppen unterscheiden:

a) zerebrale Kommotionsneurosen leichtester Art (auf Labyrinthschädigung stets zu achten!),
b) Schreckneurosen,
c) Mischformen aus a) und b), sofern außer einer leichten Kommotion gleichzeitig ein heftiger Schreck wirksam war.

In allen Fällen von „Kopfkontusionsneurosen“ ist also je nach Ätiologie und Symptomenbild die jeweilige Krankheitsform zu bestimmen. Bezüglich Beurteilung vgl. Schreck- und zerebrale Kommotionsneurosen, wobei zu beachten ist, daß die Kommotionssymptome meist nur von geringer Bedeutung sind.

c) Neurosen nach sonstigen lokalen Traumen (Kontusionsneurosen).

Bei Neurosen nach sonstigen lokalen Traumen, z. B. nach Quetschung von Gliedmaßen, Brust- und Bauchorganen ist stets in erster Linie auf organische Schädigungen zu fahnden, z. B. auf Knochenfissuren, subkutane Blutergüsse mit folgender Schwielenbildung u. dgl., sofern das lokale Trauma überhaupt von Bedeutung war und die aufgetretenen Störungen nicht einzig und allein — wie es sehr oft der Fall! — auf begleitender Schreckeinwirkung beruhten. Besondere Vorsicht ist am Platze bei angeblicher „Herzneurose“ nach Brustkorbquetschung, sowie bei „Magen- und Darmneurosen“ nach Bauchquetschung, da auch posttraumatische Blutungen in Peri-, Myo- oder Endokard, in Sehnenfäden und Klappen, in die Wandungen von Magen und Darm, in Bauchfell und Mesenterium oft klinisch zunächst rein funktionell erscheinende Krankheitssymptome bedingen, um mitunter erst später, vielleicht erst bei der Obduktion ihren wahren organischen Charakter zu offenbaren.

Andererseits kommen aber auch funktionelle Organneurosen nach lokalem Trauma vereinzelt vor, vielleicht durch Erschütterungsschädigung des nervösen Apparates. In wieder anderen Fällen ist die Organneurose nach lokalem Trauma nichts weiteres als Teilerscheinung eines nervösen Allgemeinzustandes, was z. B. für manche Fälle von Asthma bronchiale nach Brustquetschung anzunehmen ist. Ähnliche Gesichtspunkte gelten für Traumen der Gliedmaßen; auch hier liegt oft eine organische Läsion zugrunde, die zwar vielfach als solche folgenlos verheilt, aber zur Entwicklung nervöser Störungen (mit oder ohne Rentenkampfkomplikation) Anlaß gibt.

In vierfacher Weise vermögen lokale Traumen der Gliedmaßen, der Brust- und Bauchorgane das Nervensystem — abgesehen von gröberen organischen Nervenläsionen — in Mitleidenschaft zu ziehen:

a) durch lokalisierte feinste Erschütterungsschädigung mit molekularen Umlagerungen und Erregbarkeitsänderung peripherer Nervengebiete (insbesondere bei posttraumatischen Organneurosen sowie bei „Kommotionslähmungen" [Perthes] peripherer Nerven) — selten! —;

b) durch Auslösung lokalisierter sensibler Reizerscheinungen (Neuralgien, Parästhesien), z. B. Interkostalneuralgie nach Rippenbruch oder posttraumatische Ischias (sofern echte neuritische Symptome mit Abmagerung und Fehlen des Achillessehnenreflexes nicht bestehen), wobei allerdings in vielen Fällen Quetschung von Nervenästen, Blutung in die Nervenscheide, perineuritische Verdickungen und Verwachsungen nicht auszuschließen sind; ferner mit sensiblen Reizerscheinungen verbundene Fälle von „Herzneurose" nach Brustkontusion, „Magen- und Darmneurosen" nach Bauchkontusion bei sonst intaktem Nervensystem;

c) durch Lokalisierung funktioneller Symptome am Ort der Gewalteinwirkung, z. B. von Kontrakturen, Lähmungen, Zittern, Krampfzuständen, Störungen der Sensibilität, lokalisierten Ödemen oder sonstigen Gefäßstörungen, bei krankhaft veranlagtem Nervensystem, insbesondere Hysterie (ziemlich häufig!); auch die Fälle von Bronchialasthma und Herzneurose nach Brustkontusion, von Magen- und Darmneurosen nach Bauchkontusion bei bestehender nervöser Veranlagung fallen hierunter;

d) durch psychische Rückwirkung lokalisierter Schädigungen auf das übrige Nervensystem, z. B. Entstehung allgemein-nervöser Beschwerden (Erregtheit, schlechter Schlaf und Appetit, Mißmut, Kopfschmerz usw.) bei schmerzhaften Narben oder posttraumatischen Entzündungsprozessen; Einflüsse des Entschädigungskampfes können hinzukommen, aber auch fehlen. Weitaus häufigste Form der Kontusionsneurosen! Charakteristisch ist das oft auffallende Mißverhältnis zwischen Trauma und Schwere der nervösen Folgeerscheinungen.

Nach alledem ist genaue Analysierung von Krankheitsentwickelung und Krankheitsbild bei Kontusionsneurosen stets unerläßlich!

Verlauf verschieden, je nach Art und Schwere der Symptome,

Fehlen oder Bestehen von organischer Komplikation, nervöser Veranlagung und Art des Entschädigungsverfahrens. Bei fehlender Komplikation möglichst anzustreben einmalige Kapitalabfindung unter Annahme einer zeitlich begrenzten, fallenden Erwerbsbeschränkung! (vgl. auch S. 226).

2. Sekundäre Unfallneurosen (Entschädigungskampf- bzw. Renten-, Prozeß-, Begehrungsneurosen).

Alle primären Unfallneurosen können bei Einwirkung sekundärer psychischer Schädlichkeiten (Befürchtungs- und Begehrungsvorstellungen, Entschädigungskampf, ungünstige soziale und häusliche Einwirkungen) ausnahmslos noch ein zweites Stadium, das der sekundären Unfallneurosen, erreichen; dabei können sich die ursprünglichen Symptome entweder unverändert erhalten oder nach bestimmter Richtung ändern (hypochondrisch-querulatorische Züge bei schädlichem Rentenkampf!). Auch viszerale und allgemein-nervöse Symptome der verschiedensten Art sowie vor allem hysterische Bilder können unter dem Einfluß affektbetonter Vorstellungen auf autosuggestive Weise sekundär hinzutreten, sofern sie nicht, wie es oft der Fall, schon von früher her bestehen. Daher sind bei länger bestehenden Unfallneurosen vielfach anzutreffen: übertriebene Selbstbeobachtung, oft mit wahnhafter Umdeutung normaler körperlicher Empfindungen und fäschlicher Rückbeziehung zu dem Unfallereignis, Depression der Stimmung, Energielosigkeit, Schlaffheit und Wehleidigkeit, Reizbarkeit, Jähzorn, Unzufriedenheit, Mißmut, sowie eine ausgesprochene Neigung zum Querulieren, zur Rechthaberei; dazu kommen häufig Störungen des vegetativen Systems, vor allem kardiovaskuläre Symptome, Reflexanomalien und Zittern, sowie bei hysterischer Disposition bzw. „Hysteriefähigkeit" noch alle möglichen Symptome hysterischer Art. Endlich tritt gerade bei Entschädigungskampfneurosen die Sucht besonders kraß hervor, vorhandene Beschwerden zu übertreiben und andere Symptome hinzuzusimulieren! **Entwicklung aus primären Unfallneurosen**

Genau dieselbe Neurosenentwickelung kommt aber auch vor — und zwar sehr häufig —, wenn das Nervensystem bei dem Unfalle selbst direkt in keiner Weise beteiligt war. Die später entstehenden psychisch-nervösen Symptome sind dann in der Regel einzig und allein durch sekundäre psychische Schädlichkeiten bedingt — „reinste" Form der Entschädigungskampfneurose („Renten-, Abfindungs-, Begehrungs- und Prozeßneurosen"). Oft spielen auch, besonders bei den schweren Formen, degenerative Veranlagung, geistige und ethische Minderwertigkeit, nervöse Disposition oder ältere Leiden mit. **Entwicklung ohne primäre Nervenschädigung**

Praktische Beurteilung der Unfallneurosen.

Die Unfallneurosen an sich, insbesondere die Schreckneurosen, die Neurosen nach Kopfkontusionen und nach sonstigen lokalen Traumen sowie die Entschädigungskampf-, Prozeß- und Rentenneurosen (bezüglich der übrigen Sondergruppen vgl. die **Heilbarkeit** entsprechenden Kapitel!) stellen beim Fehlen komplizierender organischer Schädigungen oder sonstiger ernsterer Krankheitserscheinungen (schwere Arteriosklerose, Lues, Tuberkulose, Diabetes mellitus, Alkoholismus usw.) grundsätzlich in praktischer Hinsicht heilbare Erkrankungsformen dar.

So fand ich unter 136 Abgefundenen bereits wenige Jahre nach der Abfindung Wiederkehr voller Erwerbsfähigkeit oder wesentliche Besserung bei 86%; bei den übrigen 14% war das Ausbleiben einer Besserung weniger den Unfallfolgen, als schweren, komplizierenden Leiden, ungünstigen sozialen und häuslichen Umständen sowie langwierigen Haftpflichtprozessen zuzuschreiben.

Bei 40 weiteren abgefundenen Fällen ergab sich Heilung bei 90%, wesentliche Besserung bei 10%, also 100% günstige Resultate. Berufswechsel hatte in keinem Falle stattgefunden. Von Schreckneurosen waren geheilt 95%, wesentlich gebessert 5%, von zerebralen Kommotionsneurosen geheilt 85%, wesentlich gebessert 15%.

Leichtere Fälle klingen erfahrungsgemäß in einigen Wochen oder Monaten, mittelschwere innerhalb 1—2 Jahren, schwerere Fälle in der Regel in 3 bis spätestens 5 Jahren soweit ab, daß eine durch Unfallfolgen bedingte Erwerbsbeschränkung nicht mehr besteht (soziale Heilung), wenn auch die einen oder anderen Symptome mitunter noch vorhanden sein können.

-Abfindung Voraussetzung für ein normales Abklingen der Krankheitssymptome ist möglichst baldige und endgültige Erledigung der Entschädigungsfrage durch einmalige Kapitalabfindung unter Zugrundelegung einer allmählich abgestuften, fallenden Erwerbsbeschränkung, z. B. in leichten Fällen:

50%	für	das	1.	Vierteljahr
25%	„	„	2.	„ ,

in mittelschweren Fällen:

100%	für	das	1.	Vierteljahr	voraussichtliche Gesamtdauer 2 Jahre
60%	„	„	2.	„	
40%	„	„	3. u. 4.	„	
20%	„	„	folgende	ganze Jahr	

in schwereren Fällen:

100%	für	das	1.	Jahr	voraussichtliche Gesamtdauer 4 Jahre
60%	„	„	2.	„	
40%	„	„	3.	„	
20%	„	„	4.	„	

Grundsätzlich ist bei allen nicht organisch komplizierten Fällen von Unfallneurosen die einmalige Kapitalabfindung dasjenige Entschädigungsverfahren, das, soweit es rechtlich zulässig, gegenüber dem Rentenverfahren unbedingt zu bevorzugen ist, da eine baldige Rückkehr voller Erwerbsfähigkeit nach Abfindung mit großer Wahrscheinlichkeit erwartet werden kann.

Selbstredend ist vor endgültiger Abfindung Klarstellung des Falles durch eingehendste Untersuchung und Beobachtung unerläßlich. Verschleppung der Abfindung verschlechtert die Heilungsaussichten.

Wie notwendig und wichtig frühzeitige Abfindung, möglichst im ersten Krankheitsjahre, ist, zeigt folgende Übersicht meiner Ergebnisse:

Bei Abfindung im	1. Jahre	90%	Heilung oder Besserung,
„ „ nach dem	1. „	80%	„ „ „
„ „ „ „	2. „	70%	„ „ „
„ „ „ „	3. „	55%	„ „ „

Bei einer späteren Untersuchungsreihe zeigte sich, daß infolge prompter Erledigung der Entschädigungsfrage im 1. Jahr die Zahl der praktisch Geheilten auf 97% stieg; nur 1 Fall blieb zunächst bei „wesentlicher Besserung" stehen, und zwar sicher nur deshalb, weil schon vor dem Unfalle starke Blutarmut, Neurasthenie und Lungentuberkulose vorhanden waren.

Je länger der Entschädigungskampf seine ungünstige Einwirkung ausübt, um so fester vermögen die Störungen Wurzel zu fassen, um so stärker wird die hypochondrisch-querulatorische Umprägung zur sekundären Neurose. Jedenfalls tragen Prozesse, ebenso aber auch Rentenbezug nur dazu bei, die Krankheitssymptome zu erhalten und neue Erscheinungen hervorzurufen. Nur in organisch komplizierten Fällen, besonders bei gleichzeitiger posttraumatischer Verschlimmerung von Arteriosklerose, Herzleiden, Tuberkulose, Diabetes mellitus usw. ist abwartendes Verhalten bzw. Rentenverfahren meist am Platze. Ebenso ist bei gewerblichen Arbeitern mit Unfallneurose das Abfindungsverfahren aus rechtlichen Gründen unzulässig, sofern die Erwerbsbeschränkung mehr als 20% beträgt (vgl. S. 39). Auch bei „Kriegsneurotikern" ist nach den bisherigen Bestimmungen Abfindung wie bei Haftpflichtfällen noch nicht möglich. Die durch unberechtigten Rentenkampf bedingten Störungen nervöser Art sind sowohl in Haftpflichtfällen als bei unfallversicherten Arbeitern nicht als Unfallfolgen anzuerkennen und fallen juristisch eigenem mitwirkendem Verschulden des Patienten zur Last (vgl. S. 23). Ist in Haftpflichtfällen aus besonderen Gründen Abfindung nicht möglich, so soll dem Gerichte Festsetzung einer zeitlich begrenzten, fallenden Rente, nicht Dauerrente, vorgeschlagen werden. Im übrigen empfiehlt sich in strittigen Fällen Einberufung einer dreigliedrigen Ärztekommission oder rechtsverbindliche Einigung auf das Gutachten einer einzigen unparteiischen Autorität. Rentenverfahren

Höhe der Erwerbsbeschränkung verschieden, je nach Schwere der Symptome und etwaiger Komplikationen. Annahme völliger Erwerbsunfähigkeit (100%) bzw. Vollrente ist, abgesehen von den ersten Wochen, nur ausnahmsweise berechtigt (bei ernsteren Komplikationen); bei unfallverletzten Arbeitern der sozialen Versicherung, wo der Rentenbezug erst nach 13 Wochen beginnt, sind in der Regel, sofern es sich nicht um schwerere Fälle handelt, nur Teilrenten in mäßiger Anfangshöhe (20—40%) am Platze, die vor und nach wieder zu entziehen sind. Auch bei Kriegsneurotikern sind, sofern keine besonders schweren Störungen vorhanden sind, bei der großen Mehrzahl der Fälle Anfangsrenten von von 20—40% durch- Erwerbsbeschränkung aus genügend und angemessen. Ebenso ist bei Haftpflichtfällen leichterer Art eine Erwerbsbeschränkung nicht über 40% als Durchschnitt des ersten halben Jahres als ausreichend anzunehmen, sofern nicht besondere Komplikationen bestehen. Bei Abfindung ist der Prozentsatz der Erwerbsbeschränkung, um dem Abfindungsrisiko Rechnung zu tragen, in der Regel etwas höher einzuschätzen als beim Rentenverfahren, wo spätere Änderungen der Schätzung stets möglich sind.

Heilverfahren und Arbeitsfähigkeit

Arbeitswiederaufnahme, die bei Unfallneurosen das zweckmäßigste Heilverfahren darstellt, hat sobald wie möglich zu erfolgen, und zwar am besten unter allmählicher Steigerung der Anforderungen; sofortige Vollbeschäftigung kann zu Rückschlägen führen. Längere Untätigkeit ist sowohl in medizinischer wie sozialer Hinsicht für den Kranken nur von Schaden, führt zu gesteigerter Selbstbeobachtung, erweckt Befürchtungs- und Begehrungsvorstellungen. Langwierige Heilverfahren sind außer bei schwächlichen, heruntergekommenen Patienten in der Regel nicht erforderlich, können sogar mitunter schädlich wirken. Bei Simulationsversuchen ist jede Behandlung zwecklos.

Volkswirtschaftliche Schwierigkeiten, die der Wiederbetätigung entgegenstehen, sind vorhanden, werden aber meist zu Unrecht überschätzt.

Hauptaufgabe des Arztes in dieser Hinsicht ist es, die Wiederbetätigung dadurch anzubahnen, daß er den Kranken über die Heilbarkeit des Leidens, sowie die Rechtslage genügend aufklärt, alle schädlichen Suggestionen und unvorsichtigen Redewendungen vermeidet und damit etwaigen Befürchtungs- und Begehrungsvorstellungen von vornherein nachdrücklichst entgegenwirkt; auch die Berufsberatung gehört ins ärztliche Gebiet, denn der Arzt soll nicht auf prozentuale Abschätzung der Erwerbseinbuße sich beschränken, sondern stets erwägen, in welcher Weise die vorhandene Arbeitskraft noch nutzbar zu machen ist! Berufswechsel ist nur beim kleineren Teile der Fälle notwendig (bei 30% unserer Fälle). Bei 10% untätig gebliebenen Fällen unseres Materials waren nicht etwa die nervösen Unfallfolgen als Ursache der Untätigkeit zu betrachten, sondern in der Hauptsache Alkoholismus, nachgewiesene Simulation oder komplizierende Erkrankungen. Ein gewisser Wille zur Arbeit, an dem es gerade bei Unfallneurotikern sehr häufig fehlt, ist notwendig!

Schwere psychische Anomalien, wie ausgesprochene Depressions- und Erregungszustände, schließen solche Arbeiten aus, bei denen Umsicht, Aufmerksamkeit, Intelligenz und Tatkraft erforderlich sind (viele kaufmännische Berufe, maschinelle und Handwerksbetriebe). Zuweilen kommen noch leichtere Aushilfsposten oder rein mechanische Arbeiten in Betracht.

Bei hysterischen Anfällen jeglicher Art sind nur solche Berufe zu wählen, bei denen ein ruhiges Arbeiten, das auch körperlich keine allzu großen Anforderungen stellt, gewährleistet ist, etwa als Gärtner, Heimarbeiter der Textilindustrie, Platz- oder Lagerarbeiter, Pförtner oder dergleichen. Auch Neurastheniker eignen sich nicht für alle Berufe. „So wird ihnen namentlich das Arbeiten in sehr geräuschvollen Betrieben, wie in Kesselschmieden, Dampfhammer- und Sägewerken, weiter in strahlender Hitze, wie in Gießereien, Hochofenwerken, Glasbläsereien und als Schiffsheizer unmöglich sein" (Meltzer). Beschäftigung im Freien (Gärtner, Forst-, Park- und Wegearbeiter, Landwirt, Weinbergsarbeiter, Flur- und Haubergsschütze u. dgl.) oder in ruhigeren Betrieben, wo geräuschvolle maschinelle Anlagen fehlen und nur eine kleine Arbeiterzahl in den einzelnen Räumen beschäftigt wird, ist überhaupt bei Nervösen möglichst erwünscht. Bei Kopfbeschwerden Arbeiten im Bücken vermeiden, bei Schwindelgefühl Besteigen von Gerüsten und Leitern! Stets die Betriebssicherheit, die Frage des Unfallschutzes ins Auge fassen!

c) Geisteskrankheiten.

Geisteskrankheiten nach Unfall sind nicht häufig; nur bei etwa 2—4% aller Geisteskrankheiten sollen Traumen vorausgegangen sein. Aber nur ganz vereinzelte Fälle halten kritischer Prüfung stand. Häufigkeit

Für die ursächlichen Beziehungen von Trauma und Psychosen stellt Berger folgende allgemeine Gesichtspunkte auf, die in jedem Begutachtungsfalle durchzuprüfen sind: Trauma und Psychosen

„1. Das Trauma ist die alleinige Ursache der ausbrechenden Psychose, wie das z. B. bei schweren, mit Gehirnschädigungen einhergehenden Schädelverletzungen nicht so selten der Fall zu sein pflegt;
2. kann das Trauma einen durch erbliche Anlage oder vielleicht andere exogene Umstände für eine psychische Erkrankung bereits veranlagten Menschen treffen und bei der schon bestehenden Prädisposition die Geisteskrankheit zum Ausbruch bringen;
3. kann das Trauma nur eine Anlage, eine Prädisposition für eine spätere psychische Erkrankung schaffen, welche erst bei dem Hinzukommen weiterer Schädlichkeiten wirklich in Erscheinung tritt;
4. kann das Trauma eine schon bestehende Psychose verschlimmern;
5. kann das Trauma die Folge einer schon bestehenden Geisteskrankheit sein."

Als Unfallarten, die bei Entwicklung von Geisteskrankheiten mitspielen können, kommen in erster Linie in Frage: Unfallarten

1. Kopfverletzungen,
2. Gemütserschütterungen akuter oder chronischer Art, insbesondere Schreck, Angst, Todesfurcht, bzw. Prozeßaufregungen u. dgl.,
3. toxisch-infektiöse Schädlichkeiten (selten),
4. Starkstromeinwirkungen.

Die meisten Psychosen werden durch Traumen nicht verursacht, können aber bei genügender Erheblichkeit des Traumas ausgelöst oder verschlimmert werden. Insbesondere ist bei Kopftraumen mindestens das Vorliegen einer ausgesprochenen Gehirnerschütterung oder einer sonstigen direkten Gehirnschädigung als Voraussetzung für die Anerkennung eines Unfallzusammenhangs zu fordern; außerdem müssen im allgemeinen die psychischen Störungen sich unmittelbar oder bald nach dem Unfall, spätestens nach 1—2 Monaten, bemerkbar machen. Einfache Kopfkontusionen (ohne Gehirnerschütterung) sind zur Auslösung oder Verschlimmerung von Psychosen nicht geeignet.

Bei Schreckeinwirkungen muß es sich tatsächlich um schwere, schockartig wirkende Ereignisse handeln und auch dann ist sofortiges Auftreten charakteristischer Störungen unerläßlich.

Einteilung der wichtigsten Formen

Einteilung der wichtigsten Formen der Geisteskrankheiten von ätiologischen Gesichtspunkten aus:

1. Schreckpsychosen,
2. Kommotionspsychosen und posttraumatische Demenz,
3. Querulantenwahn,
4. endogene Psychosen:
   a) Manie, Melancholie und mechanisch-depressives Irresein,
   b) chronische Paranoia,
   c) angeborener Schwachsinn (Imbezillität und Idiotie),
   d) Dementia praecox (Katatonie, Schizophrenie, Dementia paranoides),
   e) epileptische Dämmerzustände und Demenz,
   f) hysterische Dämmerzustände und Pseudodemenz,
   g) senile Demenz;
5. metaluetische Psychosen:
   a) progressive Paralyse der Irren,
   b) Lues cerebri;
6. alkoholistische Psychosen:
   a) pathologischer Rauschzustand,
   b) chronischer Alkoholismus,
   c) Korsakowsche Psychose,
   d) akute Halluzinose,
   e) Delirium tremens;
7. toxische Psychosen nichtalkoholistischer Art:
   a) Psychosen bei akuter Vergiftung (Kohlenoxydgas, Benzolderivate) und bei akuten Infektionskrankheiten,
   b) Psychosen bei chronischer Vergiftung (Blei, Schwefelkohlenstoff, Kokain und Morphium).

1. Schreckpsychosen.

Schreckpsychose

Von „Schreckpsychosen“ spricht man dann, wenn das psychoneurotische Krankheitsbild der „Schreckneurose“, besonders auf psychischem Gebiete, stark ausgeprägte Symptome zeigt, wie initiale Verwirrtheit, Stupor, Exaltation, und wenn diese Symptome nicht alsbald verschwinden, sondern sich einige Zeit hindurch bemerkbar machen, wie es besonders nach schweren Erdbeben- und Grubenkatastrophen, mitunter auch nach schweren Eisenbahnunfällen beobachtet wird.

Stierlin sah nach derartigen Katastrophen akute, in einigen Tagen ablaufende Schreckpsychosen vom Charakter hysterischer oder epileptischer Dämmerzustände, ferner solche von chronischem Verlauf, die an Erschöpfungspsychosen und Korsakow erinnerten.

Mitunter bleiben nach Schwinden der psychotischen Symptome Erscheinungen von Schreckneurose zurück (vgl. S. 221). Bei psychopathischer Veranlagung oft hartnäckiger Verlauf mit fixierten Angstvorstellungen und Erregungszuständen.

2. Kommotionspsychosen und posttraumatische Demenz.

Kommotionspsychose

Von „Kommotionspsychose" wird dann gesprochen, wenn an eine Gehirnerschütterung unmittelbar sich ein psychotischer Zustand anschließt, der dem Bild der „zerebralen Kommotionsneurose" koordiniert verläuft (vgl. S. 203).

Posttraumatische Demenz

Als weitere Folge mechanischer Schädigung des Gehirns, insbesondere durch Gehirnerschütterung, kommt die posttraumatische Demenz in Frage, charakterisiert durch psychische Schwäche- und Defektzustände, wie Merkschwäche, Gedächtnisausfälle, mangelhafte Urteilskraft und schlechtes Rechenvermögen, verlangsamten Gedankenablauf, allgemeine geistige Hemmung und Schwäche der Intelligenz bis zur Verblödung, zuweilen auch periodische Erregung und Verwirrtheit, sowie Wahnideen und Störungen des Affekts, teils Abstumpfung mit apathischem Wesen und Teilnahmlosigkeit für sich und die Umgebung, seltener Explosivität. Die leichteren Fälle leiten hinüber zur traumatischen „psychopathischen Konstitution" (Kaplan) mit Neigung zu kriminellen Delikten. Wesensänderung der ganzen Persönlichkeit oft auch in leichteren Fällen; bei Kindern zuweilen Entwickelung von sog. Moral insanity (Ziehen). Nach einfacher Kontusion des Kopfes habe ich posttraumatische Demenz nie gesehen, dagegen

bei 5,5% aller Fälle von Commotio cerebri,
„ 3,3% „ „ „ Bruch des Schädeldaches,
„ 2,0% „ „ „ „ „ Schädelgrundes.

Geringere Grade von Gedächtnisstörung und geistiger Schwäche, „rudimentäre" Formen, die aber praktisch ohne erhebliche Bedeutung und noch nicht eine eigentliche „Demenz" darstellten, fanden sich entschieden häufiger, und zwar bei

25 % der Kopfkontusionen,
37 % „ Kommotionen,
26,6% „ Schädeldachbrüche,
20 % „ Schädelgrundbrüche.

Dabei beruhten allerdings die Symptome sicher oft teilweise auf abnormer geistiger Ermüdung mit mangelnder Konzentration und Aufmerksamkeit, also mehr auf neurastheniformem Boden. Stets den Gesamtzustand nach Entstehung, Verlauf und Art der Symptome ins Auge fassen!

Zur Entstehung „ausgebildeter" Formen von posttraumatischer Demenz ist eine gewisse Erheblichkeit des Traumas, mindestens Gehirnerschütterung, grundsätzlich jedenfalls eine materielle Schädigung des Gehirns, unerläßlich.

Im übrigen sind bezüglich des Verlaufs zu unterscheiden (Berger):

1. Formen, die den Ausgang einer Kommotionspsychose bilden ($^2/_3$ unserer Fälle),
2. Formen, die ohne vorhergehende Kommotionspsychose sich schleichend entwickeln ($^1/_3$ unserer Fälle).

Entwickelung der Demenz fast stets im ersten halben Jahre, spätestens aber in Jahresfrist. „Sekundäre" Demenz (Köppen), die erst nach mehreren Jahren sich entwickelt und dann unter rascher Verblödung verläuft, ist ganz außerordentlich selten. Stationärzustand in den ersteren Fällen meist in wenigen Monaten erreicht; keine Tendenz zu dauernder Verschlechterung, sofern nicht arteriosklerotische Veränderungen des Gehirns bestehen oder sich entwickeln. Neigung zur Rückbildung sehr gering — Dauerschaden.

Differentialdiagnostisch sind in betracht zu ziehen: Alkoholismus, Altersschwachsinn, Arteriosklerose des Gehirns, progressive Paralyse, multiple Sklerose, hysterische Pseudodemenz, Kretinismus, Intoxikationspsychosen, manisch-depressives Irresein, Simulation.

Erwerbsbeschränkung in Berufen, die Intelligenz erfordern, stets hochgradig (meist 100%); dagegen können rein körperliche, mechanische Arbeiten oft noch verrichtet werden.

3. Querulantenwahn.

Querulantenwahn

Manche Fälle von „Entschädigungskampfneurose" (vgl. S. 225) bilden sich mehr oder weniger stark zum Querulantenwahn um, d. h. es entsteht im Verlauf des Entschädigungskampfes ein fixiertes Wahnsystem von Benachteiligungsideen der verschiedensten Art. Eingaben an Behörden, bis zu den Ministerien oder zum Staatsoberhaupt, folgen einander, der Prozeß wird durch alle Instanzen mit Erbitterung und Hartnäckigkeit verfolgt. Meist handelt es sich um schon früher mißtrauisch und rechthaberisch Veranlagte. Hypochondrische Vorstellungen über Unheilbarkeit der Unfallfolgen spielen eine begünstigende Rolle.

Erwerbsbeschränkung in schwereren Fällen nicht unerheblich.

Bei einem unserer Fälle, der als Unfallpatient mit seinen übertriebenen Forderungen von allen Gerichten abgewiesen wurde, traten infolge des Rentenkampfes derart schwere psychische Anomalien nach Art des Querulantenwahnes ein, daß schließlich von seiten der Landesversicherung Invalidisierung notwendig wurde.

Entschädigungspflicht von seiten des Haftpflichtigen nur dann in vollem Umfang gegeben, wenn kein eigenes Verschulden des

Patienten vorlag (vgl. Rechtsprechung bei Entschädigungskampfneurosen S. 23). Heilung oder Besserung nur nach Erledigung der Ansprüche möglich (Kapitalabfindung!).

4. Endogene Psychosen.

Von den endogenen Psychosen stehen Manie, Melancholie, manisch-depressives Irresein, chronische Paranoia, Imbezillität, Idiotie und die verschiedenen Gruppen der Dementia praecox nur ausnahmsweise mit einem entschädigungspflichtigen Unfall in irgendeinem Zusammenhang. Oft handelt es sich bei angeblichem Kausalkonnex nur um rein zufälliges Zusammentreffen. Ein Zusammenhang im Sinne einer Auslösung bzw. Verschlimmerung der Psychose besteht nur dann mitunter, wenn nach einer Kopfverletzung erheblicher Art oder nach einer starken Gemütserschütterung die Psychose in besonders auffallender Weise, sowie in engem zeitlichen Zusammenhang mit dem Trauma, sich bemerkbar machte (vgl. auch S. 230).

Beachtenswert ist, daß Manie und Melancholie oft in enger Beziehung stehen zu Pubertät, Gravidität, Wochenbett und Laktation. Im übrigen scheinen seelische Traumen für ihre Auslösung oder Verschlimmerung von größerer Bedeutung zu sein als Schädeltraumen. Manie und Melancholie

Bei manisch-depressivem Irresein würde durch Gemütserschütterung im allgemeinen nur der jeweilige einzelne Anfall, nicht aber ein späterer Rückfall als traumatisch bedingt zu entschädigen sein. Über Selbstmord bei Depressionszuständen vgl. S. 26. Manisch-depressives Irresein

Chronische Paranoia und Dementia praecox nach Schädeltraumen sind selten. Zur Anerkennung des Unfallzusammenhangs ist, außer engstem zeitlichem Zusammenhang, mindestens Nachweis einer Gehirnerschütterung zu fordern. Leichtere Schädeltraumen, die das Hirn als solches unbeteiligt lassen, können als auslösende oder verschlimmernde Ursache nicht betrachtet werden. Chron. Paranoia und Dementia praecox

So hat das R.V.A. einen Fall als entschädigungspflichtig abgelehnt, wo eine kleine Verletzung am Hinterkopf ohne Bewußtseinsstörung vorgelegen und erst nach 4 Monaten sich die ersten Spuren von Geistesstörung zeigten (Sinnestäuschungen, Wahnideen usw.). (R.-E. vom 28. X. 1913).

Stets bei Dementia praecox an die Einflüsse von Pubertät, Gravidität, Wochenbett und Laktation denken!

Répond sah Auslösung einer typischen Katatonie durch Sonnenstich, der ja erfahrungsgemäß oft zu schwerer Hirnveränderung führt. Im allgemeinen spielen aber in der Ursachenlehre der Katanonie, überhaupt der Dementia praecox-Gruppe einmalige Traumen keinerlei Rolle. Dasselbe gilt von chronischer Paranoia.

Von Idiotie und Imbezillität sind in der Unfallpraxis vor allem die leichteren Grade wichtig, die mitunter übersehen oder als „traumatische Neurose“ fälschlicherweise bezeichnet werden; meist sind sie vom Unfallereignis vollkommen unabhängig. Idiotie und Imbezillität

Dämmer- und Demenzzustände bei genuiner Epilepsie können durch traumatische Hirnschädigung mitbedingt sein (vgl. S. 208). Epilepsie

Hysterie

Ebenso sind *hysterische Dämmer-* und *Pseudodemenzzustände*, wenn auch endogen begründet, nicht selten durch ein Trauma mitbedingt (Auslösung meist durch Gemütserschütterung). Vgl. Schreckneurosen S. 222.

Einmal sah ich hysterischen Dämmerzustand, ausgelöst durch elektrische Starkstromverletzung mit psychischem Shock.

Pseudodemenz

Die *psychogene Pseudodemenz*, charakterisiert durch „Vorbeireden" und „Vorbeihandeln" während der Untersuchung (unsinnige Antworten auf alle Fragen) ist wohl stets eine „pathologisch verzerrte Simulation" (*Ziehen*), sofern das Verhalten der Patienten zu anderer Zeit zu ihrem vorher „dementen" Verhalten in gewissem Widerspruch steht. Oft bei kriminellen Personen.

Senile Demenz

Senile Demenz, bedingt durch Altersrückbildung des Gehirns, oft auch kompliziert mit Veränderung der Gehirngefäße (Gehirnarteriosklerose, vgl. S. 162), führt zu Gedächtnis- und Urteilsschwäche, Veränderungen des Charakters und der Affekte, von Unfallfolgen meist *unabhängig*. Nur schwerere Schädeltraumen können als auslösende oder verschlimmernde Hilfsursache betrachtet werden, sofern die zeitliche Folge gewahrt ist und zum mindesten eine Gehirnerschütterung vorgelegen hat.

5. Metaluetische Psychosen.

Von den metaluetischen Psychosen ist in der Unfallpraxis in erster Linie die progressive Paralyse oft Gegenstand der Begutachtung, seltener Lues cerebri.

Progressive Paralyse

Progressive Paralyse beruht ausnahmslos auf Syphilis (nach *Plaut* bei 100% Wa. R. +) und ist *nie* auf Traumen *allein* zurückzuführen. *Schwere Kopfverletzung* (zum mindesten ausgesprochene Gehirnerschütterung, nicht aber schon einfache Kopfkontusion!), die zu anatomischer Hirnveränderung führen kann, oder *starke* Gemütserschütterung, die hochgradige Zirkulations- und Ernährungsstörungen zu bedingen vermag, können jedoch *auslösend* oder *verschlimmernd* wirken, ebenso schwere posttraumatische *Infektionen*, *Starkstromeinwirkungen* und *Sonnenstich*, nicht aber periphere Verletzungen als solche. *Zeitliche Kontinuität* ist bei angeblich traumatischer *Auslösung* stets zu fordern: da es sich um langsame Degenerationsprozesse handelt, wird sich der Einfluß eines „auslösenden" Traumas vor Ablauf von 2—3 Monaten kaum durch deutliche Paralysesymptome bemerkbar machen können; daher *unterste* Grenze mindestens mehrere Wochen, *oberste* Grenze $^3/_4$ Jahr, beim Bestehen von „Brückensymptomen" (Kopfschmerz, Schwindelgefühl, Vergeßlichkeit usw.) auch äußerstenfalls ein ganzes Jahr. Feststellung typischer Zeichen (reflektorische Pupillenstarre, Silbenstolpern usw.) bereits *wenige Tage* nach einem Unfall weist stets auf *älteres Bestehen* hin. Es kann dann höchstens Verschlimmerung in Frage kommen.

Verschlimmerung von progressiver Paralyse ist wahrscheinlich, wenn sie sich unmittelbar, längstens in 6—8 Wochen, und in augenfälligster Weise anschließt, z. B. durch Auftreten von paralytischen Anfällen, Eintritt von Lähmungen, Verblödung usw.

Bei allen Paralysefällen ist zu beachten, daß oft ein angeblicher „Unfall" nichts anderes ist als ein paralytischer Anfall! Stets frühere Erwerbsverhältnisse und Zeugenaussagen in Rücksicht ziehen. Diagnostisch wichtig: Wassermann in Blut und Lumbalpunktat, Nonne-Apeltsche Globulinprobe, Lymphozytose des Liquors (vgl. S. 77). Ferner zu beachten, daß Pupillenstörungen der verschiedensten Art auch ohne Lues nach Kopfverletzungen vorkommen können, vereinzelt auch bei schwerer Hysterie!

Gehirnsyphilis

Ähnliche Gesichtspunkte gelten für Gehirnsyphilis. Wie an jeder anderen Körperstelle, kann auch im Gehirn eine schlummernde Syphilis durch ein Trauma geweckt werden und zum Auftreten luetischer Gehirnveränderungen führen. Voraussetzungen eines Unfallzusammenhangs: 1. Eignung des Unfalles, dessen Erheblichkeit zu materiellen Schädigungen des Gehirns zu führen vermag (Kopftraumen schwerer Art, mindestens Gehirnerschütterung), 2. Auftreten der Erscheinungen von Hirnsyphilis bei Auslösung frühestens nach 2 bis 3 Wochen, spätestens nach 3 Monaten, bei Verschlimmerung Hinzutritt schwerer Symptome spätestens nach 4—6 Wochen. Hirnsyphilissymptome in den ersten Tagen nach einem Unfall weisen stets auf bereits vorhandene Erkrankung hin.

Erwerbsbeschränkung bei progressiver Paralyse und Gehirnsyphilis meist 100%. Bei vorgeschrittenen Fällen Anstaltsaufenthalt und Entmündigung.

6. Alkoholistische Psychosen.

Pathologischer Rauschzustand

Pathologische Rauschzustände mit Bewußtseinstrübung bis zur Verwirrung, Gewalttätigkeit, Wutanfällen, Situationsverkennung, zuweilen mit Selbstmordversuchen (später teilweise oder totale Amnesie für das Vorgefallene), treten u. a. bei Kopfverletzten mit krankhaft verändertem Gehirn zuweilen auf. Aber auch bei Unfallneurosen jeglicher Art besteht in zahlreichen Fällen Alkoholintoleranz — wichtig auch in krimineller Beziehung.

Chronischer Alkoholismus

Chronischer Alkoholismus (gerötetes und gedunsenes Gesicht, gerötete Unterschenkel und Füße, injizierte Bindehäute, Zittern der Hände, Rachenkatarrh, Druckempfindlichkeit der Nervenstämme, besonders der Waden), zuweilen verbunden mit alkoholistischer Demenz (Reizbarkeit, Gedächtnis- und Willensschwäche, ethische Defekte, Eifersuchtswahn) ist besonders bei Unfallneurotikern insofern wichtig, als das normale Abklingen psychisch-nervöser Unfallfolgen durch chronischen Alkoholismus meist ganz erheblich verzögert oder völlig vereitelt wird. Auch die praktische Wiederbetätigung derartiger Unfallverletzter scheitert oft nicht an Unfallfolgen, sondern an Alkoholismus!

Korsakowsche Psychose

Die Korsakowsche Psychose mit Polyneuritis, Gedächtnis- und Merkfähigkeitsstörung, Desorientierung und Neigung zu Konfabulationen hat zu Traumen keine direkte Beziehung; doch kommen ähnliche psychotische Bilder bei Sckreck- und Kommotionspsychose sowie nach CO-Vergiftung vor.

Alkoholparanoia

Auch akute Halluzinose (Alkoholparanoia) mit Stimmenhören, Verfolgungsideen, Selbstmordversuchen und Gewalttätigkeit wird nie durch Traumen, sondern durch Alkoholexzesse ausgelöst.

Delirium tremens

Dagegen wird ein Delirium tremens (Desorientierung mit Sinnestäuschungen, wie Gesichtshalluzinationen, Gleichgewichtsstörungen und Gefühlstäuschungen, Unruhe und Beschäftigungsdelirien) öfters durch Unfälle zum Ausbruch gebracht.

7. Toxische Psychosen nichtalkoholistischer Art.

Akute Vergiftungen

CO-Vergiftung

Von akuten Psychosen ist vor allem die Kohlenoxydvergiftung in der Unfallpraxis wichtig: neben Herdsymptomen können nach der initialen Bewußtlosigkeit rauschartige Zustände und Gedächtnisstörungen mit Korsakowschem Komplex sofort oder nach einigen Tagen in Erscheinung treten. Zuweilen nach Wochen oder Monaten tödlicher Ausgang, vor allem bei älteren Leuten mit Arteriosklerose. Schwere der Vergiftungserscheinungen in hohem Maße abhängig von individueller Disposition. Beachtenswert ist auch der Umstand, daß anfangs leicht erscheinende Fälle oft zu tödlichem Ausgang oder schweren Nachkrankheiten (Herzmuskelentartung, Nierenentzündung, Abszessen, organischen und funktionellen Nervenstörungen der verschiedensten Art) führen, während umgekehrt mitunter bedrohlich beginnende Vergiftungserscheinungen folgenlos vorübergehen.

Sonstige akute Vergiftungen

Ähnliche Zustände, oft mit Erregungssymptomen, können durch Benzolderivate entstehen. Endlich finden sich im Gefolge posttraumatischer Infektionen oft psychische Störungen der verschiedensten Art, die zu den „Intoxikationsneurosen" (vgl. S. 107) in ähnlichem Verhältnis stehen wie die „Schreckpsychose" zur „Schreckneurose".

Chronische Vergiftungen

Psychosen bei chronischer Vergiftung sind zum Teil (Blei, Schwefelkohlenstoff) als Gewerbekrankheit zu betrachten, zum Teil können sie durch Unfallfolgen indirekt hervorgerufen sein (z. B. Morphinismus und Kokainismus bei schmerzhaften Verletzungszuständen).

d) Sinnesorgane.

1. Geruch und Geschmack.

Arten der Läsion

Betreffs Geruch und Geschmack, die einzeln oder vereint gestört bzw. aufgehoben sein können, vgl. Untersuchungsmethoden S. 94. Halbseitige Störung ist stets auf Hysterie verdächtig (oft gleichzeitig Hemianalgesie und andere hysterische Symptome). Organische Schädigungen des Nerv. olfactor. finden sich vor allem bei Schädelbasisbrüchen mit Siebbeinfissur; auch die Geschmacksempfindung ist gerade bei Basisbrüchen nicht selten gestört.

Erwerbsbeschränkung

Erwerbsbeschränkung durch Geruchs- und Geschmacksverlust (ohne sonstige Störungen) bei Angehörigen der sozialen Versicherung meist nicht vorhanden, dagegen in Haftpflichtfällen, z. B. bei unfallverletzten Weinhändlern, für die unversehrter Geruchs- und Geschmackssinn materiell bedeutungsvoll ist, gelegentlich nicht gering.

2. Sehorgan.

Bezüglich Vorbemerkungen und Untersuchungsmethoden vgl. S. 90. Einige Ergänzungen seien kurz hinzugefügt:

Arten der Gewalteinwirkung

Als Traumen, die das Auge schädigen können, kommen in Frage: stumpfe und spitze Gewalteinwirkung, eingedrungene Fremdkörper, Verbrennung und Verätzung, Starkstrom- und Lichteinwirkung sowie Intoxikationen.

Stumpfe Gewalt

a) Stumpfe Gewalteinwirkung kann je nach Schwere, Art und Lokalisation des Traumas bewirken:

Quetschung der Lider (Schwellung, Verfärbung),
Zerreißung der Lider (selten), zuweilen mit sekundärer Infektion,
Bindehautrisse (Schwellung, Blutung),
Risse der Lederhaut, Epitheldefekte und Trübung der Hornhaut, mitunter auch Hornhautruptur,
Blutungen in die vordere Kammer, meist aus dem Schlemmschen Kanal,
multiple Fissuren des pupillaren Randes der Iris,
Iridodialysis (Einreißung der Iris am ziliaren Rande),
Iris- und Linsenschlottern (Subluxation), Einrisse der Linsenkapsel mit folgender Wundstarbildung,
Verlagerung der Linse nach vorne oder hinten,
Glaskörperblutung mit folgender Glaskörpertrübung,
Kommotion mit grauer Trübung der Netzhaut (in einigen Tagen meist vorübergehend),
Lochbildung der Netzhautmitte (zentrale Skotome),
Risse der Netzhaut und ihrer Gefäße (selten), partielle oder totale Netzhautablösung (als primäre Kontusionsfolge sowie sekundär bei posttraumatischer Glaskörperschrumpfung),
Sehnervenausreißung (Evulsio papillae),
Rupturen der Aderhaut (meist konzentrisch zum Papillenrande), erkennbar als gelblich-weiße, sichelförmige Risse.

Bezüglich der Netzhautablösung nach Unfall kann man 3 Gruppen von Unfallschädigungen unterscheiden:

1. Erschütterung des Kopfes,
2. Überanstrengung (schweres Heben, Tragen usw.),
3. Erkältungen.

Bei 1 und 2 ist zu fordern, daß die Unfalleinwirkung eine erhebliche war und daß, sofern die Netzhautablösung sich erst nach einigen Tagen zeigt, Brückensymptome bestehen. Fälle zu 3 sind stets zweifelhaft. Vielfach besteht eine Disposition, z. B. bei starker Myopie.

Als Beispiele seien folgende Fälle erwähnt:

1. Netzhautablösung keine Unfallfolge, da der Unfall nicht mit erheblicher Gewalteinwirkung auf das Auge verbunden gewesen sein konnte

[ein Stück Kohle flog gegen den Hutrand und drückte denselben gegen das Auge, Sehstörungen erst nach 14tägiger Weiterarbeit]; Netzhautablösung zurückzuführen auf hochgradige Kurzsichtigkeit, was jederzeit ohne besondere Veranlassung eintreten konnte (R.-E. vom 13. IX. 21).

2. Netzhautablösung bei Bergmann infolge Erschütterung des Kopfes durch Arbeiten mit dem Preßluft-Bohrhammer als Unfallfolge anerkannt. Bei vorher schon schwachsichtigem Auge zum mindesten Beschleunigung des Eintritts möglich (R.-E. vom 17. II. 1912).

3. Mohr berichtet einen Fall von Sehnervenausreißung durch stumpfe Gewalt (Wurf mit Kartoffel!); Abreißung begünstigt durch bestehenden Exophthalmus mit stark verkürzter Augenhöhle bei tangentialem Wurf.

4. Li beschreibt einen Fall von umschriebener Lochbildung in der Netzhautmitte beider Augen bei einem Soldaten, dem ein Fußball mit großer Gewalt ins Gesicht geschleudert wurde.

Spitze Gewalt

b) Augenverletzung durch spitze Gewalt, z. B. durch Gabel, Dornen usw., führt meist zu perforierender Hornhaut- oder Lederhautverletzung. Die Verletzungen können „einfach“ oder „kompliziert“ sein. Letztere sind verbunden mit Verletzung tiefer gelegener Gebilde.

Mitverletzung der Linse führt zur traumatischen Katarakt.

Bei Abfließen des vorderen Kammerwassers — Irisprolaps, der in der Regel Abtragung und Deckung durch einfach- oder doppeltgestielten Bindehautlappen (konjunktivale Plastik nach Kuhnt) erfordert. Eingewachsener Irisprolaps gibt häufig Anlaß zu chronischen Reizzuständen, mitunter auch zu Iritis, Iridocyclitis (Gefahr der sympathischen Ophthalmie!), sowie zu Sekundärglaukom.

Bei Infektion akuter Art Glaskörpervereiterung und Panophthalmitis, bei chronischen Infektionen mit Iridocyclitis Gefahr der sympathischen Ophthalmie des anderen Auges — daher rechtzeitige Enukleation.

Fremdkörper

c) Fremdkörper im Bindehautsack (stets die Übergangsfalte untersuchen, doppelte Lidumstülpung!) bedingen Reizung der Hornhaut (Schmerzen), oft auch Hornhauterosionen, bei längerem Verweilen in der Übergangsfalte chronischen Bindehautkatarrh. Besonders schwerwiegend sind Tintenstiftverletzungen, da das giftige und leicht lösliche Methylviolett schwere entzündliche Gewebsveränderungen verursacht.

Fremdkörper, die in die Hornhaut eingedrungen, führen bei Nichtentfernung oft zu Geschwüren, zuweilen mit Perforation und ihren Folgen. Besonders gefährlich sind auch oberflächliche Hornhautläsionen bei gleichzeitigem Bestehen der so stark verbreiteten chronischen Tränensackeiterung — durch Infektion mit Pneumokokken Entwickelung des bösartigen kriechenden Hornhautgeschwürs (Ulcus serpens), das in der Unfallpraxis eine erhebliche Rolle spielt. Bisweilen entstehen nach Fremdkörperverletzung einseitige Parenchymerkrankungen der Hornhaut, z. B. Keratitis disciformis. In seltenen Fällen ist auch im Anschluß an oberflächliche Fremdkörperverletzung eines Auges bei dyskrasischen Personen typische Keratitis parenchymatosa beobachtet worden, die mitunter auch das zweite Auge befiel (vgl. S. 240). Eisenpartikel in der Hornhaut haben meist braune Farbe und sind in der Folge oft von braunem Ring von Eisenoxydhydrat umgeben. Pulver- und Kalkstaub heilt in der Regel reizfrei ein.

Ins Augeninnere eingedrungene Fremdkörper, die infiziert, hinterlassen zumeist schwere Dauerschädigung der Sehkraft und bedingen nicht selten völligen Augenverlust (Iritis, Iridocyclitis, Glaskörperabszeß, Endophthalmitis septica, Panophthalmie).

Nichtinfizierte Fremdkörper des Augeninneren sind in ihren Folgen abhängig von Größe, chemischer Beschaffenheit, Lage im Gewebe, Dauer des Aufenthalts im Auge und Grad der mechanischen Läsion beim Eindringen.

Bei Eisensplitter Lokalisation durch Sideroskop, Entfernung durch Elektromagnet; nicht entfernte Eisensplitter führen allmählich zur Verrostung der Gewebe, besonders der Netzhaut (Siderosis), und damit zu schwerer Schädigung der Funktion, oft sogar zu Erblindung. Auch Splitter von Kupfer und Blei lösen sich allmählich auf und bewirken starke Entzündung; nur in der Linse verweilen sie mitunter reaktionslos, bilden aber ebenso wie Eisensplitter Katarakt. Glasplitter heilen noch am ehesten reaktionslos im Augeninneren ein, führen aber bei längerem Verweilen doch oft zu krankhafter Veränderung bzw. Druckerhöhung.

d) Verbrennung und Verätzung (Säuren, Alkalien) der Lider bzw. Bindehaut kann bedingen: Narbenschrumpfung mit Trichiasis, Entropium, Ektropium, Ankyloblepharon, Symblepharon, Blepharophimosis. Bei Infektion der Lider: Erysipel, Abszesse, Phlegmonen — Gefahr der Sinus-Thrombose und Meningitis. Verbrennung und Verätzung

Verbrennung und Verätzung der Hornhaut führt zu Substanzverlust mit Narbenbildung oder auch Perforation.

e) Elektrische Starkstromeinwirkung und Blitzschlag haben oft schwere Augenschädigungen im Gefolge, desgl. Röntgenstrahlen und ultraviolettes Licht. Starkstrom und Lichtschädigung

Becker berichtet über einen Monteur, der infolge Berührung mit elektrischem Strom von 60000 Volt Spannung an Star und Glaukom auf beiden Augen erkrankte. 25% der von mir beschriebenen Fälle von Blitzschlag- und Starkstromverletzungen zeigten Augensymptome: Veränderungen der Sehnervenscheibe, Netzhautablösung, Linsentrübung, Blutungen, Augenmuskellähmungen. Jellinek beobachtete absolute Pupillenstarre und Hornerschen Symptomenkomplex.

Kümmel beobachtete bei der Behandlung bösartiger Augengeschwülste mit Röntgenstrahlen in einigen Fällen Herabsetzung der Empfindlichkeit der Hornhaut mit Neigung zu oberflächlicher Geschwürsbildung. Schanz stellte nach Einwirkung ultravioletter Strahlen hochgradige Beeinträchtigung der Dunkeladaption (Nachtblindheit) infolge Herabsetzung der Netzhauterregbarkeit fest.

f) Intoxikationen durch chemische Gifte führen in erster Linie zu Sehnervenschädigungen (Herabsetzung des zentralen Sehens mit zentralem Skotom und Gesichtsfeldverschleierung) bis zur Sehnervenatrophie. Als wichtige Gifte kommen u. a. in Frage: Methylalkohol, Benzol, Dinitrobenzol, Trinitrotoluol (Reis), Chinin. Intoxikationen

Sonstige Augenleiden.

Von sonstigen Augenleiden, die zuweilen in der Begutachtungspraxis eine Rolle spielen, seien erwähnt: Augenzittern, Augenmuskellähmungen, Sehnervenschwund, Halbseitenblindheit, Keratitis parenchymatosa, nervös-hysterische Sehstörungen (Amblyopie und Asthenopie).

Augenzittern

Augenzittern der Bergleute ist in der Regel nicht traumatisch bedingt, sondern eine Berufskrankheit (nach Ohm chronische Labyrinthreizung), oft vereint mit Lidkrampf und körperlichem Zittern.

Augenmuskellähmungen

Über Augenmuskellähmungen vgl. S. 214.

Sehnervenschwund

Sehnervenschwund muß stets zunächst an Tabes, Paralyse, und multiple Sklerose denken lassen (besonders bei Doppelseitigkeit), kommt aber auch rein traumatisch bedingt vereinzelt vor, z. B. nach Intoxikationen (s. oben) sowie Schädelbasisbruch mit Fissur des Canalis opticus oder späterer Knochenwucherung. Auch traumatische Verschlimmerung einer metaluetischen Opticusatrophie ist möglich, z. B. durch Hufschlag gegen den Hinterkopf.

Reflektorische Pupillenstarre bei Unfallverletzten ist stets auf Tabes oder Paralyse verdächtig — oft Frühsymptom (vgl. Pupillarreflex S. 89).

Halbseitenblindheit

Halbseitenblindheit (Hemianopsie) weist auf Schädigungen des Tractus opticus (Blutungen, Fissuren und Knochenwucherung der Schädelbasis) oder der Hirnrinde in der Umgebung der Fissura calcarina (Wilbrand) hin: homonyme Hemianopsie mit Ausfall korrespondierender Netzhauthälften bei Läsion oberhalb der Sehnervenkreuzung, heteronyme Hemianopsie mit Ausfall entweder der temporalen oder der nasalen Hälften bei Läsion an der Kreuzung. Stets auch an Hypophysengeschwülste und Gummata denken!

Keratitis parenchymatosa

Die Frage, ob durch eine Augenverletzung eine typische Hornhautentzündung — Keratitis parenchymatosa — auf konstitutioneller Anlage, speziell bei angeborener Lues oder bei Tuberkulose, hervorgerufen werden kann, ist zu bejahen. Kuhnt stellt für die Anerkennung eines Zusammenhanges zwischen Unfall und Hornhautentzündung folgende Bedingungen auf (s. Heßbrügge, Ä. Sachv.-Ztg. **1920**, **Nr.** 20):

1. der Unfall muß nachgewiesen werden,
2. der Unfall muß so erheblich sein, daß er eine wesentliche Schädigung des Auges herbeiführen kann; so wird das Hineinfliegen von Staub, Einwirkung von Hitze und Rauch nie zu einer so schweren Erkrankung führen; wohl könnte das ein Fremdkörper, der das Oberhäutchen ritzt,
3. die erste ärztliche Untersuchung muß eine Verletzung der Hornhaut feststellen,
4. der zeitliche Zusammenhang ist nachzuweisen.

Dagegen kann die Erkrankung des zweiten Auges in der Regel nur dann noch auf eine traumatische Auslösung mitbezogen werden, wenn sie während der Erkrankung des ersten, direkt traumatisch geschädigten Auges auftritt; bei späterem Auftreten ist ein Unfallzusammenhang unwahrscheinlich.

Hysterische Amblyopie

Einen Fall von doppelseitiger hysterischer Blindheit im Anschluß an Augenentzündung nach Gaseinwirkung beschreibt Münzer —

allmähliche Heilung durch psychische Einwirkung. Ich selbst sah doppelseitige hysterische Blindheit bei einem Kranken mit leichter Splitterverletzung des Augenlides, der 2 Jahre hindurch von augenärztlicher Seite mit Hg.- und Strichnininjektionen (zusammen über 100 Einspritzungen!) behandelt war, in einer einzigen Sitzung durch Suggestion unter Zuhilfenahme faradischer Ströme schwinden. Bei darauffolgender Einziehung zum Militär bester Schütze der Kompagnie!

Nervöse Ermüdungs- und Reizerscheinungen (Asthenopie), wie Schmerzen, Flimmern und rasche Ermüdung der Augen, kommen bei vielen Unfallverletzten als Teilerscheinung eines nervösen Allgemeinzustandes vor, finden sich aber besonders oft bei Kopftraumatikern. Asthenopie

Erwerbsbeschränkung bei Augenleiden.

Verlust eines Auges wird in sozialer Versicherung nur bei Arbeitern, die auf den Gebrauch beider Augen besonders angewiesen sind, also bei einem Teil der sog. qualifizierten Arbeiter, dauernd mit 33¹/₃% entschädigt, bei anderen Arbeitern dagegen dauernd bloß mit 25%, sofern etwa 1—2 Jahre nach dem Unfall Gewöhnung anzunehmen, die Bindehaut nicht entzündet ist (Tränenträufeln), keinen Eiter absondert und auch das künstliche Auge, falls ein solches getragen wird, keinerlei Reizzustände verursacht (bis zur Gewöhnung ebenfalls 33¹/₃%). Gleichzeitige Gesichtsentstellung stärkeren Grades bedingt eine Rentenerhöhung um 5%. Hochgradige Schwachsichtigkeit (nur Handbewegungen erkennbar) ist praktisch dem Augenverluste gleichzusetzen. Stets ist bei Abschätzung der Erwerbsbeschränkung eines unfallgeschädigten Auges auch die Sehkraft des nicht verletzten Auges mit in Rücksicht zu ziehen. Für den Verlust eines bereits vor dem Unfall erblindeten Auges ist dann Rente zu gewähren, wenn die Sehfähigkeit durch ärztlichen Eingriff teilweise hätte wieder hergestellt werden können (R.-E. vom 3. XII. 1919); z. B. für Verlust eines starblinden, aber operationsfähigen Auges 20%. Fast 90% aller Augenverletzten können später ihre frühere Arbeit wieder verrichten (Sidler-Huguenin). Im übrigen vergleiche Tabelle S. 42. Praktische Beurteilung

3. Hör- und Gleichgewichtsorgan.

Bezüglich Vorbemerkungen und Untersuchungsmethoden vgl. S. 91—94.

Unfallschädigungen der Ohrmuschel (Quetschung, Zerreißung, Abtrennung, Verbrennung, Erfrierung) bedingen in der Regel keine Erwerbsbehinderung, nur Entstellung. Ohrmuschel

Auch Verletzungen des häutigen Gehörganges spielen praktisch keine besondere Rolle. Bruch des knöchernen Gehörganges ist meist Teilerscheinung eines Schläfenbein- oder Basisbruches. Gehörgang

Perforationen des Trommelfells durch Fremdkörper oder bei Bruch des knöchernen Randes können, wenn nicht zu ausgedehnt und Trommelfell keine Infektion hinzutritt, spurlos heilen. Sonst bleibt in der Regel Hörstörung zurück.

Mittelohr Auch Läsionen des Mittelohres (Schleimhautzerreißung, Brüche der Hörknöchelchen, Blutung), die meist Entzündungsprozesse nach sich ziehen, hinterlassen mehr oder weniger starke Schwerhörigkeit. Meist sind traumatische Mittelohrleiden mit gleichzeitiger Labyrinthläsion verbunden. Ältere Mittelohrleiden können durch Kopfverletzungen verschlimmert werden, z. B. Wiederauftritt von Eiterung bei chronischem Prozeß. Allerdings sind die meisten Mittelohrleiden bei Unfallverletzten vom Unfallereignis völlig unabhängig und älteren Ursprungs! Insbesondere gilt dies von der auf hereditärer und konstitutioneller Grundlage (rheumatischer, arthritischer, skrophulös-anämischer und neuropathischer Anlage) beruhenden Otosklerose. Wichtig ist stets die Feststellung, ob das Trauma ein- oder doppelseitig einwirkte; es lassen sich daraus in Zweifelsfällen wichtige und entscheidende Rückschlüsse ziehen. Otosklerose tritt z. B. fast stets doppelseitig auf und kann als solche nicht durch ein einseitig einwirkendes Trauma ausgelöst werden.

Inneres Ohr Praktisch am wichtigsten sind die posttraumatischen Leiden des inneren Ohres, das sowohl in seinem Gleichgewichts- wie schallempfindenden Teil geschädigt sein kann.

Schädigungen des Labyrinths fanden sich
bei 8% unserer Fälle nach einfacher Kopfkontusion,
„ 30% „ „ „ „ Gehirnerschütterung,
„ 64% „ „ „ Schädelgrundbruch,
„ 30% „ „ „ Schädeldachbruch.

Störungen bestehen bei Labyrintherschütterung (meist Teilerscheinung einer allgemeinen Commotio cerebri) sowohl von seiten des Ram. cochlearis (Hörstörung) als auch von seiten des Ram. vestibularis (Gleichgewichtsstörung); doch pflegt der Hörnerv meist eher und stärker betroffen zu werden als der Gleichgewichtsnerv, während umgekehrt Vestibularisschädigungen ohne Mitbeteiligung des Hörnerven selten sind. Die Funktionsprüfungen beider Nerven müssen einander ergänzen! In der Mehrzahl der Fälle entsteht durch Kommotion nur eine Änderung der funktionellen Erregbarkeit des Nerv. vestibularis, meist Über-, seltener Untererregbarkeit; nur vereinzelt finden sich fortschreitende Degenerations- und Zerstörungsprozesse, noch seltener sind Degenerationen der Kerngebiete. Scharfe Unterscheidung, ob „organisch“ oder „funktionell“, mitunter kaum zu treffen; doch kann die Art der begleitenden Cochlearisläsion Hinweise geben, ebenso auch der weitere Verlauf (ob Stillstand bzw. Besserung oder fortschreitende Verschlimmerung). Vgl. ferner S. 93.

Die Klagen Kopfverletzter über Schwerhörigkeit, Ohrensausen, Klingen, Brummen, Stiche und sonstige schmerzhafte Empfindungen im Ohr sind zwar vielfach funktionell durch lokale Gefäßstörungen bedingt, stellen aber oft auch Reiz- und Ausfallserscheinungen von seiten des Hörnerven dar. Labyrintherschütterung kann Degenerationsprozesse der Endausbreitungen des Hörnerven bedingen; doch ist auch hier ebenso wie beim Gleichgewichtsnerv die Unterscheidung zwischen organischer und funktioneller Läsion oft schwer zu treffen (Beachtung des weiteren Verlaufs!). Auch hysterische Hörstörungen kommen bei Unfallverletzten mit entsprechender Veranlagung zuweilen vor; sie sind rein psychogen bedingt und zeigen oft wechselndes Verhalten.

Praktische Beurteilung

Bezüglich der Erwerbsbeschränkung bei traumatischen Leiden des Hör- und Gleichgewichtsapparates vgl. S. 43.

8. Stoffwechsel, Blut und endokrine Drüsen.

Erkrankungen von Stoffwechsel, Blut und endokrinen Drüsen stehen zum Teil in ursächlicher Verbindung und mögen daher zusammen hier besprochen werden. Ihnen allen ist das gemeinsam, daß ihre Entstehungsbedingungen restlos noch nicht geklärt und dementsprechend auch bei Beurteilung ihrer Zusammenhänge mit einem Unfall hypothetische Vorstellungen mehr oder weniger mit zu berücksichtigen sind. Manche Fragen sind noch völlig strittig; meist beruhen die Leiden auf abnormer Veranlagung und können durch Traumen nur ausgelöst oder verschlimmert werden, nicht entstehen.

a) Glykosurie und Diabetes mellitus.

Glykosurie und Diabetes mellitus sind trotz fließender Übergänge praktisch voneinander zu trennen.

Einfache transitorische Glykosurie

Einfache transitorische Glykosurie, die in wenigen Tagen wieder verschwindet, keine Störungen des Gesamtorganismus hinterläßt und nur höchst selten in echten Diabetes mellitus übergeht, findet sich bei etwa 10% aller Kopfverletzungen (Higgins und Ogden), bei schwerer Kopfverletzung häufiger als bei leichten Traumen, ferner bei Knochenbrüchen. Sie tritt analog der transitorischen Eiweißausscheidung stets sofort nach dem Trauma in Erscheinung, spätestens nach 1—2 Tagen, und ist in der Regel binnen einer Woche wieder verschwunden.

Alimentäre Glykosurie

Nur vereinzelt findet sich länger andauernde Zuckerausscheidung oder auch — wie bei Neurosen jeder Art — eine verminderte Assimilationsfähigkeit für Traubenzucker oder Kohlehydrate (alimentäre Glykosurie e saccharo bzw. e amylo). Letztere Form bildet schon den Übergang zum echten Diabetes mellitus. Haedtke fand bei 60% aller Fälle von Schädelverletzung und Allgemeinerschütterung alimentäre Glykosurie. Auch starke Schreckeinwirkung oder länger dauernde Gemütserregung, Bauchkontusionen, sowie schwere peripher einwirkende Traumen können alimentäre Glykosurie bedingen; eine gewisse Veranlagung ist allerdings zumeist Voraussetzung.

Naunynscher Nachweis der alimentären Glykosurie: Frühstück aus 80—100 g Brot und Milchkaffee, 2 Stunden später 100 g Traubenzucker. Dann halbstündliche oder stündliche Urinuntersuchung. Die Zuckerausscheidung kann bis zu 6 Stunden fortbestehen.

Diabetes mellitus

Auch echte Zuckerharnruhr (Diabetes mellitus) kann durch Traumen vorerwähnter Art bei Veranlagten ausgelöst und auch verschlimmert werden, sofern das Trauma die Zentren und regulatorischen Wege des Zuckerstoffwechsels zu beeinflussen geeignet ist. Als solche kommen in Frage: Pankreas, Leber, Drüsen mit innerer Sekretion, gewisse Hirnpartien (z. B. Kleinhirn, Rautengrube) und das emotionell so leicht erregbare vegetative Nervensystem.

Als Voraussetzung eines Unfallzusammenhangs ist bei angeblich traumatisch bedingter Auslösung von echtem Diabetes mellitus zu fordern:

1. Sicherheit oder Wahrscheinlichkeit des bisherigen Fehlens von Krankheitssymptomen,
2. Erheblichkeit des Unfalles,
3. Entwicklung der Krankheit längstens 1—2 Jahre später.

Posttraumatische Verschlimmerung kann sich zeigen in Übergang von leichtem oder mittlerem Diabetes in eine schwerere Form, rascherem Körperverfall, Auftreten präkomatöser Symptome (Azeton, Azetessigsäure, Herzschwäche). Überhaupt hat traumatisch bedingte Zuckerharnruhr oft eine auffallend schlechte Prognose; einzelne Fälle verlaufen in wenigen Monaten tödlich. Zuweilen besteht die Verschlimmerung darin, daß durch lokale Unfallschädigung eine diabetische Eiterung oder Brand, nicht selten mit tödlichem Ausgang, herbeigeführt wird; doch ist nach dem ganzen bisherigen Verlaufe des Falles und der Art des Unfalles stets genau zu prüfen, ob dem Trauma eine wesentliche Mitwirkung zugesprochen werden muß oder nicht, da oft auch ohne traumatische Beeinflussung der Fall den gleichen Weiterverlauf genommen hätte.

Praktische Beurteilung

Erwerbsbeschränkung gering bei Glykosurie (0—20 %), mäßig in leichteren Fällen von Diabetes mellitus (20—40%), hochgradig bei schwereren Fällen (50—100%). Aufregende und anstrengende Berufe sind zu vermeiden.

b) Diabetes insipidus.

Diabetes insipidus

Einfache Harnruhr (Diabetes insipidus) nach starkem Schreck mit Alteration des vegetativen Nervensystems oder nach Kopftraumen mit Verletzung der Rautengrube, der Hypophyse oder des Kleinhirns ist zwar selten, kommt aber vor.

In einem unserer Fälle, wo vermutlich die Hypophyse mitgeschädigt war, entwickelte sich wenige Jahre später eine Wachstumsstörung mit Fettansatz nach weiblichem Typus und Aplasie der Geschlechtsorgane (Dystrophia adiposogenitalis); ein anderer Fall von D. insipidus nach Kleinhirnläsion zeigte 3 Jahre später auch Zuckerausscheidung.

Auftreten der Harnvermehrung meist in den ersten Tagen nach dem Unfall. Differentialdiagnostische Unterscheidung, ob tatsächlich primäre Polyurie oder nur eine durch psychische Vorstellungen (Hysterie, Paranoia) bedingte primäre Polydipsie vorliegt, unerläßlich. Prüfung des Nierenkonzentrationsvermögens nach Wasserentziehung und Salzzulage (bei echter primärer Polyurie meist mangelhafte Urinkonzentration mit dauernd niederem spezifischem Gewicht — Untersuchung der zweistündigen Harnmengen).

Praktische Beurteilung

Erwerbsbeschränkung meist nicht beträchtlich, sofern sonstige Komplikationen fehlen.

c) Akromegalie, Myxödem, M. Basedow und M. Addison.

Akromegalie

Wie Diabetes insipidus ist auch Akromegalie mit Wachstumsstörung (Vergrößerung der Hände, Füße, Zähne usw.) nach starker Schreckeinwirkung, sowie nach Hypophysenverletzung (Eulenburg) in allerdings seltenen Fällen beobachtet worden.

Myxödem

Auch Myxödem (Ausfall der Schilddrüsenfunktion) kann durch starke Schreckeinwirkung ausgelöst oder verschlimmert werden. Seltene Fälle!

M. Basedow

Basedowsche Krankheit kann durch alle solche Traumen ausgelöst oder verschlimmert werden, die das Nervensystem, vor allem das vegetative Gebiet, zu stören geeignet sind. Insbesondere kommt nach Schreckeinwirkung akute Basedowsche Krankheit vereinzelt vor; daher bei allen Schreckneurosen mit Tachykardie, Zittern der Hände, Neigung zum Schwitzen usw. auf etwaige Basedow-Entwickelung achten!

M. Addison

Addisonsche Krankheit nach schwerer Kontusion der rechten Seite sah Borrmann. Theoretisch wären auch Änderungen der Nebennierenfunktion durch heftige Schreckeinwirkung zuzugeben.

d) Perniziöse Anämie.

Schwere Veränderungen des roten Blutbildes mit Abnahme der Zahl und Degeneration der Erythrozyten, verbunden mit starker Blässe, Hinfälligkeit und Schwächezuständen des Herzens können durch posttraumatische Blutverluste oder schwere Infektionen und Intoxikationen, in seltenen Fällen auch durch schweren Shock oder starke Allgemeinerschütterung (Kraus) ausgelöst oder verschlimmert werden. Unfallzusammenhang dann wahrscheinlich, wenn Patient bis dahin anscheinend gesund und erwerbsfähig war, der Unfall erheblichen Grad besaß und die Krankheitssymptome in engem zeitlichem Anschluß an das Trauma sich entwickelten. Zuweilen werden allerdings nur die sekundären Folgen der progressiven Anämie verschlimmert, nicht aber die Blutveränderung als solche.

So trat in einem unserer Fälle nach Schreck und Rückenkontusion eine plötzliche Verschlimmerung der Herzschwächesymptome auf, während das Blutbild unverändert blieb.

e) Leukämie.

Krankheitsformen

Leukämie in ihren verschiedenen Formen stellt eine vermutlich durch toxisch-infektiöse Schädlichkeiten (spezifisches Virus?) bei abnormer Veranlagung entstehende Erkrankung des lymphatisch-hämopoetischen Gewebes dar: bei Wucherung des lymphadenoiden Gewebes — lymphatische Leukämie mit Schwellung der Drüsen und Vermehrung der Lymphozyten, bei Wucherung des myeloiden Gewebes, insbesondere des Knochenmarks — myelogene Leukämie mit Myeloblasten im Blut, starker Vermehrung der Leukozyten und sekundärer Wucherung von myeloidem Gewebe in der Milz (Ehrlich). Vorausgegangene Infektionskrankheiten wirken begünstigend, vor allem bei mangelhaft entwickelten Personen, schwächlicher Konstitution und Status thymo-lymphaticus. Misch- und Übergangsformen zwischen lymphatischer und myelogener Leukämie kommen vor; ebenso bestehen enge Beziehungen zu Leukosarkomatose, Lymphosarkom, Chlorom und Myelom. Akute Formen verlaufen oft unter dem Bild einer schweren fieberhaften Infektionskrankheit, chronische Formen zeigen mehr schleichende Entwickelung.

Unfallarten

Als auslösende oder verschlimmernde Unfalleinwirkungen kommen in Frage: schwere Knochenbrüche oder -erschütterung, starke Blutverluste, Traumen der Milz, posttraumatische Infektionen und Intoxikationen.

Rahel Hirsch sah fieberhafte akute Leukämie mit tödlichem Ausgang nach zwei Monaten im Anschluß an Fingerverletzung mit Eiterung. In einem unserer Fälle erfolgte Tod an myelogener Leukämie $^5/_4$ Jahre nach schwerer Knochenmarkserschütterung; dagegen wurde ein anderer Fall, wo erst 6 Jahre nach einer leichten Kontusion des Bauches eine chronische myelogene Leukämie sich fand, als entschädigungspflichtig von uns abgelehnt.

Zusammenhangsfrage

Bei angeblich traumatischer Auslösung sind zu fordern:

1. Volle Erwerbsfähigkeit und Gesundheit vor dem Unfalle,
2. Geeignetsein und Erheblichkeit des Unfalles,
3. Wahrung des zeitlichen Zusammenhangs, d. h. Beginn der Krankheitserscheinungen in den ersten Wochen oder Monaten nach dem Unfalle, spätestens in Jahresfrist. Nur bei zweifelsfreiem Bestehen von „Brückensymptomen", etwa dauernden Schmerzen in der Milzgegend, ist auch ein längerer Zwischenraum noch zulässig, um die Zusammenhangsfrage bejahen zu können.

Verschlimmerung bereits bestehender Leukämie durch Unfall muß sich stets in erheblicher Änderung des bisherigen Gesamtverlaufes zeigen und kann zu vorzeitigem Ausgang des an sich tödlichen Leidens führen.

Anhang: Gewerbekrankheiten.

Begriffsbestimmung

Gewerbe- oder Berufskrankheiten beruhen nicht wie Unfallfolgen auf einmalig einwirkenden Schädlichkeiten, sondern auf chronisch oder wiederholt einwirkenden Noxen, die zwar als solche mit der Berufsarbeit zusammenhängen oder eine häufiger wiederkehrende, ihr eigentümliche Gesundheitsgefahr darstellen, die aber erst durch ihre chronische und wiederholte Einwirkung einen Krankheitszustand bedingen. Sie werden nicht mit Unfallrente entschädigt; doch hat die R.V.O. vorgesehen (§ 547), daß durch Bundesratsbeschluß die Unfallversicherung auf bestimmte Arten von Gewerbekrankheiten übertragen werden kann. So wurden während des Weltkrieges auf dem Verordnungswege die Todesfälle (nicht dagegen die dauernden Gesundheitsschädigungen), die bei Herstellung von Kriegsbedarf durch kürzere oder längere Einwirkung von nitrierten Kohlenwasserstoffen der aromatischen Fettreihe (z. B. Dinitrobenzol, Trinitrotoluol) oder durch Gaskampfstoffe herbeigeführt wurden, der gewerblichen Unfallversicherung unterstellt.

Besondere Schwierigkeiten macht nicht selten die Abgrenzung von „Unfall" und „Gewerbekrankheit" bei Intoxikationen (vgl. S. 112). Wirken die Giftstoffe, z. B. Phosphor, Anilin, Benzol oder nitrose Gase, plötzlich und einmalig ein, insbesondere bei einer Betriebsstörung, und führen sie dann zu mehr oder weniger akuter Erkrankung, so liegt ein „Unfall" vor, während z. B. chronische Einatmung nitroser Gase während der Betriebsarbeit eine Gewerbekrankheit nach sich ziehen kann.

Einige der wichtigsten Gewerbekrankheiten seien kurz erwähnt:

Chronische Bleivergiftung (Maler, Anstreicher, Schriftsetzer, Töpfer, Feilenhauer, Bleihüttenarbeiter usw.), die zahlenmäßig häufigste Gewerbekrankheit, äußert sich in 4 Symptomenkomplexen: Bleivergiftung

1. Bleikolik mit spastischer Obstipation,
2. saturnine Arthralgie (Schmerzen in Knie- und Fußgelenken),
3. Bleilähmung (motorische Radialisparese, meist unter Freilassung von Triceps und Brachioradialis),
4. saturnine Enzephalopathie (Unruhe, Delirien, Konvulsionen, zuweilen komatöser Zustand und saturnine Erblindung). — Auf Bleisaum und basophil gekörnte Erythrozyten stets achten!

Die Giftaufnahme kann erfolgen durch die verletzte oder auch unverletzte Haut, durch den Atmungs- und den Verdauungsapparat. Auftreten der Vergiftungserscheinungen erfolgt erst dann, wenn größere Mengen Blei im Körper angesammelt sind. Prognose bei leichten Fällen günstig. Nur bei Entwickelung von Schrumpfniere Heilung ausgeschlossen.

Akute Bleivergiftungen sind selten, können aber vorkommen, wenn innerhalb einer kurzen Zeit erhebliche Mengen Blei in den Körper aufgenommen werden.

So berichtet Seligmüller (D. m. W. 1902, S. 317) von einem Arbeiter, der einen Tag lang große Bleiplatten abgeladen hatte, dann aß, ohne sich die Hände zu waschen und nach 14 Stunden mit Bleivergiftungserscheinungen erkrankte.

Im allgemeinen werden Erkrankungen an Bleivergiftung nicht als Betriebsunfälle vom R.V.A. angesehen, da die Bedingung der „Plötzlichkeit" und zeitlich verhältnismäßig eng umgrenzten Gifteinwirkung fast nie erfüllt ist. Als Unfall vom Schiedsgericht anerkannt wurde ein von Liebetrau (Med. Klin. 1907, Nr. 48) mitgeteilter Fall, der ähnlich dem Seligmüller'schen Fall.

Als „Unfall" sind auch diejenigen Fälle anzusehen, bei denen Bleigeschosse im Körper einheilen und weiterhin zu Bleivergiftungserscheinungen führen, da es für die rechtliche Beurteilung unerheblich ist, ob sich die Folgen eines Unfalles sofort oder später zeigen.

Tritt bei chronischer Bleivergiftung durch zeitlich eng umgrenzte neue Bleieinwirkung Verschlimmerung auf, so liegt ebenfalls ein Unfall vor (R.-E. vom 26. IV. 1909).

Erleidet ein bereits Bleikranker einen „Unfall“, so ist stets zu entscheiden, ob der vermeintliche Unfall nicht etwa Folge der Bleivergiftung war, sowie, ob neu auftretende Symptome tatsächlich auf den Unfall oder auf die bestehende Bleivergiftung zu beziehen sind.

Ähnliche Gesichtspunkte gelten für die meisten übrigen Berufsintoxikationen.

Arsenvergiftung

Chronische Arsenvergiftung (bei Arbeitern in Arsenhütten, in Verhüttungsanlagen von arsenhaltigen Blei- und Zinkerzen, in Hutfabriken usw.), charakterisiert durch Magen-Darmkatarrh, Bindehaut-, Nasen-, Rachen- und Kehlkopfkatarrh, Ekzeme, Melanosen und andere Hauterscheinungen, Kachexie, Schlaflosigkeit, Polyneuritis mit motorischen und sensiblen Störungen.

Phosphorvergiftung

Chronische Phosphorvergiftung (bei Fabrikation von Phosphorsäuren) durch Inhalation von Phosphordämpfen: Schmerzen und Geschwürsbildung im Munde, Kiefernekrose (besonders Unterkiefer), Zahnausfall, Kopfschmerz, Schwindel, Magen-Darmkatarrh, Ikterus, Kachexie.

Quecksilbervergiftung

Chronische Quecksilbervergiftung (bei Arbeitern in Quecksilberhütten, Haarhutfabriken, Spiegelbelagfabriken): Stomatitis mercurialis, Magen-Darmsymptome, Nierenreizung, Hauterscheinungen, Kopfbeschwerden.

Schwefelkohlenstoffvergiftung

Chronische Schwefelkohlenstoffvergiftung (bei Gummiarbeitern beim Kaltvulkanisieren des Kautschuks): Prodromalstadium mit Kopfschmerz und Allgemeinsymptomen, Exzitationsstadium mit Aufgeregtheit usw.; Stadium der Depression mit Abspannung, Verstimmung, Gedächtnisschwäche, Impotenz, Demenz; ferner Anämie, Polyneuritis und Farbenblindheit.

Anilinvergiftung

Chronische Anilinvergiftung (bei Arbeitern in chemischen und Farbenfabriken): Schwäche, Schwindel, Methämoglobinbildung, Kachexie.

Augenleiden

Augenleiden als Berufskrankheiten sind anzutreffen: bei Bergleuten als Augenzittern (chronische Labyrinthreizung), bei Arbeitern des graphischen Gewerbes als Kurzsichtigkeit.

Schwerhörigkeit

Schwerhörigkeit kommt als Berufserkrankung vor bei Kesselschmieden, Steinbruchsarbeitern, Steinhauern und Büchsenmachern (chronische Labyrintherschütterung mit Hörnervendegeneration).

Wurmkrankheit

Auch Wurmkrankheit der Bergleute und Ziegelarbeiter ist eine Berufserkrankung.

Leiden der Atmungsorgane

Chronische Katarrhe der Atmungswege finden sich bei Müllern, Bäckern, Tabaks-, Stein- und Porzellanarbeitern. Lungenerweiterung kommt bei Glasbläsern vor, Anthracosis der Lunge bei Kohlenarbeitern, insbesondere bei Grubenarbeitern der Kohlenzechen.

Knochenauftreibungen zeigen Jutespinner und Perlmutterdrechsler. Knochenleiden

Bezüglich Berufsneuritis vgl. S. 214. Neuritis

Beschäftigungsneurosen, wie Schreibkrampf u. dgl., sind in der Regel Berufskrankheit, kein Unfall. Viele Berufe, besonders solche, die anstrengende Geistestätigkeit erfordern, legen den Grund zu Neurosen: Lehrer, Beamte, Kaufleute und Telephonistinnen stellen ein besonders großes Heer im Beruf nervös gewordener Individuen. Neurosen

Zahlreich sind die Berufsschädigungen der Haut; Erysipeloide bei Fleischern, Hautausschläge bei Kürschnern, Handschuhmachern, Gerbern und Lederarbeitern, Tabak-, Färberei- und Seifenarbeitern, krebsige Hautveränderungen bei Schornsteinfegern, Petroleum- und Paraffinarbeitern. Hautleiden

Erkrankungen an Strahlenpilz (bei Arbeitern in Landwirtschaft und Viehzucht) sind ebenfalls meist eine Berufskrankheit; dagegen pflegen Milzbrandinfektionen, u. a. auch die Hadernkrankheit (bei Lumpensortierern usw.), als entschädigungspflichtige Unfallfolgen betrachtet zu werden. Strahlenpilz Milzbrand

Krampfadern finden sich häufig bei solchen Personen, die durch den Beruf zu längerem Stehen gezwungen sind. Auch X-Beinstellung kommt bei ihnen vielfach vor (Bäckerbeine). Krampfadern X-Bein

Bei allen Unfallverletzten ist auf gleichzeitig bestehende Gewerbe- bzw. Berufsschädigungen stets zu achten; sie sind unter allen Umständen von den Unfallfolgen scharf abzutrennen, zumal sie praktisch oft derart schwerwiegend sind, daß sie an sich schon die Erwerbsfähigkeit mehr oder weniger stark beschränken.

B. Invalidenbegutachtung.

Aufgaben der Invalidenbegutachtung.

Die Invalidenbegutachtung im weiteren Sinne umfaßt die ärztliche Beurteilung aller solcher Personen, die arbeitsunfähig geworden oder zu werden drohen und bei denen für den Fall der Invalidität, der Arbeits- oder Dienstunfähigkeit eine staatliche oder private Fürsorge oder Versicherung getroffen ist.

Der Schwerpunkt der ärztlichen Tätigkeit in Invalidensachen beruht selbstredend auf der Begutachtung reichsversicherter Arbeiter, also auf den Bestimmungen der Reichsversicherungsordnung (Invalidenbegutachtung im engeren Sinne).

Da aber auch die Beamtenversorgung, die Fürsorge durch Pensionskassen und private Versicherungsanstalten sowie die Angestelltenversicherung trotz mancher Besonderheiten und trotz des sozial verschiedenen Personenkreises zum großen Teil ähnliche Zwecke verfolgen, so seien die verschiedenen Gruppen, die an sich getrennt besprochen werden müssen, zu diesem Hauptabschnitte zusammengefaßt. Wenn auch der ärztliche Gutachter von Fall zu Fall mit anderen Rechtsgrundlagen zu rechnen hat, so kehren doch manche Gesichtspunkte immer wieder, die von den Regeln der Unfallbegutachtung erhebliche Abweichung zeigen. Wie aber in der Unfallbegutachtung die Kenntnis der Rechtsgrundlagen unerläßlich ist, so muß auch die Invalidenbegutachtung im weiteren Sinne stets auf genauer Kenntnis der zugrunde liegenden Gesetzes- bzw. Vertragsbestimmungen beruhen. Auch einschlägige Rechtsentscheidungen sind stets in Rücksicht zu ziehen. Zu den wichtigsten Aufgaben gehört die Beantwortung der fast immer wiederkehrenden Fragen:

Liegt Invalidität bzw. Arbeits- oder Dienstunfähigkeit im jeweiligen Falle vor und wodurch ist sie bedingt? Kann sie beseitigt werden und auf welche Weise? Oder ist mit dauernder Invalidität bzw. Dienstunfähigkeit zu rechnen?

Um diesen Kernpunkt der Invalidenbegutachtung lagern sich noch manche weitere Fragen, die aus den Einzelabschnitten ersichtlich. Ganz besondere Beachtung erfordert stets der Umstand, daß „Invalidität im Sinne der R.V.O.“ sich erheblich unterscheidet von der „Berufsinvalidität“ bei privater Versicherung, bei Pensionskassen und bei der Beamtenfürsorge, und daß ferner bei der Angestelltenversicherung der Begriff der „Berufsunfähigkeit“ (Invalidität) wieder eine besondere Fassung besitzt.

Form und Inhalt der Invalidengutachten im weiteren Sinne sind in der Regel durch vorgedruckte Formulare bestimmt; Gutachten in freier Form sind weniger gebräuchlich, wenn auch in besonders gelagerten Fällen vorzuziehen.

I. Allgemeiner Begutachtungsteil und Rechtsgrundlagen.

1. Invalidenbegutachtung bei sozialer Versicherung

(R.V.O. IV. Buch und Entscheidungen der Versicherungsspruchbehörden).

Träger der sozialen Invaliden-, Hinterbliebenen- und Altersversicherung sind die in Anlehnung an die Staats- oder Gemeindeverwaltung für örtliche Bezirke errichteten 31 Versicherungsanstalten. Als Einrichtung mit gleicher Fürsorge sind ferner zugelassen 9 Sonderanstalten für Eisenbahn- und Bergwerksbetriebe, sowie die Sonderanstalt der See-Berufsgenossenschaft. Versicherungsträger

Versicherungspflichtige Personen sind vom 16. Lebensjahr an und unter der Voraussetzung einer entgeltlichen Beschäftigung: Versicherte Personen

1. Arbeiter, Gehilfen, Gesellen, Lehrlinge, Dienstboten und die Besatzung von deutschen Binnen- und Seefahrzeugen,
2. Angestellte in gehobener Stellung, wie Betriebsbeamte und Werkmeister, falls diese Beschäftigung den Hauptberuf darstellt, ferner Handlungsgehilfen und Lehrlinge, Gehilfen und Lehrlinge in Apotheken, Bühnen- und Orchestermitglieder, Lehrer und Erzieher, sowie Schiffsführer (sämtlich bis zu einem bestimmten Jahresarbeitsverdienst).

Zum freiwilligen Eintritt in die Versicherung (Selbstversicherung) sind bis zum 40. Lebensjahre zugelassen:

1. Gewerbetreibende und andere Betriebsunternehmer, die in ihren Betrieben regelmäßig keine oder höchstens 2 Versicherungspflichtige beschäftigen, sowie Hausgewerbetreibende,
2. Personen, die von der Versicherungspflicht befreit sind, weil sie nur in geringem Umfange oder vorübergehend oder nur gegen freien Unterhalt beschäftigt sind.

Versicherungsfrei sind: Versicherungsfreie Personen

1. Beamte des Reichs, der Länder, der Gemeindeverbände, der Gemeinden und der Versicherungsträger, Lehrer und Erzieher an öffentlichen Schulen oder Anstalten, so lange sie lediglich für ihren Beruf ausgebildet werden,
2. Personen des Soldatenstandes, die dienstlich als Arbeiter beschäftigt werden,
3. Personen, die während der wissenschaftlichen Ausbildung für ihren zukünftigen Beruf gegen Entgelt unterrichten,

4. Personen, die eine reichsgesetzliche Invaliden- oder Hinterbliebenenrente bereits beziehen oder invalide sind,
5. Personen, die als Arbeitsentgelt nur freien Unterhalt beziehen.

Endlich können Warte- oder Ruhegeldberechtigte, Saisonarbeiter und Andere unter gewisser Voraussetzung auf eigenen Antrag von der Versicherungspflicht entbunden werden.

Versicherungsbehörden

Die Aufsichts- und Spruchbehörden sind dieselben wie bei sozialer Unfallversicherung (vgl. S. 14), insbesondere auch für Einspruchs-, Berufungs- und Rekursverfahren.

Versicherungsleistungen.

Die Leistungen können bestehen in:

1. Invalidenrente bei dauernder Invalidität,
2. Krankenrente bei vorübergehender Invalidität,
3. Heilverfahren zur Beseitigung bestehender oder drohender Invalidität,
4. Sachleistungen,
5. Unterbringung in Invalidenheimen und ähnlichen Anstalten, besonders von Pflegebedürftigen,
6. Altersrente ohne Rücksicht auf das Vorhandensein von Invalidität vom vollendeten 65. Lebensjahre an,
7. Hinterbliebenenrente:
   a) Witwenrente bzw. Witwenkrankenrente bei dauernder bzw. vorübergehender Invalidität der hinterbliebenen Witwe, entsprechende Witwerrente bei Tod einer versicherten Ehefrau an den erwerbsunfähigen Gatten,
   b) Waisenrente an eheliche Kinder unter 15 Jahren,
   c) einmalige Leistungen, wie Witwengeld und Waisenaussteuer.

Für die ärztliche Begutachtung kommen vor allem in Frage die Punkte 1—3, 5 und 7a.

Voraussetzungen des Rentenbezuges

Für den Rentenbezug (Invaliden-, Kranken-, Witwen- und Witwerrenten) müssen folgende Voraussetzungen gegeben sein:

1. Erfüllung der Wartezeit,
2. Aufrechterhaltung der Anwartschaft,
3. Vorhandensein von Invalidität.

Wartezeit

Die „Wartezeit“ bis zur Gewährung der Invalidenrente ist in der Regel dann erfüllt, wenn 200 Beitragswochen verflossen sind und mindestens 100 Beiträge auf Grund der Versicherungspflicht geleistet wurden. Die Wartezeit erhöht sich auf 500 Beitragswochen, wenn zwar nicht 100 Pflichtbeiträge, aber doch mindestens 100 Beiträge auf Grund der Selbstversicherung oder teils auf Grund der Versicherungspflicht, teils auf Grund der Selbstversicherung geleistet sind. (Für die Altersrente beträgt die Wartezeit 1200 Beitragswochen.) Wichtig ist, daß die Zeiten militärischer Dienstleistungen in Krieg und Frieden auch ohne Beitragsleistung als Beitragswochen angerechnet werden, desgleichen

Krankheitszeiten bis zur Dauer eines Jahres und Zeiten der Schwangerschaft oder eines normal verlaufenden Wochenbetts bis zur Dauer von 8 Wochen.

Die Anwartschaft auf Invalidenrente ist dadurch aufrecht zu erhalten, daß bei Versicherungspflicht innerhalb je zweier Jahre mindestens 20 und bei Selbstversicherung mindestens 40 Wochenbeiträge entrichtet werden. Anwartschaft

Sonst erlischt die Anwartschaft aus der ganzen bisherigen Beitragsleistung; sie kann allerdings durch Zurücklegung einer neuen Wartezeit von 200 Beitragswochen wieder aufleben (bei Versicherten jenseits des 40. bzw. 60. Lebensjahres allerdings nur unter bestimmten Voraussetzungen).

Die Feststellung, ob die Wartezeit erfüllt und die Anwartschaft aufrecht erhalten wurde, ist zwar mehr eine versicherungstechnische Frage; sie hängt aber zum Teile davon ab, welchen Zeitpunkt der ärztliche Gutachter als „Beginn der Invalidität" annimmt.

„Als invalide gilt, wer nicht mehr imstande ist, durch eine Tätigkeit, die seinen Kräften und Fähigkeiten entspricht und ihm unter billiger Berücksichtigung seiner Ausbildung und seines bisherigen Berufs" (bei Frauen: ihrer Ausbildung und bisherigen Lebensstellung) „zugemutet werden kann, ein Drittel dessen zu erwerben, was körperlich und geistig gesunde Personen derselben Art mit ähnlicher Ausbildung in derselben Gegend durch Arbeit zu verdienen pflegen" (R.V.O. § 1255 Abs. 2). Wer sich vorsätzlich invalide macht, verliert den Anspruch auf Rente. Begriff der Invalidität

Derjenige Versicherte, der infolge von Krankheit oder anderen Gebrechen dauernd invalide, d. h. zur Erwerbung des „invalidenrechtlichen Drittels" dauernd oder doch auf absehbare Zeit nicht mehr imstande ist, erhält ohne Rücksicht auf das Lebensalter, sofern Wartezeit erfüllt und Anwartschaft erhalten, Invalidenrente. Invalidenrente

Die Invalidenrente setzt sich zusammen aus einem jährlichen festen Reichszuschuß und einem Anteil der Versicherungsanstalt, der sich richtet nach Zahl der Beitragswochen (einschließlich Militärdienst- und Krankenzeiten) und Beitragsstufe (nach Höhe des Jahresarbeitsverdienstes).

Krankenrente, d. h. Invalidenrente von begrenzter Dauer, erhält derjenige Versicherte, der nicht dauernd invalide ist, aber während 26 Wochen ununterbrochen invalide war oder der nach Wegfall des Krankengeldes noch invalide ist, für die weitere Dauer der Invalidität, und zwar bis zur Wiederkehr der Erwerbsfähigkeit. Kann der Versicherte das invalidenrechtliche Drittel wieder verdienen, so wird die Rente entzogen. Die Zeit der Krankenrente gilt bis zur Dauer eines Jahres als Beitragszeit. Krankenrente

Die Invaliden- bzw. Krankenrente beginnt mit dem Tag des Beginnes der Invalidität. Ist dieser ärztlich nicht bestimmbar, so wird die Rente von dem Tage an gezahlt, wo der Rentenantrag beim Versicherungsamte einging. Beginn der Invalidität

Zur Feststellung der Invalidität sind ärztliche Gutachten über den körperlichen und geistigen Zustand der Rentenbewerber un- Ärztliche Feststellung der Invalidität erläßlich. „Das ärztliche Gutachten hat zum wesentlichen Bestandteile nicht nur die Erklärung, ob Invalidität vorliege oder nicht, sondern vor allem diejenigen tatsächlichen Feststellungen und wissenschaftlichen Erwägungen, die zu diesem Ergebnisse führen" (R.-E. vom 15. IV. 1907). „Die Darstellung des objektiven Befundes muß so eingehend, bestimmt und anschaulich sein, daß eine Nachprüfung möglich ist" (R.-E. vom 18. III. 1908). Diese Gutachten, die in der Regel von den behandelnden oder von amtlichen Ärzten auf vorgedruckten Formularen erstattet werden, haben getrennt zu enthalten:

1. Angaben des Versicherten über frühere und jetzige Erwerbsverhältnisse,
2. Angaben des Versicherten über Gesundheitsverhältnisse der Familie, über eigene früher durchgemachte Leiden (Namen der behandelnden Ärzte zwecks etwaiger Rückfragen!), über Beginn und Verlauf der jetzigen Erkrankung, sowie über die gegenwärtigen Klagen,
3. eigene Wahrnehmungen des Arztes auf Grund der objektiven Untersuchung:
   a) Allgemeinzustand, Farbe, Gewicht, Größe, Brustumfang,
   b) innere Organe, Nervensystem, Urin, Blutdruck, Gliedmaßen und weitere spezielle Befunde,
   c) abschließende Diagnose mit Angabe der Invaliditätsziffer (nach beigefügter Tabelle zu statistischen Zwecken),
   d) Angaben über etwaige Übertreibung bzw. Simulation oder vorsätzliche Herbeiführung der Erkrankung,
   e) Urteil über die Erwerbsfähigkeit, ob invalide oder nicht, eventuell unter Aufzählung der noch ausführbaren Tätigkeiten,
   f) Urteil über den Beginn der Invalidität,
   g) Urteil über mutmaßliche Weitergestaltung des Falles, ob dauernd oder nur vorübergehend invalide, ob Heilverfahren empfehlenswert oder nicht.

Beurteilung der subjektiven Angaben

Wie bei Unfallverletzten, so ist auch bei Invalidenrentenbewerbern stets auf etwaige Täuschungsversuche zu achten. Bei etwa 10% unserer Fälle war teilweise Simulation objektiv nachweisbar.

Viele Rentenbewerber, denen die Gesetzesbestimmungen nicht oder unzureichend bekannt, glauben, schon ein Nachlassen der früheren Arbeitskraft, ein mehr oder weniger hoher Minderverdienst im seitherigen Berufe genüge schon ohne weiteres zur Erlangung der Invalidenrente! Nur die wenigsten kennen die Bedeutung des „invalidenrechtlichen Drittels" und müssen oft erst vom Arzte darauf hingewiesen werden. Atteste, die die praktische Bedeutung der Klagen des Kranken überschätzen oder die objektiv unzureichend begründet sind, verstärken das Rentenbegehren.

Objektiver Befund

Bei Erhebung des objektiven Befundes genügt in der Regel Sprechstundenuntersuchung, sofern der Rentenbewerber dem Arzte schon länger bekannt ist. In irgendwie zweifelhaften Fällen, insbesondere bei Simulationsverdacht, Krankenhausbeobachtung! —

desgleichen in solchen Fällen, wo schwierig zu beurteilende „Anfälle" bestehen oder mehrtägige Urinuntersuchung erforderlich ist (Zucker-, Herz- und Nierenkranke). Röntgen- und Serodiagnostik, spezialistische Augen-, Ohren- und gynäkologische Gutachten sind mitunter unerläßlich, werden aber meist erst bei späterer Nachbegutachtung durch die Versicherungsanstalten angeordnet bzw. in den klinischen „Vorstationen" ausgeführt.

Beurteilung der Erwerbsfähigkeit bzw. Invalidität

Bei Beurteilung der Erwerbsfähigkeit stets beachten, daß die Rentensätze der Unfallbegutachtung nicht ohne weiteres auf die Invalidenbegutachtung übertragen werden können.

Ein Schreiber, der z. B. durch Unfall ein Bein verliert und 75% Unfallrente bezieht, kann noch sehr wohl erwerbsfähig sein im Sinne der Invalidenversicherung.

Ebenso ist „Invalidität" nicht gleichbedeutend mit „Arbeitsunfähigkeit" im Sinne der Krankenversicherung; denn Invaliden wird häufig noch ein Rest von Arbeitsfähigkeit verbleiben, den sie wirtschaftlich verwerten können. Es steht ihnen dann bei Erkrankung, falls sie noch Kassenmitglied sind, Krankengeld grundsätzlich zu (Entscheidung des R.V.A. vom 12. Oktober 1916). Weiterhin ist zu beachten, daß auch viele „Berufsinvalide" noch nicht als „Reichsinvalide" anzusehen sind.

So gibt es zahlreiche „berufsinvalide" Berg- und Hüttenleute, die in ihrem seitherigen Berufe nicht mehr zu gebrauchen sind und Knappschaftspension oder dergleichen beziehen, die aber durch landwirtschaftliche Arbeit oder eine sonstige ihrer bisherigen Tätigkeit und Ausbildung annähernd entsprechende Arbeit das „Invalidendrittel" noch gut verdienen können.

Überhaupt ist stets das Gesamtarbeitsgebiet in Rücksicht zu ziehen, soweit es billigerweise für den Rentenbewerber noch in Frage kommt. Wichtig ist bei Frauen auch die bisherige Lebensstellung. Frauen in gehobener Stellung wird man allzu untergeordnete Posten nicht zumuten können; z. B. ist einer Lehrerin nicht zuzumuten, sich etwa als Dienstmädchen zu verdingen. Endlich ist in Rücksicht zu ziehen, daß dasselbe Leiden im einen Fall Invalidität bedingen, im anderen Fall eine größere Erwerbsfähigkeit noch zulassen kann.

So wird z. B. ein chronisches Leiden der unteren Gliedmaßen, etwa schwere Veränderungen der Gelenke oder Lähmungen, einen Land- oder Fabrikarbeiter, der seine Arbeiten meist nur im Stehen oder Umhergehen ausführen kann, leicht invalide machen, während Büroarbeiter oder andere Arbeiter, die sitzend sich betätigen, mit dem gleichen Leiden meist noch in größerem Umfange zu arbeiten vermögen.

Andere Leiden, z. B. Herzklappenfehler im Stadium der Dekompensierung, machen in gleicher Weise Arbeiter jeglicher Art erwerbsunfähig im Sinne der Invalidenversicherung. Neben körperlichen Kräften sind auch geistige Fähigkeiten entsprechend auszuwerten. Im großen und ganzen ist das für den Invalidenbewerber noch in Frage kommende Arbeitsgebiet etwas eingeschränkter und begrenzter als der allgemeine Arbeitsmarkt, der bei der Rente des Unfallverletzten stets zugrunde zu legen ist. Bezüglich weiterer Einzelheiten vergleiche speziellen Teil.

Beginn der Invalidität

Auf die Wichtigkeit einer genauen Feststellung des **Invaliditätsbeginnes** wurde bereits hingewiesen.

Bei Leiden, die sich akut entwickeln, z. B. Lungenentzündung; ist die Feststellung meist leicht; schwierig ist sie aber bei allen langsam und schleichend entstehenden Krankheitsformen, vor allem deshalb, weil die Invalidität im allgemeinen von Beginn der Krankheit an gerechnet werden soll. Da in letzteren Fällen die Invalidität erst allmählich sich entwickelt, ist praktisch stets zu erwägen, ob in der Tat die ursprüngliche Erkrankung, derenthalber Rentenanspruch erhoben wird, nach und nach Invalidität verursachte, oder ob eine neue Erkrankung oder neue Krankheitsphasen zu der älteren Erkrankung hinzugetreten und hierdurch erst Invalidität herbeigeführt wurde. In Fällen letzterer Art (Hinzutritt neuer Krankheitserscheinungen) ist stets ein späterer Zeitpunkt der Invalidität anzusetzen als in Fällen ersterwähnter Art, wo das Leiden ganz allmählich ohne erkennbare Einzelphasen sich entwickelt.

So kann bei der äußerst chronisch verlaufenden Arteriosklerose lange Jahre hindurch volle oder kaum verminderte Erwerbsfähigkeit bestehen; tritt aber zu der ersten noch unkomplizierten Phase der Erkrankung als „zweite Phase" eine Schwäche des Herzens, eine Blutung ins Gehirn mit Erweichungsherden, eine Nierenbeteiligung od. dgl. hinzu, die den vorher noch nicht invaliden Zustand mehr oder weniger plötzlich stark verschlimmert und neue Krankheitserscheinungen bedingt, so kann nunmehr Invalidität vom Auftreten dieser Phase an bestehen. Auch bei zahlreichen anderen Leiden chronischer Art kann die Unterscheidung zweier Phasen für die Feststellung des Invaliditätsbeginns oft von ausschlaggebender Bedeutung werden, z B. bei Diabetes mellitus: Übergang von leichtem zu schwerem Diabetes mit Auftreten von Azeton, Azetessigsäure usw., bei chronischer Lungentuberkulose: Eintritt plötzlicher Lungenblutung, Nachweis von Tuberkelbazillen oder sonstige Manifestation eines bis dahin latenten Lungenprozesses, bei Epilepsie: gehäuftes Auftreten epileptischer Anfälle oder Übergang ins Statium der Demenz, bei chronischen Herzklappenfehlern: Auftritt von Erscheinungen der Dekompensierung.

Dauernde und vorübergehende Invalidität

Dauernde Invalidität ist dann anzunehmen, wenn die Möglichkeit, das invalidenrechtliche Drittel in absehbarer Zeit wieder verdienen zu können, nach ärztlichem Ermessen völlig oder doch mit überwiegender Wahrscheinlichkeit ausgeschlossen erscheint. Als **vorübergehend invalide** ist derjenige zu bezeichnen, bei dem die Krankheitserscheinungen aller Voraussicht nach in absehbarer Zeit — sei es mit oder ohne besonderes Heilverfahren der Versicherungsanstalt — wieder soweit sich verlieren werden, daß er wieder als erwerbsfähig im Sinne der Invalidenversicherung zu betrachten ist.

Heilverfahren

Nur bei derart vorübergehend Invaliden, die begründete Aussicht auf Besserung bieten, sowie bei solchen, die bei Nichtbehandlung invalide zu werden drohen, kommt Einleitung eines **Heilverfahrens** zur Vermeidung von Dauerinvalidität in Frage; denn die Versicherungsanstalten pflegen ein Heilverfahren nur dann zu übernehmen, wenn begründete Aussicht besteht, daß bei Durchführung der Behandlung Wiedererlangung der Arbeitsfähigkeit dauernd oder doch für mehrere Jahre zu erwarten ist. Fälle, die dieser Vorbedingung nicht entsprechen, sind als zum Heilverfahren der Versicherungsanstalt ungeeignet zu bezeichnen, wenn sie auch an sich noch behandlungs- und pflegebedürftig sind. Manche dieser aussichtslosen Fälle können aber noch in Invalidenhäusern und sonstigen Pflegeanstalten auf Kosten der Versicherungsanstalten untergebracht werden. Alter, Allgemeinzustand und Stadium der Erkrankung müssen das Urteil über die Heilungsaussichten in gleicher Weise mitbestimmen. Bestimmte Arten des Heilverfahrens können den Versicherungsanstalten vorgeschlagen werden, z. B. eine Badekur, Überweisung in ein Krankenhaus, Heilstättenbehandlung usw., doch bleibt den Versicherungsanstalten stets die Wahl und alleinige Entscheidung vorbehalten.

Ablehnung von Heilverfahren

Zur Duldung von Operationen sind die Versicherten im allgemeinen nicht verpflichtet (Rev.-E. vom 6. III. 1893). Entzieht sich dagegen ein Rentenbewerber oder Rentenempfänger ohne gesetzlichen oder sonst triftigen Grund einem ihm angebotenen Heilverfahren sonstiger Art und verhindert er dadurch die Vermeidung oder Beseitigung von Invalidität oder entzieht er sich ohne Grund einer Untersuchung oder Beobachtung in einem Krankenhause, so kann ihm die Rente auf Zeit ganz oder teilweise versagt bzw. entzogen werden, wenn er auf diese Folge hingewiesen worden ist (§ 1272 und 1306 R. V. O.). Besteht allerdings bei einem Rentenempfänger nur eine unbestimmte Möglichkeit, daß durch langdauernde Anstaltsbehandlung die Invalidität beseitigt wird, so darf er sich dem angeordneten Heilverfahren entziehen, ohne hierdurch die Invalidenrente zu gefährden (Entscheidung des R. V. A. vom 25. Juni 1896).

Rentenentziehung

Die Invaliden- oder Witwenrente kann entzogen werden, wenn der Rentenempfänger „infolge einer wesentlichen Änderung in seinen Verhältnissen", worunter vor allem eine bei ärztlicher Nachuntersuchung nachgewiesene Besserung des Gesundheitszustandes zu verstehen ist, nicht mehr invalide im Sinne der R.-V.O. ist. Auch ein tatsächlicher Verdienst, der die Mindestverdienstgrenze nicht unerheblich überschreitet, begründet die Vermutung, daß Erwerbsunfähigkeit nicht mehr besteht (Rev.-E. vom 10. XI. 08). Die bei der Rentenentziehung maßgebende Verdienstgrenze ist unter Berücksichtigung desjenigen Berufes festzustellen, der bei der Rentenbewilligung maßgebend war (Rev.-E. vom 13. III. 1909).

Invalidität durch Unfallfolgen

Bei Invalidität durch Unfallfolgen wird die Unfallrente auf die Invalidenrente angerechnet und nur derjenige Teil der Invalidenrente ausgezahlt, der den Betrag der Unfallrente übersteigt (§ 1522 R.V.O.). Bei vielen Rentenbewerbern bestehen neben Unfallfolgen, die oft nur eine mäßige Erwerbsbehinderung bedingen, sonstige Krankheitserscheinungen, deren Hinzutreten erst Invalidität verursacht. Der Prozentsatz der Unfallrente ist daher nie ein Maßstab für die Beurteilung von Invalidität.

2. Angestelltenversicherung (Reichsversicherungsgesetz für Angestellte vom 20. Dezember 1911).

In den wesentlichsten Zügen ist die Angestelltenversicherung der sozialen Invalidenversicherung nachgebildet; sie umfaßt jedoch Personen in gehobener Stellung und unterscheidet sich auch hinsichtlich des Begriffs der Invalidität bzw. Berufsunfähigkeit.

Versicherungsträger

Träger der Angestelltenversicherung ist die Reichsversicherungsanstalt für Angestellte zu Berlin mit ihren Organen: Direktorium, Verwaltungsrat, Rentenausschüsse und Vertrauensmänner. Daneben sind als Träger der Versicherung Ersatzkassen zugelassen, sofern sie schon vor dem 5. Dezember 1911 bestanden und ihre Leistung denen der Versicherungsanstalt entspricht.

Versicherte Personen

Versichert sind:

1. Angestellte in leitender Stellung, sofern diese Tätigkeit ihren Hauptberuf darstellt,
2. Betriebsbeamte, Werkmeister und andere Angestellte in gehobener und höherer Stellung ohne Rücksicht auf die Vorbildung, ferner Büroangestellte, soweit sie nicht mit niederen oder lediglich mechanischen Dienstleistungen beschäftigt werden — stets vorausgesetzt, daß diese Beschäftigungsarten den Hauptberuf darstellen,
3. Handlungsgehilfen und Gehilfen in Apotheken,
4. Bühnen- und Orchestermitglieder,
5. Lehrer und Erzieher,
6. gewisse Personen der Schiffsbesatzung für Fahrzeuge der See- und Binnenschiffahrt.

Beginn der Versicherungspflicht mit Vollendung des 16. Lebensjahres, sofern die Betreffenden nicht berufsunfähig sind, gegen Entgelt beschäftigt werden, ihr Jahresarbeitsverdienst eine bestimmte Grenze nicht übersteigt und sie beim Eintritt in die versicherungspflichtige Beschäftigung das 60. Lebensjahr noch nicht vollendet haben.

Beamte, für die bereits eine ausreichende Fürsorge getroffen, sind von der Versicherungspflicht befreit.

Beachtenswert ist, daß zahlreiche Angestellte gleichzeitig auch der Kranken-, Unfall- und Invalidenversicherung unterliegen.

Versicherungsbehörden

Als rechtsprechende Versicherungsbehörden bestehen Schiedsgerichte und das Oberschiedsgericht.

Versicherungsleistungen.

Als Versicherungsleistungen sind vorgesehen:

1. Ruhegeld bei dauernder Berufsunfähigkeit oder bei Vollendung des 65. Lebensjahres,
2. Krankenruhegeld bei vorübergehender Berufsunfähigkeit,
3. Heilverfahren bei drohender Berufsunfähigkeit,
4. Sachleistungen,
5. Hinterbliebenenrenten: Witwen-, Witwer- und Waisenrenten.

Voraussetzungen des Ruhegeldbezuges

Als Voraussetzung des Ruhegeldbezuges werden gefordert:

1. Erfüllung der Wartezeit,
2. Aufrechterhaltung der Anwartschaft,

3. Vollendung des 65. Lebensjahres oder Nachweis von Berufsunfähigkeit.

Wartezeit für männliche Versicherte 120 Beitragsmonate, für weibliche Versicherte 60 Beitragsmonate. Wartezeit

Die Anwartschaft erlischt, falls nicht eine bestimmte Reihe von Beitragsmonaten zurückgelegt oder eine Anerkennungsgebühr geleistet worden ist. Militär- und Krankenzeiten werden als Beitragsmonate gerechnet, ebenso die Ausbildungszeit an staatlich anerkannten Fortbildungsanstalten. Anwartschaft

Berufsunfähig ist derjenige Versicherte, der durch körperliche Gebrechen oder wegen Schwäche seiner körperlichen und geistigen Kräfte zur Ausübung seines Berufes dauernd unfähig ist. Berufsunfähigkeit ist dann anzunehmen, wenn die Arbeitsfähigkeit auf weniger als die Hälfte eines körperlich und geistig gesunden Versicherten von ähnlicher Ausbildung und gleichartigen Kenntnissen und Fähigkeiten herabgesunken ist. Gefordert wird also nicht Erwerbsunfähigkeit auf dem allgemeinen Arbeitsmarkt, sondern nur solche im Berufe, wobei allerdings der Begriff „Beruf" nicht zu eng zu fassen ist. So kann z. B. ein kaufmännischer Reisender, der als solcher seiner Tätigkeit nicht mehr gewachsen ist, noch als Büroangestellter oder Lagerist berufsfähig sein. Begriff der Berufsunfähigkeit

Bei dauernder Berufsunfähigkeit (bzw. nach Vollendung des 65. Lebensjahres) wird Ruhegeld gewährt, wobei „dauernd" nicht streng genommen „lebenslänglich" entspricht und gelegentliche Nachuntersuchungen zwecks Feststellung etwa behobener Berufsunfähigkeit zulässig sind. Eine prozentuale Abstufung der Berufsunfähigkeit entsprechend der Unfallversicherung ist nicht vorgesehen. Ruhegeld in Gestalt von Krankenrente erhält auch der Versicherte, der nicht pauernd berufsunfähig ist, aber während 26 Wochen ununterbrochen berufsunfähig gewesen ist, für die weitere Dauer der Berufsunfähigkeit. Ruhegeld

Der Versicherungsträger kann, ohne daß aber ein rechtlicher Anspruch des Versicherten bestände, ein Heilverfahren einleiten, um die infolge Erkrankung drohende Berufsunfähigkeit durch Unterbringung in einem Krankenhaus oder einer Genesungsanstalt abzuwenden oder bestehende Berufsunfähigkeit zu beseitigen. Dazu gehört auch die Gewährung „größerer Heilmittel" (orthopädische Apparate, Prothesen usw.), während „kleinere Heilmittel" (Brillen, Bruchbänder usw.), ebenso Haus- und Nachkuren nicht gewährt werden. Bei Verweigerung oder unberechtigtem Abbruch eines zur Beseitigung der Berufsunfähigkeit gewährten Heilverfahrens kann das Ruhegeld ganz oder zeitweise entzogen werden. Heilverfahren

3. Private Invalidenversorgung.

Private Invalidenversorgung kann erfolgen Arten der Versorgung

a) durch private Versicherung bei Gesellschaften,
b) durch Pensionskassen privater Art.

Versicherung bei Gesellschaften a) Die Versicherung bei Gesellschaften (Versicherungsgesellschaften, die neben Invalidität meist gleichzeitig auch die Zweige der Alters-, Leben- und Unfallversicherung betreiben) ist ein Vertragsverhältnis privatrechtlicher Art und ihre Leistungen bestimmen sich demgemäß nach dem jeweils abgeschlossenen Vertrage. Im Einzelfalle sind daher, sofern der Arzt über Fragen der Invalidität, Heilverfahren usw. gutachtlich sich äußern soll, stets die jeweils in Frage kommenden Versicherungsbedingungen zu beachten, zumal sie bei den einzelnen Gesellschaften Abweichungen zeigen. In der Regel wird „Berufsunfähigkeit" versichert. Die Versicherungsleistungen können je nach Höhe der Beitragszahlungen in weiten Grenzen schwanken.

Beispiel für ärztliche Eigenversicherung ist die „Versicherungskasse für die Ärzte Deutschlands", aus deren Bedingungen folgende Definition entnommen sei: „Invalidität liegt vor, wenn durch fortbestehende Krankheiten, Gebrechen oder Unfallfolgen die ärztliche Erwerbsfähigkeit bereits länger als 26 Wochen um mehr als $^2/_3$ vermindert worden ist. Dies ist der Fall, wenn das Einkommen nicht mehr als $^1/_3$ des Durchschnittseinkommens der letzten 10 Jahre bei voller ärztlicher Erwerbsfähigkeit erreicht." Der Eintritt von Invalidität ist durch vertrauensärztliches Zeugnis unter Benutzung eines vorgeschriebenen Vordrucks nachzuweisen.

Pensionskassen privater Art b) Pensionskassen privater Art werden von industriellen und gewerblichen Unternehmen für ihre Arbeiter vielfach eingerichtet und versichern gegen „Berufsinvalidität", z. B. als Berg- oder Hüttenarbeiter (daneben geht unabhängig die reichsgesetzliche Versicherung gegen „allgemeine Invalidität" stets einher!). Der Beitritt ist für Arbeiter vorgeschrieben, für Werksbeamte und Personen in ähnlicher Stellung freiwillig. Gewisse Voraussetzungen sind allerdings erforderlich.

So verlangt z. B. die Satzung des Neunkirchener Knappschaftsvereins zu Neunkirchen a. d. Saar (Stummsche Werke) für die Aufnahme in die mit der Krankenkasse verbundene Pensionskasse:

1. Lebensalter über 16 Jahre, aber nicht über 40 Jahre,
2. ein ärztliches Zeugnis, das den Nachweis erbringt, daß der betreffende Arbeiter „zur Werksarbeit brauchbar, körperlich und geistig gesund und frei von solchen Krankheiten und Gebrechen ist, die frühen Tod oder vorzeitige Unfähigkeit zur Berufsarbeit erwarten lassen".

Wird „Invalidenpension" beantragt, so hat der zuständige Knappschaftsarzt ein Gutachten darüber zu erstatten, ob dauernde Berufsunfähigkeit besteht oder nicht. Heilverfahren können bewilligt werden. Vorsätzliche Herbeiführung von Invalidität schließt den Pensionsanspruch aus. Auf die Reichsinvalidenrente sind derartige Privatpensionen nicht anzurechnen. Praktisch ist sehr wichtig, daß Berufsinvalidität nicht identisch ist mit allgemeiner Invalidität im Sinne der R.V.O. Zahlreiche Berufsinvalide können das invalidenrechtliche Drittel noch gut verdienen. So können berufsinvalide Hütten- oder Bergleute oft noch in landwirtschaftlichen Betrieben tätig sein (vgl. S. 255). Gleichzeitig neben der privaten „Invalidenpension" steht ihnen die reichsgesetzliche „Invalidenrente" nur in dem Fall noch zu, daß sie nicht nur „berufsinvalide", sondern auch zur Erwerbung des „Invalidendrittels" nicht mehr fähig sind.

4. Beamtenversorgung.

Gesetzliche Grundlagen

Unter den verschiedenen Reichs- und Landesgesetzen, die die Versorgung dienstunfähiger Beamten regeln, seien als Beispiel die gesetzlichen Pensionsansprüche der preußischen Staatsbeamten hier kurz berührt. Das Gesetz, betr. Pensionierung der unmittelbaren Staatsbeamten, sowie der Lehrer und Beamten an höheren Unterrichtsanstalten mit Ausschluß der Universitäten vom 27. März 1872 mit späteren Nachtrags- und Abänderungsgesetzen, bestimmt:

„Jeder unmittelbare Staatsbeamte, welcher sein Diensteinkommen aus der Staatskasse bezieht, erhält aus derselben eine lebenslängliche Pension, wenn er nach einer Dienstzeit von wenigstens zehn Jahren infolge eines körperlichen Gebrechens oder wegen Schwäche seiner körperlichen oder geistigen Kräfte zur Erfüllung seiner Amtspflichten dauernd unfähig ist und deshalb in den Ruhestand versetzt wird.

Ist die Dienstunfähigkeit die Folge einer Krankheit, Verwundung oder sonstigen Beschädigung, welche der Beamte bei Ausübung des Dienstes oder aus Veranlassung desselben ohne eigene Verschuldung sich zugezogen hat, so tritt die Pensionsberechtigung auch bei kürzerer als zehnjähriger Dienstzeit ein."

Besonders wichtig ist ferner das Unfallfürsorgegesetz vom 2. Juni 1902, wonach unmittelbare Staatsbeamte, die in einem reichsgesetzlich der Unfallversicherung unterliegenden Betriebe beschäftigt sind und die infolge eines im Dienste erlittenen Betriebsunfalles dauernd dienstunfähig werden, als Pension $66^2/_3$% ihres jährlichen Diensteinkommens erhalten („Unfallpension"), während die Pensionsbeträge bei nicht durch Betriebsunfall bedingter Dienstunfähigkeit erheblich niedriger sind. Sind Beamte vorerwähnter Art infolge Betriebsunfalles nicht dauernd dienstunfähig, aber in ihrer Erwerbsfähigkeit beschränkt, so erhalten sie bei ihrer Dienstentlassung als Pension eine dem Grad der Erwerbsbeschränkung entsprechende Unfallpension. Bei Hilflosigkeit, die fremde Wartung und Pflege erfordert, ist die Unfallpension bis zu 100% des Diensteinkommens zu erhöhen. Kosten des Heilverfahrens sind zu ersetzen.

Ärztliche Begutachtung

Der ärztliche Gutachter hat in allen Fällen von Beamtenpensionierung stets in erster Linie die Frage der Dienstunfähigkeit, d. h. der Berufsinvalidität, zu prüfen. Die Erwerbsbeschränkung auf dem allgemeinen Arbeitsmarkte kommt nur dann mit in Frage, wenn ein Betriebsunfall vorangegangen. Wichtig ist auch die ärztlich zu treffende Feststellung, ob Dienstunfähigkeit dauernd oder vorübergehend anzunehmen ist, sowie ob ein etwaiger Betriebsunfall überhaupt vorgelegen; denn die erheblich höhere Unfallpension erweckt erfahrungsgemäß allzu leicht den Wunsch, eingetretene Berufsinvalidität mit irgendwelchen Unfallfolgen in Zusammenhang zu bringen. Genaues Studium der Akten, sowie Art und Entwickelung der Krankheitssymptome müssen entscheiden, ob einfache Dienstunfähigkeit oder Unfallinvalidität besteht. Heilverfahren empfehlen sich nur dann, wenn begründete Aussicht auf Hebung der Leistungsfähigkeit, d. h. Wiedereintritt völliger oder doch teilweiser Dienstfähigkeit vorliegt. Oft können Versetzungen in andere Zweige des Dienstes oder ärztlich empfohlene Diensterleichterungen vorzeitige Pensionierung verhüten, zumal die Behörden erfahrungsgemäß begründete Vorschläge von ärztlicher Seite zu berücksichtigen pflegen. Besprechungen des Arztes mit dem Kranken über bestehende Verwendungsmöglichkeiten im bisherigen Berufe erleichtern vielfach das ärztliche Urteil!

II. Spezieller Begutachtungsteil.

Nachfolgende systematische Übersicht der praktisch wichtigsten Krankheitsformen ist in erster Linie der sozialen Invalidenbegutachtung angepaßt. Bei Beurteilung von Berufsinvalidität bzw. Dienstunfähigkeit kommen zwar ähnliche Gesichtspunkte in Frage; doch sind durch andersartige Rechtsgrundlagen zuweilen gewisse Änderungen der ärztlichen Beurteilung bedingt (vgl, allgemeiner Teil).

1. Leiden allgemeiner Art.

Infektionskrankheiten.

Von Leiden allgemeiner Art sind chronische Infektionen, wie Tuberkulose, hinsichtlich Invalidisierung und Heilverfahren nach Art des erkrankten Organs (Gelenk-, Lungen-, Nierentuberkulose usw.) zu bewerten, Wundinfektionen und akute Infektionskrankheiten (Scharlach, Diphtherie, Typhus usw.) nach ihren jeweils verschiedenen Folgeerscheinungen, wie chronische Nierenleiden oder Herzklappenfehler.

Syphilitische Erkrankungen erfordern, sofern begründete Aussicht auf Wiedererlangung der Erwerbsfähigkeit für die Dauer oder doch für mehrere Jahre besteht, stets Heilverfahren. Nur bei schweren Folgeerscheinungen der Lues, wie Aortenaneurysma, progressive Paralyse und Tabes dorsalis sind Heilverfahren in der Regel zwecklos; meist hat Dauerinvalidisierung zu erfolgen, je nach den Umständen auch Unterbringung in Pflegeanstalten.

Bazillenträger

Praktisch wichtig ist die Entscheidung mehrerer Oberversicherungsämter, daß Bazillenträger (Typhus, Diphtherie), falls sie nach ihren sonstigen körperlichen und geistigen Fähigkeiten zur Erwerbung des invalidenrechtlichen Drittels noch imstande sind, im allgemeinen nicht die Invalidenrente erhalten, sofern sie nach Lage der Verhältnisse für solche Lohnarbeit sich eignen, bei der sie andere Personen nicht gefährden. Ist letzteres nicht durchführbar, so hat Invalidisierung zu erfolgen. Ungeeignet sind Bazillenträger stets für die Nahrungsmittelbranche.

Intoxikationen

Intoxikationen chronischer Art hängen in ihrer praktischen Tragweite vollkommen von Art des Giftes und Art der erkrankten Teile ab. So kann schwere Bleivergiftung mit Bleikolik, Radialislähmung und Encephalopathia saturnina zweifellos Vollinvalidität bedingen, wenn sie auch häufig nur vorübergehend ist (Krankenrente bzw. Heilverfahren), während andere Berufsschädlichkeiten, z. B. Augenzittern der Bergleute oft nur „berufsinvalide“, aber nicht „vollinvalide“ macht. Vgl. weiterhin Gewerbekrankheiten (S. 246).

Geschwülste

Von den echten Geschwülsten haben die gutartigen Tumoren für die Invalidenbegutachtung keine wesentliche Bedeutung. Nur Myome der Gebärmutter und Eierstocksgeschwülste sind oft ein erhebliches Arbeitshindernis und können Invalidität bedingen.

Bösartige Geschwülste haben, sofern rechtzeitige operative Entfernung nicht gelingt, Dauerinvalidität zur Folge (vgl. Krebs der Verdauungsorgane S. 268).

2. Haut, Weichteile und Bewegungsapparat.

Hautleiden

Von Hauterkrankungen sei als praktisch wichtig der Lupus erwähnt, dessen Bekämpfung sich die Versicherungsanstalten mit Erfolg gewidmet haben. Lupuskranke sind zuweilen deshalb invalide, weil bei der ekelerregenden Art des Leidens oft jede Stellenbemühung fehlschlägt.

Muskelrheumatismus

Chronischer Muskelrheumatismus, ein außerordentlich oft bei Invalidenrenten-Bewerbern anzutreffendes Leiden, macht wohl häufig „berufsinvalide“, z. B. als Bergmann oder Hüttenarbeiter, aber nur in schwereren Fällen „vollinvalide“, zumal dann, wenn, wie so häufig, stärkere Arteriosklerose oder sonstige Alterserscheinungen mit hinzukommen.

Gelenkrheumatismus

Ähnliches gilt von chronisch-rheumatischen Erkrankungen der Gelenke und der Wirbelsäule. Drohende Vollinvalidität läßt bei jüngerem und mittlerem Lebensalter des Kranken Heilverfahren im Krankenhaus oder „Landesbad“ (z. B. in der Rheinprovinz Landesbad für Rheumatiker zu Aachen) empfehlenswert erscheinen, sofern nicht durch schwerwiegende Komplikationen, z. B. schwere Herzbeteiligung die Wiedererlangung der Erwerbsfähigkeit dauernd oder doch für mehrere Jahre als ausgeschlossen gelten muß. Bei älteren Leuten Heilungserfolge zweifelhaft. Leichtere arthritische Prozesse, wie sie das Alter häufig mit sich bringt, bedingen zudem fast niemals Invalidität; nur bei starker Deformierung der Gelenke und starken Beschwerden, sowie bei schwerem Malum coxae senile ist öfters Invalidität anzunehmen.

Knochenbrüche Verrenkungen

Knochenbrüche und Verrenkungen mit ihren Folgen sind meist in erster Linie durch die Träger der Unfallversicherung (Berufsgenossenschaften usw.) zu vertreten. Angeborene oder früh erworbene Leiden des Skeletts und Bewegungsapparates, wie Luxatio coxae, Kyphoskoliose der Wirbelsäule mit Deformierung des Brustkorbes, haben beim Träger des Leidens meist von jeher eine mehr oder weniger starke Erwerbsbehinderung bedingt, so daß stets die Frage zu erwägen ist, ob überhaupt jemals Erwerbsfähigkeit im Sinne der R.V.O. bestand. Waren die Betreffenden zur Beitragsleistung berechtigt, so ist zu erwägen, ob etwa durch sekundäre arthritische Prozesse in den Hüftgelenken (bei Luxatio coxae) bzw. durch etwaige Insuffizienzerscheinungen der Brustorgane (bei Deformierung des Brustkorbs) solche Störungen im Laufe der Zeit entstanden, daß Dauerinvalidität erfolgte. Heilverfahren sind in Fällen dieser Art nicht zu empfehlen, da Dauererfolg nicht zu erwarten ist.

3. Zirkulationssystem.

a) Herz.

Bei Leiden des Herzens sind organische und funktionelle Störungen scharf auseinanderzuhalten.

1. Organische Leiden.

Klappenfehler, Perikarditis, Herzmuskelschwäche, Koronarsklerose

Organische Leiden sind vor allem danach zu bewerten, ob sie kompensiert sind oder nicht. Bei erhaltener Kompensation ist zwar die Erwerbsfähigkeit in gewissem Grade herabgesetzt und eine gewisse Schonung des Kranken meist auch wünschenswert; doch berechtigen Herzleiden mit erhaltener Kompensation, insbesondere Klappenfehler in der Regel nicht zur Annahme von Invalidität. Schwerwiegender ist schon chronische Perikarditis bzw. ihre Folgezustände (Adhäsionsbeschwerden). Herzmuskelleiden, besonders solche mit Dilatation, sind zumeist mit Herzschwächezuständen verbunden und lassen dann größere Arbeitsleistungen nicht zu. Nur beim Fehlen von Schwächezuständen ist Invalidität oft abzulehnen; dagegen ist sie anzunehmen schon bei Beginn deutlicher Insuffizienz (Atemnot nach jeder nennenswerten Anstrengung, leichte Zyanose und Neigung zu Ödemen). Heilverfahren bei jüngeren Leuten meist am Platze; Erfolg bei älteren Leuten stets zweifelhaft — daher nur in günstig gelagerten Fällen vorzuschlagen. Ausgesprochene Koronarsklerose berechtigt stets zur Invalidenrente; Heilverfahren zwecklos. Funktionsprüfung des Herzens (zehnmaliges Stuhlsteigen oder Kniebeugen, Verhalten von Puls, Blutdruck und Atemfrequenz) unerläßlich, Röntgenaufnahmen dringend erwünscht.

Bei organischer Herzerkrankung und vorgerücktem Alter ist Invalidität zumeist für dauernd anzunehmen, vor allem bei arteriosklerotischer Herzmuskelentartung. Wenn auch Heilverfahren im einen oder anderen Falle noch Besserung erhoffen lassen, so ist doch begründete Aussicht, daß bei Durchführung der Behandlung „Wiedererlangung der Arbeitsfähigkeit dauernd oder noch für mehrere Jahre“ zu erwarten steht, in der Regel nicht vorhanden. Dagegen sind Herzleidende in jüngeren Jahren öfters als nur vorübergehend invalide und daher zum Heilverfahren der Versicherungsanstalten als geeignet anzusehen. Über Invaliditätsbeginn bei Herzkrankheiten vgl. S. 256.

2. Funktionelle Leiden.

Funktionelle Herzkrankheiten bedingen nur ausnahmsweise Invalidität im Sinne der R.V.O. und dann zumeist auch nur vorübergehend: Heilverfahren! Stets ist der Gesamtzustand des Nervensystems mit in Rücksicht zu ziehen, ebenso Alter, Geschlecht, Konstitution, frühere Leiden, Krankheitsbereitschaft und Art der in Frage kommenden Berufe, von denen solche, die mit stärkerer körperlicher und geistiger Anstrengung verbunden sind, oft vorübergehend oder dauernd gemieden werden müssen. Vgl. ferner Neurosen S. 271.

b) Blutgefäße.

1. Arteriosklerose.

Arteriosklerose ist bei Invalidenrentenbewerbern, die ja meist in vorgerücktem Alter stehen, außerordentlich häufig anzutreffen, oft vereint mit sonstigen Altersbeschwerden, wie Lungenerweiterung und Katarrh, Rheumatismus, Altersweitsichtigkeit und Schwerhörigkeit. Arteriosklerose schlechthin berechtigt nicht zur Invalidisierung. Invalidität — und dann zumeist eine dauernde — liegt dagegen häufig vor:

1. bei sekundären Störungen der Zirkulation mit oder ohne Dilatation des Herzens (Kurzluftigkeit, Zyanose, Neigung zu Ödemen, Kopfschmerz, Schwindel usw.),
2. beim Symptomenbild der Koronarsklerose,
3. bei arteriosklerotischer Schrumpfniere,
4. bei Arteriosklerose der Gehirnarterien, besonders mit Neigung zu Schlaganfällen,
5. bei dauernd stark erhöhtem arteriellen Blutdruck, etwa über 170 mm Hg (Riva-Rocci).

Leichte Hypertrophie des linken Ventrikels oder mäßige Erhöhung des systolischen Blutdrucks geben dagegen meist noch nicht zur Invalidisierung Anlaß. Abnorm niedriger Maximaldruck (etwa unter 100 mm Hg) spricht oft für Herzerschlaffung und ist dann als ungünstiges Zeichen auch praktisch zu bewerten. Vielfach sind in zweifelhaften Fällen auch der Gesamteindruck, der Ernährungs- und Kräftezustand, das Fehlen oder Bestehen komplizierender Leiden irgendwelcher Art, sowie das Ergebnis der Zuverlässigkeitsprüfung (Simulation), endlich auch die in den Akten enthaltenen Zeugenaussagen über die bisher noch vom Kranken geleistete Arbeit nach der einen oder anderen Richtung hin ausschlaggebend.

Annahme vorübergehender Invalidität ist bei schwererer Arteriosklerose kaum je berechtigt und dementsprechend ein Heilverfahren bei der geringen Aussicht auf Wiedererlangung der Erwerbsfähigkeit für die Dauer oder doch für mehrere Jahre meist nicht empfehlenswert. Auch Rentenentziehung infolge Wiederkehr der Arbeitsfähigkeit ist bei einmal invalidisierten Fällen fast niemals zu erwarten. Über Invaliditätsbeginn bei Arteriosklerose vgl. S. 256.

2. Aortenaneurysma.

Aortenaneurysmen bedingen ausnahmslos größte Schonung des Kranken sowie bei allen solchen, die nach ihrer Ausbildung und Stellung zu körperlicher Anstrengung gezwungen sind, fast stets Dauerinvalidität. Nur Büroarbeiten oder Heimarbeit kommen noch in Frage. Heilverfahren sind zwecklos.

3. Venenerweiterungen.

Krampfadern

Krampfadern der Beine sind zumeist belangloser Nebenbefund und berechtigen selbst bei starker Ausbildung für sich allein fast nie zur Invalidisierung. Nur beim Hinzutritt von Krampfadergeschwüren größeren Umfangs (kleine Geschwüre sind oft für die Erwerbsfähigkeit ganz belanglos), oder bei außergewöhnlich starken subjektiven Beschwerden mit schwerer Gebrauchsbehinderung des Beines kann Invalidität in Frage kommen, ist aber bei Durchführung eines Heilverfahrens, sei es zur Beseitigung des Geschwürs, sei es zur Exzision der erweiterten Vene, oft nur eine vorübergehende.

Krampfaderbruch

Krampfaderbrüche (Varikozelen) können die Erwerbsfähigkeit beschränken, sind aber nie hinreichender Grund zur Invalidisierung.

Hämorrhoiden

Hämorrhoiden bedingen bei großer Neigung zur Entzündung oder Blutung hin und wieder vorübergehende Invalidität. Heilverfahren!

4. Respirationssystem.

a) Obere Luftwege.

Leiden der oberen Luftwege (Nase, Nasenrachenraum und Kehlkopf) führen für sich allein fast nie zur Invalidität. Bei besonders starken Beschwerden kann aber Heilverfahren in Frage kommen. Nur Ozaena (Stinknase) macht, sofern infolge der Eigenart des Leidens eine Weiterbeschäftigung unmöglich ist und Arbeitsversuche am Widerstand der Arbeitgeber scheitern, zuweilen Invalidisierung notwendig, wie ja auch bei sonstigen ekelerregenden Krankheitsformen, z. B. Lupus, oft jede Stellenbemühung mißlingt.

Ozaena

Kehlkopftuberkulose

Auch Kehlkopfleiden tuberkulöser Natur erfordern Heilverfahren bzw. Invalidisierung, bei aussichtslosen Fällen mit schwerer Lungen- oder Darmkomplikation ev. auch Unterbringung in Invalidenheimen oder Krankenpflegeanstalten.

b) Untere Luftwege und Lungen.

Luftröhrenkatarrh

Chronischer Luftröhrenkatarrh ist für sich allein nur selten Grund zur Dauerinvalidisierung, kann aber mitunter Heilverfahren erfordern, zumal bei jüngeren Leuten. Bei höherem Alter kommt dagegen, sofern der Allgemeinzustand ein schlechter ist und, wie so häufig, Komplikationen mit Arteriosklerose und Lungenerweiterung bestehen, öfters Dauerinvalidisierung in Betracht, da Heilverfahren in solchen Fällen wenig aussichtsvoll.

Bronchialasthma

Bronchialasthma gibt selbst bei häufigem Anfall fast nie zur Invalidisierung Anlaß, sofern keine Komplikationen bestehen; doch können Heilverfahren in Frage kommen.

Von Lungenleiden im weiteren Sinne ist Lungenerweiterung eine der häufigsten Befunde bei Invalidenrenten-Bewerbern, aber selbst bei begleitender Altersbronchitis fast nie ausreichender Grund zur Invalidisierung; dagegen kann sekundäre Dilatation des Herzens Dauerinvalidität bedingen (Heilverfahren zwecklos), ebenso Komplikationen mit schwerer Arteriosklerose oder sonstigen ernsteren Leiden. Lungenerweiterung

Lungentuberkulose spielt in der Invalidenbegutachtung eine außergewöhnlich große Rolle, da die Versicherungsanstalten auf keinem Gebiete der Volkswohlfahrt so segensreich gewirkt wie gerade auf dem der Tuberkulosebekämpfung. Lungentuberkulose

So hat z. B. die Landesversicherungsanstalt Rheinprovinz im Jahre 1920 allein 5482 Heilverfahren wegen Lungentuberkulose durchgeführt.

Es wurde durch Behandlung erreicht:

völlige	Erwerbsfähigkeit	bei	42,7 %,
mehr als 1/3	„	„	40,6 %,
keine	„	„	16,7 %.

Von diesen Heilverfahren wurden u. a. in der Lungenheilstätte Holsterhausen nicht weniger als 576 durchgeführt; es wurde hier erreicht:

1. bei 351 Kranken des I. Stadiums

völlige	Erwerbsfähigkeit	291	mal	— 82,9 %,
mehr als 1/3	„	56	„	— 15,9 %,
keine	„	4	„	— 1,2 %.

2. bei den 185 Kranken des II. Stadiums

völlige	Erwerbsfähigkeit	78	mal	— 42,1 %,
mehr als 1/3	„	103	„	— 55,7 %,
keine	„	4	„	— 2,2 %.

3. bei den 40 Kranken des III. Stadiums

völlige	Erwerbsfähigkeit	7	mal	— 17,5 %,
mehr als 1/3	„	24	„	— 60,0 %,
keine	„	9	„	— 22,5 %.

Schon hieraus erhellt, daß nicht alle Lungentuberkulöse zur Heilstättenkur sich eignen. Sorgfältige Auswahl ist dringend erforderlich. Die Indikation zur Heilstättenkur ist nur dann gegeben, wenn begründete Aussicht auf Wiedererlangug der Arbeitsfähigkeit im Sinne der R.V.O. besteht. Stets sind zu beachten: 1. Allgemeinzustand, 2. Fehlen oder Vorhandensein von Fieber, 3. etwaige erbliche Belastung, 4. die graduelle Schwere der Erkrankung hinsichtlich etwaiger Komplikationen mit Tuberkulose anderer Organe, besonders des Kehlkopfes, Darmes, Urogenitalsystems und der Gelenke.

Die Mehrheit der zur Heilstättenkur geeigneten Fälle bilden die ein- und doppelseitigen Spitzenkatarrhe des I. Stadiums mit oder ohne Infiltration, also Fälle von aktiver Tuberkulose. Invalidität braucht nicht vorzuliegen; schon „drohende Invalidität“ ist ausreichender Grund zur Heilstättenkur. Aber auch Fälle des II. Stadiums sind keine direkte Gegenanzeige, ebensowenig Komplikationen mit leichteren Kehlkopfprozessen, Lymphdrüsen-, Knochen- oder Gelenkaffektionen, obwohl jede Komplikation die Prognose des Falles trübt. Daher sollen fortgeschrittene Fälle nur bei verhältnismäßig gutartiger Natur des Leidens zur Heilstättenkur vorgeschlagen werden. So lassen leidlicher Gesamtzustand, Fehlen von Fieber, langsamer Verlauf ohne stärkere Neigung zum Fortschreiten und Fehlen von erblicher Belastung auch beim II. Stadium und trotz Bestehens leichterer Komplikationen eine Heilstättenkur noch nützlich erscheinen.

Fälle mit inaktiver Lungentuberkulose und leidlichem Gesamtzustand sowie Tuberkuloseverdächtige eignen sich mehr für Genesungsheime oder für Tages- und Walderholungsstätten; Lungenkranke in vorgerücktem, insbesondere im III. Stadium mit destruierenden Prozessen, Fieber, häufigem Lungenbluten, erblicher Belastung und schlechtem Allgemeinzustand oder mit schweren tuberkulösen Kehlkopf- und Darmkomplikationen — bei denen also die Heilungsaussichten ungünstig sind — kommen ebenfalls für die Heilstättenkur nicht in Frage, sondern nur für die Unterbringung in geeigneten Krankenhäusern und Invalidenheimen — eine Unterbringung und Isolierung, die auch deshalb notwendig, weil gerade solche Kranken eine besonders hohe Ansteckungsgefahr für ihre Umgebung bilden.

Personen mit völlig ausgeheilten Lungenprozessen bei gutem Ernährungs- und Kräftezustand können bei dem gewaltigen Andrang zum Heilverfahren natürlich nicht berücksichtigt werden, erhalten auch keine Rente. Ebenso kommt wegen Lungentuberkulose bereits gewährte Kranken- oder Invalidenrente bei wesentlicher Änderung der für die Rentenbewilligung maßgebend gewesenen Verhältnisse, insbesondere bei Ausheilung der Lungenprozesse, wieder in Fortfall.

Dagegen sichern Zeichen einer manifesten Lungentuberkulose zumeist den Rentenbezug, zumal bei schlechtem Allgemeinzustand, Neigung zu Lungenblutung oder Fieber sowie bei Komplikationen — wenn auch erfahrungsgemäß viele Lungentuberkulöse, auch solche mit schwereren Infiltrationen und destruierenden Prozessen, Jahre hindurch ihrem Berufe nachzugehen vermögen.

Bei jeder ärztlichen Begutachtung zur Sicherung der Diagnose notwendig: genauer Auskultations- und Perkussionsbefund, Vergleich der Gewichtsverhältnisse, Temperaturkontrolle, Auswurfuntersuchung und Röntgenbild! Prüfung mit Tuberkulin einwandfrei meist nur bei Anstaltsbeobachtung durchführbar. Irgendwie zweifelhafte Fälle pflegen „Vorstationen" zur Klärung überwiesen zu werden. Tuberkuloseverdächtige sind durch Untersuchungs- und Fürsorgestellen für Lungenkranke zu überwachen.

5. Digestionssystem.

Krebs der Verdauungsorgane

Bösartige Leiden, insbesondere Krebs von Speiseröhre, Magen, Darm, Gallenblase, Leber oder Pankreas bedingen ausnahmslos Dauerinvalidität. Wiederherstellung der Arbeitsfähigkeit nur bei Frühoperation mit völliger Geschwulstbeseitigung zu erwarten. Im allgemeinen sind Heilverfahren der Versicherungsanstalten zwecklos. Beachtenswert ist, daß die Probelaparotomie nicht zu jenen Eingriffen gehört, die der Versicherte bei Vermeidung rechtlicher Nachteile gestatten muß.

a) Magen.

Magengeschwür (Ulcus ventriculi) macht in der Regel invalide. Krankenrente bzw. Heilverfahren zu empfehlen. Magengeschwür

Auch ernstere Folgezustände von Magengeschwür, wie Verengung der Pförtnergegend, können Invalidität bedingen.

Dagegen berechtigen chronischer Magenkatarrh, Achylia gastrica, Magenerweiterung und Senkung in der Regel nicht zur Kranken- oder Invalidenrente, selbst wenn nach dem Ergebnis der Magenfunktionsprüfung, des Magenchemismus und der Motilität sowie des Röntgenbefundes, subjektive Beschwerden als begründet zu betrachten sind. Nur bei sekundärer schwerer Ernährungsstörung oder bei gleichzeitigem Bestehen anderer Leiden sind Renten, je nach Lage des Falles auch Heilverfahren vorzuschlagen. Chronischer Magenkatarrh, Achylia gastrica, Magenerweiterung und Senkung

Nervöse Magenleiden stärkeren Grades erfordern vielfach Heilverfahren (vgl. Neurosen S. 271), sind aber meist kein hinreichender Grund zur Invalidisierung. Nervöse Magenleiden

b) Darm.

Darmleiden tuberkulöser Natur bedingen Invalidität, in leichteren Fällen und bei leidlichem Allgemeinzustand sowie beim Fehlen sonstiger Komplikationen (ausgedehntere Lungentuberkulose u. dgl.) auch Heilverfahren. Schwerere Fälle sind in Invalidenheimen oder Krankenpflegeanstalten unterzubringen. Darmtuberkulose

Chronischer Darmkatarrh, chronische Obstipation und rein nervöse Leiden eignen sich oft zum Heilverfahren, sind aber nur in vereinzelten Fällen Grund zur Invalidisierung. Darmkatarrh, Obstipation und Neurosen

c) Gallensteinleiden.

Gallensteinleiden erfordern Invalidisierung bei gehäuften Schmerzanfällen, sowie bei sekundärer Entzündung der Gallenblase. Heilverfahren zu empfehlen; daher oft nur vorübergehende Invalidität.

d) Eingeweidebrüche.

Reponierbare Brüche, die durch ein Bruchband gut zurückgehalten werden, bedingen niemals Invalidität (Bruchbänder pflegen von Krankenkassen bewilligt zu werden). Dagegen können irreponible Brüche von ungewöhnlicher Größe oft den Kranken erheblich behindern, ihn aber nur bei besonders ungünstigen Begleitumständen (Eigenart des Berufs, komplizierende Leiden) invalide machen. Bruchoperation braucht nicht geduldet zu werden.

Allgemeine Eingeweidesenkung, Rektusdiastase oder Hängeleib, die oft zu mannigfachen Beschwerden führen, sind für sich allein nie Grund zur Invalidisierung (Leibbinde).

6. Urogenitalsystem.

a) Niere und Nierenbecken.

Chronische Nierenleiden

Bei Nierenleiden chronischer Art pflegt die Erwerbsfähigkeit fast stets herabgesetzt zu sein; doch ist Invalidisierung meist nur bei stärkerem Eiweißgehalt oder Zylinderausscheidung, bei sekundärer Miterkrankung des Zirkulationssystems (stärkere Blutdruckerhöhung, Herzvergrößerung, Netzhautblutungen usw.) oder bei schlechtem Allgemeinzustand erforderlich (in der Regel Dauerinvalidität). Heilverfahren kommt nur bei besonders günstig liegenden Fällen (guter Allgemeinzustand, relativ kurze Krankheitsdauer, Fehlen von sekundärer Veränderung im Zirkulationssystem) im allgemeinen in Frage. Auch Fälle von einseitiger Nierentuberkulose (Ureterenkatheterismus!) sind zum Heilverfahren geeignet, ebenso Fälle von einseitigen Nierensteinen und chronischer Nierenbeckenentzündung. Bei Doppelseitigkeit der Erkrankung ist, sofern stärkere Erscheinungen bestehen, meist Invalidisierung erforderlich.

Nierentuberkulose
Nierensteine
Nierenbeckenentzündung

b) Harnblase.

Blasenkatarrh

Von Blasenleiden ist der einfache Blasenkatarrh kein Grund zur Dauerinvalidisierung, bedingt aber mitunter Heilverfahren. Blasenleiden sekundärer Art fallen in ihrer Beurteilung mit der des Haupt- und Grundleidens zusammen, z. B. Blasenkatarrh bei Rückenmarksleiden oder Blasentuberkulose bei Tuberkulose anderer Organe.

Blasentuberkulose

c) Vorsteherdrüse.

Prostatahypertrophie

Prostatahypertrophie ohne Komplikation macht in der Regel nicht erwerbsunfähig; doch kann Hinzutritt von Blasenkatarrh Invalidität bedingen und bei sonst günstigem Zustand Heilverfahren empfehlenswert machen.

d) Weibliche Geschlechtsorgane.

Gebärmutterverlagerung u.-senkung

Unterleibsleiden der Frauen sind hinsichtlich der Invalidisierungsfrage verschieden zu bewerten. Lageveränderung der Gebärmutter oder Senkungen haben für sich allein kaum jemals Invalidität zur Folge, ebensowenig Scheidenvorfälle; dagegen sind Gebärmuttervorfälle oft in hohem Maße ein Arbeitshindernis. Parametritische Prozesse, die mit erheblichen Schmerzen, rezidivierendem Fieber oder erheblicher Störung des Allgemeinbefindens verbunden, erfordern ebenso wie Metritis, Peri- und Endometritis stärkeren Grades oder Myome des Uterus mit schwächenden Blutungen bei drohender Invalidität Heilverfahren, in aussichtslosen Fällen auch Dauerinvalidisierung. Klimakterische Beschwerden (Menstruationsanomalien, nervöse Symptome) sind in der Regel für sich allein kein Invalidisierungsgrund. Nur bei starken Blutungen mit Kräfteverlust usw. ist Krankenrente, je nach Lage des Falles auch Heilverfahren vorzuschlagen.

Parametritis
Metritis, Peri- u. Endometritis, Myome
Klimakterium

e) Geschlechtskrankheiten.

Geschlechtskrankheiten (Syphilis, Gonorrhoe, Ulcus molle) sind bezüglich Heilverfahren und Rente zu bewerten nach Stadium der Erkrankung und sekundärer Komplikation von seiten anderer Organe (vgl. u. a. Aortenaneurysma, progressive Paralyse und Tabes dorsalis).

7. Nervensystem.

a) Organische Leiden.

Bei organischen Leiden zentraler Natur, d. h. Hirn- und Rückenmarksleiden, kann, sofern die Entwicklung langsam erfolgt, die Erwerbsfähigkeit oberhalb des Invalidendrittels noch lange Zeit bestehen bleiben. Treten aber neue Phasen der Erkrankung ein, z. B. Lähmungserscheinungen bei Tabes dorsalis oder multipler Sklerose, so ist Invalidität stets anzunehmen; oft ist schon vorher Dauerinvalidität anzuerkennen, um durch Schonung des Kranken ein rascheres Fortschreiten der Erkrankung zu vermeiden. Progressive Paralyse macht, sobald sie zu diagnostizieren ist, fast ausnahmslos dauerinvalide. Heilverfahren kommen bei der schlechten Prognose quoad restitutionem meist nicht in Frage; dagegen eignen sich manche derartige Fälle, die später hilflos werden, zur Aufnahme in Invalidenheimen. Heilverfahren wäre in Rücksicht zu ziehen z. B. bei Hirn- oder Rückenmarksgeschwülsten sowie bei Gehirnsyphilis. Hirn- und Rückenmarksleiden

Von peripherischen Nervenleiden sei als besonders wichtig die Ischias erwähnt, die in schwereren Fällen Invalidität bedingt, bei der meist günstigen Prognose sich aber zum Heilverfahren (z. B. in Rheumatikerbädern) eignet — also im allgemeinen keine Dauer-, sondern vorübergehende Invalidität anzunehmen (Krankenrente). Peripherische Nervenleiden

b) Neurosen.

Funktionelle Neurosen der verschiedensten Schattierung: Nervosität, Neurasthenie, Hysteroneurasthenie, Hysterie und Hypochondrie kamen in etwa 20% unserer sämtlichen Invalidisierungsfälle in Betracht. Einfach nervöse und neurasthenische Zustandsbilder sind häufiger anzutreffen als die schwereren Formen der Hysterie und Hypochondrie. Im übrigen überwiegen unter den Rentenbewerbern die Frauen das männliche Geschlecht bei weitem. Besonders die Fälle von schwerer Hysterie mit typischen Krampfanfällen und Bewußtseinsstörungen kommen bei Frauen unverhältnismäßig öfters vor als bei Männern. Nur $^1/_4$ unserer sämtlichen Fälle von Neurosen war zu invalidisieren. Die meisten Neurotiker sind arbeitsfähig; ja eine Betätigung in mäßigem Grade ist für die meisten sogar empfehlenswert. Für Invalidisierung kommen vor allem in Frage: Psychoneurosen

1. Nervöse Patienten in schlechtem Ernährungszustand, mit starker Blutarmut und nennenswertem Gewichtsrückgang, z. B. ausgeblutete Frauen nach schweren Wochenbetten, Rekonvaleszenten

nach akuten und chronischen Infektionskrankheiten oder nach eingreifenden Operationen, nervöse Erschöpfungszustände infolge chronischer Unterernährung, Bleichsucht, Blutarmut, langwieriger schmerzhafter Leiden mit Schlaflosigkeit usw.,

2. Fälle von schwerer Hysterie mit gehäuften Krampfanfällen,

3. solche Fälle, die den Übergang zu Geisteskrankheiten bilden (z. B. unter unserem Material ein Unfallpatient mit Querulantenwahn, der Jahre hindurch um seine Rente gekämpft, als Querulant abgewiesen wurde und schließlich der Invalidenversicherung anheimfiel).

Die meisten Neurosenfälle sind nicht dauernd, sondern nur vorübergehend invalide und sind zum Heilverfahren (Nervenheilstätte oder Krankenhausbehandlung) geeignet, insbesondere Fälle der 1. Gruppe. Aber auch Fälle von Hysteroneurasthenie und Hysterie, die invalide zu werden drohen, einer Behandlung aber zugängig erscheinen, können zum Heilverfahren empfohlen werden. Schwere Hysterie mit Krampfanfällen, sowie sonstige schwere endogene Neurosen mit erblicher Belastung sind zu Heilverfahren der Versicherungsanstalten meist weniger geeignet, da die Heilungsaussichten für die Dauer stets sehr fraglich sind. Jedenfalls ist mit Rückfällen immer zu rechnen. Vereinzelte Anfälle hysterischer Art machen natürlich nicht invalide; gehäuftes Auftreten, etwa alle Tage ein- oder mehrmals, schließt jedoch eine geregelte Tätigkeit in den meisten Fällen aus. Häufigkeit, Art und Schwere der Anfälle müssen unter Berücksichtigung von Zeugenaussagen und Berichten der Arbeitgeber von Fall zu Fall das Urteil bestimmen. Auch die schwereren Formen der Hypochondrie sind zum Heilverfahren vielfach ungeeignet und je nach Lage des Falles dauernd invalide.

Richtige Auswahl der zum Heilverfahren geeigneten Fälle ist unerläßlich.

Über die Heilergebnisse in den Nervenheilstätten berichtet Beyer aus Roderbirken beispielsweise für das Jahr 1920 folgendes: Behandelt wurden 244 Männer und 259 Frauen. Von den Männern zeigten bei der Entlassung:

volle	Erwerbsfähigkeit	49	= 20,0 %	90,8 % günstige Resultate
mehr als $^1/_3$	„	173	= 70,8 %	
keine	„	22	= 9,2 %	

von den Frauen:

volle	Erwerbsfähigkeit	103	= 39,7 %	94,2 % günstige Resultate
mehr als $^1/_3$	„	141	= 54,5 %	
keine	„	15	= 5,8 %.	

Beurteilung und Pensionierung nervöser Beamten

Bei Beurteilung und Pensionierung von nervösen Beamten ist (mit Cramer) stets zu unterscheiden, ob eine echte Neurasthenie, insbesondere eine Erschöpfungsneurasthenie oder eine endogene Nervosität vorliegt. Nur erstere bietet bei genügend langem Erholungsurlaub Aussicht auf völlige Wiederherstellung. Beamte, die wiederholt an nervösen Attacken auf endogener Grundlage gelitten, sind am besten zu pensionieren. Beamte, die zum Querulieren neigen, leiden fast stets an Querulantenwahn. Oft besteht eine degenerative Veranlagung oder ein gewisser Grad von Schwachsinn, mitunter auch eine hypomanische

Störung mit Neigung zum Querulieren. Gerade in letzteren Fällen ist Genesung möglich, besonders bei Versetzung in andere Verhältnisse. Echter *Querulantenwahnsinn*, der ziemlich selten, erfordert wie alle Psychosen *Pensionierung*, sofern die Dienstbetätigung beeinträchtigt wird. Oft beruhen nervöse Beschwerden auf einer langsam entstehenden *Arteriosklerose*. Bei geringeren Symptomen genügt in vielen Fällen Übertragung eines leichteren Dienstes, bei stärkeren Symptomen ist Pensionierung anzuraten.

Wie bei Hysterie, so ist auch bei *Epilepsie* oft Schwere und Häufigkeit der Anfälle für eine etwaige Invalidisierung ausschlaggebend; aber auch stärkere *psychische* Veränderungen können den Eintritt von Invalidität begünstigen. Vereinzeltes Auftreten eines Anfalles, etwa jeden Monat, bei leidlichem geistigen Zustand, setzt in der Regel die Erwerbsfähigkeit *nicht* unter das Ivalidendrittel herab, wenn auch gefährliche Berufe zu vermeiden sind. Epilepsie

Treten leichtere Fälle von Epilepsie in eine neue, schwerere Phase ein (Häufung von Anfällen, Hinzutritt von Demenz), so ist Dauerinvalidität anzunehmen; Heilverfahren kommen meist nicht in Frage.

c) Geisteskrankheiten.

Echte *Geisteskrankheiten* bedingen ausnahmslos Invalidität, meist für die Dauer. Nur bei manisch-depressivem Irresein, akuter Alkoholparanoia oder sonstigen *episodischen* Geistesstörungen, wo lange anfallsfreie Intervalle vorzukommen pflegen, kann vorübergehende Invalidität bzw. Rentenentziehung in Frage kommen.

d) Sinnesorgane.

Geruchs- und Geschmacksverlust bedingen für sich allein niemals, auch nicht bei Köchen, Köchinnen u. dgl., allgemeine Invalidität, selbst wenn die Patienten zur Aufgabe des seitherigen Berufes genötigt sein sollten. Geruch, Geschmack

Dagegen hat völlige *Erblindung* oder *hochgradige Sehschwäche auf beiden Augen* ausnahmslos Invalidität zur Folge. Heilverfahren kommen z. B. bei beginnendem grauen Star in Frage, um drohende Invalidität abzuwenden. Die so oft geklagten *Presbyopie*-Beschwerden sind praktisch ziemlich belanglos. Auch *Hypermetropie* und *Myopie* können nur bei stärkerer Ausprägung und beim Bestehen von anderen Leiden als *mitwirkende* Ursache von Invalidität herangezogen werden. Sehorgan

Völlige *Ertaubung*, die eine Verständigung mit der Umgebung in besonders hohem Grade erschwert, berechtigt zur Invalidisierung und zwar für dauernd, sofern das Hörorgan bei den in Frage kommenden Beschäftigungsarten von irgendwelcher Bedeutung ist. Patienten, die auf Ablesen der Worte geschult, sind übrigens praktisch oft durchaus nicht sehr behindert, stoßen allerdings bei Stellungswechsel oft auf Schwierigkeiten. Heilverfahren sind zwecklos. Hörorgan

8. Stoffwechsel, Blut und endokrine Drüsen.

Zuckerkrankheit

Zuckerkrankheit von leichter oder mittelschwerer Form setzt die Erwerbsfähigkeit oft nur in geringem oder mäßigem Grade herab. Eintritt von Komplikationen, plötzliche Verschlimmerungen, Auftreten von Azeton und Azetessigsäure, Furunkulose oder Gangrän bedingen dagegen ebenso wie die von vornherein schwere Form fast immer Invalidität. Ist einmal Invalidisierung bei Zuckerkrankheit nötig, so ist Wiederkehr dauernder Arbeitsfähigkeit kaum jemals wieder zu erwarten und dementsprechend ist Heilverfahren bei der durchaus zweifelhaften Prognose bezüglich länger andauernder Besserung meist nicht vorzuschlagen.

Gicht

Gicht kann nur bei schwerer Gelenkveränderung oder häufigen Schmerzattacken zur Dauerinvalidisierung hinreichenden Anlaß geben, sofern Heilverfahren, die stets zu versuchen, zwecklos sind.

Fettsucht

Fettsucht kommt nur wegen ihrer Folgeerscheinungen (Störungen der Herztätigkeit usw.) zuweilen als Invalidisierungsgrund in Frage.

Bösartige Blutkrankheiten

Bösartige Blutkrankheiten, wie lymphatische und myelogene Leukämie oder perniziöse Anämie erfordern ausnahmslos Invalidisierung, in der Regel für die Dauer. Heilverfahren sind nur bei perniziöser Anämie nicht ganz aussichtslos.

Blutarmut

Bei einfacher Anämie (Blutarmut) infolge starken Blutverlustes, akuter oder chronischer Infektionen, Unterernährnng usw. empfiehlt sich, zumal in der Regel nervöse Begleiterscheinungen, Gewichtsrückgang und Schwächezustände bestehen, Einleitung eines Heilverfahrens (vgl. Neurosen S. 271) bzw. Krankenrente, sofern die Krankheitserscheinungen einigermaßen beträchtlich sind.

Erkrankungen endokriner Drüsen

Erkrankungen endokriner Drüsen (M. Basedow, M. Addison, Akromegalie, Myxoedem) kommen nur selten als Invalidisierungsgrund in Frage. Bei M. Basedow ist Heilverfahren zu empfehlen, bei den übrigen Formen, sofern sie die Arbeitsfähigkeit unter das Invalidendrittel heruntersetzen, ist in der Regel Dauerinvalidisierung unvermeidlich, da Heilverfahren Dauererfolg meist nicht versprechen.

Sachverzeichnis.

Abduzenslähmung 214.
Abfindung s. Kapitalabfindung.
Abfindungsneurose 225.
Abkühlung 123.
Achlorhydrie 181.
Achsendrehung des Darms 183.
Addisonsche Krankheit 245, 274.
Aggravation 99.
Agraphie 97.
Akromegalie 245, 274.
Aktinomykose 109.
Alexie 97.
Alkoholintoleranz 235.
Alkoholismus, chron. 235.
Alkoholparanoia 236.
Alopecie 126.
Altersrente 252.
Amblyopie, hyster. 240.
Amputationsneurom 115.
Anämie, perniziöse 245, 274.
Anarthrie 97.
Aneurysma 111, 164.
Anfangsrente 40.
Angestelltenversicherung 257.
Angina 109.
Angina pectoris 152.
Angstneurose 221.
Anilinvergiftung 248.
Anthracosis 248.
Anwartschaft 253.
Aortenaneurysma 111, 165.
Aortenruptur 165.
Aortensklerose 161.
Aphasie 97.
Aphonie 97.
Apoplexie s. Schlaganfall.
Appendizitis 184.
Arbeitsmarkt 27.
Arsenvergiftung 248.
Arteriosklerose 107, 161.
— Schlaganfall bei 16, 163.
Arthritis deformans 145.
Arznei 15.
Arzt, behandelnder 16.
Ärztekommission (Schiedsgericht) 53, 62.
Assoziation 96.
Asthenopie 90, 241.
Asthma 224.
Augen s. Sehorgan.
Augenleiden 239.
— muskellähmung 214.
— untersuchung 90.
— verletzung 237.
— zittern 93, 240.
Auskünfte 32, 33.

Baránysche Lärmtrommel 92.
— -scher Zeigeversuch 93.
Basedowsche Krankheit 245, 274.
Bauchbruch 190.
Bauchfell 187.
— -entzündung 152, 187.
Bauchfelltuberkulose 188.
Bauchspeicheldrüse 187.
Bazillenträger 262.
Beamtenversorgung 261.
Beckenbrüche 140.
Bedürfnisse, erhöhte 45, 53.
Beförderungsvertrag 46.
Befundbericht 59.
Begehrungsneurosen 49, 225.
— -vorstellungen 23.
Behandlung, fahrlässige 18.
Benzolvergiftung 236.
Beobachtung 4.
Berufsberatung 28.
— -geheimnis 3.
Berufsgenossenschaften 7, 14.
— -infektion 57.
— -invalidität 250, 259, 260, 261.
— -krankheiten 17, 246.
— -neuritis 214.
Berufsunfähigkeit 259, 260, 261.
Beschäftigungsneurosen 249.
Betriebsarbeit 16.
— -gefahr 16.
— -unfall 16.
Bewegungsempfindung 88.
— -vermögen 86.
Biß von Tieren 18.
Blasenkatarrh 197, 270.
— -lähmung 197.
— -steine 197.
— -tuberkulose 270.
Bleilähmung 215.
— -vergiftung 247.
Blinddarmentzündung 184.
Blindheit 66, 240.
Blitzfiguren 120.
— -schlag 18, 119.
Blut 245, 274.
— -armut 245, 274.
— -bruch 199.
— -druck 82.
Blutungen, Simulation von 100.
Blutvergiftung 18.
Bronchialasthma 224, 266.
Bronchitis 167, 266.
Brüche (Hernien) 70, 188.
— innere 184.
Brückensymptome 23.
Brustbeinbrüche 136.
— -maße 81.
Bulbärparalyse 213.
Bürgerliches Gesetzbuch (B.G.B.) 46, 54.

Chloroformnarkose 159.
Cholera 24, 108.
Chorea, chron. progr. 222.
— minor 222.
Chylothorax 176.
Coxa valga 79.
— vara 79, 141.

Darm 70, 182.
— -beinbrüche 140.

Darmdivertikel 184.
— -geschwür 182.
— -invagination 184.
— -katarrh 269.
— -krebs 183.
— -lähmung 184.
— -neurosen 224.
— -ruptur 183.
— -tuberkulose 269.
Dauerrente 29.
Daumenverrenkung 149.
Delirium traumaticum 204.
— tremens 236.
Deltoideuslähmung 215.
Dementia praecox 233.
Demenz 231, 234.
Diabetes insipidus 244.
— mellitus 243, 274.
Dickdarm 182.
Dienstbeschädigung 63, 68.
Dienstunfähigkeit 261.
Diphtherie 57, 108.
Drehmethode 93.
Druckkraft 82.
Dünndarm 182.
Dupuytrensche Kontraktur 87.
Durchnässung 123.
Durchschnittsrente 30.
Dynamometer 82.
Dysarthrie 97.
Dystrophia adiposogenitalis 244.

Eierstocksgeschwulst 200.
Eileiterschwangerschaft 200.
Eingeweidebrüche 70, 188.
— -senkung 269.
Ekzem 125.
Elektrische Einwirkungen 18, 118.
— Erregbarkeit 86.
— Unfälle 118.
Elektroneurosen 121.
Elternrente 67.
Emotionsneurosen 218.
Empfindungsstörungen, Simulation von 102.
— -vermögen 87.
Endokarditis 157.
Endometritis 270.
Enophthalmus 90.
Entartungsreaktion 86.
Entlarvungsmethoden 82, 100.
Entschädigungskampfneurosen 225.
— -pflicht bei Privatversicherung 56.
Entschädigungsverfahren 45, 53.
Epilepsie 17, 208, 233, 277.
Erblindung 19.
Erfrierung 17, 124.
Erkältung 17, 123.
Erschöpfungsneurosen 220, 272.
Erwerbsbeschränkung 26, 51, 59.
— -fähigkeit 27, 52.
Erwerbsminderung 71.
— -unfähigkeit 26, 67.
Ertaubung 92, 273.
Erysipel 106.
Erysipeloid 249.
Exophthalmus, pulsierender 91.

Fahrlässige Gutachten 1.
Fahrlässigkeit 18, 55.
Fazialislähmung 215.
Federwage 82.
Fehlgeburt 201.
Felsenbeinbruch 91.
Fersenbeinbruch 142.
Fettembolie 165.
— -sucht 274.
Fingerverrenkung 149.
Flächenmessung 80.
Flecktyphus, 58, 108.
Frühgeburt 201.
Fürsorge 65.
Furunkulose 106.
Fußwurzelbruch 142.
— -verrenkung 150.

Gallenblase 186.
— -gänge 186.
— -steine 186.
Ganglion 127.
Gangrän, hysterische 125.
Gangstörungen 87.
Ganserscher Symptomenkomplex 96.
Gaseinatmung 17.
— -vergiftung 159.
Gebärmutter 200, 270.
Gebührenfrage 5.
Gebührengesetz für Medizinalbeamte 8.
Gebührenordnung, preußische 5.
Gedächtnisprüfung 95.
Gefälligkeitsatteste 1.
Gehirn 202.
— -abszeß 208.
— -arteriosklerose 161.
Gehirnblutung 206.
— -erschütterung 132, 202.
— -geschwulst 209.
— -hautblutung 206.
— -hautentzündung, eitrige 208.
— — seröse 207.
— -pressung 202.
— -quetschung 202.
— -syphilis 235.
— -zysten 203.
Gehörgang 91.
— -organ 91, 241, 273.
— -schärfe 91.
Geisteskrankheiten 229.
— Simulation von 105.
— -zustand 94.
Gelbes Fieber 108.
Gelenkbrüche 144.
— -entzündung, eitrige 146.
— -erguß 144.
— -gicht 146.
— -leiden, neuropathische 144.
— -maße 80.
— -rheumatismus, akuter 109.
— — chronischer 146.
Genu recurvatum 150.
— valgum 141.
— varum 141.
Geruch 94, 236.
Geschlechtskrankheiten 4, 271.
— -organe 198, 270.
Geschmack 94, 236.
Geschwülste 114, 263.
Gesichtsknochen, Brüche 135.
Gewerbekrankheiten 17, 112, 246.
Gewöhnung an Unfallfolgen 32.
Gewöhnungsrente 30.
Gicht 146, 274.
Glaskörpervereiterung 238.
Glaukom 238.
Gleichgewichtsorgan 241.
Gliom 117, 209.
Glykosurie 243.
Gonorrhoe 109.
Grippe 24, 108.
Gürtelrose 126.
Gutachten 3.
— fahrlässige 1.
— falsche 1.
— Form und Inhalt von 12.
Gutachter 3.

Haarausfall 126.
— -entfärbung 126.
Hadernkrankheit 249.
Hämatocele 199.
Hämatomyelie 211.
Hämatothorax 176.
Hämorrhoiden 266.
Haftpflichtfälle 45.
— -gesetze 45.
— -prozeß 54.
— -versicherung 2, 55.
Halbseitenblindheit 240.
Halluzinose, akute 236.
Hand 139.
— -verrenkung 149.
— -wurzelbruch 142.
— — -verrenkung 150.
Hängeleib 269.
Harnblase 70, 197, 270.
— -fistel 198.
— -röhre 198.
— — -striktur 198.
— -ruhr 244.
— -träufeln 198.
— -verhaltung 198.
Haut 125.
— -krankheiten 125.
— -ödem (Quincke) 126.
Heilmittel 15.
— -verfahren 35, 64.
Heilungskosten 10, 50.
Hexenschuß 127.
Hernien s. Eingeweidebrüche.
Herpes zoster 126.
Herz 69, 151, 264.
— -beutel 154.
— — -entzündung 154, 264.
— -erweiterung 152, 155, 156, 264.
— -innenhaut 157.
— -klappen 157.
— — -blutung 157.
— — -fehler 158, 264.
— — -zerreißung 157.
— -muskel 155.
— -muskelschwäche 152, 156, 264.
— — -zerreißung 156.
— -neurosen 152, 156, 264.
Herztod 152, 157.
Hilflosenrente 29.
Hinterbliebenenrente 15, 25, 66, 252.
Hirn s. Gehirn.
Hirnhaut s. Gehirnhaut.
Hirschsprungsche Krankheit 183.
Hitzschlag 17, 122.
Hodenentzündung 199.
— -tuberkulose 199.
— -verlust 199.
Hoffasche Krankheit 145.
Hornerscher Komplex 215.
Hornhaut 238.
Hörorgan, 91, 241, 273.
— -störungen, Simulation von 104.
Hößlinscher Versuch 82, 100.
Hydrocele 198.
Hydrocephalie 207.
— -nephrose 195.
Hypermetropie 273.
— -nephrom 117.
— -tonie, seröse 77, 207.
Hypochondrie 272.
Hysterie 222, 234, 272.

Jacksonsche Epilepsie 208.
Jahresarbeitsverdienst 28.
Jochbeinbruch 135.
Idiotie 233.
Imbezillität 233.
Infektionen 24.
Infektionsklausel 57.
— krankheiten 108, 262.
Insektenstiche 18.
Intelligenzprüfung 96.
Interkostalneuralgie 224.
Intoxikationen 112, 262.
Intoxikationsneurosen 107.
— -psychosen 107.
Invalidität 60, 253.
Invaliditätstabelle 60.
Invalidenheime 257.
— -pension 260.
— -rente 253.
— -versorgung, private 259.
Iris 237.
Ischias 216, 224, 271.

Kalorische Methode 93.
Kapitalabfindung 39, 45, 54, 62, 67, 226.
— bei Unfallneurosen 226.
Karbolgangrän 18.
Karies der Wirbelsäule 136.
Karzinom s. Krebs.
Katarakt 238, 273.
Katatonie 233.
Kehlkopf 166.
— -brüche 167.
— -katarrh 167.
— -tuberkulose 167.
Keratitis disciformis 238.
Keratis parenchymatosa 240.
Kieferbruch 135.
— -sperre 177.
Kleinhirnblutung 207.
Klimakterium 270.
Klumpkesche Lähmung 215.
Knickfuß 150.
Kniescheibenbruch 142.
— -verrenkung 150.
Knöchelbrüche 141.
Knochenbrüche 128.
— -erkrankungen 143.
— -zyste 115.
Kohlenoxydvergiftung 113, 236.
Kokainismus 236.
Kommotionslähmung, periphere 224.
— -neurosen, spinale 209.
— — zerebrale 204.
— -psychose 203, 231.
Kontrakturen 87.
Kontusionsneurosen 223.
Kopfkontusionsneurosen 223.
Koronarsklerose 152, 161, 264.
Körpergewicht 78.
Korsakowscher Komplex 235.
Kraftfahrzeuggesetz 46, 54.
Kraftmessung 81.
Krampfadern 166.
Krampfaderbruch 166.
— -geschwür 166
— -riß 166.
Krankenrente 253.
Krebs 115, 263.
Kreuzbeinbrüche 140.
Kriegsbeschädigte 63.
Kümmellscher Gibbus 135.
Kurzsichtigkeit 273.

Labyrintherschütterung 91, 242.
— -läsionen 92, 242.
Lageempfindung 88.
Lagophthalmus 90.
Lähmungen 86.
Landesversicherungsanstalt 7.
Längenmessung 78.
Lateralsklerose, amyotrophische 213.
Lebensversicherungsgesellschaften 7.
Leber 185.
— -abszeß 186.

Leberatrophie, akute 186.
— -cirrhose 186.
— -quetschung 185.
Leistenbruch 188, 269.
Leuchtgasvergiftung 113.
Leukämie 245, 274.
Lichen ruber 126.
Littensches Zwerchfellphänomen 177.
Lohnverhältnisse 33.
Löwensteinsche Methode 92.
Lues 111.
Luftembolie 165.
Luftröhrenkatarrh 167, 266.
Lumbago 127.
Lumbalpunktion 77.
Lunge 69, 168, 267.
Lungenabszeß 172.
— -entzündung 169.
— -erweiterung 175, 267.
— -gangrän 172.
— -quetschung 169.
— -tuberkulose 69, 172, 267.
— -wunden 168.
Lupus vulgaris 125, 263.
— erythematodes 126.
Luxation s. Verrenkung.
— habituelle 147.
Lymphadenitis 106.
Lymphangitis 106.
Lymphocytose 77.
Lyssa 109.

Magen 70, 178, 269.
— -abszeß 179.
— -erweiterung 181, 269.
— -geschwür 179, 269.
— -katarrh 181, 269.
— -krebs 180, 268.
— -neurosen 189, 269.
— -ruptur 179.
— -senkung 181, 269.
— -wunden 179.
Malaria 18, 108.
Malum coxae senile 146, 263.
Manie 233.
Manisch-depressives Irresein 233.
Mannkopff-Rumpfsches Phänomen 101.
Mannsche Reaktion 93.
Mastdarm 185.
— -fistel 185.
— -vorfall 185.
MeckelschesDivertikel 184.
Melancholie 233.
Meningitis s. Gehirnhautentzündung.
Merkfähigkeit 95.
Metritis 270.
Miliartuberkulose 173.
Milz 187.
Milzbrand 109.
Mittelfußbruch 142.
Mittelhandbruch 139.
— -verrenkung 149.
Moral insanity 231.
Morphinismus 236.
Motilität 86.
Multiple Sklerose 212, 271.
Mund 177.
Muskelatrophie, progressive 213.
— -maße 80.
— -quetschung 127.
— -rheumatismus 263.
— -verknöcherung 127.
— -zerreißung 127.
Mutismus 97.
Myelitis 211.
Myome 270.
Myopie 273.
Myxödem 245, 274.

Nabelbrüche 190.
Nachuntersuchung 30.
Narbenbrüche 190.
Narben 125.
Narkose 20, 159.
Nase 166.
Nasenbluten 167.
— -beinbruch 135.
— -leiden 266.
— -rachenraum 166.
Nebenhodenentzündung 199.
— -tuberkulose 199.
Nebenhöhlen 135.
Nephritis 193, 195.
Nephrose 193, 195.
Nervenentzündung 214.
— -lähmung 214.
— -system 70, 202.
Nervosität 271.
Nerv. abducens 214.
— axillaris 215.
— cochlearis 92, 242.
— facialis 215.
— ischiadicus 216.
— medianus 215.
— oculomotorius 214.
— olfactorius 236.
— opticus 90, 240.
— peroneus 216.
— phrenicus 177.
— radialis 215.
— thoracicus longus 215.
Nerv. tibialis 216.
— trochlearis 215.
— ulnaris 215.
— vagus 167.
— vestibularis 92.
Nesselsucht 126.
Netzhautablösung 237.
Neuralgien 216.
Neurasthenie 228, 272.
Neuritis 214.
Neuropathien 144.
Neurosen 217, 271.
Niere 70, 190, 270.
Nierenabszeß 192.
— -beckenentzündung 70, 192, 270.
— -entzündung 193.
— -geschwülste 117.
— -sklerose 194.
— -steine 197, 270.
— -tuberkulose 194, 270.
— -verlust 196.

Obduktion 25.
Oberarmbrüche 137.
— -verrenkung 147.
Oberkieferbruch 135.
Oberschenkelbrüche 140.
— -verrenkung 149.
Oberversicherungsamt 14.
Obstipation 269.
Ödem, traumatisches 125.
Ohr s. Gehörorgan.
Okulomotoriuslähmung 214.
Okzipitalneuralgie 216.
Operationspflicht 35.
Operationspflicht bei Leistenbrüchen 189.
— -verweigerung 53, 64.
Ophthalmie, sympath. 238.
Ophthalmoplegie 215.
Organneurosen 223.
Osteomalazie 124.
Osteomyelitis 143.
Ostitis 143.
Ozäna 266.

Pachymeningitis hämorrhagica 207.
Palpation 75.
Panaritium 106.
Pankreas 187.
Paralyse, progressive 234.
Paralysis agitans 222.
Parametritis 270.
Paranephritischer Abszeß 192.

Paranoia 233.
Parästhesien 88.
Pemphigus foliaceus 126.
— hystericus 125.
Penisverlust 199.
Pensionskassen 259.
Perikarditis 154, 264.
— -hepatitis 186.
— -metritis 270.
— -nephritischer Abszeß 192.
— -orchitis haemorrhag. 199.
— -ostitis 143.
Pest 85, 108.
Pflegezulage 66.
Pfortaderthrombose 166.
Phlegmone 106.
Phosphorvergiftung 248.
Plattfuß 142, 150.
Plexus brachialis 215.
Pneumonie s. Lungenentzündung.
Pneumothorax 175.
Poliomyelitis ant. 213.
Polyarthritis rheum. acuta 109.
— — chron. 146.
Polydipsie 244.
Polyneuritis 214.
Polyurie, primäre 244.
Presbyopie 273.
Privatversicherung 56.
Probekost 73.
Prostatahypertrophie 270.
Prozeßneurose 49, 225.
Pseudodemenz 96, 234.
Pseudotumor cerebri 207.
Psoriasis 125.
Psychosen 95, 229.
Psychoneurosen 271.
Ptosis 90.
Puls 84.
Pulsdruckamplitude 83.
Pupillarreflex 89, 240.
Pyämie 106.

Quecksilbervergiftung 248.
Querschnittsläsion 210.
Querulantenwahn 232, 273.
Quinckesches Ödem 126.

Rachen 177.
Radialislähmung 215.
Rauschzustand, pathologischer 235.
Reflexe 89.
Reichsgebührenordnung 9.
Reichshaftpflichtgesetz 46.
Reichsversicherungsamt 14.
Reichsversorgungsgesetz 14, 63.
— — -gericht 63, 70, 71.
Rektocele 200.
Rektusdiastase 269.
Rente 15, 54, 61, 227.
Rentenentziehung 31.
Rentenerhöhung 34.
Rentenkampfneurose 23, 49, 52, 225.
— -kürzung 31, 34.
— -neurose 225.
— -sätze 40.
— -tabellen 40, 60, 65.
Retroflexio uteri 200.
Rindenepilepsie 208.
Rippenbrüche 136.
— -fell 175.
— — -entzündung 176.
— -verrenkung 147.
Rombergscher Versuch 93.
Röntgenverbrennung 24, 124.
— -untersuchung 75.
Roser-Nélatonsche Linie 79.
Rotz 109.
Rückenmark 209, 271.
Rückenmarkserschütterung 209.
— -häute 210.
— -verletzung 210.
Ruhegeld 259.
Ruhr 108.

Sachverständiger 3.
Sarkom 117.
Schädeldachbruch 131.
— -grundbuch 133.
Schambeinbruch 140.
Scharlach 108.
Scheide 199, 270.
Scheidensenkung 200, 270.
— -verletzung 199.
— -vorfall 200, 270.
Schenkelbrüche 190.
Schlaganfall 206.
— bei Nierenleiden 196.
Schlattersche Krankheit 141.
Schleimbeutel 127.
Schlüsselbeinbruch 137.
— -verrenkung 147.
Schmerzempfindung 88.
Schmerzen, Simulation 100.
Schmerzensgeld 15, 45, 47, 55.
Schonungsrente 29.
Schreck 19.
Schreckneurose 56, 218, 221.
Schreckpsychose 230.
Schreibkrampf 249.
Schrumpfleber 186.
— -niere 194.
Schulterblattbruch 137.
Schwachsichtigkeit 273.
Schwefelkohlenstoffvergiftung 248.
Schweigepflicht 3.
Schwereempfindung 88.
Schwerhörigkeit 92.
Schwindelgefühl 92.
— Simulation von 103.
Seelenblindheit 98.
Sehnen 127.
Sehnenscheiden 127.
Sehnervenatrophie 240.
Sehorgan 237.
Sehstörungen, Simulation von 104.
Selbstmord 18, 26.
Selbstverletzungen 99.
Sensibilität 87.
Septikopyämie 106.
Serratuslähmung 215.
Silbenstolpern 97.
Simulation 4, 98.
— von Blutungen 100.
— — Empfindungsstörungen 102.
— — Geistesstörungen 105.
— — Hörstörungen 104.
— — Schmerzen 100.
— — Schwächezuständen 102.
— — Schwindelerscheinungen 103.
— — Sehstörungen 104.
— — Zittern 103.
Sitzbeinbrüche 140.
Skandierende Sprache 97.
Sklerodermie 126.
Sklerose, multiple 212, 271.
Sonnenstich 17, 122.
Speichenbruch 139
Speiseröhre 178, 268.
Spinalparalyse, spastische 213.
Spitzfuß 151.
Spondylitis 146.
Spontanfrakturen 111, 143.
Sprache 97.
Sprungbeinbrüche 142.
— — -verrenkung 150.
Starkstrom, elektrischer 119.

Steißbeinbrüche 140.
Stereognostische Empfindung 88.
Stimmbandlähmung 167.
Stimmungsanomalien 95.
Stinknase 266.
Stoffwechsel 243, 274.
Stottern 97.
Strahlenpilz 109.
Stundengebühr 9.
Subluxation 146.
Sympathikuslähmung 90.
Syphilis 111, 262.
Syringomyelie 211.

Tabes dorsalis 212, 271.
Tachycardie, paroxysmale 152.
Tagesentschädigung 60.
Tastempfindung 88.
Taubheit 92.
Teilrente 28.
Telephonunfälle 56, 118.
Temperaturempfindung 88.
Tendovaginitis crepitans 127.
Tetanus 108.
Thermische Unfälle 122.
Thermoneurosen 123.
Tierbiß 18.
Tintenstiftverletzung 238.
Todesfälle s. Unfalltodesfälle.
Todesfall, Versicherung für den 62.
Tollwut 109.
Tracheitis 167.
Traumatische Neurosen s. Unfallneurosen.
Trigeminusneuralgie 216.
Trommelfell 91.
Trunkenheit 18.
Tuberkulose 110, 267.
Tumoren 114, 263.
Typhus 108.

Überanstrengung 20.
Überbein 127.
Übergangsrente 30.
Übertreibung 99.
Ulcus molle 271.
— ventriculi 179, 269.
Umanerkennung 63.
Umfangsmaße 88.
Unfallarten 19.
— -begriff 15.
— -fürsorgegesetz 17.
— -neurosen 217.
— -pension 261.
— -rente 15, 28.
— -schutz 28.
— -todesfälle 25, 59, 62.
— -untersuchung 15, 72.
— -wirkungen 20.
Unterleibsbrüche 70, 188.
Unterschenkelbrüche 141.
— -geschwür 166.
— -verrenkung 150.
Unzurechnungsfähigkeit 18.
Urtikaria 126.
Uterus s. Gebärmutter.

Varikozele 199.
Venen 165.
— -entzündung 166.
— -thrombose 166.
Verbrennungen 124.
Vergiftung 112, 262.
Vergleich 53.
Verheben 20.
Verrenkungen 146.
Verschlimmerung älterer Leiden 21, 49, 65.
— von Unfallfolgen 26.
Versehrtheitsrente 65.
Versicherte Personen 14, 251.
Versicherungsamt 14.
— -arten 60.
— -bedingungen 56.
— -behörden 14.
— -gesellschaften 58.
— -leistungen 15.
— -pflicht 14.
— -träger 14.
Versorgung 64.
Versorgungsamt 62.
— -behörden 62.
— -gesetze 63.
Verstauchung 147.
Vestibularapparat 93.
Vitiligo 126.
Vollrente 28, 66.
Volvulus 183.
Vorderarmbruch 138.
Vorderarmverrenkung 148.
Vorläufige Rente 29.
Vorsteherdrüse 270.

Wägung 78.
Waisenaussteuer 252.
Waisenrente 67.
Wanderleber 186.
— -niere 196.
Wärmeschlag 17, 122.
Wartezeit 252.
Wasserbruch 198.
Widerstandsbewegungen 82.
Winkelmessung 81.
Wirbelsäulenbrüche 135.
— -verkrümmung 81, 135.
— -verrenkung 147.
Witwenrente 252.
Wundinfektionen 105.
— -rose 106.
— -starrkrampf 108.
Wurmfortsatz 184.
— -krankheit 19, 248.

X-Bein 249.

Zähne 135, 177
Zehenbrüche 142.
— -verrenkung 150.
Zeuge 3.
— sachverständiger 3.
Zeugnisverweigerung 3.
Zittern 87.
—Simulation von 103.
Zuckerharnruhr 243, 274.
Zugkraft 82.
— -luft 123.
Zusammenhangsfragen 22, 49.
Zysten 115.
Zwangshaltung 101.
Zweikampf 56.
Zwerchfell 177.
— -brüche 177.
— -krämpfe 177.
— -lähmung 177.
— -tiefstand 177.
Zwischenbericht 59.
Zwölffingerdarm 182.

GPSR Compliance

The European Union's (EU) General Product Safety Regulation (GPSR) is a set of rules that requires consumer products to be safe and our obligations to ensure this.

If you have any concerns about our products, you can contact us on ProductSafety@springernature.com

In case Publisher is established outside the EU, the EU authorized representative is:

Springer Nature Customer Service Center GmbH
Europaplatz 3
69115 Heidelberg, Germany

Batch number: 10844669

Printed by Printforce, the Netherlands